복합 외상의 치료

순차적, 관계 기반 접근

TREATMENT of **COMPLEX TRAUMA**

A Sequenced, Relationship-Based Approach

Christine A. Courtois and Julian D. Ford 저

김 도 연 옮김

존 브리어의 서문

圖書出版 하나醫學社

TREATMENT of COMPLEX TRAUMA
A Sequenced, Relationship-Based Approach

by Christine A. Courtois and Julian D. Ford

저자 소개

크리스틴 A. 쿠르투아(Christine A. Courtois, PhD, ABPP) 박사는 워싱턴에서 활동 중인 심리학자이며, Elements Behavioral Health의 임상 훈련 책임자이고, 워싱턴의 CENTER: Posttraumatic Disorders Program(외상 후 장애 프로그램)의 설립자이자, 전직 임상 및 훈련 책임자를 지냈으며, 미국 심리학회(APA)의 외상 후 스트레스 장애 지침 개발 패널의 의장, APA 56분과(외상 심리학회)의 전직 회장, 분과의 저널인 Psychological Trauma: Theory, Research, Practice, and Policy의 전직 초대 부 주필을 역임했다. 그녀는 APA 56분과로부터 뛰어난 기여에 대해 Professional Practice Award, 전문의로서 응용 심리학에 대한 특별한 전문적 기여로 APA Award, 국제 외상 및 해리 연구 학회(International Society for the Study of Trauma and Dissociation- ISSTD)로부터 평생 공로상, 국제 외상 스트레스 연구 학회(International Society for Traumatic Stress Studies-ISTSS)로부터 임상 우수성에 대해 Sarah Haley Award를 수상했다. 그녀는 수많은 책(이 중 4권은 Ford 박사와 공동 편집 및 공동 저술했다), 책 장, 외상 관련 주제들에 관한 기사들을 집필했다.

줄리안 D. 포드(Julian D. Ford, PhD, ABPP) 박사는 임상 심리학자이자, 코네티컷 대학의 정신의학, 심리학, 법학과 교수로 재직 중이다. 이곳에서 그는 또한 외상 회복 및 청소년 범죄 센터(Center for Trauma Recovery and Juvenile Justice)의 센터장을 맡고 있다. 그는 국가 아동 외상 스트레스 네트워크의 운영위원회에서 일했으며, Journal of Trauma and Dissociation과 European Journal of Psychotraumatology의 부 주필, APA 56분과의 아동 외상에 관한 대통령 특별 전략 위원회(Presidential Task Force on Child Trauma)의 공동 의장, ISTSS의 이사 및 부회장을 역임했다. 크리스틴 A. 쿠르투아 박사와 함께, 포드 박사는 공동 편집한 책 Treating Complex Traumatic Stress Disorders로 ISSTD로부터 Print Media Award를 수상했다. 그는 또한 외상 관련 주제들에 관한 몇 권의 책들을 출판했다. 포드 박사는 청소년, 성인 및 가족을 위한 외상 정서 조절: 교육 치료

가이드(Trauma Affect Regulation: Guide for Education and Therapy- TARGET)를 개발하고, 이에 대한 연구를 수행 중이다.

역자 서문

복합 외상은 최근 심리상담 및 치료 실무에서 가장 많은 의뢰사유가 되는 주요한 임상적 증상 중 하나입니다. 아동기 주양육자로부터의 애착외상 및 배신 외상, 청소년기 및 성인기의 외상적 사건의 경과를 지니는 복합 외상 내담자들은 치료자에게도 많은 역경과 인내, 섬세한 주의와 돌봄을 필요로 하는 복잡한 치료과정이 요구됩니다. 이에 복합 외상의 심리적 고통 속에 숨겨진 수많은 외상의 내력을 우리는 충분히 이해할 필요가 있고, 내담자를 위해 무엇을 어떻게 접근해야 할지에 대한 실제적인 지침이 필요한 때에, 이 책의 전반에 수록되어 있는 매우 현실적인 사례와 생물심리사회적 기제, 치료의 각 단계별 지침, 역동적인 치료관계를 해결하기 위한 방안 및 치료자 소진을 예방하기 위한 친절한 안내는 복합 외상 전반에 대한 우리의 갈증과 욕구를 충족하기에 부족함이 없습니다.

임상실무에서 오랜 기간 내담자를 치료하고 있는 역자로서는 복합 외상의 내력이 할퀴고 간 내담자의 깊은 심연의 고통과 마주하며 매번 특별한 연민과 존엄함을 느끼곤 합니다. 역설적이게도, 혼란과 저항, 거부와 철회를 반복하면서도 삶을 통해 불가역적으로 얻게 된 고통을 뛰어넘고자 의지와 헌신을 이끌어내는 모습을 마주할 때는 경외와 감사를 느끼곤 합니다.

다시금 저자의 고마운 노력으로 복합 외상에 대한 힘 있는 치료적 이해를 구할 수 있게 된 점에 다행스러운 마음과 감사를 전합니다. 모쪼록 이 책을 함께하는 독자들이 복합 외상에 대한 폭넓은 이해와 관점을 얻게 되기를 소망해 봅니다.

책을 번역하고 다듬는 동안 언제나 든든한 지지와 격려를 보내주시는 하나의학사 소정영 사장님과 출간이 지연됨에도 배려를 아끼지 않으며 기다려 주신 편집진께 다시금 깊은 감사를 전합니다.

2018년 6월

역자 김도연

서 문

지난 몇 십 년에 걸쳐, 우리는 심리적 외상 및 그 형태들, 혹은 이러한 심리적 외상의 즉각적이고, 지속적인 영향들, 그리고 이를 치료하는 방법 등을 이해하는데 있어 엄청난 발전을 목격했다. 이 책은 이러한 발전을 잘 보여주고 있으며, 이는 한 단계 더 나아가는 발전이 될 것이라고 생각한다.

얼마 전까지만 하더라도 대인관계 외상을 제기하는 사람들은 불신을 당하거나, 혹은 적어도 의혹의 눈길을 견뎌야 했다. 유사하게, 외상 후 장애의 발현들은 빈번하게 가장된 것으로 치부되거나, 혹은 오이디푸스 이전 정신병리학, 히스테리, 인격 장애, 정신병을 비롯하여 환자 불만 호소의 "실제" 원천이라고 여겨지는 훨씬 더 불안한 것들의 영향으로 여겨졌으며, 또는 쉽게 압도되는 심리 및 신경생물 작용 때문인 것으로 여겨졌다(Briere & Scott, 2006; Herman, 1992). 이에 따라, 치료사들에게는 (1) 외상 후 장애에 기저하는 것으로 여겨지는 무의식적 갈등과 히스테리 증상들을 밝히고, 해결하며, (2) 내재된 취약성으로 인해 상황들에 과민하게 반응하는 것으로 가정되는 개인들의 심리적 기질을 강화하고, (3) 내담자에게 삶의 문제들을 조절하기 위해 증상들을 억제, 부인 및 달리 회피할 수 있는 방법을 가르치는 것이 권장되었다.

그러나 서서히 역사적 사건들은 이러한 사회적, 전문적 관점들을 변화시켰다. 이러한 사건들 중 가장 중요한 사건 중 하나가 바로 베트남 전쟁으로, 세상은 전쟁의 공포와 생존자들에게 끼치는 명백한 영향들에 직면하게 되었다. 이러한 충격들은 전 세계 텔레비전에서 반복적으로 나오고, 관련된 친지, 배우자 및 친구들의 귀환에 따라 직접적으로 목격되는 명백한 현실이었다. 당시 중요했던 점은, 영향을 받은 사람들을 "그저" 심각한 성적 사건들에 대해 문제를 제기하는 여성들이나, 혹은 부수적 이득을 얻기 위해 심리적 증상들을 가장하는 소수의 개인들로 치부할 수 없었다는 것이다. 이러한 사람들은 혈기 왕성한 병사들과 선원들이었으며, 그 수가 굉장히 많았다: 집으로 돌아온 미국 베트남 참전군인들 중 거의 20%가 외상 후 스트레스 장애(PTSD; American Psychiatric Association, 1980; Dohrenwend 외, 2006)를 가지고 있었으며, 이러한 진단은 전쟁 외상으로 고통을 받는 참전군인들을 범주화하기 위해 새롭게 만들어졌다.

PTSD라는 진단이 만들어짐에 따라, 새로운 패러다임이 도입되었으며, 이는 신경생물학적 이상, 혹은 정신적 장애를 지닌 어머니에 의해 양육되는 것과 같이 과거에 간주되었던 병인들 이외에 다른 이유들로 인해 개인이 상당한 심리적 문제 및 증상들을 가질 수 있다는 것을 제시했다. 명백히 한 개인의 인생에서 불행한 일들과 마주하는 것은 그 자체로 장기적인 심리적 결과들을 만들어낼 수 있었다.

베트남 전 이후 수년간은 전문적으로 조성되고, 성장하는 시기였다. 변화가 즉각적이지는 않았지만, 정신 분야는 변화하고 있었다.: 대학원생들은 외상에 관한 수많은 공식화와 논문 연구를 만들어내고 있었고, 뇌 과학자들은 다양한 여러 외상 조건 및 증상들에 대한 신경생물학적 기질들을 찾아내고 있었으며, 임상의들은 외상 후 스트레스를 치료하기 위한 중재들을 개발하고 있었다. 중요한 것은, 외상의 새로운 형태들이 밝혀지고 있었다는 것이다. 성직자들의 성적학대 사건들이 주기적으로 신문 기사들에서 드러나기 시작했으며, 이라크 및 아프가니스탄 전쟁들은 정신적 외상을 가진 남성과 여성들의 완전히 새로운 세대를 만들어냈다. 외상은 더 이상 개념으로서 회피할 수 있는 것이 아니었으며, 사회에 끼치는 외상 후 스트레스의 영향들은 훨씬 더 명확해졌다.

또한 수년간에 걸쳐 더 확실해진 것은 PTSD 기반 모델들이 치료를 위해 찾아오는 많은 개인들에게서 발견되는 광범위한 심리적 문제들을 설명해줄 수 없다는 것이었다. 이러한 많은 사람들은 어린 시절에 심각한 아동 학대 및 방임에 노출되었으며, 또한 많은 경우 이후 성인기에도 외상들을 겪었기 때문에, 이들의 문제들은 종종 PTSD, 불안, 우울증뿐 아니라, 정체성과 정서 조절 및 관계의 문제들, 그리고 약물 남용, 해리, 신체화 장애, 자해 행동들을 수반하는 매우 복합적인 것들이었다(Briere, 2004; van der Kolk, 2005). 단일 중재 전략과 단기 치료는 많은 내담자들이 경험하는 여러 외상 증상 및 문제들을 다루기에는 거의 충분하지 않았기 때문에, 이러한 "복합 외상" 효과들은 결국 치료에 상당한 영향을 끼쳤다(Courtois & Ford, 2009).

이렇게 우리는 현재 상태에 이르게 되었다. 현재, 외상을 입은 사람들을 위한 경험적으로 검증된 다수의 치료법들, 많은 외상 특화 전문 기관들, 최신 외상 연구를 제시하는 회의들, 외상 연구에 자금을 조달하는 대형 정부 기관들이 존재한다. 외상과 그 효과들은 현재 점차 전문 교육과정들로 교육되고 있으며(결코 보편적이지는 않지만; Courtois & Gold, 2009; DePrince & Newman, 2011), 일부 임상의들은 공식적으로 외상 아동 및 성인들의 치료를 전문으로 하고 있다.

이 책은 외상 인식과 중재에서의 이러한 최신 정보를 전달한다. 그러나 매우 흥미롭게도, 쿠르투아와 포드는 또한 우리를 새로운 지점으로 이끈다. 외상 치료 기술이 급성장하고, 경험적, 실험실 기반 중재들이 개발되고, 테스트됨에 따라, 이러한 방법론들이 외상 관련 고통과 장애에 대한 일반적 해답을 제시한다는 당연한 가정이 존재해왔다. 어느 정도까지는 이것이 사실이다. 인지-행동 치료(CBT)와 같은 과학자-실무자 접근 및 관련 사례, 치료 결과 연구, 매뉴얼화된 치료 절차들에 대한 엄수는 이 분야에서 많은 긍정적 발전들을 이끌었다. 이러한 것들은 우리에게 지속적 노출(Foa, 2011), 인지 처리 치료(Resick & Schnicke, 1993), 변증법적 행동 치료(Linehan, 1993), 안구운동 민감 소실 및 재처리(Shapiro, 1995), 아동들을 위한 외상 초점 인지 행동 치료(Cohen, Mannarino, & Deblinger, 2006)를 제공했다. 이러한 치료 패키지들은 더 많이, 더 길게 고통을 당하는 수많은 사람들에게 도움을 주었다.

그러나 이 책에서 주목되는 것처럼, 확실히 더 많은 것에 대한 필요성이 존재한다. 우리 직업이 발전함에 따라, 우리는 아이러니하게도 비과학적 맥락들에서 먼저 개발되었으며, 간혹 실증적으로 초점을 맞추는 임상의 및 연구자들에 의해 거부되는 치료 요소들을 재발견하고 있다. 종종 정신역동, 내담자 중심, 혹은 더 최근에는 관계로 고려되는 이러한 요소들은 내담자-치료사간 조절 및 연결, 전이 및 역전이, 경계 협의(boundary negotiations), 애착 수준 반응을 비롯하여, 긍정적 치료 관계, 보살핌, 공감하는 심리치료사, 치료 회기의 변동성에 대한 고려를 강조한다. 이러한 "유연성"에 대한 강조에도 불구하고, 대인관계 요소들은 치료 결과 문헌에서 가장 지속적으로 제기되는 주요한 쟁점이 되고 있다. 예를 들어, 연구는 특히 임상의가 공감, 자기 인식, 자비 및 긍정적 관심을 나타낼 때, 치료는 보살핌과 지원적 관계의 맥락에서 성공할 가능성이 상당히 높아짐을 보여준다(Gilbert, 2009; Lambert & Baley, 2001; Martin, Garske, & Davis, 2000; Norcross, 2011). 또한 어린 시절에 형성되는 신념, 기대 및 자각들을 활성화시키는 치료는 중요한 임상 현상들의 인지 및 정서 처리를 지원하는 것으로 나타난다(Rholes & Simpson, 2004). *전이(transference)*로 불리든, 혹은 *활성화된 관계 도식(activated relational schema)*으로 불리든, 이러한 처리는 쉽게 정신역동적인 인지 행동 현상으로 볼 수 있다(Briere & Scott, 2006).

불행히도, 관계 원칙 및 기법들의 사용은 아직 인지 행동 외상 치료에서 일반적이지 않으며, 또한 치료사 조절 및 공감이 항상 높은 평가를 받고 있지도 않다. 유사하게, 정신역동 치료사들이 보통 내담자의 고통 수준 및 정서 조절 능력의 기능으로 치료 중 과거 소재에 대한 노출의 양을 조절하거나, 노출 시간을 조절하지만("단계화"), 외상에 대한 많은 현대 증거 기반 접근들은 조절이나 단계화가 중요하다고 고려하지 않는다. 이는 이러한 접근들과 기법들을 경험적 외상 치료로 통합하려는 최근 시도들의 잘 통제된 치료 결과 연구에서 매우 성공적인 것으로 나타난다는 점에서 불행한 일이다. 이러한 사례로 Cloitre와 동료들(2010)의 정서 및 대인관계 조절을 위한 기술 훈련(STAIR)을 비롯하여 기타 중재들이 책에서 소개된다.

이 시점에서 우리에게 필요한 것, 그리고 쿠르투아와 포드가 보여주는 것은 전통적 CBT와 관계적 심리치료 사이에 격차를 메우는 방식이다. 이는 이 공식의 어떤 측면도 혼자서는 최적의 도움을 줄 수 없기 때문이다. 고전적인, 경험적으로 초점을 맞추는 접근은 많은 측면들에서 유용하기는 하지만, 복합 외상 후 장애를 가진 내담자는 특정 문제들, 능력들, 그리고 대인관계/애착 요구들에 덜 반응적일 수 있다는 위험이 있다. 따라서 이는 일부 측면들에서는 도움이 될 수 있지만(예, 명백한 외상 기억들의 처리, 인지 왜곡들에 대한 중재), 다른 측면들에서는 그렇지 않을 수 있다(예, 애착 도식 처리, 정서 및 자기 조절 기술들의 발전). 이와 마찬가지로 관계적 심리치료 접근 또한 특히 외상 치료에서 치료 노출의 중요성과 인지 중재들에 대한 현재의 지식을 통합하지 않는다면, 충분하지 않을 수 있다.

이 책은 관계 중재들과 고전적인 증거 기반 원칙들의 균형을 맞추는 일들을 하기 때문에, 외상 치료의 진화에서 다음 단계는 무엇이 될 수 있는지에 대한 최상의 사례를 제공한다. 우리는 우리 사회에서 정신적 외상의 현실(실제로 편재성)을 확인했다. 우리는 외상의 영향에 대한 진단 및 치료 모델들을 점점 더 발전시켜 나가고 있다. 그리고 우리는 단 20년, 혹은 30년 전에 이용할 수 있었던 것에서 비약적인 발전으로 보이는 다수의 치료법들을 개발했다. 이제 이 책이 입증하는 것처럼, 우리는 통합의 고된 작업을 하고 있으며, 이러한 통합의 결과들을 개선시키고 있다. 우리는 외상 환자들을 위해 외상 후 스트레스와 변형된 대인관계 기능, 능력 및 상처들을 회복시키는 치료법들을 만들어내고 있다. 이러한 과정을 통해, 그리고 이 책을 통해, 외상 치료는 또 다른 도약을 하고 있다.

존 브리어 박사

서던 캘리포니아 대학 Keck 의대 정신행동과학과

참고문헌

American Psychiatric Association. (1980). *Diagnostic and statistical manual of mental disorders*. Washington, DC: Author.

Briere, J. (2004). *Psychological assessment of adult posttraumatic states: Phenomenology, diagnosis, and measurement* (2nd ed.). Washington, DC: American Psychological Association.

Briere, J., & Scott, C. (2006). *Principles of trauma therapy: A guide to symptoms, evaluation, and treatment*. Thousand Oaks, CA: Sage.

Cloitre, M., Stovall-McClough, K. C., Nooner, K., Zorbas, P., Cherry, S., Jackson, C. L., et al. (2010). Treatment for PTSD related to childhood abuse: A randomized controlled trial. *American Journal of Psychiatry, 167*, 915–924.

Cohen, J. A., Mannarino, A. P., & Deblinger, E. (2006). *Treating trauma and traumatic grief in children and adolescents*. New York: Guilford Press.

Courtois, C. A., & Ford, J. D. (Eds.). (2009). *Treating complex traumatic stress disorders: An evidence-based guide*. New York: Guilford Press.

Courtois, C. A., & Gold, S. N. (2009). The need for inclusion of psychological trauma in the professional curriculum: A call to action. *Psychological Trauma: Theory, Research, Practice, and Policy, 1*(1), 3–23.

DePrince, A. P., & Newman, E. (2011). The art and science of trauma-focused training and education. *Psychological Trauma: Theory, Research, Practice, and Policy, 3*(3), 213–214.

Dohrenwend, B. P., Turner, J. B., Turse, N. A., Adams, B. G., Koenen, K. C., & Marshall, R. (2006). The psychological risks of Vietnam for U.S. veterans: A revisit with new data and methods. *Science, 313*, 979–982.

Foa, E. B. (2011). Prolonged exposure therapy: Past, present, and future. *Depression and Anxiety, 28*, 1043–1047.

Gilbert, P. (2009). Introducing compassion-focused therapy. *Advances in Psychiatric Treatment, 15*, 199–208.

Herman, J. L. (1992). Complex PTSD: A syndrome in survivors of prolonged and repeated trauma. *Journal of Traumatic Stress, 3*, 377–391.

Lambert, M. J., & Barley, D. E. (2001). Research summary on the therapeutic relationship and psychotherapy outcome. *Psychotherapy, 38*, 357–361.

Linehan, M. M. (1993). *Cognitive-behavioral treatment of borderline personality disorder*. New York: Guilford Press.

Martin, D. J., Garske, J. P., & Davis, M. K. (2000). Relation of the therapeutic alliance with outcome and other variables: A meta-analytic review. *Journal of Consulting and Clinical Psychology, 68*, 438–450.

Masson, J. M. (1984). *The assault on truth: Freud's suppression of the seduction theory*. New York: Farrar, Straus & Giroux.

Norcross, J. C. (Ed.). (2011). *Psychotherapy relationships that work* (2nd ed.). New York: Oxford University Press.

Resick, P. A., & Schnicke, M. K. (1993). *Cognitive processing therapy for rape victims: A treatment manual*. Newbury Park, CA: Sage.

Rholes, W. S., & Simpson, J. A. (Eds.). (2004). *Adult attachment: Theory, research, and clinical implications*. New York: Guilford Press.

Shapiro, F. (1995). *Eye movement desensitization and reprocessing: Basic principles, protocols, and procedures*. New York: Guilford Press.

van der Kolk, B. A. (2005). Developmental trauma disorder: Toward a rational diagnosis for children with complex trauma histories. *Psychiatric Annals*, *35*(5), 401–408.

종이책 서문

이 책은 2013년에 출간되었기 때문에, 우리는 복합 외상 과거를 가진 성인들의 치료에 관한 우리의 오리지널 편집 판에 대한 동반자로서 아동 및 청소년의 외상 스트레스 장애를 치료하는 것에 관한 편집 판을 출판했다. 이러한 비교적 짧은 기간 안에 외상 스트레스 연구 분야 내에서는 수많은 새로운 발전들이 있었다.

아마도 가장 큰 변화들은 미국 정신의학협회에 의한 정신장애 진단 및 통계 편람(DSM-5)의 2013년 개정과 세계보건기구에 의해 계획된 2018년 국제 질병 분류(ICD-11)의 개정과 관계있을 것이다. DSM-5는 외상 후 스트레스 장애(PTSD) 진단을 불안 장애에서 새롭게 구성된 외상 및 스트레스 관련 장애 범주로 이동시켰다. 정서적 둔마와 회피를 분리시켜, 기분 및 인지 조절장애의 정서적 둔마 증상들 내에 포함시키고, 과각성에 대한 기준을 추가함으로써, PTSD의 세 가지 주요 기준(재 경험, 회피/둔마, 과각성)이 확대되었다. 또한 개정은 복합 외상과 연관된 PTSD의 해리성 아형을 포함시켰다. ICD-11에서, 복합 PTSD(CPTSD)는 독립적 진단으로 제시된다.

복합 외상에 대한 치료 가이드라인들은 2012년 국제 외상 스트레스 연구 학회(International Society for Traumatic Stress Studies-ISTSS; www.istss.org)와 별도로 호주 아동 학대 피해 성인 협회(Australian organization Adults Surviving Child Abuse-www.asca.org.au)에 의한 변화들을 포함하여, 이러한 진단 변화들과 병행되어 발행되었다. 또한 복합 외상 치료에 대한 가이드라인들은 미국 심리학회(APA) 56분과(심리적 외상)와 국제 외상 및 해리 연구 학회에 의해 공동으로 개발되고 있다. APA는 PSTD에 대한 지침 개발 패널을 조직했으며, ISTSS는 가이드라인 위원회를 설립했다. 양쪽은 2016년에 예정된 치료 가이드라인들의 출판과 함께, PTSD 치료들의 체계적 검토에 대한 철저한 경험적 기준을 적용할 것이다.

이러한 개정된 PTSD와 새로운 CPTST 치료 가이드라인들은 집중적인 외상 기억 처리 요소를 포함하는 치료의 효능 및 효과와 관련된 새로운 증거를 상당히 가지고 있다. 또한 대인관계 심리치료, 정신화 기반 치료, 현재에 초점을 맞추는 치료, 안전 추구(Seeking Safety),

정서 및 대인관계 조절 기술 훈련, 외상 정서 조절과 같이, 집중적인 외상 기억 처리를 필요로 하지 않는 치료들이 경험적 증거를 얻고 있다(Ford, 2016). 공존하는 PTSD/CPTSD와 중독, 경계성 인격 장애, 자살 충동 및 자살 충동이 없는 자해, PTSD/CPTSD와 공존하여 발생하는 기타 복합 정신 문제들에 대한 심리치료들이 개발되고, 연구되어 왔으며, 추가적으로 연구되고 있다. 신체 감각 치료, 요가, 성찰/명상 수행들, 그리고 경두개 자기 자극 및 뉴로 피드백과 같은 두뇌 기반 중재들을 비롯한 복합 외상 치료에 대한 새로운 전략들이 또한 연구 중에 있다.

자신에 대한 치료사들의 마음챙김 주의와 이러한 복합 다차원적인 치료 과정에 대한 관련성 검토는 지속적으로 복합 외상을 가진 환자들에 대한 심리치료의 기반이 되고 있다. "외상과 치료 관계"(Murphy & Joseph, 2013), "외상 관리"(Lipsky, 2009)에 관한 최근의 책들은 이러한 관계 속 자기에 대한 관점을 반영하고, 확장시켜 나가고 있다. 치료사의 정서적 건강, 그리고 치료사와 환자 사이에 관계는 존중에 기반을 둔, 효과적 치료의 기초이다.

참고문헌

Courtois, C. A., & Ford, J. D. (Eds.). (2009). *Treating complex stress disorders: Scientific foundations and therapeutic models*. New York: Guilford Press.

Ford, J. D. (2016). Emotion regulation and skills-based interventions. In J. Cook, S. Gold, & C. Dalenberg (Eds.), *Handbook of trauma psychology*. Washington, DC: American Psychological Association.

Ford, J. D., & Courtois, C. A. (Eds.). (2013). *Treating complex traumatic stress disorders in children and adolescents: Scientific foundations and therapeutic models*. New York: Guilford Press.

Ford, J. D., & Courtois, C. A. (2014). Complex PTSD, affect dysregulation, and Borderline Personality Disorder. *Borderline Personality Disorder and Emotion Dysregulation, 1*(1), 9.

Ford, J. D., & Gomez, J. M. (2015). The relationship of psychological trauma and dissociative and posttraumatic stress disorders to nonsuicidal self-injury and suicidality: A review. *Journal of Trauma and Dissociation, 16*(3), 232–271.

Lipsky, L. van D. (2009). *Trauma stewardship: An everyday guide to caring for self while caring for others*. San Francisco: Berrett-Koehler.

Murphy, D., & Joseph, S. (2013). *Trauma and the therapeutic relationship*. New York: Palgrave Macmillan.

Najavits, L. M., & Hien, D. (2013). Helping vulnerable populations: a comprehensive review of the treatment outcome literature on substance use disorder and PTSD. *Journal of Clinical Psychology, 69*(5), 433–479.

서문(2013년도 판)

20여 년 전, van der Hart, Brown, van der Kolk (1989), 그리고 뒤이어 Herman (1992b)은 복합 외상 스트레스 장애를 겪는 내담자들을 위해, 프랑스 정신과의사 피에르 자네(Pierre Janet-1989/1973)에 의해 1세기 전에 공식화된 모델을 정교하게 만든 3단계 심리치료에 대해 설명했다. 재도입된 이후, 외상에 대한 재 상담 및 재 치료 전에 내담자를 안정시키기 위해 설계된 자네의 순차적 치료 모델은 복합 전개 외상 및 관련 해리성 질환들의 치료에 공평하게 널리 적용되었다. 이러한 접근에 대한 내담자 합의와 증거 기반, 그리고 연관된 기법들이 현재 개발 중에 있다(Cloitre 외, 2011; Courtois & Ford, 2009). 이 책에서, 우리는 이러한 초기의 연구의 토대를 기초로, 단계 기반 치료 모델을 추가적으로 발전시키기 위해 임상 수행에서 새롭게 이용 가능한 과학 데이터 및 기술 혁신들을 도입한다. 이 외에, 우리는 개별 내담자의 필요에 맞추어져야 하는 내담자 개념들 및 기법들의 창의적이고, 민감한 적용을 필요로 하는 복합 외상 치료에서 문제점들과 미묘한 차이들에 대해 다룰 것이다.

여기에서 설명되는 순차적(혹은 단계별) 모델은 지문에서 선형으로 표시되기는 하지만, 실제 수행에서는 역동적이며, 정확히 동일한 방식으로는 적용되지 않는다. 오히려 각 단계의 과제 및 기법들은 주로 내담자의 임상적 상태, 정서 조절 능력, 동기부여, 치료에 대한 반응을 비롯한 다수의 요인들을 기반으로 구성된다. 내담자의 회복력과 강점들이 평가되고, 시작부터 이를 기반으로 하게 된다. 그러나 많은 내담자들이 새로운 기술들을 배우고, 적용하는 것에 어려움을 겪을 것으로 예상될 수 있다. 이에 따라, 재발 계획이 모델로 들어가게 되고, 좌절들은 실패로 고려되는 것이 아니라, 치료 과제들로 다시 돌아가고, 최근 달성한 기술들을 다시 배우거나, 쇄신해야 하는 필요성을 보여주는 것으로 고려된다. 이러한 관점에서, 순차적 모델은 점진적으로 완수되는 치료 과제들의 연속성으로 개념화될 수 있다. 이것은 동시에 내담자들이 정기적으로 이전의 학습 과제들로 되돌아가고, 모든 세 개의 치료 단계들을 통해 끊임없이 진전하는 방식으로 다양한 기술들을 배우고, 도전한 후, 다시 돌아가서, 다시 상담하고, 확고히 하는 반복적 모델이다. 연속성은 위계적이며, 정서 조절과 더 높은 삶의 안정성, 치료 관계의 확고한 기반으로 향상되고, 새롭게 달성되는 기술들의 토대를 기반으로 한다. 결국 이러한 것들은 강화된 자존감, 더 나아진 관계, 전체적인 삶의 질 개선을 가져올 수 있다. 처음에 진전은 보통 "두 단계 앞으로, 한 단계 뒤로 물러나는" 다양성을 갖는다. 차후에 진전은 내담자가 숙달하게 되고, 치료 목표들을 달성하게 됨에 따라 더 많이 나아가며, 더 적게 뒤로 물러서게 된다.

이 책은 정신적 외상의 복합 형태들과 연관된 복합 외상 스트레스 증상 및 장애들을 설명하는 두 개의 장으로 시작한다. 우리는 "복합 외상 스트레스 장애"의 범위를 전체적으로 다루기 위해 복합 외상 후 스트레스 장애/달리 구분되지 않는 극심한 스트레스 장애(DESNOS: Herman, 1992a), 혹은 발달 외상 장애(DTD; van der Kolk, 2005) 같은 포괄적 진단을 이용하는 것의 중요성을 강조한다(Courtois & Ford, 2009). 다음으로 우리는 두 장을 통해 합당하게 위험을 관리하기 위한 실무 수단 및 정책들, 강한 치료 연대의 수립, 위기 예방 및 관리, 초기 평가를 비롯하여, 복합 외상 후 상태들을 다루는데 필요한 실용적 준비들을 다룬다. 5장에서, 우리는 치료의 세 단계 모델을 소개하고, 1단계에서 강조하는 안전, 내담자 참여 및 교육, 기술 구축에 대해 논의한다. 6장은 복합 외상 스트레스 장애를 가진 내담자들의 외상 처리에 관한 2단계의 미묘한 차이들에 대한 심도 깊은 논의를 이어 나가고, 치료에서 얻은 것들을 일상생활에 적용시키도록 내담자를 지원하는 3단계 중재에 대한 설명으로 끝을 맺는다. 7장은 집단, 커플, 가족 치료로 이루어지는 세 가지의 체계적 치료 방법들을 사용하는 것에 대해 소개한다. 8장은 중증 정서 조절장애와 해리 및 연관된 많은 정체성, 신체, 행동, 관계에서의 발현들과 관련된 주제들을 다룬다. 9장은 치료적으로 이용 가능해야 하지만, "너무 가깝거나, 너무 멀어지지 않도록", 자기 자신의 정서 조절과 전문적 경계 및 제한들의 관리에 대해 진솔하게 주의를 기울이도록 치료사들에게 제시한다. 책은 치료사들이 복합 외상을 가진 내담자들을 치료하며 마주치게 되는 일부 복합 전이와 역전이 딜레마들을 다룸으로써 결론을 맺는다.

복합 PTSD와 그 치료에 대해 더 깊이 있게 탐구하고자 하는 독자들을 위해, 우리는 각 장마다 수반되는 자기 성찰 질문들과 전문가, 내담자, 학생들을 위한 추가 자료 목록을 만들었다. 이러한 것들은 Gulford 출판사의 웹 사이트 www.guilford.com/p/courtois에서 다운로드 형식으로 이용할 수 있다.

여섯 가지 중요 초점들

우리는 복합 외상을 치료하는데 있어 치료사가 유념해야 할 다음의 여섯 가지 핵심 초점들을 강조한다.

첫째, 오늘날까지도, 대부분 치료사들에 대한 전문적 교육은 외상을 입은 사람들이 임상 케이스들 중 높은 비율을 차지함에도 불구하고, 불행히도 외상과 외상 후 반응들에 대한 주의를 포함하지 않고 있다. 흔하게, 이러한 상황은 외상 내담자들의 필요들과 외상 정보에 입각한 치료 및 외상 해결책의 관점에서 불일치를 초래했으며, 결국 기껏해야 낮은 수준의 단기적 진전을 가져오거나, 최악의 경우 진행되는 외상 후 상태의 정체, 침체, 죽음을 비롯한 비극적 결과들로 이어졌다. 이 책에서 설명되는 것처럼, 외상이 단기적이고, 제한적이든, 혹은 더 광범위하고, 복합적이든, 외상을 겪는 내담자들을 다루기 위해서는 전문적 정보, 훈련 및 기술들이 필요하다. 외상 치료 중에는 내담자와 치료사 양쪽에게 특별한 문제들이 발생할 수 있다. 우리는 독자가 예상할 수 있도록 이러한 문제들에 대해 지적하고, 논의할 것이다. 많은 경험을 가진 치료사들조차 다양한 "치료 함정들", 교착 상태, 그리고 이러한 환자들의 치료에서 정기적으로 발생하는 외상의 재현에 처할 수 있다(Chu, 1988, 2011). 경험에도 불구하고, 이러한 치료사들은 자신들이 치료 기술들을 거의 가지고 있지 않으며, 도움이 될 만한 어떤 것도 제시하지 못하는 것처럼 느낄 수 있다. 이러한 여러 이유들로 인해, 외상 정보에 입각한 상담과 감독 및 기타 전문적, 개인적 지원의 형태들이 또한 요구된다. 이는 신참 치료사들이나, 이러한 외상 환자들을 다루는 것이 낯선 치료사들의 경우에 있어 특히 그러하지만, 마찬가지로 더 많은 경험을 갖춘 치료사들에게도 해당된다.

둘째, 우리는 대인관계에 있어 가장 고통을 겪는 내담자들, 종종 고착화된 외상 후 적응 및 자기 개념들을 가진 내담자들, 그리고 양육자들(혹은 기타 양육 책임자들)과의 관계가 학대, 방치 및 기타 불안정한 애착에 의해 위협 받아온 내담자들의 관계 기반 치료에 대해 설명한다. 성공적인 치료는 동시에 해결되지 않은 관계 문제들이 드러나도록 만드는 촉매제의 역할을 하는 치료사와 내담자 사이에 신뢰할 수 있고, 안정된 관계를 기반으로 한다. 제안되는 치료는 절충적이고, 다중 이론적이고, 통합적이며, 증거 및 합의를 기반으로 한다. 이는 수립된 치료 순서 내에서 계층적 방식으로 접근되는 다양한 기법 및 과제들을 통합한다. 처음에는 안전함과 개인 및 삶의 안정, 그리고 이후에는 외상의 처리 및 해결에 초점을 맞춘다. 전체 목표는 일단 달성될 경우, 더 건강하고, 더 만족스러운 미래로 이어지는 외상 후 및 기타 고통스러운 증상들의 경감이다.

셋째, 3단계의 순차적 모델은 이론상 명쾌하고, 견고하지만, 실제 수행에서는 그렇지 못하다. 토대를 세우는 것(전 치료, 1단계)에서부터 과거 외상의 잔해를 치우고(2단계), 새로운 삶을 구축하거나, 과거에 위태롭고, 기능을 발휘하지 못했던 삶을 가치 있는 삶으로 만드는 광범위한 개조를 수행하는 것(3단계)으로 이동하는 단계들은 대단히 논리적이다. 그리고 실제로 어떤 경우에, 내담자가 제한적인 외상 노출을 가지고 있으며, 안정된, 혹은 "안정감을 얻는" 애착 방식 및 의지할 수 있는 다수의 개인적 자원들을 가진 경우, 복합 PTSD에 대한 심리치료는 정확하게 이러한 순서로 진전된다. 불행히도 이는 복합 외상을 가진 대부분의 내담자에 대해 설명하지 못한다. 이 세 가지 단계들은 단순해 보이지만, 치료가 진전됨에 따라 심각한 위기들, 명백한 막다른 길, 재발, 관계 문제들, 그리고 놓치거나, 이해되지 않거나, 실수로 이루어지는 지시들에 따라 많은 변화들 및 문제들이 존재할 수 있다. 치료가 원활하게 진행될 때조차, 세 개의 단계들은 깔끔하게 세분화되지 않고, 중복되는 경향이 있으며, 치료 과제들은 감정, 신념, 인지들이 충분히 재처리되고, 통합되기 전에 수없이 반복되어야 할 수 있다. 종종 주목되듯이, 지도는 영역이 아니다. 실제 치료의 궤도는 이상적 순서를 거의 따라가지 못한다. 따라서 지도, 즉, 치료사가 지도를 위해 의존하는 가정 및 전략들은 종종 내담자의 정신과 삶, 치료 과정 자체의 복잡성들을 정확히 반영하기 위해 변경되어야 한다.

넷째, 평가와 치료 계획은 치료 이전에 이루어지며, 토대를 형성한다. 내담자의 잠재적인 초기 접촉에서부터 시작하여, 초기 면접을 통해, 치료사는 광범위하게 질의하고, 개인을 평가하고자 추구한다. 과거와 현재 외상에 관한 질문들이 정례적으로 초기 면접에 포함되며, 치료사는 내담자가 외상 과거를 가지고 있을 때조차, 사실이 쉽게 드러날 수 없다는 것을 이해한다. 어떤 시점에서든 사실이 드러나게 되고, 치료사는 외상에 대해 어느 정도 상세하게 알아야 하며, 외상 전문 도구들을 통해 더 깊이 있는 평가를 진행해야 할 수 있다. 평가는 진전 상태와 결과를 확인하고, 필요에 따라 치료를 맞춤화하거나, 방향을 다시 잡기 위해 치료 과정에 걸쳐 반복될 수 있다. 한 가지 문제의 해결이 또 다른 문제들의 출현을 초래하는 것은 이러한 치료에서 드문 일이 아니다.

다섯째, 1단계는 일반적으로 가장 긴 치료 단계로, "시간이 아니라, 기술들의 숙달로 측정된다."(Turkus, 개인 서신, 2002) 이는 내담자가 개인의 안전과 정신 및 삶의 기술들을 습득하고, 차후 치료 활동들 및 치료에서 얻는 이득들을 뒷받침하도록 태도, 정서 및 행동에서 변화하게 돕는 것을 포함한다. 이러한 토대를 구축하는데 있어 견딜 수 있는 방식으로 치료의 속도와 양을 조절하도록 점진적, 체계적으로 진행하는 것은(그리고 당연하게도 "모든 것이 사라지기를" 원하거나, "빨리 진행될 것을" 원하는 내담자에게 이렇게 진행하도록 격

려하는 것은) 궁극적으로 차후에 들어갈 시간과 노력을 절감한다. 이러한 내담자들은 보통 치료 초기에 외상 후 과잉각성(예, 패닉 및 분노)과 무기력감(예, 해리, 회피, 혹은 수치심을 마비시키는)이 번갈아 일어나는 상태에 빠지게 된다. 이들은 위기 및 회귀를 피하지 않고, 치료에 몰두하기 위해 개인적 안전과 정서 조절 기술 및 자원들의 견고한 토대가 필요하다.

*여섯째*이자 마지막으로, 1단계는 외상 처리 및 해결에 명확하게 초점을 맞추지는 않지만, 이 단계의 대부분 작업은 직간접적으로 외상 선행사건 및 외상 후 반응들, 그리고 이차적 정교화와 관련된다. 1단계에서, 외상 소재는 교육적/인지적 관점에서 주로 다루어진다. 내담자는 외상 및 단기와 장기 외상 후 결과들, 그리고 발전적 적응들에 관해 교육을 받는다. 내담자의 진행 중인 안전, 증상 강도 및 지속기간, 기능적 안정성과 기술들, 당면한 현재 경험들에 대한 자기 성찰적 처리에 대한 몰입은 외상을 더 직접적으로 다루는 것(2단계)이 필요한지 여부를 결정하는 기반이 된다. 일부 내담자들의 경우, 5장과 6장에서 논의되는 다양한 이유들로 인해 직접 외상 처리가 금기시된다. 그러나 다른 내담자들의 경우, 외상 처리는 간혹 1단계에서 일어나야 하며, "순서를 벗어나게" 된다. 초기 처리에 대한 지표들은 내담자가 현재 진행되는 위험을 초래할 만큼 외상 기억들을 재 경험하거나, 재현하는 것으로 인해, 최소한의 안전도 달성하지 못하고, 안정화될 수 없는 것을 포함한다. 1단계 상담 이후, 내담자의 전체 삶이 개선되었지만, 증상들이 지속적으로 문제가 되는 경우, 치료는 2단계, 그리고 외상에 대한 재작업과 정서적 처리로 진행해야 한다.

외상 기억 처리는 보통 과거 외상 사건들의 기억 및 감정들의 환원, 혹은 자극적 표출로 잘못 이해된다. 이러한 관점은 "처리"의 중요한 요소를 빠트린 것이다. 2단계는 외상의 기억 및 단순한 재진술, 혹은 이러한 경험 및 기억들이 초래한 고통의 자극적 "분출"을 넘어서는 것과 관련된다. 치료적 처리는 내담자가 정서를 조절하고, 더 명확하게 생각하는 능력을 얻을 수 있도록(혹은 다시 얻을 수 있도록), 의도적으로 이전에 잘못 인식되고, 의식하지 못하거나, 잘못 결합되었던 많은 감정, 사고, 신념들에 초점을 맞춘다. 최종적으로 감당하기 힘든 증상들을 해결하는 지점까지 정서적 처리를 증진시키는 증대된 정서적 인내의 구축에 초점이 맞추어진다. 내담자들은 특히 위기의 시점에, 혹은 기술들을 다시 되살리거나, 혹은 안전 계획의 요소들을 적용 및 다시 만들어야 할 때, 1단계와 2단계 사이를 번갈아 이동해야 할 수 있다. 3단계에서는 2단계의 처리에서 얻은 것들이 현재와 미래 삶의 문제들과 결정들에 적용된다.

요약하자면, 이 책의 목적은 치료사들에게 복합 외상 스트레스 장애의 치료에 대한 정보와 실용적 지침을 제공하는 것이다. 치료는 과거와 현재의 외상을 괴로움의 주요 원천으로 보고, 외상 후 반응들이 어떻게 중요한 발전 및 삶을 가로막는 장애물을 초래하며 많은 삶의 영역들로 확장되는 증상 및 기타 적응들로 진행되는지에 관해 내담자들을 교육시키는 것(그리고 도전과 전문 기술 및 자원들)을 토대로 한다. 생존자들의 삶은 외상을 넘어 확장되고, 많은 다른 개인 및 대인관계 영역들을 아우르기 때문에, 치료는 "외상만 다루는 것이 아니라", 다른 삶의 문제들에 주의를 기울이는 것으로 혼동된다(Gold, 2000). 희생자들과 생존자들은 자신들에게 닥친 것으로 인해 상처를 입었음에도 불구하고, 회복력 있고, 유능하며, 지략이 있는 것으로 고려된다. 이들의 힘은 치료 전체 과정에 걸쳐 타진되고, 구축된다. 치료는 복잡해지는 경향이 있으며, 간혹 내담자와 치료사를 똑같이 좌절시키지만, 변화는 가능하며, 로드맵과 특정 방향들을 이용할 수 있을 때에도 변화가 개연성을 가질 수 있다. 맡겨진 과제는 막대한 것이지만, 마찬가지로 많은 치료사와 내담자들이 달성할 수 있는 보상 또한 그러하다.

감사의 글

책은 주제에 관한 저자들의 관심과 이들 주위 사람들의 도움으로 쓰인다. 이 책도 예외는 아니다. 우리는 운 좋게도 수년 동안 복합 외상과 그 결과들에 의해 제기되는 문제들에 관한 연구에 몰두 할 수 있다. 또한 우리는 공동 저자들과 매우 잘 맞는다는 것을 발견할 수 있었다(그리고 이 주제에 관해 과거에 편집한 책과 앞으로 편집될 책의 공동 저자들도 마찬가지이다). 우리의 관심은 복합 외상 스트레스 장애와 이들이 규정되는 기준을 이해하는 것과 이러한 장애가 치료사와 내담자의 관점에서 어떻게 가장 잘 치료될 수 있는지 발견하는 것에 놓여 있다. 우리 각자는 증상들을 자신들의 복합 외상 과거와 연관된 증상들과 일치시키는 내담자들, 그리고 잘못 이해되고, 잘못 진단되고, 잘못 치료되는(모든 의미에서) 내담자들을 보았다. 이러한 문제들은 치료사 측의 순수하게 긍정적인 의도에도 불구하고, 복합 외상 및 그 후유증과 관련된 전문적 지식 기반 및 교육에서의 격차에 따라 발생할 수 있다. 반대로, 우리는 우리 자신의 수행과 동료들의 수행에서 복합 외상에 대한 지식이 내담자들에게 부응하여 복합 문제들에 대해, 그리고 치유를 가져올 수 있도록 이러한 내담자들에 대한 순차적 치료에 대해 주의를 기울이기 위한 토대를 제공한 많은 사례들을 목격했다. 따라서 이 책의 제목과 부제에서 복합 외상을 가진 내담자들을 치료하기 위한 순차적 접근의 결정적 중요성에 대한 초점은 관계(그리고 관계성)에 끼치는 치료 효과에 대한 이해를 기반으로 했다.

이 책을 쓰는 우리의 의도는 치료사들과 내담자들에게 똑같이 복합 외상 스트레스 장애들의 성공적 치료와 관련된 것에 대해 정보를 제공하고, 인도하는 것이다. 우리가 기술하는 접근에서, 내담자는 교육의 토대, 자기 관리, 그리고 치료적으로 문제가 되는 기억들과 복합 외상에 뒤이어 발생하는 자기 조절 문제들을 다루는 기반의 역할을 하는 삶의 기술들을 제공받게 된다. 우리는 치료사와 내담자 사이에 발전되는 관계(혹은 연대)를 치유 과정의 필수적인 요소로 고려하며, 따라서 우리는 상당히 상세하게 관계 문제들과 이러한 문제들의 관리에 대해 논의한다. 우리는 또한 관계와 자기 조절에 성공적으로 관여하는 것은 치료사들에게도 예외없는 보편적 도전이라고 본다. 따라서 우리는 치료사들이 스스로 외상 과거를 가지고 있는지 여부와 상관없이, 내담자들에게 가르치는 전문적, 개인적 삶에서 스스로에게도 동일한 원칙들을 적용함으로써 "언행을 일치하도록" 엄격하게 제시한다.

이러한 식으로, 우리는 동일한 것을 수행하고자 추구했다. 우리는 우리가 수행하는 자기 조절의 역할 모델들 및 지원적 관계들을 가진 것에 대해 매우 행운이라고 생각한다. 우리는 우리에게 책을 쓰는데 필요한 "판에 박힌 일상"으로부터의 전환과 자양분을 제공한 우리의 주요 전문적, 개인적 지원 시스템들에 있는 사람들에게 감사를 전하고자 한다. 이들은 큰 관용, 은총, 이해를 가지고, 우리에게 자신들과 떨어져 있는 시간을 허락했다(우리가 물리적으로 동일한 공간에 있을 때조차, 우리의 마음은 다른 곳에 있었고, 다음 구절이나 문장, 혹은 적합한 인용에 초점을 맞추고 있었다). 우리가 개인적 목록들을 확인하기 전에, 우리는 우리가 공동 의장을 맡고 있는 국제 외상 스트레스 연구 학회의 복합 외상 태스크 포스 회원들의 지원에 특히 감사를 전하고 싶다.: 너무 길어서 이 페이지들에 다 들어갈 수 없지만, 우리가 각자에게 존경과 감사를 보내는 많은 전문가 친구들과 동료들 중에서 Drs. Pamela Carlson Alexander, John Briere, Marylene Cloitre, Bonnie Green, Judith Lewis Herman, Lauie Anne Pealrman, Joseph Spinazzola, Bradley Stolbach, Onno van der Hart, Bassel van der Kolk. 이 동료들 이외에, 우리는 Elert Nijenhuis, Kathy Steele, Annemiek van Dijke, Nexh Morina, Danny Brom, Ruth Pat-Horenczynk, Jon Elhai, Gil Reyes, Chris Frueh, Frank Putnam, Ruth Lanius, Diana Fosha, Keri Gleiser, Julia Seng, Scott Henggeler, Judy Cohen, Tony Mannarino, Steven Marans, Steve Berkowitz, Bob Pynoos, John fairbank, Harold Kudler, Nancy Kassam-Adams, Jeff Sugar, David pelcovitz, NNamdi Pole, Kathy Kendall-Tackett, Terry keane, Catherine Classen, Claire Pain, Laura Brown, Judie Alpert, Sandy Bloom, Sandra Paivio, Steve Gold, Constance Dalenberg, Mark Schwartz, Lori Galperin, Pat Ogden, Francine Shapiro, Jim Chu, Jennifer Freyd, Daniel Siegel, Alan Schore, Colin Ross를 비롯한 전 세계 다른 전문가들의 지혜와 영감으로부터 배울 수 있었다. 우리는 또한 우리의 주요 전문 기관들, 국제 외상 스트레스 연구 학회, 국제 외상 및 해리 연구 학회, 미국 정신의학 협회의 심리적 외상 부문(Division 56), 그리고 국제 아동 외상 스트레스 네트워크의 많은 회원들로부터 받은 동료들의 지원에 감사를 드린다.

크리스는 다음의 추가 전문적, 개인적 지원들에 감사한다.: 그녀의 개인 상담소인 Courtois & Associates, PC와 함께 협력하는 치료사들: Drs. Lisa Ades, Emily Bauman, Nancy Hensler, Nicole Kaib, Sylvia Marotta, Kelli Sanness, 그리고 외래 의사인 Alisa Breetz, MA, 작년에 글을 쓰는 동안 상당한 임상 및 정서적 지원을 제공한 그룹의

공동 지도자 Joanne Zucchetto, LICSW. 또한, Ruth Anne Koenick, MA와 함께 Drs. Leslie Jadin, Jeffrey Jay, Philip Kinsler, Cathi Sitzman, Laurie Peadman, Deborah Stokes, Joan Turkus는 진행된 정서적 지원의 관점에서 특히 중요한 전문적 동료들이었다. 그녀의 오래 몸 담아온 전문적 상담 그룹들의 회원들 또한 감사를 받을 자격이 있다. 그녀에게 정서적으로 초점을 맞춘 커플 치료에 관한 정보를 알려준 Drs. Pat Ogden과 Kikuni Minton에게 특별히 감사를 전한다. 크리스는 또한 모두 함께 "다시는 하지 마!"라고 외치지만, 그럼에도 불구하고 항상 그 자리에 있어주었고, 많은 업무량에 늘 걱정을 하면서도 이 책의 집필을 반겨 준 어머니 Irene courtois, 그리고 남편 Tom을 비롯한 가족들과 친구들에게 경의를 표한다.

줄리안은 재향군인회와 국가 PTSD 센터의 동료들로부터 받은 전문적, 개인적 지원, 멘토링, 롤 모델에 진심으로 감사를 전한다(Matt Friedman, Paula Schnurr, Terry Keane, Jozef Ruzek, Bruce Heley-Young, Patricia Watson, Annmarie McDonagh-Coyle, Kim Mueser, Elana Newman, Bob Rosenheck, Steve Southwick, 그리고 Portland, White River Junction, Boston과 New Haven VA Medical Centers의 많은 멋진 동료들을 비롯하여). 그리고 그 뒤에 도움을 준 코네티컷 대학의 동료들에게도 감사를 전한다(Leighton Huey, Margaret Briggs-Gowan, John Chapman, Dan Connor, Keith Cruise, Bob Franks, Linda Frisman, Victor Hesselbrock, Ron Kadden, Hank Kranzler, Jason Lang, Judith Meyers, Geri Pearson, Nancy Petry, Karen Steinberg, Howard Tennen, Bob Trestman, 그리고 다른 소중한 교수진 및 연구 팀 동료들과 수련생들을 비롯하여). Jim과 Phyllis Ford, Julie와 Todd, LIndy, Jessa, Zack, 여섯 명의 아름다운 손자들, Allison, David, Elizabeth, Leighton, 그리고 가장 특별한 Judy를 비롯하여, 그의 일중독을 견뎌 주고, 삶의 주요 목표들에 초점을 맞추는 법에 대해 그를 가르치는 데 있어 점차 비약적 발전을 이룬 가족과 친구들에게 감사를 전한다.

Gulford press의 책임 편집자 Jim Nageotte는 이 책을 추천했으며, 우리는 그의 통찰과 출판 세계에 대한 식견에 감사를 전한다. 책임 부 편집자 Jane Keislar는 우리가 조직적으로, 궤도에 있도록 유지시켜 주었다. Alisa Breetz, MA와 Lenka Glassman, MA는 관련 글과 책을 찾기 위해 부지런히 일했으며, 참고자료, 참고문헌 및 온라인 보충 자료들을 구성해주었다. 여러분 모두에게 감사를 드립니다!!

목 차

Ⅲ부 _ 발전된 치료 고려사항과 관계 문제

각 장에 수반되는 자기 성찰 질문들, 자조 자료들과 교재들의 목록, 해리와 복합 외상의 치료에 관한 자료들, 그리고 치료사의 자기관리에 대한 자료들을 www.guilford.com/p/courtois2에서 다운로드 가능한 형태로 이용할 수 있습니다.

Ⅰ부

복합 외상 스트레스 요인들과 후유증에 대한 개요

1장

복합 외상과 외상 스트레스 반응들

복합 외상 과거를 지닌 개인들은 치료사들 및 도움을 주는 기타 전문가들이 마주하게 되는 가장 어려운 도전과 딜레마들을 제기한다. 이들이 가장 먼저 경험하는 외상은 종종 어린 시절로 거슬러 올라가고, 이들이 현재 삶에서 경험하는 문제들은 정기적으로 출현했다가 완화되는 것을 반복하며, 어린 시절부터 비교적 연속적이었거나, 혹은 대부분 나타나지 않고 있다가, 촉발시키는 사건, 경험, 혹은 감정들에 대한 반응에 따라 지연된 방식으로 나타났을 수 있다. 이러한 내담자들은 보통 다른 사람들이 저지르는 학대, 방임, 착취, 배신, 거부, 반감, 유기를 비롯한 대인관계 외상의 여러 형태들에 대항해야 했다. 이들의 1차 보호자들(부모, 기타 친척, 의료 제공자들, 아동 보육사들, 혹은 권한을 가진 기타 사람들)이 이러한 행위에 연루되었거나, 이들을 학대했을 때, 외상 경험들은 아동들이 믿을 만한, 그리고 자신들을 양육하거나 보호하는 보호자들에게 의지할 수 있어야 한다는 보편적 기대에 대한 위반이었다. 이러한 행위들은(Freyd, 1994) 자신과 타인들에 대해 완전히 부정적 신념들을 초래하고, 주요 우선순위가 도움이나 보호 없이 압도적 위협들로부터 생존해야 하는 삶에 직면함으로써 이에 상응하는 행위 패턴들을 갖게 됨에 따라, 아동의 건강한 발달을 저해한다. 삶이 유아기, 혹은 아동기부터 생존의 시험대인 경우, 아이는 최악의 상황을 예상하거나, 이에 준비하는 것으로 적응하게 된다. 따라서 생존을 기반으로 한 신념과 행동 패턴들은 상황들이 더 이상 이러한 것들을 필요로 하지 않을 때조차 지속되며 증상들이 되어간다.

복합 외상 과거를 가진 개인들은 더 이상 동일한 위험의 대상이 되지 않을 때조차, 종종 생물학적, 심리학적 생존 방식에 머무르게 된다(Osterman & Chemtob, 1999). 매우 일상적으로, 처음에는 "비정상적이고, 반복적인 외상 상황들과 경험들에 대한 정상적 반응과 적응"이었던 것이(미국 정신의학 협회, 1980, p. 238) 장시간에 걸쳐 문제들이 된다. 이는 생존 방어들이 별로 위험하지 않거나, 스트레스를 덜 받는 삶과 양립하지 않기 때문이다. 또한 연구는 복합 외상 과거를 가진 성인들이 전 생애에 걸쳐 재 외상을 겪게 될 상당한 위험에 놓인다는 것을 입증했다(Dukworth & Follette, 2011; Widom, Czaja, & Dutton, 2008). 피해가 수그러들지 않거나, 계속해서 반복되는 경우, 생존 반응들은 개인의 정신과 인격 형성에 각인되며, 뿌리박히게 된다. 생존은 개인의 자아의식, 자기 조절 및 타인들과의 양호하고, 친밀한 관계 맺기 능력을 규정하게 된다. 그리고 이러한 반응들은 역설적으로 처음에 자기 위안을 위해 사용되는 중독, 자해, 자살충동과 같은 문제들을 포함하는 방어와 대처 기제들, 혹은 처리되지 않은 원래 효과의 이차적 *정교화(secondary elaborations)*로 확인된 것(Gelinas, 1983)을 유발하는 경향이 있다.

관계 및 기타 어린 시절 외상 형태들의 많은 생존자들은 심각한 곤경에 처하게 되며, 종종 분노, 슬픔, 소외, 불신, 혼란, 낮은 자존감, 외로움, 수치심, 자기 경멸의 감정들과 싸우게 된다. 이들은 외상 및 그 여파와 관련된 강렬한 정서적, 심리적 고통의 홍수를 겪는 상태와 무심해지고, 어떤 감정도 표현하거나, 느끼지 못하게 되는 상태 사이를 번갈아 가며, 감정들에 사로잡힌 포로가 된다. 이러한 상태의 교차는 특징적인 외상 후 패턴이다. 이러한 것들은 다른 공통된 반응 및 증상들, 그리고 이러한 것들의 이차적 발현과 함께 발생한다(예, 우울증, 불안, 낮은 자존감). 복합 외상 과거를 지닌 사람들은 보통 노력할 때조차도 잘 지내거나, 어울리거나, 가까워질 수 없는 것으로 나타나는 사람들이다. 또한 이들은 종종 개인이 오염되었다는 느낌과 누구도 자신을 이해하거나, 도울 수 없다는 느낌을 갖게 된다. 매우 빈번하고, 불행스럽게도, 이러한 사람들과 다른 사람들(이들이 도움을 청하는 전문가들을 포함하여)은 서로를 이해하지 못하며, 이들의 강점을 과소평가하거나, 이들의 생존 적응을 병적 측면의 시각을 통해 바라본다(예, 이들을 "까다롭고", "과도하게 의존적이거나, 도움을 필요로 하고", "공격적이며", 혹은 경계성 인격 장애를 가진 것으로 본다).

그러나 그럼에도 불구하고, 이러한 외상 과거를 지닌 많은 개인들이 회복력, 도덕성, 타인들에 대한 공감, 정신력, 그리고 이러한 상황들에서 매우 존경받을 수 있으며, 강한 생존 능력을 만들어내는 인내심에 있어 뚜렷한 능력을 보여준다. 서로 많이 중복되기는 하지만, 생존의 광범위한 세 가지 범주들을 다음과 같이 구분할 수 있다:

1. 자신의 과거를 성공적으로 극복하고, 삶이 건강하고, 만족스러운 사람들. 종종 이러

한 집단의 개인들은 자신이 성공적으로 대처하게 도움을 준 관계 내에서 치유의 경험들을 가지고 있다.

2. 정기적으로 다양한 시기 동안 자신과 자신의 기능을 장악하는 외상 후 반응들이 반복됨으로써 삶이 지장을 받는 사람들(종종 생활 속 사건 및 경험들에 대한 반응으로)
3. 위협이 되는 의학 및 정신 건강 상태로 인해, 혹은 살인을 포함한 공동체 폭력 행위의 희생자들로서, 삶이 죽음의 지점까지 이르는 외상 후 침체의 상태에 있으며, 현재 삶이 악화되고 있는 사람들(Felitt, Anda, Nordenberg, Williamson, Spitz 외, 1998)

현재 이 세 개 범주들에 대해 수치 통계는 이용할 수 없지만, 많은 사람들의 경우(혹은 복합 외상 생존자들의 대다수), 삶이 정기적, 혹은 지속적으로 저해되거나, 지장을 받고 있으며, 이들 중 많은 사람들이 증상들을 완화시키기 위해 의학 및 정신 건강 전문가들에게서 도움을 구하고 있다는 것은 확실하다.

한 때는 생존하는데 도움을 주었던 복합 외상 스트레스 증상들을 극복하고, 자신이 가진 장점들을 활용하며, 자원들을 추가할 수 있도록 전문가들은 이러한 사람들(이후로 "복합 외상 생존자", 혹은 "생존 내담자"로 지칭됨)에게 어떤 지원을 할 수 있을 것인가? 이러한 집단에 대한 치료의 증거 기반이 갖는 문제와 한계의 복잡성으로 인해 이러한 질문에 대한 답은 기껏해야 부분적으로 제시될 것이라는 점을 충분히 인정하며, 이 질문은 바로 우리가 이 책에서 다루어야 하는 것이다. 우리는 치료에 관계된 복잡성과 문제들에도 불구하고, 상처를 입었지만 정신력을 가진 이러한 많은 개인들이 적합하고, 정보에 입각한 지원을 받을 경우, 생존 지점을 넘어 만족스러운 삶을 위한 더 큰 능력을 발전시키는 것으로 나아갈 수 있다고 믿는다.

우리는 복합 외상 생존자들과 이들을 지원하고자 하는 전문가들이 직면하는 많은 문제와 딜레마들을 포착할 수 있는 두 개의 종합적인 사례 기술로 시작할 것이다(두 사례는 허구의 개인들로 구성된다). 복합 외상에서 회복되기 위한 출발점은 중요한 경험들(외상을 제한 없이 포함하여)이 어떻게 각 개인의 삶과 자아를 독자적으로 형성했는지에 대한 이해이다.

도리스 헐리(DORIS HURLEY)

40대의 백인 여성인 도리스 헐리는 남편이 자신에게 다음과 같은 최후통첩을 내린 후 심리치료를 받기 위해 찾아왔다.: "나를 따라다니며, 미치게 만드는 짓을 그만두도록 만들 수 있는 치료사를 찾지 못한다면, 나는 당신을 떠날 수밖에 없어." 도리스는 오랫동안 자신의 가까이에 있는 사람들 중 어느 누구도 신뢰할 수 없었지만, 또한 버려지는 것을 극도로 두려워했다. 그녀는 남편에게 과도하게 의존하면서, 그에게 정서적, 신체적 밀접함을 요구하는 것과 그를 멀리하고, 밀어내는 것 사이에서 흔들리고 있었다. 이로 인한 그녀의 혼란과 좌절은 남편이 물러나도록 만들었으며, 이 일은 자신이 결코 믿을 만한 사람을 찾을 수 없을 것이라는 그녀의 신념과 자신은 사랑받을 수 없다는 말 못했던 두려움을 확인시켜주었다. 이러한 패턴은 그녀의 결혼생활로 국한되지 않았다. 도리스는 카리스마 있게 가족들과 친구들을 모았다가도, 이후 이들을 거부하거나, 멀리하는 경향을 가지고 있었다. 그녀에게 대해 알고자 하는 사람은 보통 그녀의 (주로 입 밖에 내지 않았던) 요구들과, "시험들", 그리고 그녀의 분노를 접한 후 떠나버렸다(혹은 도망가 버렸다). 시간이 흐름에 따라, 도리스는 점차 의존적이고, 분노한 상태로, 필사적이 되어갔다.

도리스는 어린 시절 부모로부터 수없이 버려졌다. 아주 어렸을 때부터, 그녀의 어머니는 정신분열증으로 인해 반복해서 주립 정신병원을 들락날락했다. 이 시기 동안, 그녀와 그녀의 형제들은 혼자서, 혹은 함께 여러 친척집들로 보내졌으며, 친척들은 환영하거나, 정서적으로 도움이 되는데 있어 정도의 차이를 보였다. 이에 따라 그녀의 정서적 상태와 육아 행동은 부합되지 못했다. 그녀의 아버지는 때때로 관심을 보였지만, 그는 아내의 질병과 오랫동안의 부재를 딸들에 대한 성적 학대와 아들들에 대한 신체적 학대를 합리화하는데 이용했다. 도리스는 아버지가 술을 마실 때 성적으로 학대하는 것을 종종 목격했으며, 아버지가 여동생들 대신 자신을 학대하도록 "허용함으로써" 자매들을 보호하고자 했다. 때때로, 그녀의 아버지는 도리스를 애정과 관심을 가지고 대했으며, 자신의 특별한 친구로 여겼다. 그러나 그는 또한 어머니의 모든 문제들을 초래하는 것으로 도리스를 배신했으며, 그리고는 도리스에게 절대 그녀의 "죄"를 만회하지 못할 것이라고 말하곤 했다. 11살이 되면서, 도리스는 깊은 자기 경멸감을 느끼게 되었고, 죄책감으로 어머니와 형제들을 보살펴야 한다는 의무감을 갖게 되었다. 그녀에게는 그녀를 양육하고, 격려하거나, 보호해줄 사람이 아무도 없었다(간혹 관심을 보였지만, 성적 학대를 일삼던 아버지를 제외하고). 도리스는 자신이 모든 관계를 망쳤고, 자신이 아끼는 모든 사람에게 상처를 주었으며, 다른 사람들은 스스로를 돌보지 않을 것이기 때문에 이들을 위해 모든 것들을 해주고, 자신의 욕구를 부정함으로써 이러한 죄를 만회해야 한다고 믿게 되었다. 그녀는 계속해서 사랑 받지 못하고, 사랑 받을 수 없다고 느끼게 되었고, 이는 분노와 고조되는 좌절감, 그리고 때때로 술로 다스려야 하는 감정들의 원천이 되었다.

헥터 알바레즈(HECTOR ALVAREZ)

헥터 알바레즈는 21살의 라틴계 남성으로, 세 자녀들 중 맏이였다. 그가 4살이 되었을 때, 그의 부모는 중앙아메리카에 있는 고국에서 미국으로 망명하고자 했다. 고국에서 그의 아버지는 정치적 신념으로 인해 고문을 받아 왔으며, 그의 가장 가까운 친족이었기 때문에, 목숨을 부지하기 위해 가족들은 고국을 떠나야 했다. 미국에 들어온 이후, 헥터의 부모는 온종일 일에 매달려야 하는 저소득 일자리를 얻게 되었다. 그는 이민 온 해에 유치원에 다니기 시작했으며, 빠르게 영어를 습득했다. 이에 따라, 대부분의 이민자 가정에서 그러하듯, 그의 부모는 통역가로서 그에게 의존하게 되었다. 이들은 또한 자신들이 일하는 동안 헥터가 형제들을 돌볼 것을 바랐다. 그는 7살, 8살 무렵이 되었을 때부터 형제들을 위해 방과 후 모든 시간을 쏟아야 하는 보모가 되어야 했다.

헥터의 아버지는 고문을 당했던 경험으로 끔찍한 악몽을 꾸며 온 식구들을 깨우곤 했다. 그는 잠을 이루지 못하는 것으로 인해 자주 짜증을 냈으며, 자신의 분노와 짜증을 헥터와 그의 어머니에게 쏟아 부었다. 이 결과 둘은 정기적으로 그에게 폭행을 당했으며, 특히 그가 술을 마신 후에는 더욱 심해졌다(그는 시간이 흐름에 따라 악몽을 꾸지 않으려는 헛된 노력으로 점점 더 많이 마시게 되었다). 헥터는 어머니를 보호하고자 했지만 소용이 없었고, 둘은 종종 남들 눈에 안 띄게 베인 상처와 멍을 숨겨야 했다. 헥터의 어머니는 남편의 반응에도 매우 수동적이고, 공손했으며, 이에 따라 우울증으로 괴로워했다. 결국 헥터가 형제들을 돌보는 동안 가톨릭 신앙에 몰두하거나, 잠을 자는 것으로 이에 대처했다.

헥터는 수줍은 아이로, 학교에서는 조용하고, 말이 없었다. 그는 결코 "말썽을 일으키지 않았으며", 같은 반에 있는 남자 아이들처럼 제멋대로 행동하지 않았다. 시간이 흐름에 따라, 다른 남자아이들이 그를 놀리기 시작했고, 그를 "선생님의 애완동물"이라거나, "계집애 같은 녀석"이라고 조롱했으며, 더욱 최악인 것은 학교가 끝난 후 놀지 못하고 항상 바로 집에 가야하는 처지를 비웃었다. 이들은 또한 그가 라틴계인 것과 허름한 옷차림을 입고 다니는 것에 대해 놀렸다. 시간이 흐르며, 그는 점점 더 외톨이가 되었으며, 교사들의 눈에 그는 "자신만의 세계"에 있는 것으로 보였다. 일부 교사들은 그와 연결되고자 노력했지만, 그에게 닿는 것이 너무 어려워서 좌절해야 했다. 그의 학교 성적은 보통 수준 이하였으며, 일부 교사들은 그에 대해 지체된 것으로 기술했다.

헥터는 주로 어머니와 함께 시간을 보내고, 칭찬을 들으려는 노력으로, 종교 공부에는 착실했다. 7학년이 되었을 때, 교구 목사는 그의 몰입과 독실함을 눈여겨보았고, 헥터가 종교적 소명을 가질 수 있다고 생각하기 시작했다. 목사는 그와 친구가 되었으며, 그에게 더 많은 관심을 기울였고, 이는 친구들로부터 더 많은 조롱을 받았음에도 그가 스스로에 대해 자긍심을 갖도록 만들었다. 목사는 그의 집을 방문하기 시작했고, "땅에 있는 신의 대리자"로부터 관심을 받는다는 사실에 기쁨을 감추지 못하는 부모와 친해졌다. 이들은 종종 목사를 식사에 초대했으며, 자신들의 집에서 여가 시간을 보내도록 청했다. 시간이 흐름에 따라, 목사는 헥터에게 있어 자신의 문제들을 공유하고, 자신을 대신해 부모님 사이를 중재할 수 있는 사람이 되었다. 헥터의 소명 의식을 길러주기 위해, 목사는 여러 신학대학들을 방문하는 여행에 그를 데리고 갔다. 일부 여행들은 숙박을 필요로 했다. 이러한 여행들 동안, 목사는 헥터에게 자신의 침대에서 함께 잘 것을 권유했으며, 시간이 흐름에 따라 그를 성추행하기 시작했다. 헥터는 관심을 받는 것이 좋았지만, 성적 접촉에 대해서는 혼란스러웠다. 그는 이것이 무엇인지 잘 알지 못했지만, 목사가 그에게 "그들의 작은 비밀"을 누구에게도 말하지 말라고 얘기했을 때 잘못된 일이라는 것을 알게 되었다. 그러나 그럼에도 그는 또한 기분이 좋다고 느꼈다. 시간이 흐르며, 그는 특히 단지 애무나 구강성교가 아닌 항문 성교를 하게 되었을 때, 이러한 행위를 싫어하게 되었다. 이러한 관계와 학대는 헥터가 고등학교를 졸업할 때까지 계속되었다. 그는 목사와 무슨 일이 있는지에 대해 누구에게도 말하지 않았지만, 이들이 함께 보내는 시간이 길다는 것이 눈에 띄며, 소문이 돌기 시작했다. 목사는 그에게 누구도 "신과 보내는 특별한 시간"을 이해하지 못할 것이며, 그가 누군가에게 발설할 경우 신으로부터 벌을 받게 될 것이라고 경고했다.

헥터가 18살이 되었을 때, 그는 계획했던 것처럼 신학대학에 가는 대신, 그의 가족과 목사를 떠나 군대에 입대했다. 그의 부모와 목사는 "그의 이기심"에 의해 버려지고, 배반당했다고 느끼며 격노했다. 그의 어머니는 그가 신앙과 진정한 소명을 버렸다는 사실에 비통해했다. 그의 아버지는 자신이 고문을 당했던 것처럼, 다른 사람들을 죽이고, 고문하도록 고용하는 정부기관에 합류했다는 사실에 대해 불평했다. 헥터는 신병훈련소로 갔으며, 이곳에서 매우 잘해냈나. 그는 이라크에 배치되었고, 이곳에서 민병대원들(여성과 아이들을 포함하여)을 죽였으며, 몇몇 다른 군인들의 죽음과 신체가 절단되는 것을 목격했다. 이라크에 배치되어 있는 동안, 그에게 여자 친구가 없으며, 따라서 게이일 것이라고 확신한 한 무리의 병사들로부터 집단 강간을 당했다. 또 다시, 헥터는 이 사실을 누구에게도 말하지 않았다. 이후, 그는 모욕적인 말을 들었고, 몸싸움을 하기 시작했으며, 구할 수 있을 때 마약을 이용하기 시작했다. 헥터는 첫 번째 복무를 마치고 다른 사람이 되어 집으로 돌아왔다. 처음에 그는 누구에게도 자신의 군대 임무에 대해 말하려 하지 않았으며, 우울하고, 내성적이었다. 그는 귀국 축하 환영회에서 수치심을 느꼈으며, 스스로에 대해 "괴물"이자, "역겹다"고 생각했다. 그는 술을 많이 마시기 시작했다. 그는 부대에서 갈등을 일으켰으며, 정신 감정을 받으라는 명령을 받았다. 그는 우울증과 외상 후 스트레스 장애(PTSD), 알코올 중독을 진단 받았고, 결국 부대와 군대에서 격리되었으며, 이 일로 그는 훨씬 더 상실감에 빠졌으며, 배신감을 느끼게 되었다. 그는 또한 더 이상 그를 알지 못하겠다고 느끼며, 그와 거리를 두는 가족과 멀어졌다. 시간이 흐르며, 그는 노숙자가 되었고, 잠잘 곳과 도움을 얻기 위해 군대 친구들에게 의존하게 되었다. 친구들은 정기적으로 그가 술을 끊도록 만들었으며, 그가 자살 충동을 느낄 때 감시해야 했다. 어느 날, 친구들은 그를 지역사회 정신 보건 센터(Community Mental Health Crisis Center)로 데려갔으며, 그곳에서 그는 검사를 받고, 입원 병동에 들어갔다. 그리고 그는 마지못해 치료를 시작하게 되었다.

이 두 가지의 매우 다른 사례들은 보통 복합 외상 생존자들의 사례가 어떤 것인지를 보여준다.: 어린 시절 불안정하거나, 폭력적인 애착 관계에서 시작되는 다수의 반복적 충격, 그리고 중복되는 피해와 외상 노출; 인식되지 않거나, 어떤 설명, 지원 및 중재도 제공받지 못하는 아동 및 청소년의 초기 반응들; 청소년 후기 및 성인기에 개인의 연령 및 라이프 스테이지의 문제들과 함께 발생하는 장기적 반응들; 그리고 개인에게 있어 추가 문제들을 만들어내는 대처 기제와 방어(외상에 뿌리박히는 인지 및 신념을 포함하여)의 발달. 종종 반복되는 외상의 시기에 삶을 지탱하거나, 생명을 구하는 것(예, 해리, 부인, 억압, 강제 침묵)은 역설적으로 건강하고 만족스러운 방식으로 타인들과 관계를 맺고, 삶에서 기능하는 이후의 능력을 저해한다.

이 책은 실무를 수행하는 심리치료사들과 임상 연구자들에게 개념화, 평가, 치료, 정책, 연구에 대한 최신 모범 실무 및 규약들과 함께, 복합 외상 스트레스 장애에 관한 상세한 정보를 제공하기 위해 설계되었다. 이 장의 나머지 부분에서, 우리는 어린 시절에 시작되는 것들, 성인기에 발생하는 것들, 그리고 생애에 걸쳐 중복되고, 누적되는 것들을 포함하여, *복합 외상*, 혹은 *복합 외상 스트레스 요인*이라고 알려진 것에 대한 추가 설명을 제공할 것이다. 성인기에 시작되는 복합 외상은 과거 외상 사건을 가지고 있지 않지만, 그럼에도 복합 반응들이 일어나는 개인에게서 발생할 수 있다. 더 일반적으로, 성인의 외상 스트레스 요인들은 어린 시절의 외상들을 기초로 하고, 이에 추가되거나, 이를 악화시키는 추가 노출 및 피해들로 구성된다. 2장에서, 우리는 시간이 흐름에 따라, 어떻게 이러한 복합 외상 노출에 대한 적응이 지속적인 복합 외상 후 반응들, 적응들, 장애들이 될 수 있는지에 대해 설명할 것이다. 가장 현저한 증상들은 이러한 증상들에 기여했거나, 심지어 초래했을 수 있는 외상 후 기원 및 적응들과 관계없이 치료되기 때문에, 이러한 문제들 중 대부분이 오랫동안 인식되지 못했거나, 정신 의학으로 치료되지 않았다(Gelinas, 1983).

이용 가능한 임상 합의들(새로운 경험적 데이터로 뒷받침되는)은 현재 정신 장애 진단 및 통계 편람(DSM-IV-TR; 미국 정신의학 협회, 2000; Adults Surviving Child Abuse, 2012; Arnold & Fisch, 2011; Chu, 2011; Cloitre 외, 2011; Courtois & Ford, 2009; Courtois, Ford, & Cloitre, 209; Ford, Courtois, Van der Hart, Steele, & Nijenhuis, 2005; Herman, 1992a, 1992b; Ogden, Minton, & Pain, 2006; Paivio & Pascual-Leone, 210; Van der Hart, Nijenhuis, & Steele, 2006)에서 규정되는, "고전적인" PTSD의 증상들을 치료하는데 있어 효과적인 것으로 입증된 것들을 넘어서는 치료 전략들의 사용 및 순서화를 지지한다. 서문에서 논의된 바와 같이, 이러한 추가 전략들은 점진적이고, 위계적인 순서로 제공되고, 내담자의 정서적 능력 및 자원들에 따라 적용되는 안전, 증대된 삶의 안정화, (무엇보다) 정서 조절 및 생활 기술들의 발전에 대한 예비 초점을 포함한다.

복합 외상의 정의

DSM-IV-TR에 정의된 외상 사건들은 죽음과 죽음에 대한 위협, 끔직한 것에 대한 노출, 혹은 신체 보전에 대한 침해를 포함한다. 앞으로 나올 예정인 DSM의 새로운 버전으로 제안된 DSM-5는 개인이 사건 동안, 혹은 사건 이후 강렬한 주관적 고통(즉, 두려움, 무기력감, 혹은 공포)을 경험해야 한다는 요건을 없앰으로써, 외상 스트레스 요인들의 정의를 간결하게 만들었다(www.dms5.org/ ProposedRevision/Pages/proposedrevision.aspx?rid=165). 이러한 변화는 개인의 이러한 주관적 반응들이 PTSD와 연관되고, "PTSD에 대한 진단 요건이라기보다는 위험 요인들"(Karam, Andrews, Bromet, Petukhova, Ruscio 외, 2010, p. 465)로 더 잘 이해되는 일부 외상 주변 반응들(예, 기억상실과 해리; O'Donnell, Creamer, McFarlane, Silove, & Bryant, 2010)을 배제한다는 것을 보여주는 연구와 일치한다. 외상 사건들에 대한 DMS-5 정의에서 제안되는 두 가지 다른 변화들은 이러한 외상 사건들이 (1) 가까운 친지 및 친구에게 일어난 폭력적이거나, 우발적 죽음 및 죽음에 대한 위협을 알게 되는 것, 혹은 (2) "사건(들)에 대한 혐오스러운 세부내용에 대한 반복적, 혹은 극단적 노출(예, 신체 부위를 수거한 최초 대처자, 아동 학대 사건의 세부내용에 반복적으로 노출되는 경찰관)"을 포함할 수 있다는 것이다. 이러한 두 가지의 추가사항들은 주요 애착 관계의 실제 및 잠재적 상실의 외상 영향, 혹은 핵심 인물이나 아동과 같은 기타 취약한 인물들에게 일어나는 끔찍한 일에 대해 알게 되는 것의 간접적 영향이라는 관계 요소를 포함하는 외상 스트레스 요인들에 대한 더 복합적인 관점에 부합한다.

이러한 고전적 기준 이외에, 복합 외상 스트레스 요인들은 종종 만성적이며, 자아의 완결성, 개인적 발달, 건강한 방식으로 타인들과 관계를 맺는 능력에 대한 위협을 포함하는 관계적/가족적, 혹은 대인관계성 형태의 외상과 노출을 수반한다. 이러한 것들은 유기, 방임, 보호의 결여, 1차 보호자 및 기타 중요한 타인들에 의한 정서적, 언어적, 성적, 신체적 학대, 혹은 질병, 사망, 배치, 혹은 일종의 전치(displacement)를 통한 1차 애착 인물들의 상실을 포함한다. 이러한 스트레스 요인들은 아동기와 청소년기에 더 흔하게 발생하지만, 일부는 가정 폭력, 납치, 전쟁, 고문, 대량 학살, 인신 매매, 성적 및 기타 감금 및 노예 형태들에서처럼 성인기에 발생할 수 있다.

또한 복합 외상은 인종, 민족, 피부색, 성별, 유전적, 의학적 상태, 신체적 한계, 가족/부족/집단의 배경 및 역사, 그리고 종교 및 정치적 성향, 계급, 경제적 지위, 이에 따른 권력 및 권력의 결여와 같은 기타 요인들처럼 변하지 않는 특성들을 포함하는 피해자의 정체성을 기반으로 하거나, 연관될 수 있다(Kira 외, 2011). 이러한 특성들을 바탕으로 한 외상 피해는 실제로 출생 전에 시작되며, 평생 지속되거나, 혹은 성인기에 주로 발생할 수 있다. 이러한 것들은 개인적 피해와 구성원들이 의심스럽고, 열등하거나, 몰아내는 것을 정당화할 정도로 충분한 위협을 가진 것으로 간주되도록 초래하는 특성들을 공유하는 전체 공동체 및 인구 집단들의 박해를 초래할 수 있다. 키라(Kira)와 동료들(2011)은 이러한 형태의 편견이나 정치적, 경제적 동기의 이름으로 자행되는 폭력에 대해, 이러한 것들이 피해자들의 개인적, 문화적 정체성을 불명예스럽게 만들고, 파괴하려는 의도를 기반으로 하기 때문에, “정체성 외상”이라고 설명했다.

어떤 형태이든, 혹은 언제 시작되든, 복합 외상은 보통 한 번만 발생하는 것이 아니다. 대신, 지속기간에 걸쳐 강도가 증가되며, 매우 자주 반복된다. 한 가지 외상 형태는 또 다른 형태 위에 “층으로” 쌓일 수 있으며, 이러한 패턴은 가족 안에서 한 명 이상의 구성원에 의해 복합적으로 피해를 당하고, 학교, 직장, 군대, 종교 모임 및 집단 등과 같은 많은 삶의 영역들에서 가족 이외에 타인에 의해 이루어지는 학대(재 피해)에 훨씬 더 취약한 가족 학대 피해자들에게서 발견된다. 결과는 Ford와 Courtois(2009), Duckworth와 Follette(2011), Follette, Polusny, Behtle, Naugle(1996), Kira와 동료들(2010)에 의해 피해자들에게서 안전과 희망에 대한 느낌, 1차 부양 체계 및 공동체와의 연결, 그리고 이들의 정체성과 자아감을 박탈하는 외상 및 재 외상의 누적 형태들로 확인된 것이다. 이러한 혼합된 스트레스 요인들은 특정 숫자의 복합 외상 생존자들이 보이는 예외사항이 아니라 일반적인 것이다. 따라서 치료는 외상 경험 및 이러한 경험이 삶에 끼치는 다중 영향의 범위를 완전히 다루기 위해, 이에 상응하여 복합적이고, 다면적이면서도, 개인화되어야 한다(Briere & Lanktree, 2011; Courtois, 2004; McMacklin, Newman Fogler, Keane, 2012).

아동기의 복합 외상

아동 정신과의사인 레오노레 테르(Leonore Terr)는 성인에게도 또한 적용될 수 있는 아동들의 심리적 외상에 대한 두 가지 주요 노출 유형들을 구분했다. *"유형 I" 단일 사건 외상*은 갑자기, 그리고 "난데없이" 발생하며, 따라서 예기치 못한, 매우 충격적인 한 번의, 혹은 단기적 사건을 뜻한다. 외상을 초래하는 자동차 사고, 자연 재해, 테러리스트의 폭탄테러, 학대, 폭행 및 강간의 삽화, 갑작스러운 죽음 및 전위, 혹은 폭력 및 정상을 크게 벗어나는 압도적인 일을 목격하는 것이다. 인과관계의 관점에서, 이러한 유형의 외상은 개인과 관계없는(즉, 또 다른 사람에 의해 초래되지만, 실제 무작위적 사건 및 사고로, 보통 "천재지변"으로 명명되는), 혹은 대인관계성(즉, 또 다른 사람이나 사람들에 의해 간혹 의도적으로, 혹은 의도 없이 초래되거나, 수행되는)일 수 있다. 대조적으로, *"유형 II" 반복, 혹은 복합 외상*은 핵가족이나 확대 가족(혹은 유사 가족) 내에서 진행되는 신체적, 성적, 정서적 학대와 방임 및 기타 학대의 형태들, 가정 폭력, 공동체의 위험 및 폭력, 문화, 성별, 정치, 민족, 질병, 종교 기반 억압, 폭력, 물리적, 지리적 전위, 난민 상태, 테러, 고문, 전쟁, 대량 학살을 뜻한다. 이러한 것들은 모두 다른 사람들에 의한 의도적 행위, 혹은 수행하지 않는 것을 수반하는 대인관계성이다.

유형 I의 외상 스트레스 요인들은 일반적으로 한 번, 혹은 제한적 시기 동안 발생하지만, 비교적 약한 강도에서부터, DSM-IV-TR에 급성 스트레스 장애(ASD)와 PSSD, 급성 유형(미국 정신의학 협회, 1994-2000)으로 열거되는 것에 대한 기준을 충족시키며 단기적 여파로 충분한 고통을 초래하는 매우 큰 강도에 이를 수 있다. 평균적으로, 아동들은 반응과 보호에 있어 성인들에 대한 의존성과 미성숙함으로 인해 성인보다 더 쉽게 스트레스를 받거나, 외상을 입게 된다. 아동들은 특히 어떤 설명이나 위로를 받지 못하는 사건들에 자신의 연령과 관련된 해석들을 대입한다. 그러나 아동과 성인 모두 유형 II의 다양한 외상들보다 유형 I의 외상들로부터 더 쉽게 회복된다(높은 강도를 가지고 있다 하더라도). 이것은 유형 I의 외상들(기상 이변, 혹은 기타 자연재해 및 산업, 생태계, 혹은 교통과 관련된 사고)

이 전체 공동체 및 국가의 영향 내에서 발생하는 경우에 특히 그러하다. 이러한 외상들은 더 넓은 공동체에서 공개적으로 논의되는 공공 응급 대응을 필요로 하는 공공 사건들로 구성된다. 유형 I 외상들은 일반적으로 반복되지 않거나, 적어도 원래의 사건과 동일한 의외성이나 강도로 반복되지 않으며, 혹은 반복되는 자연 및 기상 관련 재해들의 경우에서처럼, 비교적 평온한 기간 이후 반복된다. 그러나 이러한 외상들의 영향은 수년 넘게 느껴질 수 있다. 결과적으로, 유형 I 외상 피해자들은 반복의 가능성에 대해 경계하는 상태를 유지할 수 있으며, 개인들, 가족들, 전체 공동체들에게 있어 삶이 정상, 혹은 "새로운 정상"으로 되돌아감에 따라 시간이 흐르며 줄어드는 경향이 있는(항상 그러한 것은 아니지만) 반응이 생기게 된다(Shapiro, 2001).

유형 II 외상은 유형 I 외상에 비해 일반적이지 않은 것으로 예상될 수 있지만, 불행히도 훨씬 더 일반적이며, 특히 아동, 청소년, 그리고 의존성과 무력감의 상태에 있는 사람들(가부장제 문화에서 여성, 정치적으로 억압 받는 사람, 난민이나, 이주한 사람들, 종속된 사람, 혹은 기본적인 자원이 결여된 사람들, 정서적, 지적, 신체적으로 아프거나 불구인 사람, 노약자와 같은)에게서 이전에 인식되던 것보다 더 우세하게 나타나고 있다. 카프만(Kaffman, 2009)은 아동기의 피해를 "소리 없는 전염병"이라고 기술했으며, Finkelhor, Turner, Ormrod, Hamby(2010)는 아동들이 전 세계 인류 중 가장 외상 피해가 큰 계층이라고 보고했다. 이러한 연구자들의 발견들은 아동들이 대부분의 가정, 사회, 문화들에서 보호 받는 상태에 있다는 관점과 상반된다. 대신, 핀켈러(Finkelhor)는 주로 통제, 권력 및 자원들의 결여와 연관되는 작은 체구, 신체적, 정서적 미성숙함, 그리고 보호자에 대한 이들의 관련된 의존성으로 인해, 아동들이 주요 표적이며, 가장 취약하다고 보고한다. 이들은 지속적으로 더 큰 권력, 힘, 지식, 자원들을 가진 개인들(역설적, 비극적으로, 이들 중 대부분은 아이들의 보호와 복지를 책임지는 사람들이다)에 의해 부과되는 많은 형태의 착취를 당한다. 이러한 외상들은 특성상 대인관계성이며, 위협, 괴롭힘, 혼란, 협박, 착취 및 기타 강압에 대한 아동의 더 약한 신체적 능력, 순수함, 미성숙함을 기초로 하는 사람들에 의한 개인적 범죄, 위반, 착취를 수반한다.

최악의 경우는 부모 및 기타 중요 보호자가 직접적, 반복적으로 아동을 학대하거나, 혹은 학대당하고, 괴롭힘을 받는 아동 및 기타 취약한 개인을 방관하고, 보호하지 않으며, 또한 위협 및 기타 직접적 폭력을 통해 다른 사람들로부터 아동을 고립시키는 것이다. 결과적으로 이러한 학대, 방관, 혹은 악의적 착취 환경(Chefetz는 이러한 역학을 설명하기 위해 "attak-ment[공격적 애착]" attachment(애착)에 공격성(attack)을 붙인)이라는 용어를 만들어냈다)은 피해자가 타인들을 신뢰하는 능력에 심각한 영향을 끼친다. 또한 자기혐오, 낮은 자존감, 자신감의 결여를 포함하는 부정적 방식으로 피해자의 정체성, 자아 개념에 영향을 끼친다. 이에 따라, 관계와 개인의 자아감 및 내적 상태들(감정, 사고, 지각)은 두려움, 절망, 분노 및 기타 극단적 불쾌감이나 무감각, 해리 반응들의 원천이 될 수 있다. 이러한 자아 및 타인들로부터 소외되는 상태는 학대 및 기타 피해가 배반을 수반하거나, 반복되고, 만성적이 될 때, 피해자가 과잉각성/기대/과잉 경계, 혹은 각성저하/무감각(혹은 이러한 두 개의 상태가 번갈아 일어나는) 상태에 빠지게 만들고, 반복을 견뎌내기 위해 해리와 같은 강한 보호 기제를 발달시키도록 초래하는 과정에서 더욱 악화된다. 이러한 추가 피해가 반복될 때, 이처럼 초래된 상태들은 불행히도 시간이 흐름에 따라 추가 외상을 초래하며 강도와 침투성이 상승되는 경향을 보인다(Duckworth & Follette, 2011).

많은 아동 학대의 경우, 물리적 힘이나 폭력 대신 이용되는 정서적, 심리적 강압 및 성인의 권한과 지배력은 아동에 대해 사용되는 버팀목이자, 무기가 된다. 그러나 일부 환경과 일부 학대 형태들에서는 굴복시키기 위해 피해자를 통제하거나, 겁먹게 만드는데 사용되는 힘과 폭력(때로는 아동의 극단적 고립 및 약물 주입과 함께)이 일반적이다. 힘과 폭력의 사용은 아동에 대한 성인의 특권으로 옹호되는 관점과 가치들을 기반으로 하는 일부 가정, 공동체, 종교, 문화/민족 집단들과 사회들에서 더 흔하고, 우세하게 나타난다. 이러한 폭력은 또한 가해자들의 반사회적 인격 장애를 바탕으로 할 수 있다.

불행히도, 아동의 성적, 신체적 학대, 방임, 가정 폭력과 같은 유형 II 외상들은 동시에, 혹은 잇달아 발생한다. 이러한 "누적외상"(Cloitre 외, 2010; Kira 외, 2010), 혹은 다중피해(Finkelhor, 2008; Finkelhor, Ormrod, Turner, & Hamby, 2005)는 특히 심각하고, 복합적인 증상의 문제들과 연관된다(Arnold & Fisch, 2011). 이러한 경우, 생존 적응들은 아동의 발달하는 신체, 정서, 인격, 정신 과정 및 관계와 함께 복합적으로 얽히며, 습관적, 지속적이 될 수 있다(Ford, 2005).

유형 II 외상은 또한 보통 가정, 종교 집단, 직장, 명령 사슬 및 전투 집단과 같은 폐쇄된 환경 내에서 발생하며, 보통 피해자와 관계된, 혹은 피해자가 알고 있는 누군가에 의해 저질러진다. 이에 따라, 이는 종종 피해자와 가해자 사이에, 그리고 공동체 내에서 관계에 대한 근본적 배반을 수반한다(Freyd, 1994). 또한 관계와 연관된 특정 역할 및 책임의 배반을 수반할 수 있다(즉, 부모–자녀, 가족구성원–자녀, 치료사–내담자, 교사–학생, 성직자–아동/성인 신자, 관리자–직원, 군대 상관–남녀 사병). 이러한 종류의 관계 역학은 특히 표면적으로 피해자와의 사이에 보살피고, 사랑하고, 성적으로 유혹적인 관계가 형성될 때, 피해자의 생존 적응들을 추가적으로 복잡하게 만드는 효과를 갖는다(예, 성직자, 코치 및 교사와 같은 성인 멘토, 순종하도록 아동에게 특별한 애정을 쏟는 성인, 보호자의 역할을 하거나, 혹은 특별한 애정과 경력 발전을 제공할 수 있는 감독자에 의한). "선택과 길들이기"라고 명명된 과정에서, 잠재적 학대가해자들은 불안정하고, 도움을 필요로 하며, 자원이 부족하고, 타인들과 고립되어 있거나, 보호자에 의해 명백히 방임되어 있는, 혹은 도움이 필요한 위기 및 고통의 상태에 있는 것으로 보이는 잠재적 피해자를 구한다. 이러한 상태는 이후 피해자를 유혹하고, 피해자에게 강압을 행사하거나, 착취하는데 이용된다. 이러한 시나리오는 종종 가해자의 권유 및 암시에 따라 발생된 것에 대한 책임감과 죄책감을 갖게 되는 피해자에게 추가 고통과 혼란을 만들어내며, 피해자와 가해자 사이에 *외상 유대관계*를 초래할 수 있다(즉, 외상 관계와 신체적, 성적 접촉을 기반으로 하는 애착 유대관계의 발전).

이러한 모든 이유들로 인해, 유형 II, 혹은 복합 형태의 외상은 유형 I 외상에 비해 PTSD (급성, 만성, 지연 형) 발병의 더 높은 위험(예, 각각 33–75%의 위험 대 10–20% 위험; Copeland, Keeler, Angold, & Costello, 2010; Kessler, Sonnega, Bromer, Hughes, & Nelson, 1995)과 연관되며, PTSD에 대한 일반 기준을 넘어서는 추가 효과를 초래하는 것으로(Cloitre 외, 2009; Finkelhor, 2007) 밝혀진 대인관계의 위배 및 묵살을 수반한다. 따라서 다중피해 및 복합 외상은 피해자를 반복적 스트레스와 심리적 각성(예, PTSD, 기타 불안 장애, 우울증)뿐 아니라, 건강한 정신생물학적, 심리적, 사회적 발달의 저해와 파괴의 위험에 놓이게 만들기 때문에, "발달적으로 역효과를 낳는 대인관계 외상들"(Ford, 2005)이다. 복합 외상은 충격, 두려움, 공포 및 무력감을 수반할 뿐 아니라(단기적, 혹은 장기적으로), 또한 더 근본적으로는 주요 정신적 에너지가 학습과 개인의 발전을 향하는 것이 아니라 생존과 방어를 향하기 때문에, 미성숙한 자아에 대한 침해와 긍정적, 안정적 자아의 발전에 대한 위기를 구성한다(Ford, 2009b, 2009c). 또한 단기적, 장기적으로 두뇌의 발달, 구조, 기능에 영향을 끼칠 수 있다(Lanius 외, 2010; Schore, 2009).

복합 외상은 보통 아동 피해자가 가장 기본적인 수준의 신체 반응들(예, 과잉각성/불안, 혹은 각성저하/무력감의 강렬한 상태들)에서 시작되는, 적응적 자기 조절을 위한 자동적 생존 전략으로 대응하도록 만든다. 이는 너무 자동적이고, 습관적이어서, 아동의 정서 및 인지 발달이 궤도를 벗어나거나, 왜곡되도록 만들 수 있다. 더욱이, 아동 피해자가 "학대의 교훈들"을 스스로가 불량하고, 부적합하며, 역겹고, 위협적이고, 학대 및 방임을 당해도 마땅하다는 관점으로 도입함에 따라, 자기 완결성이 심각하게 위협을 받게 된다. 이러한 자아에 대한 오귀인과 관련된 도식은 만성 아동 학대(그리고 대인관계 외상의 기타 형태들)의 가장 일반적이고, 견고한 인지 및 가정의 결과들이며, 특히 건강한 발달과 관계를 약화시킨다(Cole & Putnam, 1992; McCann & Pearlman, 1992). 침해는 개인의 발달에 있어 심오한 의미를 갖는 대인관계 맥락에서 발생하기 때문에, 관계는 안전과 돌봄이라기보다 위협과 두려움의 원천이자, 용의자가 된다.

취약한 아동들에게서, 복합 외상은 애착 안정성, 자기 완결성, 궁극적으로 자기 조절에 대한 위협을 초래한다. 따라서 이것은 단지 물리적인 위협뿐 아니라 심리적 생존에 대한 위협, 그리고 자아의 발달과 정서 조절 능력에 대한 위협을 구성한다(Arnold & Fisch, 2011). 예를 들어, 아이에게 지속적 경멸, 비난, 수치심을 수반하지만("이런 쓸모없는 녀석"; "넌 태어나지 말았어야 해"; "네가 모든 문제의 원흉이야"; "너를 낙태했어야 했는데"; "내가 말하는 게 마음에 들지 않거든, 꺼져버려"), 신체적, 혹은 성적 침해 및 삶의 위협은 수반하지 않는 성인 보호자의 정서적 학대는 그럼에도 불구하고 심리적으로 피해를 입힌다. 많은 제대로 기능하지 않는 가정들에서 발견되는 학대 및 역할전환(role reversal) 이외에, 1차 보호자나 다른 가족구성원에 의한 이러한 협박과 반감은 심각한 심리생물학적 조절장애와 반응을 초래한다(Teicher, Samson, Polcari, & McGreenery, 2006).

영아기의 복합 외상

외상이 영아기에 발생할 때, 직접적인 후유증은 이러한 생애 초기 단계의 발달 조건들 및 영아의 제한적 반응 능력에 부합된다(Scheeringa & Zaenah, 2001). 영아의 자아감은 체성감각과 전의식의 자아감으로, 쏟아져 들어오는 감각 투입들을 조직하는 능력의 발달을 기반으로 하며, 어떤 지지와 안정성도 이용할 수 있다. 상호 응시, 안고, 먹여주고, 옷 입히고, 용변을 처리해주는 신체적 감각들, 음성과 몸짓을 통한 의사소통과 같은 보호자와 영아의 상호작용은 이러한 감각 투입의 조직과 관리에 있어 중요하다. 정서 조절은 주로 신체적 접촉, 그리고 정서적 편안함 및 정서 상태의 확인에 따른 안락함을 제공하는 보호자의 반응들에서 파생된다. 능숙한 보호자의 행동들은 영아가 노출되는 즐겁거나, 혹은 위험한 다감각 자극의 양을 균형 맞추며, 외부 조절자로서 기능한다. 시간이 흐르고, 보호자에 의한 조절 경험들이 반복됨에 따라, 영아는 신체적, 정서적 상태들에 대한 자기 조절을 배우기 시작하고, 보호자와 안정성을 발달시킨다.

외상 스트레스요인들이 영아기 동안 발생하는 경우, 이러한 것들은 보통 한편으로 과소자극을 초래하는 적합하고, 필요한 보호의 결여 및 방임, 다른 한편으로는 부적합한 반응 및 보호에 따른 총체적 노출과 과잉 자극, 혹은 신체 부상(혹은 위 모든 것들)이 원인이 된다. 영아 자신의 신체적, 정신적 미성숙함과 의식주, 보호, 양육, 반응 및 자극에 있어 보호자들에 대한 극도의 의존성 및 무기력함으로 인해 영아가 외상을 입는 경우는 거의 없다. 결과적으로, 영아들은 아동 및 청소년들에 비해 더 쉽게, 그리고 덜 강렬한 사건들에 의해 외상을 입는다. 외상에 대한 영아의 반응들은 젖이나 병으로 수유를 받고(이후에는 식사를 하고), 말을 시작하고, 정기적인 수면 주기를 갖는 것처럼 중요한 발달 단계들을 달성하는데 있어 문제들로 나타날 수 있다. 혹은 예측할 수 없는 과민함이나 끊임없는 보채기, 영양 및 소화에서의 문제 같은 형태들로 나타날 수 있다. 배변은 기저귀를 갈아야 하는 필요성이나 혹은 독립적으로 "변기를 사용하도록" 장려함에 따라 과도하게, 혹은 제한적으로 치워지거나, 정서적 괴로움을 겪는 것으로 지연되거나, 복잡해질 수 있다. 외상을 입은 영아는 분노가 담긴 저항, 분리 불안, 달래지지 않는 울음, 혹은 회피 및 절망과 같은 정서적 분출을 가질 수 있다. 외상 상황들이 지속되고, 도움 및 위로가 다가오지 않는 경우, 영아는 "제대로 성장하지 못하며", 보호자들에게 도움을 받을 수 있을 때조차 외부 세상과 동떨어지거나, 무관심한 것으로 나타날 수 있다. 외상으로 인한 상해, 정서적 침투, 방임 및 자극의 부족이 충분한 강도를 갖거나 지속되는 경우, 영아는 신체적으로 아프거나, 심지어 사망에 이르는 위험에 놓이게 된다.

이러한 자기 조절, 행동, 사회 및 정서적 문제들은 많은 이유들로 인해 영아기 및 유아기에 발생할 수 있기 때문에, 필연적, 혹은 배타적으로 외상이 원인인 것으로 가정되어서는 안 된다. 그러나 예를 들어, 신체적 폭력 및 침해(신체적, 성적 학대를 제한 없이 포함하여)에 대한 직접적 노출, 혹은 간접적 노출(가정 폭력, 전쟁으로 인한 폭력, 자연재해 및 인재를 목격하거나, 듣는 것) 및 심각한 방임이나 갑작스러운 재난으로 인한 1차 보호자의 상실(혹은 이 모든 것들)로 인해 외상이 수반될 수 있다. 큰 위험 및 불안정의 상황들에 따라, 확고한 애착 및 관계적 안정성과 연관된 성장 경험이나 탐구를 생존이 대체하게 된다. 대부분의 영아들에게 고정화된 경향으로 나타나는 자극에 대한 추구 대신, 외상에 노출된 영아 및 유아는 끔직하고, 압도적인 것, 불안을 유발하는 것, 고통스럽거나 절망스러운 것, 혹은 혼란스럽거나, 무의미한 것으로 자극들을 경험할 가능성이 크다. 이는 내부 자극(신체적으로 느끼는 것이나 새롭게 나타나는 감정들)과 외부 자극(새로운 시각, 청각, 후각 및 촉각) 양쪽에 있어 그러하다. 일반적으로 그러하듯 자신의 신체 및 외부 세상과 관련하여 탐구하고, 조직하고, 숙달의 느낌을 얻을 수 있는 흥미로운 기회들이 되는 대신, 위협, 정신적 괴로움과 고통의 상태, 혼란스럽고, 해독할 수 없는 "소음"으로 경험된다. 나타나게 되는 자기 조절 문제들과 이성적, 정서적 문제들은 적합하게 돌보고, 달래는 것이 부재한 상태에서 기본적 필요, 즉, 생존에 기반한 신체와 두뇌 발달이 자기 보호 스트레스 반응 체계들을 갖게 됨에 따른 직접적 결과들이다.

유아기부터 초등학교 기간에 이르는 복합 외상

아이가 성장함에 따라, 기본적 정체성과 자아감, 자기 조절 능력, 그리고 이러한 핵심 능력들을 언어적으로 구성하고, 조직하기 위한 언어 사용 능력의 토대를 발달시키게 된다. 외상 피해 및 상실의 복합 형태들이 이 단계에 시작되는 경우, 그 영향은 여전히 심각할 수 있다. 이는 특히 외상 충격이나 1차 애착 대상들의 갑작스러운 상실이 조직된 자아, 관계 및 정서 조절을 지속하는 아이의 능력을 압도하며, 정상 발달 과제들을 저해하고, 고통의 증상들을 초래하는 경우에 그러하다. 사례를 들자면, 잘 발달된 자기 조절 기술 및 지속적으로 반응적이며, 의지할 수 있는 보호자가 있는 유아는 지속적인 후유증이나 피해 없이 일부 외상 경험들에서 회복될 수 있다. 반대로, 똑같은 아이가 수개월, 혹은 수년 동안 지속되는 장기적 노출을 경험하고, 아이나 보호자(혹은 둘 다)의 자기 조절과 관계적 안정성 유지 능력이 영향을 받는 경우, 아이는 외상을 입은 영아의 경우와 유사한 초기 수준의 기능으로 퇴화를 보이는 신체적, 행동적, 정서적, 혹은 사회적 문제들이 생겨날 가능성이 크다.

또한 유아 및 더 연상인 아이(초등학생 연령)가 낙관주의, 주체성, 1차 관계에서의 안정성을 발달시키지 못할 때, 이 아이는 특히 특정 유형의 학대, 폭력, 방임 및 상실의 영향을 받는 경우 자기 조절 능력에서 심각한 "퇴행"을 경험할 위험에 놓이게 된다. 이것이 실제로는 흔히 이해되는 퇴행이 아닐 수 있으며, 대신 아이의 제대로 발달하지 못한 자기 조절 및 관계 능력이 불행히도 부각되거나, 악화되는 것으로 나타날 수 있다. 나머지 장애들은 특히 보호자 관계와 환경이 일관성과 안정성을 제공하고, 아이가 추가 외상 스트레스요인들을 경험하지 않는 경우, 수년이 흐를 때까지 뚜렷하게 나타나지 않을 수 있다. 이런 아이는 보통 무증상으로 확인된다. 장애들은 종종 청소년기, 혹은 청년기의 일반적인 문제들이 외상을 상기시키도록 촉발시키거나, 혹은 자기 조절 및 관계 능력들에 압도적 영향을 끼칠 때 뚜렷해진다. 이러한 장애들은 "토대의 균열", 혹은 "단층선(fault line)"과 흡사한 것으로, 개인의 심리사회적 기능의 주요 손실을 초래할 수 있는 취약성이다. 따라서 잘 적응한 아동, 혹은 청소년에게 원래 외상을 상기시키는 것에 노출된 이후 야뇨증, 유분증, 분노발작, 만족 지연의 어려움, 우울증, 두려움 및 불안, 친밀한 관계로부터 후퇴하는 것을 수반하는 반응성 애착 장애 같이, "영아"처럼 보이는 자기 조절 문제들이 발생할 수 있는 것은 이해할 수 있는 일이다.

외상을 입은 유아 및 취학 연령 아동들의 초기 반응들은 또한 새로 발생된, 혹은 심화된 정서 조절 및 자아감에 대한 문제들을 수반한다. 학대의 여파로 감정들(불안, 공포, 혼란, 죄책감, 분노, 수치심, 절망 및 상실감과 슬픔 반응들)과 주로 부정적인 자기 지각(비정상적이고, 불량스럽고, 멍청하고, 어리석으며, 혹은 학대와 무관심을 받아 마땅하다는 인식)이 발생할 수 있다. 그러나 어떤 경우에, 특히 학대가 시간이 흐름에 따라 성적 행위들을 포함하게 되는 과도한 관심을 수반한 특별한 관계로 아이를 길들이거나, 유혹하는 것을 포함하는 경우, 이러한 감정들은 부재할 수 있다. *외상 유대관계*를 수반하는 관계들에서는, 아이의 애착 체계가 작동되며, 이에 따른 특별한 감정들이 지속되고, 시간이 흐름에 따라 복잡해질 가능성이 크다. 이는 또한 아이가 가해자, 혹은 잘못 판단한 보호자에 의해 잘못 인도되거나, 비난을 받는 경우에 발생할 수 있다.

가해자가 피해 아동에게 지나치게 잔혹하거나, 무정할 때조차, 아이는 애착과 관심의 필요성으로 인해 여전히 접촉을 원할 수 있다. 이러한 역설적 반응은 아이가 학대를 직면한 상태에서도 가해자를 필요로 하고, 가해자에게 의존하거나, 혹은 이러한 가해자의 권한 및 지위에 따라, 그를 달래고, 사랑하고, 존중해야 한다고 믿을 때 일어날 가능성이 크다. 또한 아이는 보호에 대한 느낌, 가해자에 대한 충성심 및 헌신을 느낄 수 있으며, 이는 효과적으로 아이의 의식을 구조적으로 해리된 정신 상태로 분열시킬 수 있다. 이 대신에, 혹은 이와 동시에 아이는 자신이 사랑받고 있으며, 충실하고, 특별한 사람이라는 느낌과 책임감, 죄책감을 느끼면서, 또한 두려움이나 분노를 느낄 수 있다(Freyd, 1994; Van der Hart, Nijenhuis, & Steele, 2006). 다른 아이들이나 사랑하는 사람들(예, 구타당하는 부모)이 피해를 입는 경우, 아이는 발달상 적합한 두려움과 무력감을 느끼는 것과 어떤 경우에는 가해자를 포함하여 사랑하는 사람들을 보호하기 위해 연령에 적합하지 않게 부모와 같은 책임감(그리고 실패에 대한 느낌)을 느끼는 것 사이에서 유사한 해리가 생길 수 있다.

스펙트럼의 반대쪽 끝에서, 피해가 갑작스럽게 발생하고, 낯선 사람, 혹은 허위 관계를 구축하기 위한 애정이나 갈망을 가지고 있지 않은 누군가에 의해 강제적으로 저질러지는 경우, 아이는 더 직접적인 충격, 불신, 두려움, 공포, 불안, 무력감을 경험하게 될 가능성이 크다(앞서 유형 I 외상으로 설명된 것처럼; Terr, 1991). 어떤 경우이든, 아이는 아마도 그 당시에 정서적 충격 같은 여파와 멍하거나, 혹은 산만하고, 위축된 모습을 보일 것이다. 외상을 입히는 학대 및 폭력이 지속되거나, 아이가 너무 두렵거나, 혼란스러운 나머지 도움을 요청하지 못하는 경우, 초기의 충격과 두려움의 반응들은 아이의 정신과 정서, 대인관계의 많은 영역들로 확산되며, 심리적으로 전이되는 경향을 보인다. 몇 주 내에, 이는 우울증(정서적 무감각, 불쾌감), 불안(행동 퇴행, 공포증, 패닉, 집착적 반추를 포함한), 해리, 과잉각성, 놀람 반응의 심각한 증상들, 수치심, 죄책감, 무가치함 등 심신을 약화시키는 관련된 감정들을 초래할 수 있다. 가족구성원들과 교사 및 친구들과 같은 타인들은 보통 이러한 변화들을 알아차리게 된다. 그러나 아이가 사실을 공개하지 않고, 실제로 피해를 목격하거나, 피해에 대한 기타 증거를 가지고 있지 않은 상태에서(혹은 외상 사건, 특히 가족구성원에 의한 학대가 발생할 수 있다고 여기기에는 순진하거나, 혹은 이를 축소하거나, 꺼리고, 혹은 무능력하기 때문에), 이들은 이러한 반응들을 이해하지 못하거나, 무엇을 뜻하는지 알지 못한다.

따라서 아동들의 외상 후 반응들은 피해/외상과 연관된 불안, 두려움, 혹은 공포에 의해 주도되는 것으로 종종 인식되지 않는 다수의 증상들로 나타날 수 있다. 이러한 것들은 다음을 포함할 수 있다.:

- 강박적, 혹은 의례적 행동 및 공포증
- 악몽, 야경증과 같은 수면 장애들, 잠들거나, 혼자 잠드는 것에 대한 두려움, 침대에서 자는 것을 거부하며, 옷장이나 침대와 벽 사이 바닥에서 자는 것, 불을 켜고 자거나, 옷을 입고 자는 것
- 가족이나 사랑하는 사람의 안전에 대한 과도한 우려
- 소리를 듣거나, 신체적 감각들을 느끼는 것과 같은 지각 왜곡
- 시간관념이 없거나, 개인적 단절, 현실에서 분열되거나, 동 떨어지는 것, 무아지경에 빠짐, 혹은 여러 다른 인격들처럼 느끼는 것과 같은 해리 반응들
- 사건이나 정보를 기억하지 못하는 것, 기분의 두드러진 변화, 명백한 마비의 갑작스러운 삽화들("정지 반응")
- 정서적 "붕괴", 혹은 "분출"; 반항하고, 대립하는 경향; 혹은 반대로 과도하게 무심하고, 수동적이며, 타인들, 특히 권한을 가진 인물들의 요구와 바람에 순종하는 것

이러한 문제들은 본질적으로 외상과 연관되는 것이 아니며, 이 모두는 충분한 보호 및 보살핌이 부재한 상태에서 외상 위협 및 피해를 경험하는 것으로 초래될 수 있는 적응 반응들을 반영하는 것이다. 이러한 패턴들이 아동기에 복합 외상 노출 동안 시작되고, 치료를 받지 못하거나 인식되지 않는 경우, 불행히도 정체성 발달과 자존감, 신체 기능과 정서상태 및 정신 과정들의 조절, 건강한 관계를 유지하는 것에 있어 전반적으로 어려움을 겪으며 청소년기와 성인기에도 지속되는 경향을 보인다. 따라서 모든 발달 세대들에 걸쳐 공통분모는

정상적인 자기 조절 능력의 상실 및 왜곡이다. 유아기와 전 청소년기는 이러한 능력들이 통합되며, 이상적으로는 아이에게 다음에 이어지는 격동의 발달단계인 청소년기 동안 긍정적이고, 조직된 자아감과 통합된 인격을 만들어내기 위한 견고한 토대를 제공하는 중요한 발달 기간들이다.

잠재기와 청소년기의 복합 외상

잠재기와 청소년기에 외상 피해 및 기타 외상 노출이 시작되고, 지속되거나, 혹은 해결되지 않은 채로 남아 있는 경우, 청소년의 직접적인 반응들은 수치심, 자기 비난의 절망스러운 의식에 대처하고자 하는 필사적 시도들, 혹은 분노 분출과 저항을 향하는 경향을 보인다. 브리어와 엘리어트(Brier and Elliott, 2003)는 많은 활동들(예, 약물 남용, 폭음, 강제 구토, 자해, 자살 시도, 충동적인 고 위험 행동, 무분별한 성행위)이 자기 파괴적인 것으로 나타나며, 반직관적임에도 불구하고, 이러한 것들은 보통 *긴장 해소 행동들*로 기능함으로써 자아감을 유지하는 역할을 한다고 유용하게 지적한다. 이러한 행동들은 보통 후기 아동기 및 청소년기에 피해로 유발된 정서적 고통과 혼란에서 벗어나고, 이를 감소시키거나, 억제하기 위한 시도들로 시작된다. 또한 이러한 행동들은 신체적, 정신적 완화, 혹은 도피를 제공함으로써 정서적 고통을 억누르기 위한 단기 해결책을 제공한다. 일부 행동들은 신체적 각성을 증폭시킬 수 있는 반면, 다른 행동들은 무감각하게 만들며, 양쪽 모두 재 경험/과잉각성과 무감각/해리의 양극성이 주는 극심한 고통에 시달리는 청소년에게 수반될 수 있다. 이러한 전략들은 일반적으로 무력감보다 통제한다는 느낌, 혹은 일부 완화를 제공하는데 있어 효과적이다. 또한 청소년들은 신체적으로 더 커지고, 더 힘이 세지며, 더 많은 독립의 기회들을 갖게 되기 때문에, 이들은 맞서거나, 저항하고, 달아나는 것처럼, 과거에는 할 수 없었던 행동들을 할 수 있게 된다. 충동 및 중독에 의해 주도되는 "행동화", 혹은 "외재화"로서 빈번하게 명명되지만, 이러한 전략들은 고통스러운 감정들에 직면하여 문제를 해결하거나, 정서를 조절하려는 시도들로서 더 유용한 것으로 나타난다. 효과적인(그러나 문제가 되는) 대처 전략들로서, 이러한 행동들은 또한 겔리나스(Gelinas, 1983)에 의해 처음 확인된 것처럼, 앞서 언급된 치료되지 않은 원래 영향들의 이차적 정교화로 정의될 수 있다. 즉, 이러한 행동들은 종종 직접적 외상 후 후유증을 넘어서는 치료를 필요로 하는 외상 여파에 대처하려는 시도로 나타나는 새로운 발달 관련 문제들이다.

청소년기의 1차 과제는 개인적 정체성과 자존감의 발달이다. 당연하게도, 청소년기에는

"개인으로서의 나"를 보여주는 피해를 당하는 것에 관한 과거의 감정 및 생각들이 중심으로 자리 잡게 될 수 있으며, 부정적 정체성과 극도로 낮은 자존감의 발달을 초래하게 된다. 이러한 전반적이고, 비판적인 자기 지각들에 대한 기원은 초기 피해에서 발견될 수 있다. 청소년기에는 자기 탐구와 자기 인식이 발달상 매우 중요해지기 때문에, 지속적인 무력감, 공범 관계, 죄책감, 수치심, 혹은 실패에 대한 의식은 더럽고, 역겨우며, 무가치하고, 멍청하고, 기형적이며, 혹은 수치스럽거나, 영원히 손상된 존재로서 스스로를 바라보는 완전히 발전된 관점으로 확장될 수 있다. 외상을 입은 청소년들은 보통 자신이 또래들과 다르다고 느끼며, 규범에 맞지 않는 아웃사이더처럼 느끼게 된다. 일부는 또래들보다 더 빨리 이차 성징이 발달하게 되며, 이는 또한 또래 집단의 다른 사람들과 다르다고 느끼게 만든다(Tricket, Kurtz, & Noll, 2005).

대조적으로, 일부 청소년 생존자들은 자신이 특별하고, 힘을 가지고 있으며, 때로는 특권을 가지고 있는 느낌을 갖는다고 이야기한다. 이는 특히 자신들이 학대 가해자, 혹은 가족구성원(특히, 아버지와 딸의 근친상관 관계에서 어머니)에 대해 갖는 특정 힘에 따라 학대 관계에서 과도한 관심이 일부분을 차지하는 경우, 그리고 애정 및 성적 즐거움을 경험한 청소년들의 경우에 그러하다. 이러한 모든 감정들은 자기혐오 및 수치심과 공존하거나, 번갈아 가며 찾아올 수 있다. 일부 피해자들은 과장된 느낌들을 개인적으로 확인하거나, 초래하는 것으로 이러한 힘을 경험하는 반면, 다른 피해자들은 스스로에 대해 악의적인 힘을 가지고 있으며, 결함이 있다고 여긴다. 아동인 경우, 이러한 피해자들은 자신의 끔직한 힘이나 자신이 보유한 비밀들을 통해 고의적으로 타인들을 조종할 수 있으며, 가족 및 또래 집단(혹은 더 넓은 공동체 환경)의 "운명을 좌우할 수 있다는" 믿음을 발전시킬 수 있다. 청소년기에는 이러한 주로 함축적인 생각들이 더 이상 중요하게 발현되지 않으며, 혹은 오직 초기 아동기와 연관된 자기중심성으로만 나타난다. 더 전반적 형태의 자기애적 특권과 권력 및 타인들에 대한 현저하게 냉담한 무관심과 경멸은 품행문제나 타인들에게 피해를 입히는 것으로 초래될 수 있다. 명백한 반사회적 성향 및 행동 장애들을 가진 많은 개인들이 어린 시절에 피해를 입었다. 이러한 개인들은 특정 시점에 살아남기 위해, 그리고 피해를 당하는 입장을 이해하거나, 이러한 입장에서 벗어나기 위해 고군분투함에 따라, 존중, 공감 및 순수한 사회적 반응에 대한 역량이 상실되거나, 변질된다. 자신을 가해자이자, 타인들에게 피해를 입히는 사람으로 동일시하는 것은 특히 복합 PTSD의 주요 특징으로 포함된다(다음에 이어지는 내용들 참고). 손베리, 헨리, 아일랜드, 스미스(Thornberry, Henry, Ireland, and Smity, 2010)는 초기 아동기 조절에 끼치는 초기 학대의 인과관계 영향에 대해 논의했다(발달에 끼치는 복합 외상의 영향에 관한 매우 기술적이고, 역동적인 논의의 경우, Arnold와 Fisch[2011] 참고).

성인기와 생애 전반에 걸친 복합 외상

청소년기, 혹은 성인기에 시작되는 복합 외상은 심오한 영향을 끼칠 수 있지만, 아동기에 걸친 반복적이고, 치료받지 못하는 외상과는 다른 방식으로 영향을 끼친다. 후기 청소년기와 성인기에 이르면, 개인은 신체, 인격, 정체성, 타인들과의 관계 맺기 능력에서 성숙하게 되며, 따라서 미성숙하고, 발달 중인 아동에 비해 훨씬 더 많은 자원들을 가지고 있다. 그럼에도 불구하고, 이러한 후기 기간들 동안 복합 외상의 경험들은 큰 영향을 끼칠 수 있으며, 삶의 특정 시점에 주요 발달 성취들을 붕괴시킬 수 있다. 예를 들어, 상당히 보호 받는 삶과 안정된 애착 형성을 가졌던 개인이 성인에 이르러 대량학살의 갈등을 포함하는 공동체 및 정치적 폭력에 직면하는 일이 일어날 수 있다. 이후, 이 사람은 공공장소에 있게 되는 것에 대해 공포증을 갖게 되거나, 타인들과의 교류를 멀리하게 될 수 있다. 어떤 원인이든, 이러한 복합 외상을 만드는 공통된 맥락은 그 사람의 개인적 안전뿐 아니라, 정체성, 관계, 전체적인 안정성에 압도적인 위협이나 피해를 끼치며, 개인의 발달에 부정적으로 영향을 끼치거나, 후퇴시킨다는 것이다.

키라(Kira, 2010)는 어떻게 개인의 존재와 정체성이 갖는 일부 고유한, 불변의 특성들이 지속적인 박해와 심지어 전체적인 말살 시도의 표적이 되도록 만들 수 있는지에 대해 논의했다. 종교적, 혹은 정치적 소속, 신념 체계, 관행처럼 선천적이거나, 불변인 것은 아니지만, 그럼에도 불구하고 개인의 자아감과 공동체 의식에 있어 중심이 되는 다른 개인적 특성 및 집단에 대한 소속들은 적들이 수감, 강제 대피 및 이주, 고문, 혹은 대량학살을 포함한 기타 형태의 폭력 및 잔혹 행위에 대해 개인을 지목하는데 사용될 수 있다.

추, 프레이, 간젤, 매튜스(Chu, Frey, Ganzel, and Matthews, 1999)는 종종 지속적인 피해와 덫에 갇혀 있는 상태를 수반하는 *만성적 무력화* 현상에 대해 설명했다. 성별, 문화, 종교 및 세대를 공포에 떨게 만들거나, 파괴하고자 시도하는 폭력, 혹은 근본적인 인간 가치를 침해하는 폭력은 피해자들이 가진 개인적 힘의 핵심 원천, 즉, 지속적인 신념, 지도 원칙, 본질적 희망들을 파괴하기 때문에 무력화시키게 된다. 식민주의, 고문, 감금, 대량학살, "성별에 대한 대량학살(gendercide)", 테러, 기타 잔혹행위들은 피해자들의 개인적 안전감, 정체성, 삶과 공동체가 갖는 의미와 가치들을 산산조각 냄에 따라 의도적으로 무력화시킨다. 지속적으로 덫에 갇혀 있는 것과 연관된 이러한 공포와 무력감에 직면하는 경우, 오직 생존만이 가능한 것으로 나타나게 되며, 혹은 심지어 불확실한 바람직함으로 나타날 수 있다(Kira 외, 2010). 이에 따른 결과는 충격과 불안뿐 아니라, 또한 외상 이전에 수년, 혹은 수 십 년 동안 개인의 토대와 방향이 되어 왔던 희망과 자기 자신에 대한 신뢰 상실(혹은 이러한 것을 인식하는 능력의 상실)로 나타난다. 따라서 복합 외상은 가족, 공동체, 문화 외에, 또한 영향을 받는 각 개인이 인격, 자아감, 신체를 온전하게 유지하고, 희망과 주체성을 유지하는 능력을 파괴할 수 있다.

성인기 복합 외상의 추가 형태들은 다음을 포함할 수 있다.:

- 전투원, 혹은 민간인으로서 겪는 전쟁과 전투
- 만성적인 빈곤 및 노숙 상태
- 공동체 폭력 및 테러에 대한 피할 수 없는 노출
- 정치적, 민족 인종적, 종교적, 성별, 혹은 성적 정체성에 대한 박해
- 지속적인 위협 및 실제 공격을 수반하는 감금 및 가택 연금
- 인신매매, 매춘 강요 및 성 노예
- 카리스마 있는 지도자에 의해 자행되는 세뇌 및 집단 영향력과 통제 기제들을 수반하는, 독재 집단 및 숭배(종교적 기반에 따르거나, 정치적, 혹은 기타 유사한 신념들을 기반으로 하는)와 연루되는 것
- 대량학살 및 "인종 청소"와 고문을 수반하는 정치적 억압
- 축출, 난민 상태 및 이주로 인한 폭력 및 착취
- 신체적 노예화
- 경찰 및 응급 대응 업무 선상에서 끔찍한 부상 및 죽음의 목격

키라(Kira)와 동료들(2010)은 이러한 유형의 외상들이 이 장 초반부에 기술된 테르(Terr,1991)가 확인한 유형들 이외에 또 다른 두 개의 범주들을 구성한다고 제시했다.: 이러한 두 개의 범주들 중 유형 Ⅲ은 개인의 정체성과 연관되며, 유형 Ⅳ는 공동체에 대한 소속과 연관된다. 이들은 또한 복합 외상들이 반드시 대재앙의 종류는 아닐 수 있으며, 오히려 서서히 개인(그리고 공동체)의 영혼 및 삶과 저항에 대한 의지를 파멸시키는 일상 속 작은 공격들의 형태에서 발생할 수 있다는 것에 주목했다. 이러한 키라의 제시 이전에, 솔로몬과 하이데(Solomon and Heide, 1999)는 유형 Ⅲ 외상이 초기 연령에 시작되는 만연된, 그리고 오랜 기간 지속되는 다중 폭력 사건들로 구성된다고 제시했다. 이처럼 제시되는 두 유

형들(Ⅲ과 Ⅳ)은 일부 피해자들이 정기적, 혹은 산발적으로 네 개의 모든 피해 유형들을 전체 삶에 걸쳐 경험하며, 이에 따라 훨씬 더 복합적이고, 혼합된 외상을 만들어낸다는 불행한 사실과 관련된다.

복합 외상, 복합 치료

심리치료가 시작될 때, 치료사는 어떤 숨겨진 힘들에 따라 개인이 치료를 추구하게 되었는지 전혀 알지 못한다. 처음에, 치료사가 상세한 심리사회적 평가를 수행할 때, 그리고 개인이 자신의 과거와 현재의 필요들에 대해 상세하게 기술할 때, 혹은 의뢰자 및 과거 치료사가 특별한 것을 표시하지 않은 경우, 문제들은 명백하게 나타날 수 있다. 그러나 치료가 진행됨에 따라, 치료사들이 내담자가 표 1.1에 포함된 것들과 같은 광범위한 증상들을 겪는다는 것을 발견하게 되는 것은 전혀 드문 일이 아니다. 이러한 부분적 목록은 일부 내담자들, 심지어 "우수하게 자신을 표현하고", 명백히 잘 기능하는 것으로 보이는 내담자들이 겪는 증상 고통의 정도에 놀라워했던 많은 치료사들에게는 익숙한 것이다. 이러한 장애들이 쉽게 구별할 수 있는 촉발 사건 및 노출 없이도, 만성적으로 존재하든, 혹은 산발적으로 나타나든, 치료사들에게는 내담자가 과거 및 현재의 심리적 외상에 따른 영향으로 고통을 겪고 있을 수 있다는 점을 고려하는 것이 중요하다. 이러한 입장은 치료 제공자들 측에서 외상에 따라 재정립되는 방향(trauma-reformed orientation)으로 언급된다(Adults Surviving Child Abuse, 2012 Harris & Follot, 2001; Jennings, 2004; Saakvitne, Gamble, Pearlman, & Tabor, 2000).

파괴적이고, 삶을 왜곡시키는 외상 경험들을 가진 많은 내담자들은 이러한 것들을 치료 초기에 공개하는 것을 꺼린다. 이러한 주저함에는 다양한 이유들이 존재한다. 그 중에서도 이러한 경험들을 둘러싼 고통과 낙인, 가해자 및 가족, 혹은 타인들에 대한 충성심, 위협이나 공포를 기반으로 한 강요된 침묵, 이러한 경험들이 현재의 문제 및 증상들과 무관하다는 믿음, 관련된 맥락에서, 원래 외상과의 단절, 평가자나 치료사에 대한 신뢰의 결여, 혹은 이러한 경험들에 대한 기억의 부재(혹은 불완전한 기억)가 있다. 특히 공개하기 싫은 경험들은 삶의 기간들에 걸쳐(즉, 아동기에서 청소년기) 발달하며 형성되는 동안 발생한 경험들이다. 이러한 것들은 이 장의 초반부에 설명한 아동 학대의 모든 형태들, 집단에 소속됨으로 인한(즉, 인종 및 민족 집단, 종교) 지속적인 폭력 및 협박에 대한 노출과 경험, 공동체 기반 사건들에 대한 노출(즉, 지속적인 폭력, 범죄조직, 전쟁, 정치적 갈등)을 포함한다.

표 1.1 복합 외상 노출의 잠재적 후유증

- 극심한 기분 불안정성(조절되지 않는, 그리고 조절 장애인 극단의 감정들, 혹은 조증과 같은 과잉 각성과 심각한 우울증 및 각성 저하 상태들 사이를 번갈아가며 나타나는 주기들)
- 사회적 고립, 소외, 타인들과의 거리두기
- 과도한 자족 및 친밀함과 관계에 대한 두려움
- 과도한 의존성, 수동성, 타인들의 바람에 대한 피상적 준수
- 알코올 및 기타 약물 남용
- 애정, 관계 및 성 접촉을 포함한 중독
- 섭식 장애(식욕부진, 폭식증, 식욕항진, 대식, 절제 및 병적 비만), 과도한 업무/일 중독, 성적 어필, 저장강박증, 운동 중독, 도박, 쇼핑과 지출을 포함하는 강박
- 충동성, 개인의 행복 및 자녀와 다른 부양가족을 비롯한 타인의 행복과 관계없는 고 위험 행동 및 위험한 스릴 추구
- 자신 및 타인들을 향한 조절되지 않는 분노 및 공격성
- 타인 및 동물들을 향한 잔혹행위의 삽화들
- 자해("우발적", 혹은 고의적)
- 자살충동(관념화에서부터 의사자살, 혹은 치명적 시도들에 이르는)과 자살에 준하는 충동
- 지속적 의심과 타인들에 대한 불신, 사교 기술들의 부족으로 인한 사회관계의 문제들
- 부모, 형제, 배우자, 동료, 고용주, 멘토, 낯선 사람, 권한을 가진 사람, 혹은 자신의 자녀들과의 정서적, 신체적으로 피해를 가하는, 착취적, 폭력적이고, 잔인하며, 악의적인 관계들을 비롯한 기능 장애 및 병적 관계들; 성적, 신체적, 심리적 재 피해, 혹은 피해 입히기
- 정체성 왜곡을 제한 없이 포함하는 이인증, 비현실감, 개인 연속성 및 자각의 상실을 비롯한 지속적 해리
- 정서적 무력감 및 외상을 상기시키는 것들에 대한 회피와 번갈아 찾아오는, 침투성 재 경험과 생리적 과잉각성의 외상 후 증상들
- 진단되지 않는, 혹은 의학적 치료에 반응하지 않는 의학적 상태
- 특히 자가 면역 질환들을 포함하는 만성적인 의학적 상태들
- 자기혐오를 포함하는 만성적인 낮은 자존감
- 경미한 정서적 고통에도 견디지 못하거나, 회복되지 못하는 상태
- 자기비난과 자책, 수치심, 죄책감, 해결되지 않는 사별
- 양면적인, 무심한, 의존적인, 대립적인, 불안한, 두려운, 혼란스러운/해결되지 않는 주요 애착 방식과 관계
- 무력감과 무능함에 대한 지배적 감정들
- 개인적 사건 및 생활사를 논의하는데 있어 유창하지 못하고, 일관되지 않은 상태
- 가망이 없으며, 결코 이해 받지 못하고, 스스로, 혹은 타인들에 의해 자신을 "정상적"으로 바라보지 못하는 절망에 대한 지배적 감정들

- 영성과 정신적/종교적 신념들로부터의 소외, 혹은 거부
- 주의력 결핍, 직장이나 학교에서 주요 과제들을 완수하지 못하거나, 개인의 선천적 능력에 부합하도록 이행하지 못하는 것(혹은 그 반대), 유능함에 대해 실제로는 무능한 사기꾼이라는 느낌을 갖는 것을 비롯한 정보 처리 문제들
- 반항 장애 및 과잉 행동을 포함하는 행동 장애
- 명령 환각, 혹은 침투하는 부정적 목소리 및 위협하고, 폄하하거나, 자해 및 타인에 대한 가해를 부추기는 이미지들을 경험하는 것과 같은 정신병적 상태
- 정신병과 환각들

이러한 것들과 같이 심각하게 해로우며, 공포를 주는 경험들은 이를 직접적으로 경험하거나, 목격한 사람에게 심리적인 외상을 입힐 가능성이 크다. 특히 이러한 경험들이 반복적, 만성적으로 발생하며, 시간이 흐름에 따라 강도가 높아지는 경우, 혹은 이러한 경험들이 한 명 이상의 가해자들에 의해 다수 자행된 의도적 피해와 관련된 경우 외상을 입힐 가능성이 크다. 또한 이러한 것들은 선행되는 불안과 과민성의 상태들을 만들어낼 수 있다. 앞서 주목한 바와 같이, 아동 및 청소년들에게 끼치는 외상과 사회적 학대의 영향은 이들의 신체적, 정신적 미성숙과 이들이 여전히 인격 발달 과정에 있다는 사실로 인해 특히 심각한 결과를 낳을 수 있다.

우리는 "복합 외상"을 삶, 혹은 자신을 위협하는, 성적으로 폭력을 가하는, 혹은 달리 정서적으로 압도적인 영향을 끼치는, 유기하거나, 혹은 개인적으로 비난을 가하고, 부인하는 애착 외상으로 정의하며, 이는 정상적인 심리생물학적 발달에 우선하여 생존을 필요로 함에 따라 자아의 발달을 왜곡하는 사건들 및 경험들을 수반한다. 예를 들어, 고문, 대량학살, 혹은 지속적인 학대 감금이 개인 및 전체 집단에 피해를 끼치는 것처럼, 성인기에 경험되는 외상 사건들은 이전에 형성된 개인의 자아, 신념, 지각에 심각하게 손상을 가하거나, 파괴함으로써, 유사하게 복합적인 부정적 영향을 끼칠 수 있다는 것에 주목해야 한다.

외상 스트레스요인들의 세부사항들("누가, 무엇을, 언제, 어디에서", 혹은 객관적 차원들)에 대한 지식이 치료에서 매우 중요할 수 있지만, 때로는 직접적이고, 오래 지속된 반응들, 의미들, 대처 전략들, 혹은 현재까지 지속되는 생존 전략들(주관적이고, 개인적인 차원들)을 이해하는 것보다는 덜 중요하다(Wilson, Drozdek, & Turkovic, 2006). 사건들은 생존자에게 있어 주관적 중요성을 가질 수 있지만("내게 무슨 일이 일어났는지"에 대한 일관된

서술을 만들어내는 것처럼), 회복을 돕기 위해 이해되어야 하는 것은 생존자의 생물학적, 정서적, 인지적, 행동적, 관계적 적응들이다. 많은 외상 피해자들은 자신의 생존 전략들에 대해 스스로를 비난하며(종종 타인들로부터의 비난이나 비판에 반응하여), "이것은 있는 그대로의 나이며, 단지 내가 가지고 태어난, 그리고 절대 변하지 않는 나의 인격이나 천성의 결점들이고... 나는 너무 망가졌으며, 나는 결코 도움이 되지 않을 것이고... 나는 결코 사랑 받지 못할 것이며... 나는 사랑을 할 수조차 없다는" 생각들과 맥락을 같이 하는 스스로에 관한 믿음들을 도입한다. 이들은 *스스로에 대한* 혐오스러운 것을 반추하는 경우를 제외하고, 보통 이러한 명백하게 문제가 되고, 무력화시키는 반응들이 어떻게 이해될 수 있는지 알지 못한다. 대부분의 아동들과 마찬가지로, 외상(특히 어떤 식으로든 이들이 알고 있는, 혹은 이들과 관련된 누군가에 의한 대인관계 피해를 포함하여)을 경험하는 피해를 입은 성인들은 자신의 지속적인 고통과 사건 발생에 대한 어떤 합당한 설명도 존재하지 않는 것으로 나타나기 때문에 유사하게 자기 비난을 채택할 수 있으며, 이로 인해 *자신들에게 자행된 일*을 스스로의 책임으로서 자기중심적으로 도입하고, 결과적으로 수치스러운 정체성, 자기혐오, 비논리적 책임감을 발달시킨다.

일부 내담자들의 경우, 표 1.1에 열거된 것과 같은 증상들이 자신들의 삶에서 지속적으로 나타난다. 다른 내담자들의 경우, 증상들은 한 번 이상의 경험들이나, 외상을 상기시키는 역할을 하는 체성감각 상태들에 반응하여 갑자기 나타날 수 있다. 이러한 "촉발 요인들"은 한 번, 혹은 누적하여 발생되는 삶의 스트레스요인들, 기념일, 출생과 죽음, 기타 의미 있는 변화들, 혹은 어떤 식으로든 원래 외상 사건이나 경험을 상기시키는 역할을 하는 신체적, 정서적 반응들과 같이, 긍정적이거나, 부정적인 생활 사건들을 포함할 수 있다. 일부 개인들은 비록 많은 노력이 들어가야 하지만, 이러한 증상들을 숨기며, 매우 잘 기능하고, 비교적 온전한 것으로 보이는 것에 능숙하다. 다른 사람들은 그리 능숙하지 못하거나, 혹은 자신의 증상들이 쉽게 억제되거나, 위장되지 않으며, 가정이나 직장에서 변칙적인, 혹은 달리 문제가 되는 행동들과 변형된, 혹은 강렬한 정서적 반응들로 명백히 나타나게 된다. 어느 쪽의 경우이든, 개인은 자신이 미쳐가고 있다고 느낄 수 있다. 일부는 증상들이 나타난 직후 치료를 구하지만, 다른 사람들은 추가 문제들(예, 중독, 일중독 행위들, 지연, 성적 기능장애 및 난잡함, 사회적 은둔과 개인적 소원함, 섭식장애, 강박적 쇼핑, 잘못된 재무 관리, 혼란, 지속적인 자해, 자살 개념화 및 자살 충동)과 이에 수반되는 관계 및 가족 문제들을 발생시키는 방식으로 직접 치료하거나, 스스로 진정시키며 대처한다.

많은 복합 외상 생존자들은 수년에 걸쳐 다수의 시도를 했지만, 오직 일시적인, 혹은 미미한 수준의 진전만을 이루었다고 이야기한다. 또한 이들은 빈번하게 오해 받고, 잘못된 진단과 약물 처방을 받았으며(종종 과도하게), 심지어 보호시설로 보내지기도 했고, 개선되지 않는 경우 낙인찍혔던 일들에 대해 보고한다. 개인들은 치료 과정에 대한 불신과 치료사, 혹은 동종 전문가의 동기와 관련된 의심을 비롯하여, 치료를 향한 다수의 이해 가능한 편견들을 보유하고 있음에도 동시에 전문가들로부터 도움을 얻기 위한 또 다른 시도를 하며 놀라운 인내, 용기, 희망을 보여준다. 예를 들어, 이들은 만성적 무력감과 절망감, 즉, 아무것도 도움이 되지 않을 것이며, 자신들은 도움을 넘어서는 상태에 있기 때문에 나아지기 위한 어떤 시도도 할 수 없다는 감정, 그리고 이에 상응하여 치료사, 가족구성원, 친구들을 비롯한 권한을 가진 인물들을 신뢰할 수 없고, 실제로 이들은 자신들을 보살피지 않는다는 믿음이 생겼을 수 있다. 이러한 반응들은 치료의 맥락에서든, 혹은 중요한 타인들과의 관계 맥락에서든, 많은 생존자들이 자신의 삶에서 반복적으로 경험하는 "상처에 더해지는 추가적인 모욕"에서 초래된 것으로 치료사에 의해 이해되어야 한다. 처음에, 이러한 편향들은 치료 동맹, 혹은 치료의 기타 차원들을 저해할 수 있으며, 추가적으로 치료 과정을 복잡하게 만들 수 있다. 다른 한편으로, 심리치료에 낯선 생존자들은 동일한 부정적 치료 경력을 가지고 있거나, 지쳐있는 상태가 아닐 수 있지만, 자신들의 고통스러운 증상들을 완화시키는 것에 있어서는 동일하게 필사적으로 도움을 필요로 한다.

다루기 힘든 정신의학적 병력 및 인격 장애를 가진 모든 개인들이 복합 외상의 과거로 고통을 겪는 것은 아니다. 그러나 임상 관찰 및 연구 발견들은 과거에 열거한 문제들과 증상들이 결합되어 있는 정신 질환 내담자들(그리고 의학적 치료를 구하는 사람들) 중 상당한 비율이 외상 노출(아동기, 혹은 이후 생애 단계들, 혹은 양쪽 모두의 시기에)의 영향과 차후 반응들로 고통을 겪고 있을 가능성이 높다는 것을 보여준다. 그리고 불행히도, 이러한 사례들 중 대부분의 경우, 심리치료에서 외상 후 장애의 기원과 문제들의 특성이 인식되거나, 다루어진 적이 거의 없다. 외상 후, 혹은 외상 정보에 입각한 시각은 내담자들과 이들의 증상들을 개념화하는데 있어 유용하다.: 이는 병리화 및 낙인화가 줄어들게 만들지만, 고통 및 손상의 잠재적인 생물학적, 혹은 환경적 원천들의 임상적 관련성을 축소시키지는 않는다. 대신, 맥락에 따라 증상들을 외상 후 스트레스 반응들로 보는 경우, 이러한 것들은 개인이 크게, 혹은 전체적으로 자각 없이 압도적인 피해, 위험 및 상실의 반복적 경험들로부터 생존하기 위해, 시간이 흐름에 따라 만들어낸 누적된 적응들로 다루어질 수 있다.

결론

복합 외상은 자아감 발달 및 자신 및 타인들을 신뢰하는 피해자의 능력을 막고, 저해하고, 파괴시킨다. 복합 외상이 내담자의 삶에서 언제 발생했는지에 대해 아는 것은 증상들이 발달하는데 있어 어떠했는지, 해당 연령과 발달 단계에 기능했거나, 필요했던 적응들은 어떤 것들인지 이해하기 위한, 그리고 내담자가 이해하도록 돕기 위한 기반을 제공할 수 있다. 문제가 되는 증상들에 개인이 어떻게 대처했는지, 어떻게 외상에서 살아남았는지, 그리고 이러한 적응들이 건강한 발달을 어떻게 왜곡시키거나, 저해했는지 거슬러 올라갈 수 있는 경우, 치료는 내담자들에게 스스로에 대한 공감과 생존하기 위해 정상 궤도에서 벗어났던, 혹은 포기해야 했던 발달상의 문제들을 개선하는 것이 가능하다는 희망에 대한 기반을 제공할 수 있다. 이러한 발달 개선은 아동기로의 회귀를 포함하지 않는다. 대신, 내담자들이 기술들을 발달시키고, 증상들을 완화시키기 위해 성인으로서 자신들의 힘과 역량에 의지하도록 돕기 위해 설계된다. 외상을 해결 지점까지 개선시키는 것은 과거 상처들을 치유하고, 외상으로 오염되지 않은 더 건강한 현재의 대처와 관계를 만들어내기 위한 것이다. 이는 또한 분명히 개선된 미래를 위한 것이다.

2장

복합 외상 스트레스 반응과 장애

이 장에서, 우리는 복합 외상 스트레스 반응 및 장애들의 다음 세 가지 핵심 영역들에 의해 제기되는 임상 문제들의 특성에 대해 논의할 것이다.: (1) 정서 조절장애, (2) 자기 완결성의 상실, (3) 타인들과 관계를 맺고, 친밀해지는 능력의 장애. 이러한 세 가지 영역들은 복합 외상 내담자들이 경험하는 증상들에 대한 기반을 형성한다. 이 세 개의 영역들과 연관된 증상들을 논의하기 전에, 우리는 비록 치료에 대해 주저하며, 비관론과 회의주의를 가지고 있음에도, 증상들에 대한 치료 도움을 추구한 두 명의 복합 외상 내담자들의 삶을 돌아볼 것이다. 이들의 증상들은 삶에서 일상적 고통의 원천이 된 외상 경험들에 대처하는 방식으로 시작되었다.

헥터(HECTOR)

헥터는 매우 예민한 상태에서, 마지못해 치료를 시작했으며, 그의 만성적 약물 및 알코올 남용에 의해 더욱 악화된 불신의 마음 상태를 가지고 있었다. 그는 처음에 "사법당국에 넘겨져, 고문을 당하게 될 것"이라고 두려워하며, 자신에 관해 공개하는 것을 대부분 거부했다. 그는 단답형으로 질문에 답했으며, 스스로에 대해 거의 세부 내용을 제공하지 않았다. 치료사는 더 많은 배경 정보를 얻기 위해 그를 데려온 친구들과의 면담과 그의 의료 기록 검토에 의존해야 했다. 그는 또한 헥터의 부모 및 형제들과 이야기를 나누고자 했지만, 헥터가 이를 허락하지 않았다. 이처럼 정보와 대화가 거의 없는 상태에서, 치료사는 헥터의 자살 충동 정도와 안전을 유지하는 능력에 대해 우려했으며, 헥터의 절망과 무력감에 끌려들어가는 자신을 발견했다. 이러한 어려운 시작에 대한 자신의 두려움을 진정시키고, 헥터와의 예비 연결 구축을 시작하는 수단으로, 치료사는 그를 있는 그대로 받아들이기로 결심했으며, 치료 시간들 동안 대부분의 대화를 진행하기로 했다. 그는 계속해서 소통하지 않는 상태에 있음에도, 헥터가 자신이 말하는 모든 것에 주의를 기울인다는 것을 알게 되었다. 치료사는 외상과 외상 스트레스 반응들, 우울증, 불안, 약물 남용에 관한 교육을 제공했으며, 이후 구체적 치료 과제들을 도입했다. 그는 헥터가 안전한 보금자리를 찾고, 알코올 및 약물로부터의 해독 과정을 시작하며, Alcoholics Anonymous(AA-익명의 알코올중독자 모임) 및 Narcotics Anonymous(NA-익명의 마약중독자 모임)에 참석하도록 도왔다. 그는 또한 헥터가 자신의 우울증, 불안, 수면 장애를 다루기 위해 약물요법 평가를 받도록 제안했다. 헥터는 높은 불신을 가진 상태였지만, 그는 또한 권한을 가진 인물을 공경하는 것에 매우 익숙했기 때문에, 보통 치료사가 제시하는 다양한 과제들을 준수했다. 결국, 치료사는 자신의 문제들로부터 도망치는 것 대신 문제들을 직접 다루는 헥터의 용기를 격려함으로써 이러한 행동을 강화시켰으며, 그에게 치유하고, 더 나은 감정을 느끼고, 더 잘 기능할 수 있는 잠재력을 가지고 있다고 계속해서 말해주었다. "소통되지 않는 분위기를 깨는데" 몇 개월이 걸렸지만 헥터는 차후 치료시간마다 조금씩 더 말을 많이 하게 되었다(비록 치료사가 계속해서 더 많은 말을 했지만, 헥터에게 질문을 하고, 그가 대답할 시간을 갖도록 "여유를 만들어주는 것"에 유의했다).

도리스(DORIS)

어린 시절에 시작된 도리스의 반응들은 그녀의 일생에 걸쳐 계속되었다. 그녀는 해리되거나, 분출하는 성향으로 인해 나타나는 강함 감정들, 그리고 그녀가 타인의 행동들에 영향을 끼치거나, 통제할 수 없다고 느끼는 상황, 혹은 타인들이 그녀로부터 멀어지는 것에 따라 정서적으로 위협을 받게 되는 경우에 나타나는 반응들을 인내하는 능력이 제한되어 있었다. 당연하게도, 이러한 반응들은 그녀가 아버지로부터 학대를 받았던 시기에, 그리고 어머니의 불안정한 양육에 대한 반응으로 발생했다. 도리스는 자신이 필요로 하는 것을 말로 표현할 수 없었으며, 위협을 받는 경우 언어적으로 폭력적이 되거나, 혹은 은둔하는 상태가 되었다. 어떤 경우에는, 인내를 넘어 좌절감을 느꼈을 때, 그녀는 갑자기 분노하여, 남편을 때리기도 했다. 때때로, 그녀는 폭음을 했으며, 이는 또한 그녀의 분노를 키우고, 타인들에 대한 감정 분출을 통제하는 능력을 제한시키는 역할을 했다. 이러한 삽화들 이후, 그녀는 더욱 수치심과 절망감을 느꼈으며, 타인들로부터 거부당했다.

도리스는 거짓된 모습을 보이고, 자신의 실제 감정들을 감추는 것에 매우 능숙했기 때문에, 치료가 시작되었을 때 그녀가 얼마나 두려워하는지가 명백히 드러나지 않았다. 첫 치료 시간에, 치료사는 평상시 방식대로, 자세히 묻고, 반응하고, 지원적인 모습이 되도록 주의하며 치료를 수행했다. 도리스는 두 번째 치료 시간에 온 후, 치료사에게 스스로와 치료사에게 "혐오감"을 느꼈으며, 치료를 계속할 수 없을 것 같다고 말했다. 치료사가 인내심을 가지고 꾸준히 많은 질문을 한 후, 타인과 연결되는 것에 대한 도리스의 두려움은 타인들이 자신에게 친절한 경우, 설명할 수 없는 혐오감의 감정들로 변모한다는 것이 확실해졌다. 그녀는 바로 자신이 추구하고, 필요로 하는 것으로 인해 혐오감을 느꼈고, 심지어 수치심을 느꼈다. 도리스의 치료사는 첫 번째 치료 시간이 비교적 잘 진행되었다고 생각했기 때문에, 그녀의 혐오감에 대한 말에 명백히 혼란스러워했으며, 자신이 마주했던 온화했던 내담자가 이제는 경멸을 표시하는 사람이 되어 앉아 있다는 것을 조화시키는 것에 어려움을 겪었다. 그녀는 치료 초기에 이러한 자아의 숨겨진 표상과 관계 단절을 반복적으로 경험했기 때문에, 고통에 대한 도리스의 미묘한 신호들을 "읽게" 되었으며, 이러한 신호들을 급하게, 혹은 지연된 방식으로 행동화하기보다, 그녀가 말로 옮기도록 도왔다. 도리스는 자신의 혼합된 관계 메시지들과 이러한 메시지들의 경솔함을 확인하고, 명명하는 법과 자신이 반응으로 혼란스러울 때 보통 대가를 치르며 도망치거나, 가정을 내리기보다 설명을 요청하는 법을 배우게 됨에 따라, 큰 안도감을 경험하게 되었다.

도리스의 적응들은 혼란스러운(그리고 또한 두렵고/불안하고, 무시되는) 애착 문제들을 가진 사람들이 수 십 년이 지난 뒤에 갖게 될 수 있는 또 다른 경로를 정교하면서도, 비극적으로 보여준다. 그녀는 치료사의 관심을 갈망하면서도, 두려워했으며, 자신의 남편과 타인들에게 그러했듯, 혼란스러운 관계의 밀고 당기기에 몰두했다. 치료 초기에, 그녀가 보이는 기분의 불안정성은 매우 극단적이었으며, 특히 폭음 삽화들 동안 이를 관리하는 능력은 제한적이었다. 이 외에, 그녀는 다양한 자해 행동들을 했으며, 치료를 시작하고 2년이 흐른 뒤에야 이러한 행동들에 대해 치료사에게 말하기 시작했다.

복합 외상 스트레스 장애: 세 가지 주요 영역들

1장에서 논의된 바와 같이, 외상 피해와 연관된 스트레스요인들에 대한 아동들의 직접적인 반응들은 복합적이며, 고전적, 혹은 전통적 PTSD를 구성하는 세 개의 범주들을 훨씬 넘어설 수 있다. 잠재적으로 아동들에게 외상을 입히는 많은 사건들과 경험들은 상해, 상실, 죽음, 죽음의 위협, 실제, 혹은 위협이 되는 심각한 상해 및 성적 침해를 포함하는 생생한/끔찍한 사건들과 같은, 외상 사건에 대한 현재의 DSM-IV-TR 기준으로는 충족되지 않는다. 많은 아동 외상 사건들은 신체적으로 폭력적이거나, 공격적이라기보다 정서적으로 더 조절이 되지 않기 때문에, 이러한 기준들에 맞지 않는다(Briggs-Gowan, Ford, Fraleigh, McCarthy, & Carter 2011). 정서적 학대 혹은 협박과 같이 만연되어 있으며, 논쟁을 불러일으키는 잠재적 외상 사건들을 배제하더라도, 아동들은 자기 자신, 혹은 1차 보호자들의 생명 및 안전에 대한 많은 위협들을 경험하게 되며, 이는 지속되며(산발적, 만성적, 혹은 지연된 형태로), 후기 아동기(Briggs-Gowan 외, 2010), 청소년기(Ford & DTD Field Trial Work Group, 2011), 성인기 전체(Anda, Butchart, Felitti, & Brown, 2010)로 확장되는 외상 후 반응들을 초래할 수 있다. 이러한 반응들과 증상들은 만성 PTSD에 대한 기준을 충족하지만, 일반적으로는 이러한 기준을 넘어선다. 이러한 것들은 생리적, 성 심리적 발달 단계들에 따라 뒤얽히면서, 연관된 발달 과제들을 저해하고, 벗어나거나, 혹은 가속화시키며, 훨씬 더 복잡하고, 서서히 나타난다. 복합 외상 선행사건들과 이에 따른 외상 및 발달상의 증상들은 복합 외상 스트레스 장애를 식별, 진단, 치료하기 어렵게 만든다. 브라이언트(Bryant, 2010)는 자신의 사설 “복합 외상의 복잡성(The Complexity of Complex Trauma)”에서 이를 언급했다.

이제 우리는 복합 외상의 핵심 영역들인 정서 조절장애와 자아정체감 및 자기 완결성의 상실에 대한 논의로 옮겨갈 것이다. 우리는 이전 장에서 제시된 아동기와 청소년기에 발견되는 것들을 기반으로 하여, 성인의 복합 외상 스트레스 장애와 연관된 가장 일반적인 정서 반응들을 강조하는 것으로 시작할 것이다. 그리고 우리는 다양한 적응들과 증상들을 포괄적 공식화에 포함시킬 것이다. 이러한 공식화는 정신 보건 종사자들, 동종 전문가들, 내담자들에 의해 증상이 더 쉽게 이해되도록 만들고, 추가적으로 치료를 인도하는 관점에서 정보를 제공할 것이다.

복합 외상의 공통적 정서와 반응들

다음은 성인 생존자들이 경험하거나, 표현할 수 있는 모순적, 혹은 양극화된 일부 방식들을 포함하여, 이들이 경험하는 가장 공통적인 정서와 반응들이다.

*불안 반응*은 다양한 공포증들(자기 자신 및 타인들의 감정들, 폐쇄된 장소, 집을 떠나는 것, 어두움 등에 대한 두려움을 포함하여) 외에, 두려움, 공포, 우려, 과민함, 패닉, 공격성, 수면 장애 및 악몽들을 포함하며, 전 범위의 불안 장애들을 가로지른다. 각성 저하와 번갈

아가며 나타나는 생리적 과잉 각성은 공포, 두려움, 불안의 감정들과 공존하는 일반적인 신체 증상이다.

*우울증 반응*들은 다음과 같이 다양한 방식들로 나타난다.: 지속적으로 확산되는 슬픔, 무망감, 절망; 대부분의 생활 활동들에서 관심과 즐거움을 느끼지 못하는 것; 타인들과 가깝거나, 타인들로 인해 안전하다고 느끼지 못하는 것(사회적 고립), 혹은 공허한 지루함, 좌절, 혹은 자극과민성 이외에 다른 감정을 느끼지 못하는 것(정서적 무감각, 혹은 감정 표현 불능증); 내적 공허함, 혹은 결핍을 느끼거나, 타인들에 대해 더럽고, 위험하다고 느끼는 것; 자기 패배감과 자해 행동; 살아갈 가치가 없다고 믿는 것; 이에 따라 몸짓과 시도들에서 산발적으로 나타나는 만성적 자살 개념화. 주요 정서 장애는 일반적으로 심각하고, 반복적으로 재발되며, 시간이 흐름에 따라 만성이 된다. 때때로 정신병의 특징들을 포함할 수 있다.

생존자들은 추가적으로 지속적인 자신과 타인들에 대한 자극과민성, 짜증, 실망, 혐오, 비난, 좌절감에서부터 충동적 반항 및 공격 행위들을 촉발시킬 수 있는 조절되지 않는 분노의 삽화들에 이르기까지, 지속적인 분노의 감정들과 싸운다. 이러한 것들은 자기 패배적 행위, 자기 훼손을 통한 자해, 약물 남용, 혹은 타인들로부터 보복을 유발하는 형태이거나, 또는 수동적으로 공격적인, 공격적인, 폭력적인 행위들을 통해 타인들을 향하는 것에 의해 자기 주도적일 수 있다.

이러한 감정들을 연결하는 공통분모는 자기 소외와 정서적 무감각이다. 불안, 우울증, 분노는 단지 모든 불안, 정서 및 분노 기반(예, 적대적 반항 및 행위) 장애들에 대한 기반인 외적 문제들과 위협뿐 아니라, 더 근본적으로 자기 자신의 감정들에 의해 위협 받고, 피해를 입거나, 혹은 감금되고, 고문 받는 느낌에 대한 반응들이다. 불안은 감정들(특히 화/분노, 두려움/공포, 슬픔/절망, 죄책감/책임감, 수치심)의 표출이 허용되는 경우, 이러한 감정들이 너무 강렬해서 다른 사람들에게 피해를 끼치거나, 미쳐 버리게 되거나, 타인들이 자신을 거부하거나, 포기하도록 초래할 것이며, 혹은 자살 및 살인을 저지를 것이라는 두려움을 기반으로 한다. 우울한 감정들은 단지 울적함, 낙담, 무력감, 절망감, 심지어 무가치하다는 느낌뿐 아니라, "블랙홀", 혹은 "갈망하는 공허함", 사랑받지 못한다는 느낌과 완전한 허무, 그리고 나쁘다는 느낌과 이에 따른 절망의 경험을 바탕으로 하는 경향을 보인다. 이것은 마치 괴로움, 고통, 고립과 외로움 외에는 내부에 어떤 것도 존재하지 않는 것과 같다. 따라서 희망, 행복, 혹은 긍정적 자부심을 느낄 수 있는 기반이 존재하지 않는다.

결과적으로, 생존자는 심각한 정서적 고통뿐 아니라, 근본적으로 개인적 감정들을 적합하고, 유용하고, 믿을만한 것이자, 자신을 이해할 수 있는 건강한 자아감의 수단으로서 인식하지 못하게 되는(혹은 개인적 감정들에 대한 공포증을 갖게 되는) 위험에 놓인다. 아동의 애착 대상이 정서적 표현과 이를 전달하는 필요성을 외면하거나, 벌을 주는 경우, 정서들은 추가적인 거부와 무반응으로부터 자기 보호를 위해 폐쇄된다. 이는 어떤 감정들도 (심지어 긍정적인) 감정을 느끼게 될 때 생길 수 있는 공포, 혐오감, 수치심보다 더 바람직 할 수 없기 때문에, 회피하게 되고, 정서적으로 공허한 것에 대한 근거를 제공한다.

따라서 많은 생존자들에게 있어 정서 조절의 주요 문제는 감정들을 인식하고, 이해하고, 조절하고, 전달하지 못하며, 또한 강렬한 고통을 주는 감정들로부터 회복되지 못한다는 것이다. 이러한 것들이 시도되기도 전에, 생존자는 감정들의 공포증을 극복하고, 이러한 것들에 수반되고, 신호를 보내는 본능적 감각들을 인식하고, 식별하고, 명명하는 방법을 찾아야 한다. 시간이 흐름에 따라, 동일시와 수용 이후(자신과 치료사를 포함한 타인들에 의해), 생존자는 정체성을 구별하는 주요 수단으로서, 그리고 자기표현 및 타인들과의 소통 수단으로서 감정들을 사용하는 법을 배울 수 있게 된다. 자기 탐구를 기반으로 이러한 능력을 발전시키는 것은 심리치료의 필수 과제이다.

감정들의 표현이 개인적으로 참을 수 없고, 심지어 위험한 것으로 내면화된 경우, 이러한 반응들이 감정들의 생리적 기반인 체성감각 정보를 차단하며, 신체적 감각 및 반응들에 대해 유사한 회피로 일반화되는 것은 당연한 일이다. 피해를 입은 영아가 깊은 정서적 고통뿐 아니라 신체적 고통으로 반응할 수 있는 것과 마찬가지로, 성인 또한 많은 신체적 반응들이 생길 수 있다. 지속적인 스트레스 반응이 신체에 부과하는 극단적 요구들은 성인 생존자들의 고통에 대한 신체형 장애 발현들과 크게 증가되는 질병 위험(심 혈관, 폐, 면역, 자가 면역, 위장, 비뇨생식기, 내분비 질환들, 만성 통증과 피로, 당뇨, 암을 포함하는; Schnurr & Green, 2004)에서 이론적(Friedman & McEwen, 2004), 경험적으로(Felitti 외, 1998) 제시되어 왔다. 신체형 장애 발현들은 종종 의학적 진단을 내리기 어렵게 만들거나, 혼동시키지만, 그럼에도 심신을 약화시키며, 치료하기 힘든 상태들을 포함한다. 신체화와 실제 건강의 손상 및 질병으로 인해, 이러한 인구 집단에서는 의료 이용이 매우 높은 빈도로 나타난다.

성인 생존자들은 보통 자신의 신체에 대해 배신감과 혐오감을 느끼며, 때로는 자신의 신체를 무자비하게 무시하고, 박탈하거나, 상해를 입히는 것에 의해, 혹은 스스로를 위험한 방식으로 내모는 것에 의해 이러한 감정들을 표현한다. 일부 생존자들은 자신의 신체뿐 아니라 접촉에 대해서도 공포증을 갖게 될 수 있다. 이들은 자신의 신체와 연관된 신체 반응 및 요구들을 무시하기 위해, 신체적, 성적 학대의 삽화들 동안 자신들이 활용한 전략들(해리, 혹은 이인증을 통해 신체 감각을 느끼지 않도록 습득, 자기 마취, 무통각 등), 혹은 습득하게 된 교시들을 지속할 수 있다. 가장 극단적으로, 일부 생존자들은 신체에 너무 소원해진 나머지 먹고 싶고, 쉬고 싶고, 혹은 자고 싶다는 욕구를 경험하지 않으며, 통증을 느끼거나, 온도 변화를 알아차리지 못한다. 부정적 신체 반응들은 불편함, 만성 통증과 발작, 상처, 감염, 자극에 대한 예측할 수 없고, 설명되지 않는 감정들, 신체 부위들에 대한 두려움과 공포증, 혹은 장기 부전(침해된, 혹은 착취당한 신체 부위들에서 일어나는 경향이 있다)을 포함한다. 장기적인 신체 반응들로는 특정 자극이나 불안을 경험할 경우 자발적으로 발생하는 해리(전환) 반응이 있다.

더 일반화된 신체적 영향들은 위장 장애, 호흡 곤란, 근육 긴장과 편두통, 턱 관절(TMJ) 통증, 고혈압, 근육 고착(예, 고착 골반 및 굳은 주먹), 귀 울림(이명), 과민 반응으로 인한 신체적 이완 불가능, 비만, 폭식, 거식증 및 식욕 제한, 과식증, 당뇨를 비롯하여 다양하게 나타난다. 일부 생존자들은 많은 유형의 의료를 강박적으로 추구하며, 이에 따라 본질적으로 권한을 가진 인물들과 보호의 책임을 가진 인물들의 관심을 간절하고, 필사적으로 원하는(간혹 뮌하우젠 증후군의 진단을 초래하는) "전문 환자"가 된다. 일부는 무의식적인 외상 재현의 형태로 고통스러운 의료 시술을 겪으려는 다른 동기를 가지고 있을 수 있다. 반대로, 학대를 당하는 동안 굴욕스럽고, 두려우며, 수치스럽고, 훼손되었거나, 손상되었다고 느낀 사람들은 노출에 대한 수치심과 두려움으로 인해 예방적, 혹은 필요한 의료를 회피하게 될 수 있다. 이는 성 매개 감염 질환(STD)을 적시에 진단받지 않고, 생식기 및 기타 장기들의 손상을 초래하는 경우, 혹은 신체 상해를 치료 받지 않고, 시간이 흐름에 따라 지속되거나, 악화되는 경우 발생하는 것처럼, 비극적 결과들을 초래할 수 있다. 이러한 종류의 반향은 생존자와 일부 경우에 치료사를 포함하는 주요 타인들에게 추가적으로 외상을 입힌다.

신체 문제들은 신체형 장애의 증상들과 동일하거나, 매우 유사하다. 축적된 연구들은 신체형 장애를 가진 다수의 환자들이 어린 시절 피해를 당한 과거를 가지고 있으며, 이러한 과거가 일반적으로 의료 기록에 기록되거나, 설명되어 있지 않다는 것을 보여주었다. 이러한 문제들은 유전적이거나, 후성적(즉, 상해 및 환경적 노출들로 초래되는 개인의 핵심 유전자 구성의 변화)일 수 있지만, 지속적인 극단적 신체 조절장애에 대한 위험 요인들은 이러한 심각한 신체 건강 문제들에 기여하는 잠재적으로 치료 가능한 기여요인들을 보여준다. 신체 감각 및 느낌들은 정서들에 대한 가장 일반적인 유발요인이다. 따라서 위험하고, 견딜 수 없는 것으로 정서를 경험하는 외상 생존자는 이에 상응하여 위험하고, 유해한 신체 감각들을 경험할 가능성이 높다. 잘 기능하는 신체, 혹은 관리 가능하고, 치료 가능한 신체 문제들에 대한 건강한 징후들이 될 수 있음에도, 대신 고통스럽고, 두렵고, 혼란스럽거나, 혐오스러운 파괴, 변형, 의료적 문제 및 질병에 대한 징후로 해석될 수 있다. 만성적인 신체적 고통을 초래하는 영아기 및 유아기의 외상 피해는 정서 조절장애와 동시에 생길 수 있는 신체 감각들에 대한 공포증이나 과민반응을 초래할 수 있다. 어떤 경우에, 복합 외상 스트레스 장애의 신체 조절장애는 광범위한 질병들을 포함하는 지속적인 신체 및 건강 문제들과 고통뿐 아니라, 모든 종류의 신체 감각들에 대한 회피를 수반한다.

정서 조절장애

외상 생존자들은 보통 일상생활 속 사건들에 대한 반응으로 일어나는 정서적 고통에 대처하거나, 이로부터 회복되는데 어려움을 겪으며, 이러한 일상생활 사건들은 표면상 사소한 스트레스요인들이나 어려움들뿐 아니라, 또한 명백히 모순적으로 긍정적이고, 기념이 되는 일들까지 포함한다. 이러한 사건들과 연관된 반응 및 정서들이 외상을 상기시키는 역할을 하는 경우(의식적으로 자각되는, 혹은 체성감각 및 함축적이고, 무의식적인 수준에서 자각되는), 이러한 것들은 강한 정서적 반응들을 유발할 수 있다. 이러한 정서들의 경우, 이에 대한 조절 기술들이 습득되어 있지 않기 때문에, 일반적으로 조절하는 능력을 벗어난다. 이에 따라, 정서 반응들은 자아와 대인관계 문제들을 초래하며, 중간 없이 최대로 증폭되거나, 혹은 완전히 정지되는 "양자택일" 방식으로 발현되는 경향을 보인다(Cloitre, Miranda, Stovall-McClough, & Han, 2005). 중간 상태는 다양한 정서 상태들을 용인하고, 조절하는 역량을 뜻하며, "치료 가능 범위(therapeutic window)"(Briere, 1996; Briere & Scott 2006), "내성 영역(window of tolerance)"(Fisher & Ogden, 2009; Ogden & Fisher, 2013), 혹은 "정서적 우위(affective edge)"(Olio & Connell, 1993)로 지칭되어 왔다. 이러한 역량이 부재한 상태에서, 강한 정서 반응들로 고통을 겪는 개인들은 보통 이러한 정서들을 회피하거나, 중단시킬 다른 방법들을 찾고자 한다(예, 억제, 해리, 강박, 중독을 통해). 따라서 외상을 입은 경우, 이러한 중간 범위는 일반적으로 매우 좁아지며, 주요 반응들을 거의 상쇄시키지 못하게 된다. 이러한 양극단의 정서들(보통 인격 장애와 연관되는[Linehan, 1993], 그리고 외상 후 반응들에서 발견되는 교차 재 경험 및 무감각과 유사한)은 외상 생존자들이 정서들을 구별하고, 조절하기 더 어렵게 만든다. 이는 결국 무력감과 자기 조절 상실에 대한 느낌들을 유발하고, 강화한다. 정서 상태들을 확인하고, 조절하는 능력은 정체성 발달, 긍정적 자기 조절 및 타인들과의 관계를 뒷받침하는 인간 발달의 중요한 초석이다.

이러한 정서 조절이 부족한 경우, 많은 생존자들은 자기 자신, 혹은 타인들과의 상호작용의 관점에서 신체적, 정서적 경계들에 대한 개념화를 거의 갖지 못하게 된다. 결과적으로, 이들은 보통 자신과 타인들 사이에 충분한 경계를 갖기 못하거나(강한 의존성이 발달하고, 자신들을 규정하거나, 자신들에 대해 설명해 줄 것이라고 기대하는 타인들에게 휘말리거나, 이러한 타인들에게 집착한다), 너무 견고한 경계들을 갖게 됨으로써(극단적인 자족이 발달하거나, 타인들을 거의 필요로 하지 않으며, 친밀해지려는 타인들을 무시하고, 이들과 거리를 둔다), 혼란스럽고, 표면상 모순된 방식으로 기능하게 된다.

따라서 복합 외상에 대한 치료는 내담자들이 자신의 다양한 정서 상태들을 스스로와 타인들에 대해 배우는 수단으로서 이해하고, 관리하도록 돕기 위해 이러한 기술 부족을 다루어야 한다. 이러한 기술들의 발달은 내담자들이 자신의 정서적 레퍼토리 및 역량을 확장시키도록 돕는다. 또한 자신과 타인들 사이의 차이에 주의를 기울이고, 자기주장, 협동, 상호 의존성의 기술들을 구축하게 된다. 정서 조절 및 경계 발달 기술을 구축하는 기법들은 5장에서 설명된다.

자기 완결성 및 자아 통합의 상실(해리)

지속적인 정서 및 신체 조절장애는 해리 반응들을 유발하고, 심화시키는 경향이 있다. 불편한, 혹은 고통스러운 정서, 지식, 신체감각들로부터 벗어나거나, 이를 회피할 어떤 실질적 방법도 존재하지 않는 경우, 해리에 취약한 사람들(그리고 특히 만성적으로 외상을 입고, 두려움에 떠는 아동)은 이러한 것들이 초래하는 고통을 억누르거나, 회피하기 위해 자기 자신과 분리된다. 그러나 해리가 사용될 때, 정서 및 신체 감각들이 반드시 약화되는 것은 아니다. 증가되고, 반복되는 사용은 분열을 통제하고, 나타나지 않게 막을수 있도록 만들 수 있다. 시간이 흐름에 따라, 그리고 반복적으로 사용됨에 따라, 해리 과정은 자동적으로, 의도치 않게 이루어질 수 있다.

외상 후 해리는 정신역동 촉발요인들에 대한 반응으로 발생하는 여러 정서들, 신체 감각들, 기억, 행동, 지식의 인식 및 자각에 대한 심리생리학적 기반의 분리 및 분열로 이해된다(Putnam, 1989). 이러한 과정은 정서, 신체 감각, 지식/기억, 연관된 행동 충동들의 급격한 감소 및 극적인 증폭을 수반하는 개인적 자각의 변칙적 구획화를 초래한다. 공통분모는 외상과 관련된 고통스러운 감정과 생각들에 대한 자각이나 기억의 구획화와 자기 방어적 분열이다.

반 델 하트, 니젠허스, 스틸(Van der Hart, Nijenhuis, Steele, 2006)은 20세기 말에

프랑스 정신과의사 피에르 자네가 발전시킨 이론적 공식들을 기반으로 해리에 대한 구조 이론을 개발했다. 이들은 해리가 단순한 심리적 방어 이상의 역할을 한다고 제시했다. 이것은 개인의 인격과 기능에서 개인적 경험이 분열되는 것을 수반한다. 이들이 “외관상 정상 인격(ANP)”이라고 지칭하는 것은 외상 및 연관된 반응들에 대한 지식을 거의 갖지 않도록 하기 위해 생겨나며, 이에 따라 이처럼 지식이 결여된 상태에서 개인이 명백히 정상적인 방식으로, 잘 기능할 수 있게 된다. “정서적 인격”(EP; “외상 인격”으로 알려져 있는)은 ANP와는 달리, 지식과 정서를 분리시킨다. 이러한 분리(외상 기억의 전부, 혹은 부분의 상실을 수반할 수 있는)는 명백히 정상적인 방식으로 직장, 학교, 관계에서 잘 기능하기 위해, 말 그대로 외상이 기억에서 사라지도록 만든다.

대다수의 경우, 이처럼 자아의 구조적으로 해리된 부분들은 개인이 이후의 건망증으로 인해 여러 번 개별적이고, 뚜렷하게 서로 다른 “자아들”에 의해 시행되는 수행 통제를 경험하는 해리성 인격 장애(DID)로 여겨지는 자아상태들, 혹은 해리된 “정체성들”이라고 보기보다는 다양한 마음의 상태들인 것으로 봐야 한다. DID를 가진 사람들 또한 상당한 시간 손실, 의식의 단절, 자아감의 변화들을 경험한다. 대부분의 복합 외상 생존자들은 뚜렷하게 서로 다른 자아들을 경험하지는 않지만, 대신 (1) 과거 외상 경험과 관련된 대부분의 고통스러운 감정 및 감각들을 인식하지 못하고, (2) 종종 매우 다른 사람이 되는 것처럼 느낀다(예, 항상 동일한 핵심 자아를 가지고 있음에도 불구하고, 평상시에는 내향적이고, 부끄러움을 많이 타지만, 어느 순간 활발하고, 적극적인 모습이 나타나는 경우). 말하자면, 마음의 여러 상태들은 자체적인 마음을 가진 개별적인 자율적 “자아들”이 아니다. 대신, 이러한 상태들은 외상을 입지 않은 건강한 개인이라면, 보통 개인의 전체 자아감 안에 잘 통합되어 있을(즉, 기분과 상황들의 변화에 따라 단순히 변동을 보이는 매우 일정한 기억, 감정, 생각들) 여러 다양한 감정들이 발현되는 것이다. 해리는 감정, 생각, 기억들이 공유되기보다 개별적이어서, 여러 “마음의 상태들” 사이에 장벽을 만들고, 분리시킴으로써, 정상적인 변동들을 압도해 버린다. 퍼트넘(Putnam, 1997)은 아동의 정상적 발달 과정 중, 이러한 마음의 상태들이 어떻게 분리되지 않고 통합되는지에 대해 논의했다.

극도의 정서 조절장애를 고려할 때, 신체 기능들(성 기능을 포함하여)과 이들의 관계, 개인적 인식 및 기억은 스스로와 세상에 대해 해리된 핵심 신념들에 의해 지배를 받게 될 수 있다. 가장 기본적으로, 외상 생존자들의 자각은 심각하게 부정적일뿐 아니라, 구조적 해리와 부합되는 방식으로 극심하게 분열되며, 이러한 상태에 머무르는 경향을 보인다. 많은 생존자들은 어떤 식으로든 학대를 유발했다는 점에서 자신과 자신의 존재 자체를 비난하지만,

이들은 또한 "왜 이러한 일이 나에게 일어났는가?", "어떻게 나를 사랑해야 할 사람이 이러한 짓을 하는 것인가?", "왜 신은 이러한 일이 일어나도록 놔두며, 나를 버린 것인가?"와 같은 존재론적 질문들을 갖게 된다. 반대의 답을 보여주는 정보가 부재한 상태에서, 이들은 종종 자기 자신을 혐오하는 것으로 이러한 질문에 답한다.: 즉, 자신이 "선천적으로 악하거나", 혹은 "학대를 당할 운명이었으며", 절대로 바꿀 수 없는 스스로의 어떤 점이 피해를 초래했거나, 다른 사람들에게 자신이 학대의 쉬운 표적이라는 신호를 보낸 것이라고 가정한다. 생존자들은 보통 자신의 삶이 이러한 신념들에 의해 얼마나 지배를 받고 있는지에 대해 의식하지 못하며, 어떤 경우에는 신념들 자체를 전혀 인식하지 못하거나, 혹은 오직 특정 감정들을 경험할 때에만(즉, 우울하거나, 분노하게 될 때) 의식하게 된다. 따라서 이것은 그 자체로 부정적인 신념들이 아니라, 자아의 해리된 부분들이 구획화된 것으로, 이는 치료에 있어 큰 문제를 제기한다. 8장에서, 우리는 치료사들이 해리 증상들과 자아의 해리된 부분들을 다루는 방식들과 함께, 해리의 구조 이론을 더 상세하게 논의할 것이다.

자신이 손상되었거나, 비난받을 만한 과실을 가지고 있다는 유해하고, 분열된 신념들은 또한 가해자, 혹은 더 비극적으로는 아이의 고통스러운, 혹은 힘든 행동에 대해 이해하지 못하고, 비난, 좌절 및 실망으로 대응하는 다른 중요 인물들에 의해 전달되는 개인적 비난 메시지들의 반향 및 반복들로 인한 것일 수 있다. 아이가 학대를 좋아했고, 원했으며, 혹은 초래했다는 가해자의 암시, 혹은 상황을 이해하지 못한 다른 성인이 아이에게 의도치 않게 가하는 무책임하고, 멍청하고, 게으르며, 혹은 용납할 수 없을 만큼 감정적이거나 반항적이라는 비난은 혼란을 가중시키고, 아이의 부정적 자아 인식을 뒷받침한다. 직접적인 정서적 학대 및 비난 및 비판적인 성인의 반응들이 존재하지 않을 때조차, 효과적인 지원 및 중재의 결여는 불행히도 다음과 같은 거의 필연적인 결론을 크게 뒷받침하게 된다.: "내가 이렇게 비난받을 만한 죄를 가지고 있지 않았더라면 누군가가 나를 도와줬을 것이다. 따라서 나는 잘못이 있으며, 책망과 비난을 받아 마땅하다."

피해가 주목이나 개입 없이 의미 있는 관계 내에서 지속적으로 계속되는 경우, 이는 주요 도식과 애착 "실행 모델들"(Bowlby, 1969), 즉, 삶의 목적 및 영혼, 안전과 관계의 진실성을 비롯한 자신에 관한, 혹은 세상에 관한 신념들에 부정적으로 영향을 끼치게 된다. 이러한 부정적인 인지들은 깊이 뿌리박힌 신념들이 될 수 있을 뿐 아니라, 실제로 생존자의 내적 삶에 있어 주요 뼈대가 될 수 있다. 따라서 PTSD의 인지 모델들에 부합하여(Dalgleish, 2004), 생존자의 정신 및 정서적 연상들의 네트워크 중 상당한 부분이 바꾸거나, 부정하기 매우 어려운 신념들("도식들")의 구성으로 지배를 받게 될 수 있다. 이러한 신념들은 더 긍정적으로 희망적이고, 삶을 확인시켜주는 경험들에서 비롯되는 것이 아니라, 도움 없이 반복되는 외상에 대한 아동의 적응들로부터 비롯된 “데이터”(즉, 반복된 정서적 방어 경험들)를 기반으로 하기 때문에 바꾸거나 부정하기가 어렵다.

부정적 도식들이 지배적일 수 있음에도 불구하고, 더 희망적인 기타 반응들이 확인되었다. 극도의 외상을 경험한 일부 개인들은 실존적 고통과 자기 비난의 동일한 패턴을 보이지 않으며, 자신의 절망에 맞서려는 정신적 신념들을 보유하거나, 발달시킨다. 일부는 큰 고난에 직면했을 때조차 회복력을 갖는 기질과 생리를 가지고 있다. 일부는 타인들을 신뢰하고, 긍정적인 자존감을 발달시키는 능력을 비롯하여, 애착의 “안정성을 얻을 수 있는” 정서적으로 건강한 배우자들과의 관계를 갖게 될 수 있다. 또한 외상에 의해 자신의 발달이 어떻게 영향을 받았는지 인식할 수 있는 일부 생존자들은 자기 자비와 자기 용서를 기를 수 있다.

최근 들어, 연구자들은 경험들이 부정적이었음에도 불구하고, 스스로에게서 힘과 지혜를 얻을 수 있었다고 보고한 일부 외상 생존자들에게서 외상 후 성장의 패턴들을 확인했다(Joseph 2008, 2011; Linley & Joseph, 2008; Tedeschi & Calhoun, 2004; Werdel & Wicks, 2012). 또한 자신의 외상 후 반응과 적응들을 창의적인 생존 전략들로 바라보고, 자긍심을 갖는 개인들이 존재한다. 이러한 것들은 이들이 삶에서 잘 기능할 수 있도록 도우며, 이들이 추가적인 기술 및 역량들(예, 예측 및 계획 기술들로 발전하는 과잉 각성, 타인들의 필요에 대한 민감성과 관련된 공감 능력. 이 두 가지 기술들은 많은 경우에 유용하다)을 구축할 수 있는 토대를 제공한다. 유사한 방식으로, “생존 사명들”(Blank, 1994), 즉, 학대 및 외상의 요소들에 대응하기 위해 일부 생존자들이 추구하는 행동 및 활동들은 어떤 일이 일어났는지, 이것이 어떤 영향을 끼치고, 어떻게 지배하는지를 이해하는 길이 될 수 있다. 이러한 것들 중 어떤 것도 외상과 연관된 손실들을 구성하지 않으며, 희망과 타인들에 대한 신뢰를 회복하고, 외상으로 위협받지 않는 미래를 구축하기 위한 기타 자원들을 제공하는 기반을 형성한다.

위협 받는 타인들과의 관계

복합 외상 생존자들은 타인들을 불신할 수밖에 없는 충분한 이유를 가지고 있다. 이들은 빈번하게 의심한다(비록 기껏해야 “현실적 피해망상증”으로 고려되기는 하지만, 이는 간혹 피해망상증으로 이해된다). 이들은 학대와 착취를 예상하기 때문에, 존중과 친절로 대우받을 때 놀라움과 불안함을 갖게 될 수 있다. 애착 방식의 관점에서, 많은 외상 생존자들은 예측

되지 않고, 일관적이지 않은 동요에 따라("혼란스러운" 방식), 관계 거부와 과도한 자족("무시하거나", 혹은 소원한 방식), 결핍과 의존성("집착적" 애착 방식), 혹은 둘 다에 대한 동시 징후들을 보인다. 명백한 의미에서 단순히 불안정하다기보다, 이들은 종종 관계에 대한 자신들의 감정들이 타인과 친밀해지는 위험을 회피하는 것과 타인과의 연결에 대한 욕구 및 근본적 갈망 사이에서 분열되며, 대립적이고, "혼란스러운" 것으로 나타난다.

가장 불행한 것은, 고립과 결핍, 위협 받는 정서 및 자신을 보호하는 능력, 피해자들에 대한 지속적 의지 및 반복적 접촉으로 인해, 불안정하고, 혼란스러운 애착이 피해를 당한 아동 및 성인들을 추가 피해의 표적으로 만들 수 있으며, 매우 취약하게 만들 수 있다는 점이다. 이러한 "혼란스러운" 접근은 강박적으로 피해 및 위험한 관계를 "찾아다니거나"(학습된 행동, 외상 재현 및 반복되지만 효과를 발휘하지 못하는 통제 시도들의 관점에서), 취약성을 증가시키는 해리와 같이 적응된 방어 기제들을 이용하는 행동에 의해 추가적으로 위협받을 수 있다. 예를 들어, 해리의 습관적 이용은 위협을 인지하는 능력을 저해하거나, 개인이 위험한 상황에서 맞서거나 도망치는 대신, 얼어붙거나, 무너지도록 만들 수 있다. 학습된 상호작용 패턴과 타인들의 동기와 관련된 예상, 그리고 피할 수 없는 학대의 필연성에 따라, 재피해는 이러한 예상들을 확인시켜주고, 맞서는 것을 소용없게 만들고, 기껏해야 피할 수 없는 학대에 굴복하게 되는 수단으로 이해될 수 있다. 역설적으로, 이러한 행동은 상황에 대한 약간의 통제와 권한을 달성하고("나는 내가 준비되는 시간에 일어나도록 할 것이다"), 필연성을 관리하거나("빨리 끝내버리자"), 수치심 및 죄책감의 감정들을 확인시켜주는("나는 나쁜 사람이며, 따라서 당할 만 하다") 수단을 제공할 수 있다.

매우 명백하게, 혹은 정반대의 패턴으로 나타날 수 있는 많은 복합 외상 생존자들의 명백한 결핍은 자족 및 소원한/무시하는, 부모 같은/보살피는, 혹은 피상적으로 준수하는 행동들과 방식들에 의해 위장될 수 있다. 표면적으로, 타인들과 거리를 두거나, 혹은 보살피는 개인들은 자족적이고, 매우 기능적인 것으로 나타난다. 지속적으로 외상을 입히는 가족 상황들에 처해 있는 많은 아동 및 청소년들(보통 매우 혼란스러운 아이들)은 두 가지의 주요 방식들로 대처하는 법을 배운다.: 바로 타인들을 보살피거나, 통제하는 것이다. 보호자로서, 이들은 평화를 유지하고, 모든 가족들의 요구가 자기 자신의 요구보다 우선하며, 이는 이러한 것들이 동시에 방치되고, 부인되고, 무시될 때조차 그러하다. 통제자로서, 이들은 지배하고, 책임을 맡는 것에 의해, 때로는 노골적인 공격과 강압에 의해 명령을 수립한다. 이러한 매우 반대되는 대처 방식들은 이러한 아이들에게 일종의 주체성과 자기 가치를 제공한다. 불행히도, 이것은 자신들의 가치가 자기 자신에게서 나오는 것이 아니라, 자신이 수행하는 것으로부터 나온다는 신념을 추가적으로 강화한다.

보살핌 기반의 방식에서, 강박적으로 타인들을 위하는 것은 종종 기능하지 않는/학대하는 가족 안에서 자신을 보호하는 수단으로서, 그리고 주변의 혼란을 조직 및 관리하는 동시에 타인들로부터 동의와 승인을 얻는 방식으로서 시작된다. 이러한 보살핌과 반응 패턴은 또한 보상적이다.:즉, "수행"은 "존재"와 동일시되며, 의도는 추가적인 피해, 거부 및 유기를 상쇄하는데 필요한 승인 및 인정을 얻기 위해 타인들에게 가능한 많은 것을 해주는 것이다. 이처럼 가치를 부여하고, 구제하는 패턴은 보통 성인 관계들에서도 지속된다(기원이 된 가족과 친밀한 관계 및 직장에서의 관계에서). 이러한 패턴은 남성들보다 여성들에게서 더 흔하게 나타나지만, 양 성별 모두에게 있어 일반적이다.

이러한 패턴의 변형에 따라, 관련된 개인적 피해와 상관없이, 지속적으로 "불가능한 것을 수행하는 것"이 규범이 된다. 많은 생존자들은 "완벽한 남성/여성", "모범적 학생, 선수 및 지도자" 혹은 자신의 동료들이 도움을 구하거나, 울고 싶을 때 어깨를 빌리는 비공식적 "카운슬러"로서 완벽하게 자족적이고, 결점이 없는 사람으로 보이기 위해 노력한다. 성인으로서, 이들은 전체 세상을 위한 자칭 해결사, 구원자, 상호의존자, 보호자, 복수자(avenger), 그리고 모든 사람들의 문제들에 대한 책임을 지는 "백 기사"로서 이러한 페르소나를 영속시키고, 강화하게 된다. 이들은 종종 약자와 박탈자로 확인되는 사람들을 보호해야 할 책임을 가지고 있다고 믿는다. 이처럼 개인적 요구를 희생시키고, 배제하며, 타인들의 요구에 광범위한 초점을 맞추는 것은 자체적으로 해리의 한 형태이다. 표면 아래에서, 이러한 아이들(그리고 성인들)은 거짓말쟁이, 혹은 사기꾼이라고 느끼며, 절망적으로 외로워하는 경향이 있으며, 자기 자신의 요구가 충족되지 않는 것에 매우 좌절할 수 있다. 이들의 외적 통제와 완벽성은 타인들에게 비밀로 하며, 더 중요하게는 스스로가 인식하지 못하도록 하며, 이러한 감정들을 덮는데 이용된다.

유감스럽게도, 이러한 접근은 가족 구성원들, 친구들, 동료들이 생존자의 과도한 자족과 통제 요구에 의해 좌절하거나, 분노하게 될 때조차, 이들이 과도하고, 비현실적인 기대들을 하도록 초래하며, 자기 영속적인 경향을 갖게 되다. 이러한 패턴은 보통 생존자가 스트레스 및 소진으로 인해 일종의 무너짐을 겪거나, 안도감과 자기 위로의 수단으로 다른 강박 및 중독들을 발달시키게 되는 경우(예, 부정 및 성 중독, 과소비, 저장강박증, 약물 남용) 철저한 감시와 변화들의 대상이 된다. 또는 이러한 행동들과 근본적인 역학들이 밝혀지기 전에 무너짐을 겪거나. 달리 "바닥을 치게" 될 수 있다.

불안정한, 혹은 혼란스러운 양육과 관련된 다른 주요 반응 패턴은 정반대로 적대감과 반항, 통제 불가능, 공격성, 강압 및 폭력을 수반하는 것이다. 이러한 감정 및 행동들은 직접적이거나, 수동 공격적인 방식들로 표현되며, 주로 가해자를 향하거나, 가족 내부와 외부의 타인들(특히 권한을 가진 인물들)에게로 대체될 수 있다. 이러한 것들은 또한 자해, 자살충동, 위험 감행, 자기 비난, 자기 패배적 행동들의 형태로 자신을 향하게 될 수 있다. 이러한 반응들은 여성들보다 남성들에게서 더 흔하게 나타나지만, 전적으로 그러한 것은 아니며, 피해를 당한 사람들이 대처하고, 약간의 통제력을 갖고, 자신의 인정되지 않는, 그리고 말하지 못한 분노를 표현하기 위한 또 다른 방식으로 이해하는 것이 타당하다.

그러나 또 다른 관계적 변화에 따라, 일부 생존자들은 대인관계 및 사회적 접촉을 멀리하고, 고립되며, 혼자가 되는 것으로 자신의 불신을 드러낸다. 이러한 사회적 위축은 일생동안 지속되는 패턴이 될 수 있다. 이는 적극적인 해리를 수반하며, 보호, 지원 및 위로를 거의 받지 못한 채 가장 심각하고, 지속적인 형태의 피해를 당한 사람들에게서 나타나는 것으로 예상된다. 이것은 이러한 상황에 처한 아이들이 스스로를 보호하고, 자신을 위로하는 유일한 방법이며, 또는 스스로를 "보이지 않게" 만들어 학대의 표적이 되는 것을 멈추기 위한 최선의 방법이 될 수 있다. 일부 외상을 입은 아이들과 성인들에 의한 심리적 위축은 예를 들어, 시력, 청력 및 말하는 능력을 잃는 것, 마비, 긴장증의 형태들처럼 전환 증상들의 형태를 띠거나, 변동이 심한, 자기 유지 행동들로 발현되는 정신병과 같은 상태들이 되는 것처럼, 극단적으로 나타날 수 있다. 가장 극단적으로, 이러한 것들은 심인성 사망을 초래할 수 있다. 이러한 형태의 반응들은 정신병, 혹은 자폐 스펙트럼 장애로 오진될 수 있기 때문에, 주요 외상 과거가 밝혀지는 경우 외상 후, 혹은 해리 증상들로 재고되어야 한다.

또 다른 관계적 문제들은 성 기능과 성 강박증에서 성 회피에 이르는 행동들에서 발현될 수 있다. 스펙트럼의 한쪽 끝에서, 성적 학대에 따라 성적으로 자극되고, 성적으로 반응하게 된 아이들은 주로 성적인 방식으로 타인들과 관계를 맺게 될 수 있다. 장기적인 성 문제들은 신체 상해 및 어린 나이부터(성적으로 반응하는 아동들) 청소년(종종 나이가 많은 상대방과의 보호되지 않는 성관계를 수반하는)에 이르기까지 타인들과 조숙하거나, 난잡하게 관계를 맺는 것을 포함하는 강박적 자위를 초래할 수 있다. 결과적으로, 이들의 대인관계는 불편함으로 인해 타인들이 이들과 거리를 두게 되거나, 혹은 그 대신에 또 다른 피해의 경험을 초래하며, 타인들과 성적으로 관계를 맺게 되는 특징을 갖게 될 수 있다. 성인이 되어, 이러한 스펙트럼의 끝에 있는 일부 성 학대의 생존자들은 강박적 노출 및 착취(즉, 노출 장애, 포르노그래피, 매춘)와 기타 문제가 되는 위험한 성적 행동들(즉, 가학피학성애, 구속과 순종, 가해자들과의 일련의 관계, 중독으로 인한 위험하고, 안전하지 않은 성, 다수의 익명 파트너들과의 성관계, 성 중독 등)의 패턴들에 갇히게 된다.

다른 스펙트럼의 끝에서, 아동 성 학대의 생존자들은 많은 성 회피 및 공포증들에 대해 보고한다. 생식기와 2차 성징들은 빈번하게 추하고, 더럽고, 두려우며, 혹은 통제를 벗어난 것으로 간주된다. 성적 감정들과 행동들, 신체적 감각들(이러한 것들이 자기 주도적이든, 혹은 타인들과의 상호작용에 의한 것이든)은 극단적인 정서적 고통(분노, 두려움, 죄책감, 수치심, 혹은 절망을 포함하는)이나 회피, 정서적 무감각, 해리(이후 섹션에서 복합 PTSD에 대한 기준 설명 참고)를 유발할 수 있다.

어린 시절에 복합 외상에 노출되는 것은 생존자들이 전 범위의 성 기능부전 및 장애들에 취약하도록 초래할 수 있다. 따라서 치료사들은 특정 내담자가 성 관계 및 친밀감의 문제들에 대한 도움을 요청하는 경우, 이들의 외상 과거를 고려해야 한다. 여기에서의 초점은 문제가 되는 성적 반응 및 증상들에 맞추어지지만, 많은 아동 학대(성이나 기타)의 생존자들이 장애가 있는 행동 및 태도들을 드러내지 않는다는 것에 유의해야 한다. 보상 방어에 따른 결과이든, 혹은 선천적 회복력, 치유 보상 관계, 혹은 교정적 정서 경험과 같은 보호 요인들에 따른 결과이든, 이러한 개인들은 표면적으로 성적 능력, 혹은 친밀해지는 능력에 대한 주요 영향 없이 비교적 잘 기능한다. 그러나 이러한 성 적응은 삶의 상황들이 피해에 대한 상기를 촉발시키는 경우, 불가해한 방식들로 변화할 수 있다.

성적학대 이외의 아동 외상 생존자들 또한 성적 행동에 대한 공포증-혐오감-회피, 혹은 역 공포증-강박증-위험 패턴들을 발달시킬 수 있다. 어린 시절 신체적 학대에 대한 노출이나, 가정 및 공동체 폭력을 목격하는 것은 타인들에 대한 만성적 두려움, 혹은 관계에 대한 회피를 초래할 수 있다. 신체적 학대 및 대인관계 폭력을 목격하는 것에 따라 부수적으로 발생하는 분노 조절장애는 정서적, 신체적으로 취약해지는 것을 극단적으로 견디지 못하는 어려움, 혹은 통제하거나 폭력적인 행동들의 발달을 초래할 수 있다. 반응으로, 생존자들은 타인들과의 상호작용, 성관계 및 기타 관계들에서 대립적, 혹은 공격적 방식으로 회피하거나, 행동하게 될 수 있다.

복합 외상 스트레스 장애의 개념화와 진단

복합 외상 스트레스 장애의 진단 문제는 외상 과거를 보고하고, 이 장에서 논의된 것들과 유사한 증상들을 보인 여성 내담자들이 (전적이지는 않지만, 주로) 히스테리, 이후에는 경계성 인격 장애로 진단을 받았던 20세기 말부터 논쟁이 되어 왔다. 진단을 둘러싼 상세한 정치적 논쟁은 이 책의 범위를 벗어나는 것이지만, 우리는 진단이 어떻게 경멸하고, 모욕을 주는 방식으로 사용되고, 남용되어 왔는지 인식하고자 한다. 정신 보건 실무자들로서, 우리는 증상들을 확인하고, 구성하며, 치료 과정을 수립하기 위해 진단을 활용한다. 아래에 제시되는 것은 내담자를 명명하거나, 분류하려는 시도가 아니라 허먼(Herman, 1992b)의 혁신적 저서 "*외상과 회복(Trauma and Recovery)* "에서 제시한 선례를 따르는 것이다. 복합 PTSD 진단의 효력에 대한 현재의 논의는 복합 외상에 대한 임상 조사 및 예비 치료 모범 실무의 출판에 대한 반응으로 나온 *외상 스트레스 저널(Journal of Traumatic Stress)* 최근 호에서 볼 수 있다(Cloitre 외, 2011). 복합 외상에 대한 특별 섹션에서, 레식(Resick) 외 연구자들(2012a)의 리뷰 글과 레식(Resick) 외 연구자들(2012b)에 의한 답변과 함께 브라이언트(Bryant, 2012), 굿맨(Goodman, 2012), 허먼(Herman, 2012), 린다우어(Lindauer, 2012)의 해설은 담론의 특징을 제시한다.

평가와 치료에 대한 임상 프레임과 접근들을 수립하는 실용적 측면들에 대한 논의로 옮겨가기 전에(3-7장에서 다루어지는), 우리는 DSM 모델의 전체 다섯 개 축들(증상, 인격, 의료/신체, 과거와 현재의 기능 정도)을 가로지르는 다양한 증상들에 비추어, 임상의들이 어떻게 복합 외상 스트레스 장애들을 이해할 수 있는지 고려하고자 한다. 외상 스트레스 장애의 개념화와 진단에서의 최근 진보들은 이러한 과정에서 임상의들을 지원할 수 있다. 우선 우리는 세계보건기구(2005)의 국제 질병 분류, 제 10판(International classification of diseases, ICD-10)에 포함된 PTSD의 버전과 다가오는 DSM, DSM-5의 개정에서 PTSD 진단에 대해 최근 제안된 변화들을 고려할 것이다. 그리고 우리는 DSM 개정 위원회에 제안된 다음 두 개의 진단 개념에 대한 현재의 기준을 제시할 것이다.: (1) 성인들의 복합 PTSD, 혹은 달리 구분되지 않는 극심한 스트레스 장애(DESNOS), (2) 아동과 청소년들의 발달성 외상 장애.

ICD-10의 PTSD

가장 잘 알려진 의료 진단 시스템은 ICD-10으로, 제 11판 개정이 진행 중이다(세계보건기구,2005). 극심한 스트레스 장애와 PTSD 이외에, ICD는 현재 DSM에는 포함되어 있지 않으며, 또한 개정된 DSM-5에도 포함되지 않을 것으로 예상되는 "재난 경험 이후 지속적인 인격 변화"(F62.0)을 포함하고 있다. 지속적인 인격 변화를 초래할 가능성이 가장 높은 것으로 외상 스트레스 전문가들에 의해 확인되는 "재난 경험들"은 고문, 인질, 혹은 강제수용소, 전쟁, 성폭행, 가정폭력을 포함한다(Beltran, Silove, & LLewellyn, 2009). 전문가들이 가장 큰 외상을 입히는 것으로 간주하는 이러한 경험들의 주요 특징들은 의도적, 악의적, 폭력적, 불공정한, 생명을 위협하는, 개인의 완결성을 약화시키는, 수치심과 죄책감을 유발하는(Beltran 외, 2009, p. 398) 사건들 및 경험들에 대한 지속적이고, 반복적 노출(단 한 번이나, 고립된 사건들이 아닌)이라는 것이다. 아동 학대와 피해는 이러한 주요 특징들을 반영하는 아동기 동안의 기타 외상 노출 형태들 이외에, 신체적, 성적, 정서적 학대와 방임 이후 지속적인 외상 후 인격 변화, 상당한 손실에 대한 전구체로 명확하게 확인되지 않는다.

ICD-10 정의에 따라, 재난 경험들 이후 특정 인격 변화들은 다음을 포함한다.:

1. 세상을 향한 적대적, 혹은 불신하는 태도
2. 사회적 철회
3. 공허함이나 무망감의 지속적인 감정
4. 특정 외적 원인 없이, 증가되는 과민 반응과 감수성으로 입증되는 "신경이 곤두 서는", 혹은 위협 받는 것으로 느껴지는 지속적 감정
5. 변화되었거나, 타인들과 다르다는(소원함) 영구적 느낌

벨트란(Beltran)과 실로브(Silove) (1999)가 조사한 외상 스트레스 전문가들은 모든 다섯 개의 기준들이 임상적으로 타당하다고 판단되지만, 첫 번째 기준 항목인 세상을 향한 적대적, 혹은 불신하는 태도가 가장 임상적으로 중요한 특징이라고 평가했다. 이 외에, 이러한 전문가들은 다음의 추가 특징들을 제시했다.: "충동 조절 문제, 자아에 대한 변화된 자각, 신체화, 생존자의 죄책감, 적대감, 우울증, 장애가 있는 정서 반응들, 재 피해와 수동성, 친밀함의 손상, 자존감의 상실, 대처 방어들, 존재론적 문제들, 소원함"(Beltran & Silove, 1999, p. 398). 종합하면, 공식적 특징들과 전문가 패널에 의해 추가된 특징들은 복합 외상의 결과로 발생하는 정서와 신체적 자기 조절, 성기능, 자아와 세상 및 관계에 대한 핵심 신념들, 민족적/정신적 가치들에서의 부정적 변화들에 대한 설명과 매우 유사하다. ICD-10이 임상 및 연구 목적으로 위해 이용되는 경우, 복합 외상 스트레스 장애는 "재난 경험 이후 지속적 인격 변화들"의 진단으로 매우 잘 대변된다. 그러나 해리로 인한 인지와 의식 통합에 대한 특징적 문제들은 아직까지 포함되고 있지 않으며, 이에 따라 임상의가 ICD 시스템을 사용하는 경우 개별적으로 해리 진단을 내려야 하는 필요성을 야기하고 있다.

DSM-5의 PTSD

현재, 미국 정신의학 협회는 DSM의 다음 판에서 PTSD 정의에 대해 몇 가지 변화들을 고려하고 있다(DSM-5; www.dsm5.org). 이것은 미국과 다른 국가들에서 대부분의 정신의학 임상 및 연구들이 진단 목적을 위해 ICD보다는 DSM을 사용한다는 것을 고려할 때 매우 중요한 점이다. 현재 개발 중인 DSM-5의 PTSD 진단에 대한 제안은 정서 조절장애의 몇 가지 형태들에서 외상 사건들과 연관된 상기요인들에 대한 적극적 회피를 구분하고 있다(DSM-IV의 정서적 무감각에 대한 초점을 제한 없이 포함하여). 적극적 회피 증상들은 현재 개별 기준으로 포함되는 것이 제안되고 있으며, 정서적 무감각 증상들은 다음과 같이 또 다른 개별 특징으로 확장되었다.: "외상 사건(들) 이후 시작되거나, 악화된, 외상 사건(들)과 연관된 인지 및 기분에서의 부정적 왜곡"(미국 정신의학 협회, 1995, p. 210). 복합 외상의 공통적 후유증인 이러한 정서들과 분노, 죄책감, 수치심은 이전에 포함된 세 가지 정서들(두려움, 무망감, 공포) 이외에 추가되는 것으로 제안되어 왔다. 이러한 변화들에 따라, PTSD 진단은 종종 복합 외상에 대한 노출 이후 수년 동안, 혹은 수십 년 동안 발생하는 상당한 "지속적" 정서 조절장애를 설명하는데 있어 더 명확해질 수 있을 것이다. PTSD 정의에 대한 이러한 변화는 또한 복합 외상 피해자들이 보통 너무 어리거나, 혹은 너무 충격을 받고, 두려운 상태이거나, 혼란스러운 상태이며, 혹은 인지적, 행동적으로 단순히 생존하는 것에만 너무 초점을 맞추기 때문에 외상 노출 당시에 느낀 것을 인식하거나, 상기하는 것이 어렵다는 과학자들과 임상의들의 관찰들을 반영한다. 외상이 지속되거나, 반복된 경우, 이들은 당시(외상 주변 해리)와 이후의 정서적 반응들을 분리시켰을 수 있다. 외상 노출 당시의 정서적 고통은 차후 지속적인 외상 후 손상에 대한 위험 요인일 수 있지만, 전 연령대의 많은 개인들(그리고 특히 아동들)은 여전히 심리적 외상의 극심한 고통 속에 있는 경우 일관된 정서 반응을 갖지 않는다. 그럼에도 불구하고, 지속적인 외상 관련 스트레스 반응들에 따라 수주, 수개월, 혹은 수년 이후에 심각한 정서적 문제들이 발생할 수 있다.

DSM-5에 대해 개정된 기준은 정서적 무감각, 타인들과 소원해지는 느낌들, 불쾌감, 성욕장애, 심인성 기억상실증에 이르는 DSM-IV 증상들 이외에, 정서 조절장애와 변화된 근본적 신념들을 반영한다. 특히, 정서 조절장애는 "예를 들어, 두려움, 공포, 분노, 죄책감이나 수치심 같은 지배적인 부정적 정서 상태"의 새로운 증상을 포함시킴으로써 대변된다(DSM-5; www.dsm5.org). 변화된 근본적 신념들은 다음 두 개의 증상들을 추가함으로써 다루어진다.: "자신, 타인들, 혹은 세상에 대한 지속적이고, 과도하게 부정적인 예상들"

과 "외상 사건(들)의 원인 및 결과에 대해 자신이나 타인들을 향한 지속적이고, 왜곡된 비난"(DSM-5: www.dsm5.org). 이러한 외상 후 영향들과 인지들은 재난에 가까운 폭력, 재해, 혹은 사건들을 지속적으로 겪는 성인들, 혹은 끔찍한 재난 및 사건들에서 생존한 아동들에 의해 경험될 수 있지만, 이러한 것들은 특히 반복적이고, 만성적인 외상 피해로 고통을 겪는 아동들 사이에서, 그리고 아동들보다 더 앞서 피해를 당한 성인 및 청소년들에 의해 장기적인 문제들로 발생할 가능성이 높다(우리가 논의한 바와 같이).

마지막으로, 과잉각성과 과민반응을 다루는 증상군에 대해 두 개의 중요한 변화들이 제안되었다. 첫째, 이전에 "자극감수성이나 분노의 분출"로 설명되었던 증상은 자극에 예민한 것뿐 아니라, 또한 "공격적인" 행동도 포함하는 것으로 확장되었다. 둘째, "무모하거나, 자기 파괴적 행동"으로 설명되는 새로운 증상이 추가되었다(DSM-5: www.dsm5.org). 이러한 변화들은 어린 시절 외상 피해를 경험한 전 연령대의 사람들에게 있어 흔하게 나타나는 직접적이고, 장기적인 후유증들인 분노 저항과 자기 방어, 그리고 자해 및 자기를 위험에 빠트리는 형태들을 반영한다.

이처럼 PTSD의 기준에 대해 제안되는 변화들에 따라, 미래에 PTSD로 진단을 받는 개인들은 지속적인 정서 조절장애, 외상으로 손상된 핵심 신념들, 그리고 자신과 타인들을 향한 공격적인 충동 문제로 고통을 겪는 사람들과 주로 심각한 불안 및 불행으로 고통 받는 외상 생존자들(과거 PTSD 정의의 본질이었던)을 포함할 수 있을 것이다. 그러나 신체(성을 포함하여) 조절장애의 증상들은 다루어지지 않으며, 또한 정서 조절장애 자체도 다루어지지 않는다. 지속적인 정서적 고통은 추가되지만, 이는 극도의 정서적 고통에 직면하는 경우 주로 두려움이나 불쾌감을 느끼는 사람들과 경험과 회복이 불가능한 주요 무능력, 혹은 병적인 해리 상태를 경험하는 경향을 가진 사람들(많은 아동 피해 생존자들처럼) 사이를 명확하게 구분하지 않는다.

PTSD의 해리상태에 대한 아형은 DSM-5에 포함될 가능성이 높다. 이에 대해 PTSD에서 해리에 대한 초점을 다룬 우울증과 불안 저널(Journal of Depression and Anxiety) 2012년 8월 호를 참고할 수 있다.

복합 PTSD

DSM-Ⅲ(미국 정신의학 협회, 1980)에 처음 공식적으로 포함된 PTSD에 대한 진단은 주로 전쟁 외상에 대한 연구로부터 파생되었다. 기준은 다른 외상 형태들(즉, 강간 외상 증후군;

아동 학대 후 증후군, 폭력을 당하는 여성 증후군)에도 적용되었으며, 이는 이러한 외상 형태들이 일반적으로 임상의들이 이러한 외상에 대한 반응으로 보았던 것에 적합했고, 또한 이전에는 유사한 진단을 이용할 수 없었기 때문이었다. 그러나 오래지 않아, 임상의와 연구자들은 특히 만성적인 아동기 발생 외상의 발달 효과들과 관련하여, PTSD 기준과 아동 학대 외상의 일반적 결과들 사이에 정확한 조화가 이루어지지 않는다는 것에 주목했다. 1992년, 허먼(Herman)과 동료들은 새로운 진단 개념인 복합 PTSD/DESNOS를 개발했으며, DSM-IV에 포함시킬 것을 제안했다(Herman, 1992a, 1992b). 그리고 이후 7개 기준 범주들의 예비 유효성을 수립하기 위한 현장 실험이 실시되었다(Van der Kolk, Roth, Pelcovitz, Sunday, & Spinazzola, 2005). 현장 실험 결과들은 긍정적이었지만, 독립적인 진단으로서 포함시키는 것에 대한 DSM-IV 위원회의 찬성 표결 이후, 이것은 대신 현재까지 유지되고 있는 것처럼 PTSD의 연관된 특징으로 열거되었다.

공식 진단으로 포함되지 않았다는 사실에도 불구하고, 안면 타당도를 가지고 있었기 때문에, 복합 PTSD/DESNOS는 즉각적으로 받아들여졌으며, 복합 외상 과거를 가진 환자들을 치료하는 광범위한 임상의들에 의해 사용되었다. 복합 PTSD/DESNOS는 내담자들이 다양하게 제시하는 증상들과 더 잘 일치되었으며, DSM에 의해 제공된 대안들보다 증상군을 이해하고, 진단하기에 더 경제적이고, 낙인을 덜 찍는 것이었다. 이처럼 DSM이 제시한 대안들 중 하나는 양극성 장애, 섭식 장애, 해리 장애, 약물 남용 장애와 같은 여러 동반되는 축(Axis) I 장애들과 PTSD를 진단하는 것이었다. 이것은 복합 외상 과거를 가진 환자들이 주로 자신의 외상을 인지하지 못하는 심각한 해리 증상을 가지고 있는 것처럼, PTSD 진단에 대한 요건을 가지고 있지 않는 경우 문제가 될 수 있다. 이는 또한 환자들이 방대하고, 다루기 힘든, 또한 임상적으로 문제가 되는 너무 많은 "동반 질환" 진단들을 갖게 되고, 이에 따라 심리치료 중재들은 이 모든 증상들을 완전히 다루어야 하는 상황들을 초래할 수 있다.

복합 외상 생존자들을 진단하거나, 설명하기 위한 또 다른 DSM-IV 대안은 축(Axis) II 인격 장애를 PTSD 대신 진단하거나, 혹은 함께 진단하는 것이었다. 가장 관련된 축 II 진단들은 증상군 B에 있는 것들로, 이는 증상군 B가 어린 시절 피해를 당한 많은 성인 생존자들의 특징인 자기 통합, 대인 관계성, 정서 조절에 대한 문제들을 수반하는 경향이 있는 증상들로 정의되는 인격 장애들을 포함하기 때문이다. 그러나 허먼(Herman, 1992b)이 20여전 전에 설득력 있게 주목한 바와 같이, 이러한 인격 장애들은 환자들에게 남는 사회적 낙인의 의도치 않은 결과와 전문가들 및 보험사들 사이에서 이러한 증상군 B의 인격 장애들은 성공적으로 치료되지 못하고, 회복되지 못하며, 실무자들에게 골칫거리가 된다는 광범위한 믿음에 따라 개인들에게 피해를 초래하는 의인성(iatrogenic) 질환이 될 수 있다. 예를 들어, BPD 진단은 보통 비이성적이고, 도저히 도와줄 수 없는 사람들이라는 것을 의미하며, 주로 부정적 측면에서 여성들에게 지속적으로 적용된다. 인격 장애로 외상 후 증상들을 설명하는 것은 내담자의 핵심 자아(즉, 인격)에 어떤 것이 결핍되어 있다는 함축으로 인해 이러한 내담자를 모욕하는 것이 될 수 있을 뿐 아니라, 영향을 끼치지만, 핵심 자아와는 다른 외상 관련 적응들보다는 환자의 핵심 인격이 치료의 초점이 되어야 한다고 암시함으로써 치료사를 잘못 인도할 수 있다. 이러한 식으로, 치료사와 내담자 양쪽 모두 환자의 핵심 자아와 인격을 구축하고, 강화하는("고착화하거나", 혹은 개조한다기보다) 기반이 될 수 있는 건강하고, 회복력의 원천이 되는 인격의 장점 및 능력들을 간과하게 될 수 있다.

복합 PTSD/DESNOS 진단에 대한 개정된 제안이 DSM-5 개정 위원회에 제출되었으며(Herman, Cloitre, & Ford, 2009), 개정에 포함시킬 외상 스트레스 장애 진단들의 특성과 형태를 결정할 위원회에 의해 검토되고 있다. 제안된 7개의 범주들은 동일하게 유지되며, 다음을 포함한다.:

1. 분노 조절의 어려움과 자기 파괴를 향한 경향을 포함하여, *정서 충동 조절의 왜곡*. 이 범주는 중독과 자해 행동들처럼 자기 모순적인 방법들까지 비롯하여, 정서 조절과 자기 위로에 사용되는 모든 방법들을 포함하게 되었다.

2. 기억상실증, 해리 삽화들, 이인증을 초래하는 *주의와 의식의 왜곡*. 이 범주는 PTSD에 대한 DSM 기준에서 발견되는 것들과는 다른 해리 반응들에 대한 강조를 포함한다. 복합 PTSD 개념에 포함되는 것은 해리와 관련된 최근의 발견들을 도입한다.: 이것은 주로 해리가 아동기 동안 발생하는 지속적이고, 심각한 대인관계 학대 외상과 관련되는 경향이 있으며, 두 번째로, 아동들은 성인들에 비해 해리에 더 취약하다는 발견이다.

3. 주로 부정적이며, 만성적인 죄책감과 책임, 강렬한 수치심의 지속적 감정들을 수반하는 *자기 지각의 왜곡*. 만성적으로 학대를 당한 개인들(특히 아동들)은 학대 메시지들과 외상 후 반응들을 자신의 발달하는 자아감과 자존감에 도입한다.

4. 가해자 신념 체계의 수립을 포함하는, *가해자에 대한 지각의 왜곡*. 이 기준은 반복적이고, 미리 계획된 학대와 1차 보호자 및 책임을 맡은 타인들에게서 적합한 반응을 받지 못한 결핍에 뒤따르는 복합적인 관계 애착 체계들을 다룬다.

5. 타인들의 동기를 신뢰하지 못하고, 타인들에 대한 친밀감을 느끼지 못하는 것처럼, *타인들과의 관계 왜곡*. 피해자-생존자들에 의해 내재화되는 또 다른 "학대의 교훈"은 타인들이 부패하고, 이기적이며, 타인들을 이용하고, 학대하는 것을 비롯하여 어떤 수단들에 의해서든 자신이 원하는 것을 얻으려고 한다는 것이다. 생존자들은 타인들이 상냥하고, 배려심이 있으며, 위험하지 않을 수 있다는 것을 인식하지 못한다.

6. *신체화 및 의학적 문제들*. 이러한 신체 반응들과 의학적 상태들은 직접적으로 고통을 당한 학대의 유형 및 초래된, 혹은 더 확산될 수 있는 신체적 손상과 관련될 수 있다. 이러한 것들은 모든 주요 신체 기관들을 포함하는 것으로 발견되었다. 이러한 증상들은 현재, 혹은 제안되는 PTSD 기준에서 구체적으로 언급되지 않는다.

7. *의미 체계들의 왜곡*. 만성적으로 학대를 당하고, 외상을 입은 개인들은 종종 자신이나, 자신의 고통을 이해해줄 누군가를 발견하는 것에 대해 희망이 없다고 느낀다. 이들은 자신의 정신적 고통에서 회복되고, 더 나은, 더 만족스러운 삶을 이어갈 수 있다는 희망을 상실한다.

복합 PTSD가 DSM-5에 포함되지 않는 경우, PTSD의 새로운 해리 증상에 대한 아형이 가장 유사한 공식이 될 수 있을 것이다.

발달 외상 장애

아동기의 피해가 기능뿐 아니라, 아동들의 주요 생물심리학적 발달 및 인격 발달에도 부정적 영향을 끼칠 수 있다는 광범위한 임상 및 연구 증거는 국제 아동 외상 스트레스 네트워크(Natilnal Child Traumatic Stress Network-NCTSN)에서 반 데르 코크(Van der Kolk, 2005)와 몇몇 연구자들이 발달 외상 장애(DTD)라고 명명되는 새로운 아동 정신의학 진단에 대해 선구적으로 제안하는 결과를 가져왔다. 이것의 기준은 부분적으로 NCTSN에 의해 배포되고, 수집되었으며, 포괄적 데이터세트로 확인된 14,000명 이상의 학대 아동들에 대한 조사 결과들을 바탕으로 했다(Pynoos, 2011). 원래 공식화된 대로, DTD는 외상 피해에 대한 노출, "외상 신호들에 대한 반응으로 촉발되는 반복 조절 장애의 패턴"(정서, 신체 기능, 행동, 인지, 관계, 자기 귀인의 조절 장애를 포함하는), 그리고 자신, 보호자, 사회 체계, 가해자들과 관련하여 "지속적으로 변형되는 귀인 및 기대들"을 포함했다(Van der Kolk, 2005, p. 404). DTD는 차후에 외상 노출 기준이 1차 보호자 관계들에서의 주요 장애 및 손상들(방임을 포함하는)을 포함하는 것으로 확장되고, 증상들은 다음 기준 세트들에 따라 별도로 정의되는 것으로 개선되었다(Ford & the DTD Field Trial Work Group, 2011).

- 정서 조절장애: 분노 조절장애, 불쾌한 상태에서의 회복 손상, 정신적 마비, 표현 정서 기능들의 손상; 정서 표현의 회피.
- 신체 조절장애: 수면 장애, 섭식 조절장애, 소거 기능 조절장애, 신체형 해리-(1) 통증, (2) 부정적 전환 증상들, (3) 긍정적 전환 증상들(참고: 변환 증상들은 발생원인 및 극단 정도가 의학적으로 설명되지 않는 신체 기능의 붕괴 및 상실을 수반한다).
- 주의 조절장애: 위협 관련 집착 및 신호들의 회피.
- 행동 조절장애: 위협 관련 반응적 공격성, 위협 관련 반응적 회피, 극도의 위험 감수, 자해, 자기 위한의 부적응 행동.
- 관계 조절장애: 배신에 대한 예상, 피해에 대한 예상, 신체적 경계 확산, 정서적 경계 확산, 해결할 수 없는 애착 상실에 대한 예상.
- 자기 조절장애: 자기혐오 및 자신에 대해 영구적으로 손상되었다고 지각.

DTD는 현재 외상을 입은 아동들(그리고 아동기에 발생한 피해를 입은 청소년들)이 경험하는 것으로 가장 빈번하게 관찰되며, 기능적으로 피해를 끼치는 초기의, 장기적 외상 후 부작용들을 다루고 있다. 반 데르 코크(Van der Kolk)와 포드(Ford)가 이끈 현장 실험 연구는 새로운 DTD 진단의 개발을 잠재적으로 보증할 만큼 DTD 증상들이 임상적으로 충분히 중요하고, 다른 정신질환들의 증상들과 구별되는지 여부에 대한 전문가들의 견해를 알아보기 위해, 전국적으로 수백 명의 아동 및 가족 전문가들(사례 관리자, 상담자, 가족 교육자, 소아과전문의, 정신과전문의, 정신과 간호사, 심리학자, 사회 복지 프로그램 인력, 사회복지사들을 포함하는)을 설문 조사했다. 현장 실험의 두 번째 단계에서는, DTD 진단이 피해를 당한 아동들에 대한 이해와 효과적 치료에 도움이 될 수 있는지 여부를 판단하기 위해 임상 면접자들에 의해 미국 전역의 8개 장소들에서 아동들과 부모들, 혹은 보호자들과 DTD 및 대안적 DSM-5 정신 장애들에 대한 수백 개의 구조화된 면접들이 수행되었다. 결과들은 현재 분석되고 있으며, 앞으로 발표될 예정이다.

결론

복합 심리 외상을 경험한 환자들, 특히 어린 시절에 걸쳐 발달적으로 부정적인 대인관계 외상으로 고통 받은 환자들을 상대하는 치료사들은 PTSD에 대해 새롭게 재정립된(제안된) 진단을 인지하고, 인식할 수 있어야 한다. 추가 증상들의 7개 주요 범주들은 현재 복합 외상 스트레스 장애 및 복합 PTSD/DESNON의 개념을 구성하며, 유사한 기준이 DTD에서 발견된다. 특히, 이러한 것들은 3개의 주요 영역들, 즉, 정서와 반응, 정서 조절장애, 심리적, 신체적 해리를 포함하는 자기 완결성의 상실을 포함한다. 이러한 진단 개념들은 꽤 광범위하지만, 허먼(Herman, 2009)이 언급한 바에 따르면, “간혹 전체는 부분들의 합보다 더 크다”(p xiii). 복합 외상의 경우, 이러한 통합적이고, 일관된 공식화는 반복적이고, 만성적인 외상의 여파에 따라 일반적으로 나타나는 종종 혼동을 일으키는 증상들을 이해하는데 도움을 준다. 또한 이것은 치료사들에게 지속적인 증상들에 단지 대처하는 것이 아니라, 이러한 증상들에서 회복될 수 있도록 효과적인 지원을 제공하는 방향을 제시한다. 따라서 우리는 다음 장인 3장에서, 이처럼 종종 어렵지만, 그럼에도 불구하고 달성될 수 있는 도전을 성공적으로 충족시키기 위해 치료사들에게 필요한 준비들에 대해 살펴볼 것이다.

Ⅱ 부

복합 외상 스트레스 반응들과 장애들의 치료

3장

복합 외상 치료에 대한 준비

이 장은 앞선 두 장들에서 설명된 유형의 다수 증상들을 보이는 복합 외상 과거 이력을 가진 성인들의 치료에서 일반적으로 발생하는 문제들을 제기한다. 외상에 초점을 맞춘 치료의 주요 원칙들이 적용되지만, 추가적인 관계 및 발달 목표들도 관련된다. 우리는 특히 이러한 집단을 치료하는 치료사들이 직면하는 일부 문제들에 대해 논의할 것이며, 치료 이전에, 그리고 치료 도중에 준비되어야 하는 임상, 윤리, 경제 및 전문적 토대들을 강조할 것이다. 이러한 것들은 제한 없이, 다음을 포함한다.: 일반적, 전문적 훈련; 감독과 자문; 자기 인식과 성숙, 전문적 판단, 정서적 건전성, 자기 관리; 지속적으로 어려운 관계 및 외상 후 맥락들에 놓이는 것과 관련시키고, 강조하는 능력; 정보에 입각한 동의의 많은 측면들을 다루는 규정되고, 소통되는 치료 프레임.

치료의 토대

오크버그(Ochberg)는 초점 치료에 관한 자신의 영향력 있는 저서에서 이러한 치료의 뚜렷한 특징에 대해 다음과 같이 얘기했다.: "외상 후 치료(PTT)가 가진 이점들은... 심리적 건강에 대한 가정, 피해자가 *[반복적이고, 만성적일지라도 피해를 당하는 것에 대해, 그리고 재 피해를 당하는 것에 대해]* 비난 받지 않아야 한다는 근본적 가정, 그리고 존중과 권한에서의 동등성과 협력을 통해 피해자와 치료사 사이에 작용하는 관계를 촉진하는 능력이다"(Ochberg, 1998, p. 10; 이탤릭체로 인쇄된 구절을 괄호 안에 추가되었다). 복합 외상의 치료는 이러한 것들과 쿠르투아(Courtois, 2010)에 의해 설명된 네 가지 추가 원칙들에 토대를 둔다. 처음 두 개는 치료사들이 이해하고, 소통해야 하는 근본적 가정들이다.: (1) 외상 스트레스 요인들(특히 만성적이고, 복합적인 대인관계 형태들)에 대한 노출과 경험은 장기적인, 그리고 심지어 일생동안 생존자인 내담자에게 부정적인 각인을 남길 수 있다. (2) 외상 후 증상들은 압도적인 스트레스 요인들에 대처하기 위해 적응된 시도들로 이해될 수 있으며, 해결되지 않는 경우, 차후에 생존자의 발달과 기능을 약화시키는 불행한 효과를 끼칠 수 있다. 세 번째와 네 번째 원칙들은 치료사들이 모든 내담자들에게 제공해야 하지만, 특히 복합 외상의 경우에 중요한 치료 조건들이다.: (3) 개인적 안전 및 대인관계 안전, 특히 (4) 공감하고, 존중하지만, 적절하고, 규정된 경계들과 제한들에 따라 정서적으로 조절되는 치료사와의 치료 관계 내에서의 안전에 대한 강조. 이러한 근본적 원칙들은 내담자들이 자신의 정서, 자아, 그리고 관계들에 대해 탐구하고, 더 잘 이해하게 되고, 회복할 수 있으며, 자신의 중단된 발달을 다시 재개할 수 있는 "확고한 기반, 혹은 안전한 피난처"(Bowlbym 1969)로서 치료 환경과 관계를 수립한다.

복합 외상의 영향들에 대한 치료는 다섯 가지의 본질적 초점을 가지고 있다.: 외상 후 적응들(P), 관계 작동 모델(R), 자아 정체성(I), 건강한 발달(D), 정서 조절(E) (즉, PRIDE; Ford, 2012). 특히 정서적 학대에 따른 결과인 PTSD에서 수치심과 해리의 역할은 최근 단독으로, 혹은 다른 만성적 피해 형태들과 결합하여 증가하는 관심을 받고 있다(예, Herman & Lee, 2010; Resick 외, 2008; Teicher 외, 2006). 많은 생존자들의 경우, 수치심과 정반대로 느끼는(즉, 앞서 치료 초점을 정의하며 약어로 설명된, PRIDE) 능력을 얻는 것(혹은 회복하는 것)이 자신의 대부분 삶에서 극복하기 어려운 문제가 되어 왔다. 따라서 이러한 생존자들에 대한 치료는 수치심 대신 자긍심을 다시 불러일으키는(혹은 처음으로 제공하는) 방식으로 스스로와 자신의 과거를 이해하는데 필요한 대인관계 및 교육적 조건들을 제공한다.

치료의 도전들

복합 외상 스트레스 반응들을 다루는 치료사에게는 다수의 시험들이 기다리고 있다. 복합 외상 과거를 가진 내담자들은 보통 자기 자신과 증상들에 대해 복잡하고, 때로는 표면상 모순된 진술들을 한다. 또한 증상들은 거의 직접적으로 발현되지 않으며, 보통 수년에 걸쳐 발달되고, 내담자의 인격과 기능으로 포함된 자아 및 관계의 외상 후 문제들을 만들어내며 악화된다. 만성적인 대인관계 피해를 경험한 것에 따른 영향들을 인식하는 것은 치료사가 자아에 대한 영향, 자기 조절 능력, 관계 패턴들, 외상 후 증상들의 복합적인 상호작용을 이해하는데 있어 도움이 된다. 명백히, 이러한 다양한 문제들에 대해 인식하고, 예상할 수 있는 치료사는 그렇지 않은 치료사에 비해 이러한 문제들을 더 수월하게 다룰 수 있다. 이러한 치료에서 치료사들이 직면하는 주요 문제들은 다음을 포함한다.

복합 외상의 현실 입증

외상 정보에 입각한 치료 체제와 전문가들 및 대중이 갖는 전통적 관점 사이에 기본적 차이는 *외상 사건 및 경험이 행동 및 정신 건강 문제들을 이해하고, 치료하는 것과 결코 무관하지 않다고 보는 것이다.* 반응들은 충분한 시간이 경과함에 따라 단순히 "사라지는" 것으로 축소되거나, 치부되지 않는다. 그럼에도 불구하고, 피해자–생존자들은 서로 다른 정서적 "한계치"와 체질들을 가지고 있기 때문에, 모든 외상 영향이 동일하다고 가정되지 않는다. 유사하게, 모든 외상(복합적이든, 그렇지 않든)이 PTSD의 발병을 초래하는 것은 아니다. 그러나 1장과 2장에서 검토된 연구 및 임상 증거는 특히 외상 스트레스 요인들이 어린 시절에 시작되는 경우, 외상 후 반응들은 중요한 관계들의 맥락 내에서 반복되고, 고조되고, 누적되고, 발생되며, 적절한 대응을 갖지 못하는 경우, 이러한 반응들은 개인의 평생 발달과 기능에 지속적이고, 장기적이며, 심각한 영향을 끼치게 된다는 것을(보통 피해를 끼치는 방식이지만, 때로는 역설적으로 유익한 방식으로) 강력하게 제시한다.

외상 후 관점은 "학대에 대한 변명"이 아니며, 모든 사람들을 피해자로 만들거나, 혹은 외상을 "드라마"와 결합시킴으로써 모든 부정적이거나, 외상을 입히는 삶의 경험들을 과장하려는 시도가 아니다. 또한 개인들을 "어린 아이 취급하거나", 혹은 자신의 행동에 대해 책임을 지지 않도록 만들려는 시도가 아니며, 혹은 모든 반응들이 동일하다거나, 반응들은 모두에게 외상을 입히며, 피폐하게 만든다고 제시함으로써 생존자들의 반응을 균일화하려는 시도도 아니다. 이와 매우 대조적으로, 복합 외상 및 외상 스트레스 관점은 생존자들에게(그리고 이들이 사랑하는 사람들과 다른 지지자들에게) 빈번하게 오해되고, 잘못 전가되는 외상 스트레스 반응들과 이러한 반응들의 발달 및 이차 정교화에 대해 이해할 수 있는 지식과 희망을 제공한다. 이는 현저한 문제 및 증상들에 대한 평가에 따라, 개별 내담자의 필요성에 맞추어진다. 또한 내담자들이 자신의 심리사회적 회복과 성장에 적극적으로 참여할 수 있도록 구체적인 기술 훈련 및 수단들을 제공한다.

대처 기술 및 적응으로서 증상 이해하기

복합 외상 스트레스 장애들에 대한 치료는 외상 스트레스 증상들을 ***정상적인*** 반응들, 대처 노력들, 그리고 ***비정상적*** 상황 및 사건들에 대한 적응들로 이해하는 것을 근거로 한다. 외상 스트레스 요인들은 상대적으로 특권을 가진 국가들(그리고 훨씬 더 빈번하게 심각한 사회경제적, 문화적, 성별, 건강 및 정치적 역경과 편견들에 직면하는 집단 및 인구들)의 아동 및 성인들 중 최소 절반(혹은 그 이상)의 삶들에서 발생한다. 물론 대부분의 사람들은 임박한 죽음 및 기타 위험, 혹은 안전과 생존을 위해 의존하는 사람들의 영구적 상실 및 이러한 보호자들의 무능력에 일상적으로 노출되지 않는다. 그러나 특히 아동기와 같은 발달적 삶의 형성기, 혹은 하나의 발달 단계에서 또 다른 단계로의 과도기(예, 청소년기, 초기 성인기, 중년기, 노년기) 동안, 지속적으로 이러한 조건들 속에서 살아가는 사람들의 경우, 이러한 상황들을 헤쳐 나가기 위해서는 발달 및 삶을 고양하는 것보다 보호 및 생존을 기반으로 한 생물학적 변화들을 필요로 할 가능성이 높다(Ford, 2009b). 이에 따라, 외상 스트레스 증상들이 매우 병적인 방식으로 발현될 수 있음에도, 이러한 증상들은 장애의 발현 및 그 자체로 질병이라고 고려되지 않는다. 반대로, 사람들은 물리적 생존이 아닌 경우 정신적 생존을 위해 필요했던 개인의 (신체적, 정신적 완결성, 자아감, 핵심 신념들, 세상에서 존재하는 방식, 타인들과의 관계) 발달 가능성이 왜곡되었거나, 탈선된 것으로 여겨진다. 복합 외상은 유아기 동안 시작될 수 있으며, 아동의 초기 발달 단계들에 영향을 끼칠 수 있다. 그리고 이는 건강한 발달에 주요 지장을 끼친다. 또한 앞서 주목된 바와 같이, 삶을 위협하는 폭력, 착취, 지배, 혹은 배반이 발생하고, 생애에 걸쳐 반복되는 경우, 혹은 심지어 이러한 것들이 삶의 후반기에 시작되는 경우, 과거 외상에 노출되었는지 여부와 상관없이, 이전에 비교적 건강했던 개인들의 상당한 발달 퇴행 및 외상 후 저하를 초래할 수 있다.

외상 후 적응들은 또한 왜 그렇게 많은 복합 외상 생존자들이 재 피해에 취약한 것인지 설명을 제공한다. 적응들은 피해자가 추가 피해를 추구하기 때문이 아니라, 습득된 비극적 교훈들, 즉, 이들이 적절한 보호나 대응 없이 반복적으로 경험했던 것으로 인해 피해를 예상하게 되기 때문이라는 것을 보여준다. 이들의 경험들은 타인들에 대한 가정들과 "나는 이렇게 살 운명이야", 혹은 "나는 이러한 대우를 받아 마땅해" 같이 자신에 대해 관련된 신념들을 갖도록 만든다. 일부는 또한 개인적 안전과 행복이 생존보다 더 낮은 우선순위를 가지며, 추가적인 학대 및 피해에 적극적으로 맞서기보다 굴복하는 것이 더 안전할 수 있다고 습득하게 된다. 학대가 친밀한 사람들에 의해 저질러지는 경우, 애착, 배신, 신뢰의 관점에서 더 혼란스럽게 만들 수 있다. 피해자들은 불확실하고, 혼란스러움에도 불구하고, 강한 애착으로 인해 떠나거나, 맞설 수 없게 되며, 학대 가해자들에게 그릇된 충성심을 갖게 될 수 있다. 이들은 또한 피해 과정에 걸쳐 외상 유대관계, 즉, 학대 가해자와의 특별한 유대 관계 및 학대 가해자에 대한 의존성을 경험했을 수 있다.

따라서 치료는 우월한 동정심이 아니라 공감으로 시작되어야 하며, 단 위축되지 않는 공감이어야 한다(Marotta, 2003). 이러한 종류의 공감은 상황에 상관없이, 내담자에게 매우 적절하게 맞추어져야 한다. 치료사는 내담자의 정서, 인지, 신념들을 진심으로 이해하기 위해, "내담자의 입장에서 돌아보고", 혹은 "내담자의 관점에서 세상을 바라보는", 즉, 타인의 관점에서 이해하고자 노력한다(Wilson & Thomas, 2004). 치료는 내담자의 패배주의적이고, 명백히 무기력하며, 무력화된, 혹은 "피학적인" 관점들이 형성된 외상 경험들의 논리적 결과물일 수 있으며, 더 나아가 자기 보호의 매우 창의적 수단들일 수 있다는 것에 대한 이해를 포함한다. 치료사는 내담자의 보호자들이나 가까운 관계에 있는 사람들에 의한 과거의 유기 및 배반들을 원래대로 돌이키거나, "보상하고자" 해서는 안 되며, 대신 먼저 세상에 대한 내담자의 접근과 관점을 이해하면서, 변화를 촉진시키는 과거와 현재에 대한 대안적 관점들을 제공하고자 노력해야 한다. 우리는 이 점에 관해 다시 헥터의 사례로 돌아가 볼 것이다.

헥터

헥터에게 있어, 치료는 "오직 약한 사람들이 필요로 하는 것으로, 누군가 내가 약하거나, 도움을 필요로 한다고 생각하는 것을 결코 원치 않는다고" 생각했다. 그는 삶을 "피투성이가 되지만, 결코 패배하지 않기 위한" 지속적 투쟁이라고 보았으며, 선호하는 대처 방식들은 "의식을 잃을 때까지 술을 마시거나", "나에게 상처를 주는 누군가와 싸우거나", 혹은 "나의 정신적 벙커로 돌아가서, 누구도 접근하지 못하도록 나 자신의 주위에 큰 장벽을 쌓는 것"이었다. 헥터는 "나의 악마들"과 싸우는 것을 "내가 짊어져야 하는 십자가"라고 보았다. 이러한 "악마들"은 잠깐씩의 토막잠보다 더 많이 자게 되는 드문 밤에 자신에게 떠오르는 악몽들이었으며, 강렬한 공포, 끔찍한 플래시백, 분노의 감정들, 자기혐오, 무력감, 자살을 통해 도망가고 싶은 충동들로 인해 매일 마주하게 되는 "고문실"이었다. 헥터는 자신이 쌓아온 가톨릭 교육의 시각으로 이러한 증상들을 이해했다. 비참하게도, 이에 따른 신념은 "자신이 더럽혀졌고, 구원을 받을 수 없을 정도로 절망적"이라는 것이었으며, 이러한 신념은 헥터에게 학대에 대해 수동적 묵인의 자세를 갖도록 강요하고, 헥터를 비난하며 학대를 저질렀던 신부에 의해 강화되었다. 어린 시절의 종교적 경험과 훈련에 충실하여, 헥터는 자신의 내적 고통이 자기 자신의 "죄 많은 본성"에 대한 표식이며, 신에게 부름 받은 일종의 정화하는 소명이라고 믿었다. 그러나 그는 또한 자신이 "구원받을 수 없다고" 믿었기 때문에, 이러한 후자의 신념으로부터 어떤 위안도 얻지 못했다. 그의 신은 무자비하고, 용서하지 않으며, 그가 결코 신뢰할 수 없는 신이었다. 그는 자신이 신부와 저질렀던 그 모든 "끔직한 짓들"뿐 아니라, 군인으로 복무하여 저질렀던 일들 때문에 용서나 구원을 기대하지도 않았다.

헥터의 신념들은 치료와 정서 및 정신적 치유나 회복에 대한 그의 원칙적 거부에 무비판적으로 인식하고 있음을 전달하는 것이 치료사에게 있어 중요하도록 만들었다. 이러한 입장은 자칫 헥터의 외상 후 의기소침 및 소외를 강화할 수 있지만, 반대로 이것은 치료사에게 있어 그와 정서적으로 공감하기 위한 방식이었다. 그는 극도로 부정적인 삶의 경험들과 지속적 고통에 직면하여 헥터가 취하게 된 원칙적 입장의 중요성을 존중하여 인정함으로써 이러한 방식을 수행했다. 헥터가 짊어지고 있는 정서적 짐을 내려놓거나, 놓아버릴 수 있다고 믿는 것은 헥터 뿐 아니라 치료사에게 있어 주제넘은 일이 될 수 있다는 것에 동의함으로써, 치료사는 역설적으로 헥터에게 치료가 *다른 측면들에서* 그에게 도움이 될 수 있는지 여부를 고려해볼 기회를 제시했다.

이러한 입장은 치료사가 특히 전통적인 "치료=치유" 관점에서 헥터의 관점에 더 부합되는 대안적 모델로 초점을 전환함으로써, 치료가 어떤 도움을 줄 수 있는지에 관한 선입견들을 제쳐두는 것을 필요로 했다. 이것은 헥터의 명백히 부적응적인 신념 및 대처 전략들에 무엇이 적용되었는지에 대한 신중한 고려를 요구했다. 헥터는 그의 말에 따르면, "미친 사람들과 중독자들이 넘쳐나는 정신 병원에 갇히거나, 구속복을 입지 않기 위해" 매우 주저하며 치료를 시작했다. 위기 상담자의 초기 평가는 임상적, 윤리적으로, 헥터는 정신 병원에 입원하고(필요한 경우 비자발적 인도에 의해), 약물 남용에 대해 집중 거주 치료에 배치되거나, 정기적으로(처음에는 최소한 일주일에 두 번) 외래 심리 치료를 받는 계획에 동의하고, 이를 완수하지 않는 이상, 정신 보건 센터에 예정되지 않은 방문을 한 당시의 안전하지 않은 상태로 간주됨을 고려하였다.

헥터는 "노출되고, 취약한" 것으로 느껴지는 활동들을 하는 것으로서 자신의 치료 시간들에 접근하며, 최악의 상황에서 조금 더 나은 방법으로써 심리 치료를 선택했다. 이는 좌절, 초조함, 경멸, 권태 이외에 다른 정서의 신호를 드러내지 않으며, 가능한 적게 말하는 것을 포함했다. 치료사에게, 그는 사실상 심문을 받는 죄수의 입장을 취하는 것처럼 보였다. 치료사는 오직 자신의 "이름, 계급, 일련번호"만을 공유하고, 자신에게 불리하게 사용될 수 있다고 느낀 정보는 드러내지 않아야 한다고 느끼도록 만든 헥터의 과거 경험들을 고려할 때 이해가 간다고 말하며, 비난 없이 이를 인정했다. 치료사는 이것을 "타인들에게 짐이 되거나, 이들을 불편하게 만들지 않도록 아무도 자신에 대해 걱정하거나, 자신을 도와줘야 한다고 느끼지 않게 함으로써, 이타적으로 자신에게 의존하는 사람들, 혹은 자신이 소중하게 여기는 사람들을 보호하려는" 헥터의 결심을 입증하는 것으로 표현했다.

헥터가 자신의 내적 고통에 대처하는 방식으로 고립된 자립적 위치(불안정하고-소원한 애착 방식)를 발전시켰다고 충분히 인식하면서, 치료사는 타인들을 대신하여, 혹은 최소한 타인들에게 간접적으로 부담을 주거나, 걱정시키지 않고(자신의 부모와 형제들, 나중에는 자신의 어머니, 최근에는 친구들과 동료들에게 일어났던 것처럼) 고통을 겪으려는 헥터의 의지에서 반영된 이타주의와 관계적 완결성에 초점을 맞추기로 선택했다. 이러한 재구성은 헥터가 자신의 심각한 증상들을 관리하도록 그를 지원함으로써, 이러한 훌륭한 목표들을 지속적으로 달성하도록 도움을 줄 수 있다고 제시할 수 있는 기반을 치료사에게 제공했다. 결과적으로, 그의 친구들이나 가족들은 그렇게 많은 걱정을 할 필요가 없을 것이며, 혹은 그를 돕기 위해 힘들게 노력해야 할 필요가(그의 친구들이 정신 보건 센터에 그를 데려오기 위해 했던 것처럼) 없을 것이다. 따라서 헥터의 기능 장애 및 증상을 보이는 모습에 내재되어 있는 장점들과 이러한 적응적 목표들을 강조함으로써, 치료사는 비판적으로 그의 증상들이나 과거 이력을 강조하고, 이러한 것들을 "고치고자" 시도하는 대신 그의 능력들을 인정하고, 강화시키는 것을 바탕으로 협력을 위한 공통 기반을 수립할 수 있었다.

치료에서 안전 확립

외상을 입은 개인들은 정서적, 신체적으로 위험해진다. 이러한 사실은 치료가 치유 과정에 있어 필수적인 안전함의 철학적 토대에 따라 구성되어야 한다는 것을 강조한다(Herman, 1992b). 타인들로부터의 지속적 위험(가정 및 공동체 폭력, 정서적 학대, 정치적 억압, 노숙, 혹은 인신매매), 혹은 자기 자신으로 인해(위험 추구, 위험 감수, 자해, 중독 및 자살충동), 여전히 위험한 상황이나 조건에 놓여 있는 개인은 추가적인 외상 역경에 버티기 위해 강한 방어와 적응들을 유지해야 할 필요가 있다. 따라서 이러한 개인은 생존하는 것 이외에 다른 일을 하는 것에 압박감을 느끼게 될 것이며, 치료에 참여하기 위해 충분하게 방어를 낮추는 데 어려움을 겪게 될 것이다. 이에 따라 치료는 종종 이전에(혹은 지속적으로) 경험하거나, 예상했던 것과는 정반대로 내담자가 자신의 삶에서 안전함을 수립하도록 지원하는 초기 목표들을 가지고 있어야 한다. 단기적으로, 이것은 추가적인 피해와 재 피해를 막기 위해 위험으로부터의 충분한 보호를 구축해야 한다는 것을 뜻한다. 이것은 떠날 방법이 없거나, 상황을 바꿀 수 없는 역기능적 가정, 혹은 폭력적 공동체에서 살아가는 내담자들의 경우 현실적인 기대가 아닐 수 있다. 이러한 경우, 보통 교육, 안전, 안정 및 삶의 기술들, 그리고 지속적인 역경들에 대처하고, 잠재적으로는 이러한 역경들로부터 벗어나는 능력을 증가시키도록 설계된 치료 첫 번째 단계의 모든 과제들(5장 참고)에 초점을 맞추는 치료가 가장 안전하고, 가장 유용하다. 치료는 안전과 탈출 계획들을 발전시키고, 학대 관계를 개조하거나, 이러한 관계로부터 벗어나고, 깨끗해지며, 맑은 정신을 유지하고, 살아가기에 안전한 장소를 찾고, 안전과 행복을 위협하지 않고 대신 지원하는 관계와 일을 추구하고, 이에 종사함으로써, 실질적으로 장기적인 안전을 증가시키는 변화들을 만들어내는 역량을 내담자들에게 부여할 수 있다. 치료사들에 의한 안전에 대한 관심은 그 자체로 내담자에게 있어 누군가가 자신의 행복에 관심을 갖고, 염려해주는 새로운 경험이 될 수 있다. 이러한 준비 방식에 따라, 내담자는 관심을 받고, 보살핌을 받고, 변화에 대한 노력을 지원 및 격려 받는 것처럼, 자신의 삶에서 무언가 다른 것이 일어날 수 있다는 것을 알아차리기 시작한다.

공감적이고, 확고한 치료 관계의 공동 창출

신체적, 관계적, 혹은 기타 피해로부터의 안전함에 대한 요구와 병행하는 방식에서, 관계는 오직 내담자가 치료사와의 상호작용(그리고 치료 환경 자체)이 일관되고, 예측 가능한 것으로 신뢰할 수 있는 경우에만 치료 관계가 된다. 내담자는 신뢰감 증가와 연대 및 협력 구축을 위해 치료사로부터 일정 정도의 지속적 공감을 느낄 수 있어야 한다. 킨슬러(Kinsler), 쿠르투아(Courtois), 프랭클(Frankel) (2009)은 치료 관계가 치료의 토대이자 방법이며, 자아 및 과거와 현재 관계들에 대한 탐구의 촉매제로 기능하는 안전한 "포용적 환경"(Winnicott, 1963)이라고 언급했다.

복합 외상은 일반적으로 주요 관계의 배반을 수반하기 때문에, 타인들에 대한 신뢰는 많은 성인 생존자들에게 결핍되어 있다. 따라서 이러한 과거를 가진 내담자들이 바로 치료사의 실제 신뢰성으로 인해(그리고 이러한 신뢰성에 비례하여) 치료 초기에 불신하는 성향을 가지는 것은 예상 가능한 일이다. 과거 경험들로 인해 혹독한 교훈, 즉, 가장 믿음직한 사람들을 가장 신뢰하지 못하는 교훈을 얻게 된 경우, 신뢰에 관한 혼란이 초래되는 것은 당연하다. 치료사는 이를 이해해야 하며, 개인적, 전문적으로 불쾌해하거나, 비판적, 혹은 방어적으로 대응해서는 안 된다. 실제로, 이는 치료사가 신뢰성에 대한 적극적, 혹은 수동적 시험들이나 도전들에 행동과 말에서 존중하는 응답을 얻을 수 있는 타당하고, 의미 있는 소통으로 인내심을 갖고, 공감적으로 대응할 준비가 되어 있어야 한다는 것을 의미한다. 도리스의 사례는 이러한 신뢰 문제들을 보여준다.

도리스

치료사가 첫 번째 치료 시간과 두 번째 치료 시간에 도리스의 피드백에 대해 반추했을 때, 그녀는 도리스가 스스로를 신뢰적이고, 협력적으로 묘사했다는 사실에도 불구하고, 도리스에게서 일부 미묘한 고통의 신호들이 포착되었다는 것을 깨달았다. 그녀는 도리스를 만나서 즐거웠으며, 계속해서 만나게 되길 기대한다고 말하며 치료 시간을 끝냈을 때, 도리스의 얼굴에서 갈망과 공포가 결합된 표정이 스치고 지나가는 것을 보았다. 치료사는 타인들에 대한 깊은 불신과 배반에 대한 두려움으로 인해 도리스에게 있어 매우 스트레스가 되고, 개인적으로 힘든 만남이었을 것이라는 자신의 이해를 전달하지 않고, 너무 무심코 치료 시간을 끝냈다는 것을 깨달았다. 이러한 인식을 바탕으로, 다음 치료 시간에 도리스가 "신뢰해야 하지만, 신뢰할 수 없는 관계들에 싫증이 난다는" 느낌을 표현했을 때, 치료사는 자신이 도리스의 두려움과 불신에 충분히 민감하게 대처하지 않았다는 것을 인정할 수 있었다. 도리스는 처음에 이러한 반응에 어리둥절해 했지만, 이후 치료사가 왜 자신이 첫 번째 상담시간에 표면상 만족스러운 모습으로 갔다가 두 번째 시간에는 두렵고, 혐오스러운 모습으로 나타났는지 이해할 수 있다는 것이 실제로 위안이 되었다고 말할 수 있었다. 그녀는 자신이 이전에는 감정과 태도에서의 이러한 극단적 변화를 이해하지 못했지만, 매우 타당한 설명을 제시하는 치료사의 이야기는 자신이 모든 중요한 관계에서 갇혀 있다는 느낌을 받으며, "감정적 롤러코스터"를 타게 된다는 것을 이해할 수 있다는 희망을 주었다고 덧붙였다.

혼란스러운 애착 방식을 가진(또한 두려움/불안과 회피의 특징을 보여준) 내담자로서, 혐오감과 경멸, 그리고 치료사의 공감적 재구성을 받아들이고, 이용하는 회복 능력에서 나타난 도리스의 변화는 복합 외상 적응들이 가진 "양날의 검"을 매우 잘 보여준다. 그녀의 생존은 피상적 존중과 공격적 싸움/회피 반응들 사이에서 빠르게 변화하는 것에 의존했으며, 그녀는 치료 초기에 기능 장애를 가지고 있지만, 매우 적응적인 시나리오를 재현했다. 그녀는 치료사의 공감적 재구성에 매우 긍정적으로 반응했지만, 도리스가 공감이 순수한 것이라고 신뢰하고, 접근할 수 있으며, 누군가 배려를 표현할 때 도망치고, 공격하거나, 순종적으로 공경을 표하는 강렬한 외상 후 적응을 자기 조절할 수 있게 되기 전까지, 이러한 종류의 반응들이 긴 치료 과정에 걸쳐 수없이 반복되어야 한다는 것에 주목해야 한다.

불신과 연관된 이러한 후퇴와 소원함에 따라, 치료사는 자신이 정보를 놓쳤거나, 상호작용을 잘못 이해한 것은 아닌지 빈번하게 혼란을 느꼈다. 그러나 상호작용에서의 이러한 명백한 파열과 관련된 정기적인 외상 반응 상담과 도리스에 대한 반응으로 느끼는 치료사 자신의 감정들에 따라, 그녀는 도리스가 치료 관계를 형성하는 관정에서 느낀 큰 위협을 이해할 수 있게 되었다. 그녀는 또한 도리스가 특히 절망적인 시기들에(보통 남편이 떠나겠다고 위협할 때, 그녀의 우정 제의가 묵살될 때, 혹은 치료사와 떨어져 있을 때) 정서적 강도와 격변의 기간들을 겪고, 이후 스스로를 방어하기 위해 사용되는 해리, 자가 투약, 자해에 빠지게 될 때조차, 확고하고, 존중하는 치료 프레임을 도리스에게 제공할 수 있는 자신의 능력을 신뢰하게 되었다. 복합 외상 관점은 치료사가 감정들을 공감적으로 명명하고, 재구성하며, 행동들과 이러한 행동들의 자기 보호 기능들을 분석할 수 있게 만들어주었다(처음에 도리스의 모습에서 나타난 극단적 변화로 혼란스럽고, 균형을 잃은 느낌을 받았음에도 불구하고). 그녀는 또한 안전과 신뢰에 대한 도리스의 느낌에 지속적인 "단층선"이 되지 않도록, 의도치 않게 도리스의 고통에 기여한 것(즉, 의도치 않았지만 현실적 공감 실패)에 대해 책임을 지는 것으로 "관계 회복"을 시작할 수 있었다.

도리스는 비밀보장과 제 3자 개입의 문제들에 매우 높은 수준의 민감성을 보였다. 도리스에게 치료 및 정보 공개에 대한 동의서에 서명해줄 것을 요청하고, 진행사항에 대해 기록하고, 기록들을 보관하는 것처럼 치료사가 처음에 당연하게 여기던 관행들은 큰 문제가 되었다. 이러한 것들은 초기에 상세하게 설명되어야 했으며, 그녀의 신뢰감이 저해될 때마다 반복적으로 논의되어야 했다. 초기에, 도리스는 언어적으로 치료사에게 비난을 가했으며, 이는 그녀가 경멸하며, "우위에 서려는" 고립된 공격적 입장으로 변화함으로써 대응하는 외상 후 위협의 부활이었다. 그녀는 자신과 방어적이지 않은 모습으로 문제들을 논의하고, 반사적 적대감에 의존하지 않으며, 자신을 주장하고, 자신의 요구들을 협상하는 능력을 신뢰하는 치료사의 의지를 통해, 이러한 입장을 누그러뜨렸으며, 자신이 습득한 것만큼 정기적이거나, 빈번하게 이러한 입장을 보이지 않았다.

도리스의 경우, 그녀의 애착 상처들을 치유하는데 있어 가장 큰 발전은 도리스가 다른 사람을 신뢰하고자 고군분투할 때 나타나는 고통스러운 감정들을 치료하는 것에 대해 정보에 입각한 동의를 제공할 것인지 여부와 방법에 대해, 그리고 치료사가 도리스에게 초점을 맞추는 대신 외부 문제들(임상 기록 유지 같은)에 초점을 맞춤으로써 자신에게 주의를 기울이지 않을 것이라는 도리스의 두려움에 대해 치료사가 다시 논의를 꺼낼 수 있었을 때 이루어졌다. 도리스가 성급함이나 선택들의 배제 없이 이처럼 "되돌아보는" 논의들을 할 수 있게 되기까지 수개월에 걸친 많은 치료시간들이 필요했다. 마침내 도리스는 관계에서 가장 중요한 치유는 치료사가 자신의 두려움과 요구들을 인식하는 동시에 자신의 이야기를 존중하며 듣고 있다는 것을 신뢰할 수 있게 되었을 때 이루어졌다고 이야기할 수 있었다. 도리스는 자신이 처음으로 초기의 혐오감 분출로 정서적 고통과 외로움을 보였을 때 배려를 유지한 치료사의 능력을 통해, 처음부터 과정이 어떻게 시작되었는지 회상할 수 있었다.

이 사례가 보여주듯이, 치료사의 평가와 테스트는 초기 접촉에서부터 시작되며(첫 번째 대면 만남 전에 전화, 이 메일, 혹은 기타 상호작용을 포함하여), 전체 치료 과정 내내 지속된다. 복합 외상 과거를 가진 내담자들과 치료 연대를 구축하는 중요한 첫 번째 단계는 애착 방식과 정서 조절 능력들에 대한 세심한 평가를 포함한다. 안전하고, 유용한 치료 관계의 특성과 관련된 보편적인 전문적 원칙들이 존재하지만(이 장 후반부에서 논의된다), 각 내담자-치료사 관계는 내담자의 애착 방식/안정성과 정서 조절 능력들, 그리고 치료사의 능력들에 따라 다르게 진화할 것으로 예상할 수 있다. 각 치료 다이애드(dyad-한 쌍)의 고유성을 강조하는 상호 주관적 관점이 이러한 점에서 유용하다.

다음 장에서 논의하게 되겠지만, 이러한 평가는 다음 두 가지 중요한 측면들에서 치료사가 자신의 상호작용 방식을 내담자에게 맞추어 적용하는 것을 가능하게 한다.: 첫째, 내담자의 애착 불안정성을 의도치 않게 증가시키는 것이 아니라, 치료사와의 안정된 상호작용들을 강화해야 한다. 둘째, 조절되지 않는 정서들을 의도치 않게 촉발시키거나, 악화시키지 않아야 한다. 복합 외상 내담자들이 일반적으로 정서 조절장애와 혼란스러운 내적 애착 작동 모델들로 고통을 겪는다고 1장과 2장에서 요약된 증거를 바탕으로(IWM; Bowlby, 1977a, 1977b), 치료에서 도움을 얻게 되는 내담자들의 능력은 내담자와 치료사가 함께 구성하는 치료 관계의 질에 달려 있다. 이러한 관계적, 상호 주관적 관점은 치료 관계가 치유 맥락이자, 치료 변화의 기제라는 것을 함축한다. 이것은 정적이라기보다 동적이며, 끊임없는 흐름 속에서, 특히 초기에 치료사와 내담자를 똑같이 혼란시킬 수 있는 요인들이다. 그러나 관계의 질은 다이애드의 양 구성원들이 이를 견딜 수 있게 만들 수 있으며, 변화를 장려하고, 지원할 수 있다(Gartner, 19999; Kinsler 외, 2009; Pearlman & Courtois, 2005; Pearlman, 1999). 킨슬러 외 연구자들은 다음과 같이 말했다(2009).:

> *치료 관계는 자체적으로 변화의 동력이다.* 최적으로, 이것은 안정된 애착을 모델로 만들며, 환자의 불안감에 대한 억제를 제공하고, 다른 주요 정서들을 표현할 기회를 제공

> 하며, 관계 문제들을 해결할 맥락을 제공하고, 환자가 결코 가질 수 없었던 기본적 가치화, 혹은 타당성 확인을 제공한다. 치유적 치료 관계는...를 가능하게 하는 모델이 된다. 치료 과정에 걸쳐 애착이 점점 더 안정적이 되어 감에 따라, 정서들은 더 이해하기 쉬워지고, 덜 부담스러워지며, 내담자의 자기존중이 증가하고, 관계 기술들이 발전하게 된다. 이에 따라, 내담자는 자신의 대인과계에 적용할 수 있는 새로운 관계와 새로운 능력들의 틀을 갖게 된다(pp. 186-187; 이탤릭체는 원본과 동일함).

치료 관계의 중요한 원칙은 치료사들이 항상 히포크라테스 선서의 변형을 유념해야 하며, 가능한 정도로, "더 이상 해를 끼치지 않도록" 노력해야 한다는 것이다(Courtois, 2010). 복합 외상 내담자들은 이미 상당한 피해를 경험했으며, 이러한 피해의 대부분은 다른 사람들의 의해 저질러졌다. 전이의 편재하는 과정들, 애착 방식들과 IWM(내적 작동 모델)에 따라, 이러한 내담자들은 종종 치료사의 행동과 자신들의 관계를 자신의 외상과 관련된 부정적 대인관계 예상들과 치유되지 않은 정서적 상처들의 시각을 통해 바라본다. 치료사들은 복합 외상 과거를 가진 내담자들이 "불공정"하거나, "불합리"하기 때문이 아니라. 바로 그 정반대의 이유로 인해, 즉, 자신들에게 있어 대부분의 현실적인 자기 보호 입장은 (배반과 피해가 예외보다는 규칙에 더 가까웠다는 사실을 고려할 때) 안전함과 신뢰에 대한 기대로 시작하는 것이 아니라 "먼저 불신하고, 확인하는 것"(혹은 과민해지는 것)이기 때문에, "무죄로 입증될 때가지 유죄"인 것에 놀라워해서는 안 된다.

치료사가 이러한 점을 이해하고, 불신을 개인적 모욕으로 받아들이지 않는 경우, 치료 관계는 서서히 발전할 수 있다. 내담자는 치료사가 자신이 왜 처음에 회의적이고, 자기 보호적이고, 혹은 "현실적으로 피해 망상적인지" 실제로 "이해하며", 내담자가 "불평하지 않고 만족하는 사람"이 되도록 압박하지 않는 대신, 정직하고, 신뢰 있으며, 일관된 모습으로 신뢰를 얻기 위해 노력한다는 것을 인식하기 시작할 수 있다. 이는 또한 내담자의 초기 불신을 내담자의 과거에 비추어 예상 가능한 것으로, 즉, 결핍이나 질병이라기보다 장점으로 보는 것을 함축한다.

신뢰와 관련하여 정반대의 패턴에서, 내담자는 타인들의 의도 및 진실성과 관련하여 민감하지 않고, 매우 순진할 수 있으며, 혹은 과잉 각성과 각성 저하 사이에서 오락가락 변화하는 모습을 보일 수 있다. 과도하게 신뢰하는 내담자는 일반적으로 치료사에게 검증되지 않고, 과분한 직접적이거나, 즉각적인 신뢰의 진술들을 아낌없이 퍼붓는다. 이러한 관점에서, 내담자들은 치료사의 승인과 제한되지 않는 의존 가능성을 얻기 위한 추구에서 즉각적으로 공손해지고, 피상적으로 순응하는 모습이 된다. 이처럼 사로잡히고, 초조해하는 태도를 보이는 사람들에 대한 치료 과제는 이들이 신뢰라는 것은 확실히 먼저 타인에 대해 알아가고, 그 사람의 신뢰성을 평가하고, 검증하지 않고, 조기에 얻을 수 있는 것이 아니라는 것을 이해하도록 돕는 것이다. 타인들의 신뢰성 관점에서 보장이라는 것은 존재하지 않지만, 기술 발달은 민감하지 못하고, 취약한 내담자들이 방어와 경계들을 구축하고, 적절히 타인들을 검증할 수 있도록 돕는다.

존중하는 공감의 형태에서 치료사의 동조(10장에서 추가적으로 설명됨)는 모든 심리치료에서 그러하듯, 외상 치료의 필수적 요소이다. 동조에 대한 최근의 연구들은 건강한 신체적, 성 심리적, 심리 사회적 발달을 위해 1차 보호자의 동조와 동기화의 필요성을 뒷받침한다(Ford, 2009b; Fosha, Siegel, & Solomon, 209; Shore, 2003a). 이러한 관점에 부합하여, 치료사에 의한 공감적 동조는 치료 연대 및 유대관계의 근본적 원천이자, 외상에 의해 저해된 발달 재개를 위해 필요한 토대가 될 수 있다. 결과적으로, 치료사의 기본적 책임은 심리치료를 내담자들이 점차 반응과 지원에 따라 괴로운 정서들을 경험할 수 있으며, 이들이 자신의 정서적 인식과 관용을 가능하게 하는 기반으로 만들기에 충분한 안정성, 지속성, 그리고 도움 가능성을 제공하는 것이다. 치료 관계의 동조는 추가적으로 내담자가 시간이 흐름에 따라 증가된 자존감과 긍정적 정체성으로 이끄는 자기성찰에 몰두하는 것을 가능하게 만든다. 달리 말하면, 내담자는 관계 속 자아, 즉, 동조, 동기화, 동화의 과정들을 통해 내담자의 정서들을 반추하는 치료사에 의해 동조되고, 목격되고, 느껴지는 자아에 대한 성찰로 도움을 얻는다(Chefetz, 1997; Schore, 2003b). 치료 관계는 느끼고, 존재하고, 타인들과 관계를 맺는 새로운 방식들을 통해 실험하는 장소이자, 학습 실험실로 유추될 수 있다. 정서들에 대한 고조되는 접근과 이러한 정서들을 조절하는 개선된 능력을 통해, 내담자는 불안정하거나, 혼란스러운 애착 방식에서 증가되는 개인 및 대인관계 건전성을 촉진하고, 치료 밖에서도 관계들을 적용할 수 있는 "획득된 안정성"의 방식으로 변화할 수 있다.

치료사는 일반적으로 애착 외상과 연관된 무효화(타당성을 인정받지 못하는 것)에 대응하는 방식으로 내담자가 개별적으로 "보이고", 인정받고, 정서적으로 유효한 관계 조건들을 창출해야 한다. 즉, 치료사는 적극적이고, 공감적이며, 책임지는 경청하는 사람이자, 나타나는 정서적 소재를 다루는 가이드의 역할을 한다. 치료사는 내담자가 치료에 자발적으로 도입되는(종종 비언어적으로, 의식적 자각 없이, 신체 반응 및 증상들과 치료사와의 재연들을 통해) 감정 및 사고들, 특히 혼란스럽고 수치스러운 것으로 나타나거나, 혹은 이전에 학대 및 비지원적 관계들 속에서 억압되거나 숨겨져 있던 감정 및 사고들을 분석하도록 지원한다.

치료사의 입장에서 인위적 중립성이나 수동적, 지능적 거리두기는 주로 비효과적이며,

잠재적으로는 주요 애착 상처들을 지닌 내담자들에게 피해를 입히게 된다. 이러한 것들은 내담자들의 방임, 유기, 거부와 같은 외상 관계 경험들의 의인성 재현을 만들어낼 위험을 감수하게 된다. 리네한(Linehan, 1993)은 이를 "무효화 환경(invalidating environments)"이라고 적절하게 명명했다. 대조적으로, 치료사가 방어성, 보복, 혹은 비난 없이 대립 및 질의를 용인하는 능력, 그리고 관심, 수용성, 겸허함의 입장은 가장 심각한 외상과 이에 따른 발달 결핍으로 고통 받는 내담자들에게서조차 개인적 표현과 정서적, 관계적 발전을 위한 조건들을 만들어낼 수 있다(Kinsler 외, 2009).

다양한 치료 도전들을 관리하는 또 다른 방식은 치료 다이애드를 구성하는 양 구성원들의 권리와 책임들을 명확하게 수립하는 것이다. 이는 다음 섹션의 주제가 될 것이다.

내담자와 치료사의 권리와 책임

복합 외상 과거를 지닌 내담자들에 대한 심리 치료는 명확하게 전문적 행위에 대해 확립된 윤리 규약 및 표준들을 기반으로 하며, 이러한 규약 및 표준들은 모든 행동 건강과 의료 전문직들에 걸쳐 훈련의 핵심에 놓인다. 30여 년 전의 기념비적인 글에서, 헤어-무스틴(Hare-Mustin), 마레첵(Marecek), 카플란(Kaplan), 리스-레빈슨(Liss-Levinson) (1979)은 "치료사들의 책임들"이 어떻게 "내담자들의 권리들"과 불가분하게 관련되는지에 대해 기술했다. 1997년에 만들어진 환자 권리들의 개요를 서술한 합의 문서를 포함하여, "내담자들의 권리장전(Client's Bill of Rights)"의 다수 버전들이 지난 25년에 걸쳐 개발되어왔으며, 600,000명 이상의 정신 및 행동 건강 전문가들을 대표하는 단체들과 미국의 정신 및 행동 건강 장애들을 가진 사람들을 위한 주요 시민 단체들에 의해 승인되거나, 지지를 받았다(표 3.1과 3.2 참고). 샘플 윤리 규약들이 표 3.3과 3.4에 제시되어 있다.

표 3.1 환자 권리들의 개요

의무

우리의 의무는 양질의 정신 건강 및 약물 남용 치료들을 인종, 피부색, 종교, 국적, 성별, 연령, 성적 취향 및 장애와 상관없이 모든 개인들에게 제공하는 것이다.

급여(혜택)에 대해 알 권리

개인들은 구매 실체(고용주 및 조합, 혹은 공공 구매자) 및 보험/제 3의 지불인으로부터 자신들의 정신 건강 및 약물 남용 치료 급여(혜택)들에 대해 설명하는 정보를 제공받을 권리를 갖는다. 이 정보는 치료 서비스들에 대한 접근을 얻기 위한 절차들, 관리 절차들의 이용, 그리고 청구 권리들에 대한 상세 내용을 포함해야 한다. 정보는 개인이 이해할 수 있는 언어로 작성된 문서로 명확하게 제출되어야 한다.

전문가의 전문지식

개인들은 전문가의 지식, 기술, 준비, 경험, 증명서들에 대해 치료할 가능성이 있는 전문가로부터 완전한 정보를 받을 권리를 갖는다. 개인들은 치료 중재들에 대해 이용 가능한 선택들과 권장되는 치료의 효과에 관한 정보를 받을 권리를 갖는다.

계약상 제한들

개인들은 치료 권장들에 영향을 끼치거나, 저해할 수 있는 제 3의 지불인과 치료 전문가 사이에 수립되는 특정 협약, 제약 및 확약들에 대해 치료 전문가로부터 정보를 받을 권리를 갖는다. 개인들은 지불 혜택들의 목적을 위해 공개될 수 있는 정보의 특성에 관한 정보를 받을 권리를 갖는다.

청구와 불만

개인들은 치료 전문가에 의한 치료 제공과 관련하여 해당 전문직의 규제 위원회 및 전문가 협회에 이의제기 및 불만을 제출하기 위해 이용할 수 있는 방법들에 관한 정보를 받을 권리를 갖는다.

개인들은 제 3의 지불인 시스템들, 그리고 고용주 및 구매 실체와 외부 규제 실체들에 급여 이용 결정들을 청구하기 위해 이용할 수 있는 절차들에 관한 정보를 제공 받을 권리를 갖는다.

비밀보장

법 및 윤리가 달리 명령하는 바를 제외하고, 개인들은 정신 건강 및 약물 남용 치료 전문가와 자신들의 관계에 대한 비밀 보호를 보장 받을 권리를 갖는다. 또 다른 당사자에 대한 공개는 시간이 제한될 것이며, 완전한 문서 형태를 가진 개인들의 정보에 입각한 동의서에 따라 이루어져야 한다.

급여 결정을 위해 정보를 받는 실체들, 의료 보험을 위해 정보를 받는 공공 기관들, 혹은 정보에 대한 합법적 권리를 가진 기타 기관은 동일한 철저함으로 임상 비밀 정보를 유지할 것이며, 치료의 지접 제공자로서 위반에 대해 동일한 처벌의 대상이 될 것이다.

표 3.1 *(계속)*

오직 개인 신원 정보를 제거하고, 개인의 프라이버시 보호를 보장하는 방법들을 통해 데이터 전송, 보관, 혹은 데이터 관리를 위해 정보 기술이 사용될 것이다. 정보는 이전되거나, 판매되거나, 혹은 달리 이용되어서는 안 된다.

선택

개인들은 정신 건강 및 약물 남용 치료 서비스를 위해 정당하게 면허를 받은/인증된 전문가를 선택할 권리를 갖는다. 개인들은 개인 및 전문가가 적합하다고 간주하는 치료 선택과 관련하여 정보에 입각한 선택을 하기 위해, 전문가들의 교육 및 훈련, 치료 선택들(위험 및 혜택들을 포함하여), 비용 결과들과 관련된 완전한 정보를 받을 권리를 갖는다.

치료 결정

정신 건강 및 약물 남용 치료와 관련된 권장들은 개인 및 해당되는 개인의 가족과 함께, 오직 정당하게 면허를 받은/인증된 전문가에 의해 이루어져야 한다. 치료 결정들은 제 3의 지불인에 의해 이루어져서는 안 된다. 개인은 치료와 관련된 최종 결정을 내릴 권리를 갖는다.

동등성

개인들은 정신 건강 및 약물 남용 치료의 혜택들을 다른 질병 환자들이 받는 것과 동일한 기준으로, 보험과 자기 투자/자기 보험가입 건강 보장들에서 동일한 제공, 고용인 부담, 종신 급여, 재난 보장을 받을 권리를 갖는다.

차별

정신 건강 및 약물 남용 급여를 이용하는 개인들은 다른 건강 보험 및 장애, 종신 및 기타 보험 급여를 추구할 때 불이익을 받아서는 안 된다.

급여 이용

개인은 자신의 임상 필요들을 다루는 급여 보장 내에서 전체 범위의 급여들을 받을 권리를 갖는다.

급여 설계

연방 및 주 법, 혹은 규정들이 적용될 때마다, 전문가와 모든 지불인들은 개인에게 가장 높은 수준의 보호와 접근을 허용하는 급여를 사용해야 한다.

표 3.1 *(계속)*

치료 검토

치료 검토 과정들이 공정하고, 유효하기 위해, 개인들은 자신들의 정신 건강 및 약물 남용 치료에 대한 검토가 치료를 제공하는 관할권 내에서 치료를 제공하기 위해 요구되는 교육, 증명서, 면허를 가진 전문가를 수반하도록 보장 받을 권리를 갖는다. 검토자는 결정에 있어 어떤 경제적 이해관계도 없어야 하며, 비밀보장 조항의 적용을 받는다.

책무성

치료 전문가들은 전문가 측의 총체적 무능력 및 부주의로 초래되는 상해에 대해 개인들에게 책임을 갖고, 법적 책임을 지게 될 수 있다. 치료 전문가들은 치료를 옹호하고, 치료의 필요성을 입증하며, 지불 허가가 거절되는 경우 선택들에 대해 개인에게 자문할 의무가 있다.

지불인들 및 기타 제 3 당사자들은 총체적인 무능력 및 부주의, 혹은 자신들의 임상적으로 부당한 결정들에 의해 초래되는 상해에 대해 개인들에게 책임을 갖고, 법적 책임을 지게 될 수 있다.

승인 기관들

미국 결혼 및 가족 치료 협회(American Association for Marriage and Family Therapy) (회원 수: 25,000), 회장 Anthony Jurich, Ph. D.

미국 상담 협회(American Counseling Association) (회원 수: 56,000), 회장 Gail Robinson, Ph. D.

미국 가족 치료 학회(American Family Therapy Academy) (회원 수: 1,000), 회장 Evan Imber-Black, Ph. D.

미국 간호사 협회(American Nurses Association) (회원 수: 180,000), 회장 Beverly L. Malone, Ph. D. RN.

미국 심리학 협회(American Psychological Association) (회원 수: 142,000), 회장 Dorothy W. Cantor, PsyD.

미국 정신의학 협회(American Psychiatric Association) (회원 수: 42,000), 회장 Harold I. Eist, M.D.; 미국 정신의학 간호사 협회(American Psychiatric Nurses Association) (회원 수: 3,000), 회장 Nancy M. Valentine.

국립 사회 복지사 협회(National Association of Social Workers) (회원 수: 155,000), 회장 Jay J. Cayner, ACSW, LCSW.

국립 임상 사회 복지 학회 연맹(National Federation of Societies for Clinical Social Work) (회원 수: 11,000), 회장 Elizabeth Phillips, Ph. D.

표 3.1 *(계속)*

지원 기관
국립 정신 건강 협회(National Mental Health Association)
국립 우울증 및 조울증 협회(National Depressive and Manic-Depressive Association)
미국 심리 치료 협회 그룹(American Group Psychotherapy Association)
미국 심리 분석 협회(American Psychoanalytic Association)
국립 약물 및 알코올 남용 상담자 협회(National Association of Drug and Alcohol Abuse Counselors)

참고. 2010년 10월 26일에 다음에서 검색됨.
www.oregoncounseling.org/LawsRights/PatientRights.htm#The%20Right%20to%20Quality%20Mental%20Health%20Care

전문적 역량과 책무성에 대한 전념

지식과 전문성

심리 치료는 달성된 지식과 역량의 입증 이후 훈련 과정과 자격 및 면허 취득을 기반으로 하는 전문적 노력이다. 복합 외상 스트레스 장애의 치료 관점에서, 치료사는 일반적인 심리 치료 커리큘럼의 기본을 넘어서는 훈련을 필요로 한다. 불행히도, 외상 내담자들(복합 외상 내담자들의 경우에는 말할 것도 없이)을 치료하는데 필요한 역량들에 대해 조직화된 훈련은 조직적 전문 훈련에서는 거의 이용할 수 없거나, 제공되지 않는다(Courtois, 2003; Courtois & Gold, 2009; DePrince & Newman, 2011). 증가하는 예비 전문가 및 전문가 교육 훈련 자료들의 이용 가능성에 따라(예, www.nctsnet.org, www.istss,org, www.apatraumadivision.org, www.isstd.org, 혹은 www.ncptsd,org 참고), 상황은 점차 개선되고 있다. 예비 전문가 및 전문가 훈련 커리큘럼이 외상, PTSD, 해리, 복합 외상 스트레스 장애들 및 이러한 것들에 대한 평가와 치료를 체계적으로 다룰 때까지, 치료사들은 지속적인 전문 연구 과정들(계속 교육을 포함하여), 초점을 맞춘 자기 연구 및 자료 조사(전문 기관들이 출판하는 치료 가이드라인들과 모범 수행 설명들에 대한 숙지를 포함하여; Forbes 외, 2010), 자문 및 지도를 통해 이러한 외상 후 조건들을 치료하는데 있어 필요한 지식을 얻고, 역량을 발전시키기 위한 다른 방법들을 찾아야 한다.

표 3.2 상담자 윤리에 대한 비전문가 가이드: 전문 상담자들의 윤리적 진료에 대해 알아야 하는 것들

ACA 관리 위원회에 의해 승인됨, 1999년 10월
실행계획 업데이트, 2009년 5월

내담자들은 자신들이 치료 서비스를 추구하는 전문 상담자와 관련된 결정을 내릴 때, 자신들이 기대할 수 있는 표준 진료 방식 및 절차들이 존재한다는 것을 알아야 한다. 이러한 많은 진료 방식 및 절차들은 전문 상담자가 준수해야 하는 윤리 규약인 미국 상담 협회(American Counseling Association-ACA)의 2005 윤리 규약에 의해 주도된다. 이 문서는 특히 고객인 내담자와 관련된 일부 강조점들을 제시한다. 내담자는 자신의 전문 상담자에게 ACA 2005 윤리 규약의 전체 사본을 요구할 권리를 갖는다. 다음은 내담자가 전문 상담자로부터 기대해야 하는 이러한 방식 및 절차들의 일부를 강조할 것이다.

기대해야 하는 것들

- 전문 상담자는 자신의 자격 및 전문지식 분야들에 대해 설명할 것이다.
- 전문 상담자는 특히 연령, 피부색, 문화, 장애, 민족 집단, 성별, 인종, 종교, 성적 지향, 혼인 상태, 혹은 사회경제적 지위와 관련하여 존중과 존엄을 가지고 치료할 것이다.
- 전문 상담자는 내담자가 받게 될 모든 상담 서비스들의 목표, 목적, 기법, 절차, 제약, 잠재적 위험, 혜택들에 대한 정보를 제공할 것이다. 내담자는 이러한 정보를 문서로 요청할 수 있다.
- 전문 상담자는 비밀보장, 프라이버시, 정보 공개의 사안들에 대한 정보를 제공하고, 이와 관련된 논의를 할 기회를 제공할 것이다. 상담자는 또한 비밀보장의 제약들에 대한 정보를 제공할 것이다.
- 전문 상담자는 상담 관계에 돌입하기 전에 치료 서비스와 관련된 모든 치료비 협약들에 대한 정보를 제공할 것이다. 내담자는 이러한 정보를 문서로 요청할 수 있다.
- 전문 상담자는 필요한 경우, 적절한 대안 치료 서비스 준비를 지원할 것이다. 이러한 준비들은 치료 중단, 후속 치료, 의뢰에 따라 필요할 수 있다.
- 요청되는 치료 서비스 및 받게 되는 서비스들과 관련하여 질문이나 우려가 발생하는 경우, 즉시 이러한 것들을 전문 상담자와 논의해야 한다. 이러한 질문에 답을 얻지 못하거나, 해결책에 도달하지 못하는 경우, 자문 및 상담을 위해 1-800-347-6647, X314, 혹은 ethics@counseling.org를 통해 ACA에 전화를 하거나, 연락할 수 있다.

참고. 2010년 10월 26일에 다음에서 검색됨.
www.counseling.org/Resources/CodeofEthics/TP/Home/CT2.aspx.

표 3.3 미국 결혼 및 가족 치료 협회의 윤리 규약 발췌

원칙 I
내담자들에 대한 책임

결혼과 가족 치료사들은 가족들과 개인들의 행복을 발전시킨다. 이들은 자신들의 지원을 추구하는 개인들의 권리들을 존중하며, 이들에 대한 치료 서비스들이 적절하게 사용되도록 보장하기 위해 합당한 노력을 기울인다.

1.1 결혼과 가족 치료사들은 인종, 연령, 민족성, 사회경제적 지위, 장애, 성별, 건강 상태, 종교, 국적 및 성적 지향을 기준으로 어떤 차별도 없이, 개인들에게 전문적 지원을 제공한다.

1.2 결혼과 가족 치료사들은 치료 및 관련된 절차들에 대해 가능한 치료 관계 초기에 정보에 입각한 적절한 동의서를 받을 것이며, 내담자들이 타당하게 이해할 수 있는 언어를 사용할 것이다. 정보에 입각한 동의서의 내용은 내담자와 치료 계획들에 따라 다를 수 있다. 그러나 정보에 입각한 동의서는 일반적으로 내담자와 관련하여 다음을 필요로 한다.: (a) 동의학 능력을 가지고 있다. (b) 치료 과정 및 절차들과 관련된 주요한 정보에 대해 적절하게 정보를 제공 받았다. (c) 아직 존재하지 않지만, 일반적으로 인정되는 표준들에 따라 치료의 잠재적 위험 및 혜택들에 대해 적절하게 정보를 제공 받았다. (d) 부당한 영향력 없이 자유롭게 동의를 표명했다. (e) 적합하게 문서화된 동의서를 받았다. 개인들이 연령, 혹은 혼인 상태로 인해 법적으로 정보에 입각한 동의를 제공할 수 없는 경우, 결혼과 가족 치료사들은 대체 동의가 합법적으로 허용 가능한 경우, 법적으로 권한을 가진 인물에게서 정보에 입각한 허가서를 받았다.

1.3 결혼과 가족 치료사들은 내담자들과 관련하여 자신들의 영향력 있는 위치에 대해 인식하고 있으며, 이러한 내담자들의 신뢰와 의존성을 이용하지 않는다. 따라서 치료사들은 전문적 판단을 저해하거나, 부당한 이용의 위험을 증가시킬 수 있는 내담자와의 다중 관계 및 상황들을 피하기 위해 모든 노력을 다 한다. 이러한 관계들은 내담자, 혹은 내담자의 직계 가족과 사업 및 개인적으로 긴밀한 관계들을 제한 없이 포함한다. 상황 및 다중 역할들로 인해 저해 및 부당한 이용의 위험이 존재하는 경우, 치료사들은 적절한 예방조치들을 취한다.

1.4 내담자와의 성적 친밀감은 금지된다.

1.5 이전 내담자들과의 성적 친밀감은 피해를 줄 수 있으며, 따라서 치료 중단 이후, 혹은 마지막 전문적 접촉 이후 2년 동안 금지된다. 내담자들의 신뢰와 의존성을 부당하게 이용하는 것을 피하려는 노력에서, 결혼과 가족 치료사들은 치료 중단 이후, 혹은 마지막 전문적 접촉 이후 2년 후에도 이전 내담자들과 성적 친밀감을 맺지 않도록 해야 한다. 치료 중단 이후, 혹은 마지막 전문적 접촉 이후 2년 동안 치료사들이 이전 내담자들과 성적 친밀감을 맺은 경우, 이전 내담자 및 내담자의 직계 가족에 대한 어떤 부당한 이용이나 피해도 없었음을 입증해야 하는 부담이 치료사에게 가게 된다.

1.6 결혼과 가족 치료사들은 비윤리적 행위에 대한 보고와 관련하여 해당 법들을 준수해야 한다.

1.7 결혼과 가족 치료사들은 추가적으로 자기 자신의 이익을 위해 내담자들과의 전문적 관계를 이용하지 않는다.

1.8 결혼과 가족 치료사들은 내담자들의 결정권을 존중하고, 이들이 이러한 결정들의 결과들을 이해하도록 돕는다. 치료사들은 내담자들이 동거, 결혼, 이혼, 별거, 화해, 양육권, 방문권 같은 관계들과 관련된 결정들을 내리는데 있어 책임을 갖도록 이들에게 명확하게 자문한다.

표 3.3 *(계속)*

1.9 결혼과 가족 치료사들은 오직 내담자들이 관계로부터 도움을 받고 있다는 것이 합당하게 명확한 경우에만 치료 관계를 지속한다.

1.10 결혼과 가족 치료사들은 치료사가 적합한 이유들로 인해 전문적 도움을 제공할 수 없거나, 제공할 의지가 없는 경우, 다른 치료 서비스들을 받을 수 있도록 개인들을 지원한다.

1.11 결혼과 가족 치료사들은 이러한 치료의 지속을 위한 합당한 준비들을 하지 않은 채, 내담자들을 유기하거나, 방임하지 않는다.

1.12 결혼과 가족 치료사들은 영상 녹화, 오디오 녹음, 혹은 제 3자 관찰을 허용하기 전에 내담자들로부터 정보에 입각한 문서 동의서를 받는다.

1.13 결혼과 가족 치료사들은 제 3자의 요청에 따라 개인이나 실체에 서비스들을 제공하는 것에 합의함에 따라, 서비스 초기에 실행 가능한 정도로, 각 당사자와의 관계 특성 및 비밀보장의 제한들에 대해 명확히 한다.

원칙 Ⅱ
비밀보장

결혼과 가족 치료사들은 치료 관계에 있는 내담자가 한 명 이상일 수 있기 때문에 고유한 비밀보장 문제들을 갖게 된다. 치료사들은 각 개별 내담자의 비밀들을 존중하고, 보호해야 한다.

2.1 결혼과 가족 치료사들은 전문적 접촉들에서 가능한 초기에 내담자들 및 다른 관련 당사자들에게 비밀보장의 특성과 내담자들의 비밀보장 권리들의 잠재적 제약들에 대해 공개한다. 치료사들은 비밀정보가 요청될 수 있는 경우와 비밀 정보의 공개가 법적으로 요구될 수 있는 경우에 대해 내담자들과 검토한다. 상황들은 반복된 공개들을 필요로 할 수 있다.

2.2 결혼과 가족 치료사들은 문서 허가 및 권리포기의 경우, 혹은 법에 의해 명령되거나, 허용되는 경우를 제외하고, 내담자 비밀정보들을 공개하지 않는다. 구두 허가는 응급 상황들을 제외하고, 법에 의해 금지되지 않는 이상 충분하지 않을 것이다. 부부, 가족 및 집단 치료를 제공할 때, 치료사는 각 개별 결정권자로부터 권리포기 실행에 대한 문서 허가서 없이는 치료 맥락 이외에서 정보를 공개하지 않는다. 부부, 가족, 혹은 집단 치료의 맥락에서, 치료사는 특정 개인의 비밀정보들을 해당 개인의 사전 문서 허가 없이 내담자인 다른 개인들에게 밝힐 수 없다.

2.3 결혼과 가족 치료사들은 오직 문서 권리포기를 2.2절에 따라 받은 경우, 혹은 내담자 신원과 비밀을 보호하기 위해 적합한 조치들이 취해진 경우에만 내담자 및 임상 소재들을 교육, 집필, 컨설팅, 연구 및 대중 발표에서 사용한다.

2.4 결혼과 가족 치료사들은 비밀보장을 유지하는 방식으로, 해당 법과 전문 표준들에 따라, 내담자 기록들을 보관하고, 보호하고, 폐기한다.

2.5 치료사가 이사를 하고, 폐업하거나, 혹은 치료사가 사망하는 경우, 이후 결혼과 가족 치료사는 비밀보장을 유지하고, 내담자들의 복지를 보호하는 방식으로 내담자 기록들을 보관, 이전, 혹은 폐기하기 위한 준비를 한다.

표 3.3 *(계속)*

2.6 결혼과 가족 치료사들은 동료 및 의뢰 출처들과 협의할 때, 내담자, 연구 참여자, 감독자 및 비밀 관계를 가진 다른 사람의 사전 문서 동의를 얻지 않는 이상, 내담자, 연구 참여자, 감독자 및 비밀 관계를 가진 다른 사람의 신원확인을 초래할 수 있는 비밀 정보를 공유하지 않는다. 정보는 오직 협의에 필요한 정도로만 공유될 수 있다.

원칙 Ⅲ
전문적 역량과 완결성

결혼과 가족 치료사들은 높은 수준의 전문적 역량과 완결성을 유지한다.

3.1 결혼과 가족 치료사들은 새로운 발전들에 대한 지식을 추구하고, 교육, 훈련, 혹은 지도 경험을 통해 결혼과 가족 치료에 대한 역량을 유지한다.

3.2 결혼과 가족 치료사들은 적용되는 법, 윤리 및 전문적 표준들에 대한 충분한 지식을 유지하고, 이러한 것들을 준수한다.

3.3 결혼과 가족 치료사들은 업무 성과 및 임상적 판단을 저해할 수 있는 자신의 개인적 문제들이나 갈등들에 대해 적절한 전문적 지원을 추구한다.

3.4 결혼과 가족 치료사들은 업무 성과 및 임상적 판단을 저해할 수 있는 이해 상충을 만들어내는 서비스들은 제공하지 않는다.

3.5 결혼과 가족 치료사들은 발표자, 교사, 감독자, 컨설턴트, 연구자들로서, 높은 수준의 학문에 전념하고, 정확한 정보를 제시하고, 잠재적 이해 상충을 공개한다.

3.6 결혼과 가족 치료사들은 정확하고, 적합한 임상 및 재무 기록들을 유지한다.

3.7 전문 분야들에서 새로운 기술들을 개발하면서, 결혼과 가족 치료사들은 자신의 업무 역량을 보장하고, 내담자들이 잠재적 피해를 입지 않도록 보호하기 위한 조치들을 취한다. 결혼과 가족 치료사들은 오직 적합한 교육, 훈련, 지도 경험을 쌓은 이후에만 낯선 전문 분야들을 수행한다.

3.8 결혼과 가족 치료사들은 내담자들, 학생들, 훈련생들, 지도를 받는 사람들, 직원들, 동료들, 혹은 연구 피험자들에 대한 성적 및 기타 형태의 추행을 하지 않는다.

3.9 결혼과 가족 치료사들은 내담자들, 학생들, 훈련생들, 지도를 받는 사람들, 직원들, 동료들, 혹은 연구 피험자들을 부당하게 이용하지 않는다.

3.10 결혼과 가족 치료사들은 (a) 상당한 가치를 지닌 선물들이나, 혹은 (b) 치료 관계의 완결성 및 효능을 저해하는 선물들을 내담자들에게 제공하거나, 내담자들로부터 받지 않는다.

3.11 결혼과 가족 치료사들은 자신들의 역량이 인정되는 경계를 넘어서는 문제들을 진단하거나, 치료하거나, 자문하지 않는다.

3.12 결혼과 가족 치료사들은 자신의 임상 및 연구 발견들의 왜곡 및 남용을 방지하게 위해 노력한다.

표 3.3 *(계속)*

3.13 결혼과 가족 치료사들은 타인들의 삶에 영향을 끼치고, 변화시키는 능력으로 인해, 증언 및 기타 공개 진술들을 통해 자신의 전문적 권장들과 의견들을 공개할 때 특히 주의를 기울인다.

3.14 이해 상충을 피하기 위해, 미성년자, 혹은 양육권 및 방문권 행위들에 관련된 성인들을 치료하는 결혼과 가족 치료사들은 또한 미성년자의 양육, 거주 및 방문에 대한 재판과 관련된 평가를 수행할 수 없다. 미성년자를 치료하는 결혼과 가족 치료사들은 비밀보장을 위반하지 않는 한, 법원 및 평가를 수행하는 정신 건강 전문가에게 결혼 및 가족 치료사로서 결혼 및 가족 치료사의 관점에서 미성년자에 관한 정보를 제공할 수 있다.

3.15 결혼과 가족 치료사들은 다음의 경우 본 규약을 위반하는 것이며, 회원 탈퇴 및 다른 적절한 조치의 대상이 될 것이다.; (a) 중범죄에 대해 유죄 판결을 받는다. (b) 자격 및 역할과 관련된 경범죄에 대해 유죄 판결을 받는다. (c) 중범죄 및 자격이나 역할과 관련된 경범죄 유죄 판결을 초래할 수 있는 행위에 가담한다. (d) 다른 전문 기관에 의해 퇴출되거나, 징계를 받는다. (e) 면허 및 인증서가 규제 기관들에 의해 보류되거나, 철회되거나, 혹은 달리 징계를 받는다. (f) 신체적, 혹은 정신적 원인들, 또는 알코올 및 기타 약물 남용에 의해 저해되었기 때문에 더 이상 결혼 및 가족 치료를 수행할 역량이 없음에도, 계속해서 가족 및 결혼 치료를 수행한다. (g) 윤리적 이의제기가 제출된 초기부터 해당 이의제기와 관련된 모든 절차들이 완료될 때까지 언제든 협회에 협력하지 않는다.

원칙 Ⅶ
치료비 협약

결혼과 가족 치료사들은 합당하게 이해 가능하고, 용인되는 전문 수행들을 준수하는 내담자들, 제 3의 지불인들, 감독 대상자들과 치료비 협약들을 체결한다.

7.1 결혼과 가족 치료사들은 뇌물, 리베이트, 보너스 및 기타 의뢰에 대한 보수를 제의하거나, 받지 않는다. 각 치료 서비스 별 지불(행위별 수가)은 금지된다.

7.2 치료 및 감독 관계에 돌입하기 전, 결혼과 가족 치료사들은 내담자 및 감독 대상자들에게 다음을 명확히 공개하고, 설명한다.: (a) 취소 및 약속을 놓치는 것에 대한 수수료를 포함하여 전문 서비스들과 관련된 모든 치료비 협약들과 비용들, (b) 징수 기관 및 미지불에 대한 법적 조치의 사용, (c) 지불이 제 3 지불인에 의해 거부되는 경우, 법이 허용하는 정도로, 내담자에게서 지불을 받는 절차. 일단 서비스들이 시작되면, 치료사들은 비용 및 기타 수수료의 변화들에 대해 합당한 통지를 제공한다.

7.3 결혼과 가족 치료사들은 미지불 잔액이 있는 내담자들에게 대행 기관 및 법적 상환 청구에 의한 징수 추진 의도에 대해 합당한 통지를 제공한다. 이러한 조치가 취해지는 경우, 치료사들은 임상 정보를 공개하지 않을 것이다.

7.4 결혼과 가족 치료사들은 제공되는 서비스들과 관련하여, 내담자들, 제 3의 지불인들, 감독 대상자들에게 진실하게 사실들을 진술한다.

7.5 결혼과 가족 치료사들은 제공되는 서비스의 대가로 내담자들에게서 재화 및 용역을 받는 것을 삼간다. 전문 서비스들의 교환은 오직 다음의 경우에 수행될 수 있다.: (a) 감독 대상자 및 내담자가 요청하는 경우, (b) 관계가 부당한 이용이 아닌 경우, (c) 전문적 관계가 왜곡되지 않은 경우, (d) 명확한 계약서가 수립된 경우.

표 3.3 *(계속)*

7.6 결혼과 가족 치료사들은 법이 달리 제시하는 바를 제외하고, 단지 과거 서비스들에 대한 지불을 받지 못했다는 이유로, 내담자의 치료에 요청되고, 필요한 자신이 직접 통제하는 기록들을 거부할 수 없다.

원칙 VIII
광고

결혼과 가족 치료사들은 대중, 의뢰 출처들, 혹은 기타 개인들이 정보를 기반으로 전문적 서비스들을 선택할 수 있도록 하는 정보활동들을 포함하여, 적합한 정보활동들에 참여한다.

8.1 결혼과 가족 치료사들은 자신의 역량, 교육, 훈련 및 결혼과 가족 치료 수행에 관련된 경험에 대해 정확하게 진술한다.

8.2 결혼과 가족 치료사들은 특정 미디어(안내 책자, 발표, 명함, 신문, 라디오, TV, 인터넷, 팩스 등)를 통한 광고와 출판이 대중이 전문적 서비스들에 대해 적합한 선택을 내리는데 필요한 정보를 전달하도록 보장한다. 정보는 다음을 포함할 수 있다.: (a) 이름, 주소, 전화번호, 신용카드 허용 여부, 비용, 사용 언어, 영업시간과 같은 사무 정보, (b) 임상 자격 학위(8.5 참고), (c) 기타 학위(8.5 참고)와 주 및 지방 면허나 증서들, (d) AAMFT 임상 회원 지위, (e) 수행에 대한 기술.

8.3 결혼과 가족 치료사들은 대중이 해당 이름 아래에서 수행하는 사람들의 신원, 책임, 출처 및 지위와 관련하여 오해할 수 있는 이름들을 사용하지 않는다. 그리고 스스로를 소속되지 않은 회사의 파트너 및 동료로 내세우지 않는다.

8.4 결혼과 가족 치료사들은 허위, 사기, 호도 및 기만하는 진술 및 주장을 담는 특정 전문적 식별(명함, 사무실 간판, 편지 머리말 정보, 인터넷, 혹은 전화 및 협회 안내책자 목록 등)을 사용하지 않는다.

8.5 자신의 교육 자격을 진술하는데 있어, 결혼과 가족 치료사들은 오직 학위를 입증하는 것으로 다음을 열거하고, 주장한다.: (a) 미국 교육부에 의해 인정되는 지역 인가 출처들에 따라 인가 받은 기관들, (b) 주 및 지방에 의해 인정되는, 결혼 및 가족 치료사에게 면허를 주거나 인증하는 기관들, 혹은 (c) 동등한 해외 기관들.

8.6 결혼과 가족 치료사들은 가능할 때마다, 치료사의 자격, 서비스, 생산물들과 관련하여 타인들에 의해 이루어진 허위, 호도하는, 혹은 부정확한 정보와 진술들을 수정한다.

8.7 결혼과 가족 치료사들은 자신의 직원 및 감독 대상자들의 자격이 허위, 호도 및 기만하지 않는 방식으로 진술되도록 해야 한다.

8.8 결혼과 가족 치료사들은 적합한 교육, 훈련 및 지도 경험을 갖지 않은 이상, 스스로에 대해 전문서비스를 제공하는 것으로 진술하지 않는다.

참고. 2010년 10월 26일에 다음에서 검색됨. www.aamft.org/resources/irm_plan/ethics/ethicscode2001.asp

표 3.4 심리학자들에 대한 미국 심리학 협회의 윤리 원칙들과 행위 규약 발췌

일반 원칙들

이 섹션은 일반 원칙들로 구성된다. 일반 원칙들은 윤리 기준과 반대로, 특성상 지향적이다. 이러한 원칙들의 의도는 직업의 매우 높은 윤리 이상들을 향해 심리학자들을 인도하고, 영감을 불어넣는 것이다.

원칙 A: 선행과 악행 금지

심리학자들은 자신들이 치료하고, 돌보는 사람들에게 어떤 피해도 입히지 않고 혜택을 주고자 노력한다. 전문적 행위들에서, 심리학자들은 자신들이 전문적으로 상호작용하는 사람들과 기타 영향을 받는 사람들의 복지 및 권리들, 그리고 연구 피험자인 동물들의 복지를 보호하고자 추구한다. 심리학자들의 의무 및 관심사에서 상충이 발생하는 경우, 피해를 피하거나, 최소화하는 책임지는 방식으로 상충들을 해결하고자 시도한다. 심리학자들의 과학적, 전문적 판단들과 행위들은 타인들의 삶에 영향을 끼칠 수 있기 때문에, 이들은 자신들의 영향력을 남용하도록 이끌 수 있는 개인적, 경제적, 사회적, 조직적, 혹은 정치적 요인들을 경계하고, 조심한다. 심리학자들은 자신의 신체적, 정신적 건강이 치료 받는 사람들을 돕는 자신의 능력에 기치는 잠재적 영향에 대해 인식하고자 노력한다.

원칙 B: 충실함과 책임

심리학자들은 자신들이 치료하는 사람들과 신뢰의 관계를 수립한다. 이들은 자신들이 일하는 사회와 특수 공동체들에 대한 자신의 전문적, 과학적 책임들을 인식한다. 심리학자들은 전문적 행위 기준들을 준수하고, 전문적 역할과 의무들을 명확히 하며, 자신의 행동에 대한 적절한 책임을 받아들이고, 부당한 이용 및 피해를 초래할 수 있는 이해 상충을 관리하고자 추구한다. 심리학자들은 자신들이 치료하는 사람들의 최상의 이익을 위해 필요한 정도로, 다른 전문가들 및 기관들과 협의하고, 이들에 의뢰하거나, 이들과 협력한다. 이들은 동료들의 과학적, 전문적 행위의 윤리적 준수에 대해 관심을 갖는다. 심리학자들은 보상이나 개인적 이득 없이 자신의 전문적 시간 일부를 기여하고자 노력한다.

원칙 C: 완결성

심리학자들은 심리학 학문, 교육, 수행에서 정확성, 정직성, 진실성을 촉진하고자 추구한다. 이러한 활동들에서 심리학자들은 사실을 훔치고, 속이거나, 사실에 대한 허위, 속임수 및 의도적인 허위 진술에 가담하지 않는다. 심리학자들은 약속을 지키고, 현명하지 않은, 혹은 명확하지 않은 약속들을 피하기 위해 노력한다. 혜택을 최대화하고, 피해를 최소화하기 위해 기만이 정당화될 수 있는 상황들에서, 심리학자들은 이러한 기술들의 필요성 및 잠재적 결과들과 이러한 기술들의 사용으로 발생하는 결과적 불신 및 기타 피해를 끼치는 효과들을 시정할 책임을 고려해야 할 중대한 의무가 있다.

원칙 D: 공정성

심리학자들은 공평성과 공정성은 모든 사람들에게 심리학의 기여에 접근하고, 이로부터 혜택을 얻고, 심리학자들에 의해 수행되는 과정, 절차 및 서비스들에서 동등한 질을 얻을 권리를 부여한다. 심리학자들은 자신들의 잠재적 편향, 역량 한계, 전문지식의 제약들이 불공정한 수행들을 초래하거나, 이를 묵과하지 않도록 보장하기 위해 합당한 판단들을 행사하고, 예방 조치들을 취한다.

표 3.4 *(계속)*

원칙 E: 사람들의 권리와 존엄성 존중

심리학자들은 모든 사람들의 존엄과 가치, 개인들의 프라이버시, 비밀보장, 자기 결정에 대한 권리들을 존중한다. 심리학자들은 취약함이 자율적 의사결정을 저해하는 개인들 및 공동체들의 권리와 복지를 보호하기 위해 특별한 보호 장치가 필요할 수 있다는 것을 인식한다. 심리학자들은 연령, 성별, 성 정체성, 인종, 민족, 문화, 국적, 종교, 성적 지향, 장애, 언어, 사회경제적 지위를 기반으로 한 차이들을 비롯하여, 문화적, 개인적, 역할 차이들을 인식하고, 이를 존중하며, 이러한 집단의 구성원들을 치료할 때 이러한 요인들을 고려한다. 심리학자들은 이러한 요인들을 바탕으로 한 편향들이 자신의 업무에 끼치는 효과를 제거하고자 노력하며, 이러한 편견들을 바탕으로 한 타인들의 활동들에 의도적으로 참여하거나, 이를 묵과하지 않는다.

참고. 2010년 10월 26일에 다음에서 검색됨. www.apa.ort/ethics/code/index.aspx?item=3.

자기 연구와 주기적인 계속 교육 세미나들은 필요한 지식과 기술들을 발전시키기에 최적의 방법들은 아니다. 이러한 부족함과 외상 과거를 가진 정신 건강 내담자들의 비율을 인식함에 따라, 여러 전문 기관들은 협력 직업들을 포함하여, 모든 주요 의학 및 정신 건강 직업들에 걸쳐, 전문 커리큘럼들에 외상 스트레스 장애의 이론, 연구, 평가, 치료를 다루는 교육과정들을 포함시키도록 요청하고 있다(Courtois, 2003; Courtois & Gold, 2009). 최소한 다섯 곳의 전문 기관들, 즉, 미국 심리학 협회, Division 56; 국제 외상 및 해리 연구 학회(International Society for Traumatic Stress Studies–ISSTD); 국제 외상 스트레스 연구 학회(International Society for Traumatic Stress Studies–ISTSS); 국립 아동 외상 스트레스 네트워크(National Child Traumatic Stress Network–NCTSN), 국립 사회복지사 협회(National Association of Social Workers–NASW)는 외상을 입은 개인들에게 필요한 전문적 역량들의 목록을 개발했으며, 현재 복합 외상 스트레스 장애들의 평가와 치료 가이드라인의 개발 과제가 구성원들(양 저자들을 포함하는)에게 위임된 연구 그룹들을 갖추고 있다.

치료사의 정서적 건강과 자기 조절

이 외에, 모든 치료사는 충분한 개인적 성숙함, 임상적 지혜, 효과적으로, 안전하게 심리 치료를 수행하기 위한 우수한 판단 능력을 발전시켜야 하며, 이는 특히 이러한 인구의 치료에 있어 중요한 것이다. 복합 외상 내담자들의 정서 조절장애와 불안정하고, 혼란스러운 애착

표 3.5 국립 사회복지사 협회의 윤리 규약 발췌

1996년 NASW 대표 의회에 의해 승인되고
2008년 NASW 대표 의회에 의해 개정됨.

사회복지사들은 내담자들과 함께, 이들을 대신하여 사회적 정의와 사회적 변화를 촉진한다. "내담자"는 개인, 가족, 집단, 기관 및 공동체들을 뜻하기 위해 포괄적으로 사용된다. 사회복지사들은 문화적, 민족적 다양성에 민감하며, 차별, 억압, 빈곤 및 기타 사회적 부당함의 형태들을 종식시키기 위해 노력한다. 이러한 활동들은 직접 수행, 공동체 조직, 감독, 상담 관리, 옹호, 사회적, 정치적 행위, 정책 개발 및 시행, 교육, 연구와 평가의 형태가 될 수 있다. 사회복지사들은 자신의 요구들을 다루는 사람들의 역량을 강화하고자 추구한다. 사회복지사들은 또한 개인들의 필요와 사회적 문제들에 대해 조직, 공동체 및 기타 사회단체들의 반응성을 촉진하고자 추구한다.

사회 복지 직업의 사명은 핵심 가치들에 뿌리를 두고 있다. 직업 경력 내내 사회복지사들에 의해 포용되는 이러한 핵심 가치들은 사회복지의 고유 목표 및 관점들의 토대이다.

다음의 광범위한 윤리 원칙들은 서비스, 사회적 정의, 개인의 존엄성과 가치, 인간관계의 중요성, 완결성, 역량의 사회 복지 핵심 가치들을 기반으로 한다. 이러한 원칙들은 모든 사회복지사들이 열망해야 하는 이상들을 제시한다.

가치: *서비스*

윤리 원칙: *사회복지사의 1차 목표는 빈곤한 사람들을 돕고, 사회 문제들을 다루는 것이다.*

사회복지사들은 자기 의도를 초월하여 타인들에 대한 서비스의 질을 올린다. 사회복지사들은 도움을 필요로 하는 사람들을 돕고, 사회 문제들을 다루기 위해 자신의 지식, 가치, 기술들을 기초로 한다. 사회복지사들은 상당한 재정적 이익에 대한 기대 없이, 자신의 전문적 기술 중 일부를 자발적 기여하도록 장려 받는다(공익을 위한 무료 서비스-pro bono service).

가치: *사회 공정성*

윤리 원칙: *사회복지사들은 사회적 부당함에 도전한다.*

사회복지사들은 특히 약자와 억압 받는 개인들 및 집단들을 대신하여, 사회적 변화를 추구한다. 사회복지사들의 사회적 변화 노력들은 주로 빈곤, 실업, 차별 및 기타 사회적 부당함의 형태들에 초점을 맞춘다. 이러한 활동들은 억압 및 문화적, 민족적 다양성에 대한 감수성과 지식 장려를 추구한다. 사회복지사들은 필요한 정보, 서비스, 자원들에 대한 접근, 기회의 평등, 모든 사람들에게 의사 결정에 의미 있는 참여를 보장하기 위해 노력한다.

표 3.5 *(계속)*

가치: *개인의 존엄성과 가치*

윤리 원칙: *사회복지사들은 개인의 본질적 존엄성과 가치를 존중한다.*

사회복지사들은 배려하고, 존중하는 방식으로 각 개인을 대우하며, 개별 차이들과 문화적, 민족적 다양성을 유념한다. 사회복지사들은 내담자들의 사회적으로 책임 있는 자기 결정을 장려한다. 사회복지사들은 자신의 필요들을 다루고, 변화시키는 내담자들의 능력과 기회를 강화하고자 추구한다. 사회복지사들은 내담자들과 더 넓은 사회에 대한 자신의 이중 책임에 대해 인지한다. 이들은 가치, 윤리 원칙, 직업의 윤리 기준들에 부합하는 사회적으로 책임 있는 방식으로 내담자의 이익과 더 넓은 사회의 이익 사이에 상충을 해결하고자 추구한다.

가치: *인간관계의 중요성*

윤리 원칙: *사회복지사들은 인간관계들의 중요성을 인식한다.*

사회복지사들은 사람들 사이에 관계가 변화의 중요한 동력이라는 것을 이해한다. 사회복지사들은 돕는 과정에서 사람들을 파트너로 참여시킨다. 사회복지사들은 개인들, 가족들, 사회집단들, 단체들, 공동체들의 행복을 증진하고, 회복하고, 유지하고, 강화하기 위한 의도적 노력에서 사람들 사이에 관계들을 강화하고자 추구한다.

가치: *완결성*

윤리 원칙: *사회복지사들은 신뢰 있는 방식으로 행동한다.*

사회복지사들은 직업의 사명, 가치, 윤리 원칙, 윤리 기준 및 방식에 대해 이러한 것들에 부합하는 방식에서 지속적으로 인식한다. 사회복지사들은 정직하고, 책임 있게 행동하며, 자신이 소속된 조직들의 부분에서 윤리적 방식들을 증진한다.

가치: *역량*

윤리 원칙: *사회복지사들은 자신의 역량 분야 내에서 수행을 하며, 전문적 지식을 발전시키고, 강화한다.*

사회복지사들은 자신의 전문적 지식과 기술들을 증대시키고, 이러한 것들을 수행에 적용하기 위해 끊임없이 노력한다. 사회복지사들은 직업의 지식 기반에 기여하려는 포부를 가져야 한다.

참고. 2010년 10월 26일에 다음에서 검색됨. www.naswdc.org/pubs/code/code.asp

은 타인들, 심지어 치료사들을 포함하는 지원 네트워크에 있는 사람들에게서 강한 정서적 반응들을 유발한다. 반응들은 동정심, 슬픔, 두려움, 죄책감에서부터 좌절, 조급함, 분노, 적대감, 혐오감 및 경멸에 이를 수 있다. 관련된 행위들은 한편으로 과도한 개입에서 다른 한편으로는 거부와 유기에 이를 수 있다. 또한 치료사들은 "이차적", 혹은 "간접적" 외상 및 역전이 반응들로 영향을 받게 된다. 실제로 치료사들은 자신의 전념으로 인해, 단지 인내하며, 포괄적인 정신적 지지를 제공하는 것뿐 아니라(예, "우선 피해를 입히지 않아야 한다는" 히포크라테스 선서), 내담자에게 정서적으로 사로잡히고, 반응하고, 동조하는 것으로 영향을 받을 수 있다. 공감과 동조는 정서적으로 사로잡히고, 과도하게 개입하는 것과 동일하지는 않지만, 최상의 본능, 훈련, 협의를 갖춘 치료사들조차 주요 외상 경험, 특히 대인관계에서 비롯된, 계획적인, 그리고 의도적으로 잔인하며, 모욕적인 경험들을 가진 내담자(혹은 한 명 이상)와 정기적으로 만나게 되는 경우 정서적으로 넘쳐나거나, 소모되는(혹은 둘 다) 자신을 발견하게 된다(Wilson & LIndy, 1994).

"인종, 피부색, 종교, 국적, 성별, 연령, 성적 지향, 혹은 장애 여부와 상관없이 양질의 정신 건강 및 약물 남용 치료 서비스들을 *모든* 개인들에게"(이탤릭체가 추가됨; 표 3.1 참고) 제공해야 하는 전문적 의무를 이행하기 위해, "정서 자기 조절에 대한 치료사의 전문 지식"(Ford, 2012), 정서적 건강, 성숙한 판단은 기술적, 임상적 전문 지식만큼 중요하다(Pope & Keith-Spiegel, 2008). 역량 있는 심리 치료를 제공하는데 있어 치료사의 자기 관리가 갖는 중요성에 대한 인식이 최근 들어 점차 증가하고 있다. 자기 관리 쟁점들을 다루고, 신입 및 경력 치료사에게 지침을 제공하는 다양한 계속 교육 세미나들과 교육과정들을 현재 이용할 수 있다(이 책에 대한 온라인 보충자료에서 치료사 자기 관리에 대한 자료들 참고). 이 외에, 치료사들은 전문적 분야의 윤리 기준, 원칙 및 지침들에 관한 정보를 충분히 제공받아야 한다(표 3.4와 3.5 참고).

앞선 단락에서 이탤릭체로 표기된 세 개의 핵심 단어들, 즉, *양질, 모든, 장애*의 세 단어들은 치료사의 자기 관리와 직접적으로 관련된다. 건강이 저해되었거나, 불안정한 치료사는 질에서 격차 없이 치료 서비스들을 제공할 수 없기 때문이다. 개인적 스트레스에 사로잡힌 치료사들이 고도로 숙련되고, 박식하며, 사려 깊을 수는 있지만, 주의, 공감, 혹은 기술적 정확성에서 필연적인 누락들 없이 완전한 치료 능력을 기울일 수는 없을 것이다. 어떤 치료사도 개인적, 전문적으로 상충하는 문제들에서 자유로울 수 없지만(일부는 삶의 이행, 혹은 삶의 위기를 수반할 수 있으며, 일부는 갑작스러운 발병을 수반할 수 있다), 신체적, 혹은 정서적 소진, 스트레스 및 우려, 과민함이나 좌절을 초래하는 개인적 문제들이 치료사의 주의와 정서적, 인지적 초점의 배경에 있는 것이 아니라 전면을 차지하는 경우 치료의 질은 악화된다. 이러한 조건들 하에서는, 경험을 갖추고 있으며, 충분히 훈련을 받은 치료사들일지라도 자기 자신의 개인적 문제들을 "촉발시키는" 개인적 특징 및 증상들을 가진 내담자들을 회피하거나, 혹은 과도하게 다가가게 되는 것이 당연하다. 불행히도 내담자에게 더 큰 문제가 되거나, 혹은 더 큰 문제를 안겨줄 수 있는 치료사의 문제는 필연적으로 치료에 큰 영향을 끼치고, 위협하게 되는 끝나지 않은 개인적 용무에 사로잡히는 것이다.

따라서 어떤 치료사도 개인적 스트레스와 문제들, 그리고 역전이 반응들에 면역이 생기지는 않지만, 치료사의 자기 관리는 전문적 삶과 개인적 삶 사이에 유지되는 균형에서부터 정서적 건강과 정서 자기 조절에 대한 개인적 전념을 통해 발전하고, 뒤따르게 된다. 복합 외상 관점을 바탕으로(단, 외상에서 건강한 개인적 성장과 발전의 변증법적 반대로 관점이 전환하는), 정서 자기 조절은 안정된 상호간의 정서적 애착을 토대로 하는 관계들에 대한 신뢰 있는 접근(그리고 관계의 진입)을 수반한다. 애착 안정성을 제공하고, 받기 위해, 치료사는 고통스러운 정서 상태들을 인식하고, 그 강도를 억제하고, 이러한 상태로부터 회복할 수 있어야 한다. 이러한 이유로 인해, 자기 관리는 정서적으로 회복되고, 활기를 되찾는 관계 맺기와 또한 타인들과의 지원적 연결들을 수반하는 전문적 삶으로서, 치료사가 개인적 삶을 발전시키는 것을 포함한다. 관계들은 친밀감, 지속적 우정, 가족 유대, 여가와 사교 및 사회 활동 참여를 포함하여 신체적, 정서적 육성을 제공한다. 반응적 치료 방식의 제공에서 효과적인 개입의 핵심은 이러한 활동들이 부분적으로 치료사의 정신적 건강 및 정서 자기 조절을 바탕으로 한다는 것이다(이 주제에 대한 더 많은 내용이 9장과 10장에서 논의된다).

정서 자기 조절 관점에 부합하여, 치료사들은 내담자들이 과거 외상 경험들을 상기하도록 지원하기 전에 정서 조절 기술들에 대해 세심하게 내담자들을 준비시키는 것이 타당하다. 이러한 준비는 내담자들이 심각한 고통의 감정들 및 관련된 인지와 행동들에 직면했을 때조차(예, 해리 및 자해 충동; 8장과 9장 참고) 정서적 균형과 희망을 유지하거나, 되찾을 수 있도록 기술 및 자원들을 강화하거나, 이러한 기술 및 자원들에 더 신뢰 있게 접근하도록 돕는 것을 포함한다.

치료사들은 자신이 기술적으로 얼마나 잘 준비되어 있는지와 상관없이, 내담자가 경험한 것을 들을 때 광범위한 정서적 반응들을 갖게 될 가능성이 크다. 간혹 직접적이지 않으며(오직 경미하게 고통스러워하며, 높은 기능성을 가진 것으로 보인 초기 치료시간에 도리스의 경우처럼), 다른 경우에는 오직 간접적이거나(정서적 필요 및 고통에 대한 헥터의 강한 부인의 경우처럼), 혹은 추론(심각한 해리성 고립의 삽화들을 포함하여, 도리스와 헥터가 정서적 무감각과 공허함을 느꼈을 때의 경우처럼)에 의한 것이기는 하지만, 내담자의 고통은 거의 항상 감지되며, 이는 내담자 외상 과거의 세부내용들이 알려지지 않거나, 오직 부분적으로만 공개되는 경우에도 마찬가지이다.

얇은 베일에 가린, 혹은 부인되는 정서적 고통과 고립되고/무시되는 관계 방식은 적어도 가장 강렬한 형태의 직접적 감정 표현만큼, 그리고 간혹 그 이상으로 상기시킬 수 있다는 것을 주목할 필요가 있다. 이는 비언어적으로 표현되는 말 없는 공포, 분노, 슬픔, 자기혐오, 수치심, 혹은 죄책감의 저류가 언어적 표현들보다 훨씬 더 이해하기 어렵기 때문이다. 이 외에, 조용한 내담자는 억제하고, 저항하고, 회의적인 것으로, 혹은 분개 및 기타 부정적 반응들을 유발하는 방식으로 치료사를 "인질로" 붙잡고 있는 것처럼 경험될 수 있다. 내담자가 처음 말을 시작하기 전에 관계 및 기타 형태의 외상이 시작되는 것은 드문 일이 아니기 때문에, 내담자가 말로 표현하지 못하는 것일 수 있다. 정서들, 혹은 이러한 정서들을 기술하는 단어들에 대한 접근 결여는 감정표현불능증(alexithymia)으로 알려져 있으며, 이는 외상에 대한 흔한 반응이다. 대신 내담자가 가지고 있을 가능성이 높은 것은 치료사가 이해하고, 말로 옮기고자 추구하는 신체 감각, 행동, 해리 및 관계 발현들로, 이러한 것들을 이해하고, 말로 옮기는 과정은 힘든 노력과 집중적 초점을 수반하는 과정이다.

이러한 식으로, 심리 치료는 말로 표현되지 않는 정서적 고통 및 상태들을 더 분명한 경계를 가진, 관리 가능한 형태의 말과 의식적 생각들, 즉, 좌뇌의 기능으로 옮기는 과정으로서 이해될 수 있다. 복합 발달 외상의 치료는 정서적으로 현재에 머무르며, 도움을 줄 수 있고, 동시에 자신의 내적 정서 반응들이 여과되지 않은 채로 내담자에게 전달되지 않도록 이러한 정서 반응들을 처리할 수 있는 능력을 가진 치료사를 필요로 한다(Pearlman & Courtois, 2005). 현재의 치료는 미미하게 효과적이었거나, 효과가 없었던 치료의 장기적인 이력을 가지고 있는 경우 추가적으로 복잡해질 수 있다. 치료사들은 이러한 내담자들에게 주의를 기울이는 관계적 어려움들과 고통스러운 소재를 다루기에 충분한 정서적 성숙함과 자비심을 가지고 있어야 한다.

이러한 문제들을 예상하는 훈련을 받지 않은 치료사들은 전이, 역전이, 실연, 재연들과 다른 경우라면 하지 않았을 치료 실수들을 초래하는 자기 자신의 간접적인 외상 반응들을 다루는데 있어 큰 어려움을 겪을 수 있을 것이다(Pearlman & Caringi, 2009). 또한 제대로 준비하지 못했거나, 부적절하게 훈련을 받은, 혹은 미성숙한 치료사가 내담자에게 과도하게 개인적으로 개입하고, 쏟아 붓거나, 너무 많은 것을 하게 되는 것은 이상한 일이 아니다(이러한 과정은 터커스(Turkus)에 의해 "간접적 방종(vicarious indulgence)"으로 명명되었다

[개인 서신, 2008]). 이처럼 빈번하게 역효과를 낳는 행동들은 돌보지 않거나, 관리되지 않는 경우, 치료사들이 분개심, 좌절감, 실망감, 의기소침, 그리고 내담자에 대한 분노를 갖게 되거나, 혹은 과거 문제들의 해결보다는 불행히도 재 외상을 초래하는 다른 방식들로 계속해서 내담자와 동화되고, 내담자를 과도하게 만족시키려 하는 것을 초래할 수 있다. 이러한 반응은 종종 성적 일탈을 포함하여, 경계를 넘는 행위들의 원인이 된다.

또 다른 고전적 격언인 "의사여, 자신부터 고쳐라"는 또한 치료사의 정신적 건강과 정서 조절에 함축되어 있다. 이러한 경우, 많은 치료사들이 전문적, 개인적으로 유용하다는 것을 발견하기는 하지만, "치유"가 반드시 개인 치료의 완전한 과정을 뜻하는 것은 아니다. 개인 치료는 "치료를 받는 쪽에서" 1인칭 경험을 제공하며, 이는 또한 공감하는 능력을 고조시킬 수 있다. 물론 치료사의 개인 치료에서부터 특정 내담자의 치료가 갖는 문제들과 반응들을 과도하게 일반화시키지 않는 것이 중요하다. 그러나 이는 가장 높은 수준으로 기능하거나, 가장 계몽된 치료사에게조차 혼란스럽고, 복잡하고, 다루기 힘들고, 불쾌할 수 있는 정서들에 직면하고, 이러한 정서들과 싸우고, 받아들이고자 노력하는 생생한 경험을 제공할 수 있다. 이러한 식으로, 개인 치료는 정서적으로 자기 조절하는 법, 즉, 문제가 되는 자기 자신의 해결되지 않은 정서적 문제를 인식하고, 능동적으로 다루며, 이로부터 회복되는(피하거나, 미루는 대신) 방법을 배우는 도전을 직접적으로 경험하는 방법이 될 수 있다.

개인 치료는 치료사들에게 있어 자신의 정서적 자기 조절 기술들을 강화하거나, 정교화하는 유일한 방법은 아니다. 현재, 광범위한 주제들을 다루는 수많은 훈련 자원들을 이용할 수 있다. 최근 들어 기하급수적으로 증가한 웹 기반 훈련 프로그램들과 지도들은 선택 폭을 넓히고 있다. 심리 치료에 대한 정서 조절 접근을 기반으로 하는 치료 훈련과 지도 및 상담은(예, Ford, 2012; Fisher & Ogden, 2009; Ogden & Fisher, 2013; Fosha, Paivio, Gleiser, & Ford, 2009; Johnson, 2002; Paivio & Pascual-Leone, 2010 참고) 내담자들에 대한 정서 조절 전략들을 실행하면서, 배움을 비롯하여 피드백과 지침을 얻을 수 있는 기회를 제공할 수 있다.

치료사의 지혜와 판단

복합 외상 내담자들을 치료하는 치료사들은 빈번하게 다른 집단들을 다룰 때에는 필요하지 않은 결정들과 판단들을 내려야 한다. 이들은 언제 경계를 지켜야 하는지, 그리고 더 문제 해결이 가능하고, 유연한 접근을 취해야 하는 때는 언제인지 질문을 하는 스스로를 발견하게 된다. 다른 문제들처럼, 올바른 답이나, "모든 것에 두루 적합한 하나의 해결책"은 존재하지 않는다. 치료사들은 시간이 흐름에 따라, 그리고 탐구와 관점을 위한 지원 체계로서 권장되는 지속적이거나, 삽화적인 감독 및 상담에 따라 성숙함과 기술을 습득하게 된다. 지혜는 반드시 배우게 되는 것이 아니라, 대신 반복적으로 유사한 상황들의 다양한 변형들을 경험하고, 다루어야 하는 것에서 발전하는 것이다. 동료들에 의해 현명하다고 평가된 치료사들에 대한 최근 설문조사는(Levitt, 2011) 이러한 치료사들 사이에서 공통된 주제를 확인시켜주었다.: 바로 내담자들의 경험들을 이해하고자 추구함으로써 공감을 달성하려는 노력과 준거 기준이었다. 지혜의 심리생물학에 대한 연구(Meeks & Jeste, 2009)를 바탕으로, 포드(Ford, 2012)는 심리 치료적 지혜는 (1) 내담자가 자신의 정신 과정들("정신화(mentalization)"; Allen, Fonagy, & Bateman, 2008)을 공감적으로 관찰하고, 이해하는 것을 가능하게 하고, (2) 자기 자신의 정서를 조절하기 위해 동일한 체계와 기술들을 사용하는 이중 의무에서 나온다고 제시한다. 따라서 치료적 지혜는 호기심, 결단력, 존중, 겸손, 그리고 "말을 잘하는 것"(즉, 내담자가 모든 것을 하는 동안 옆에서 설교, 강연 및 응원을 하는 것)보다 실제 "행동으로 보여주는"(즉, 자신의 정서 조절과 적극적 참여에 대해 책임을 지며, 과거와 현재에 내담자의 경험에 대해 이해하고자 노력하는 것) 완결성과 같은 특징들을 포함한다.

정보에 입각한(그리고 권한이 부여된) 동의와 거부

내담자들은 치료비와 자신의 보험 및 기타 의료 급여들의 이용 여부나 방법을 포함하여, 치료에서 자신들에게 무엇이 요구되는지, 그리고 무엇이 제공되는지 알 권리를 가지고 있다(표 3.1에서 건강 급여에 대해 알 권리, 계약상 제약들, 청구와 불만, 동등성, 차별, 급여 이용 및 급여 설계 섹션들 참고). 이들은 또한 자신들이 치료 및 치료 제공자들에 대해 갖는 선택들과 치료 선택들을 결정하는데 있어 자신과 자신의 지원자들이 갖는 권리들에 대한 정보를 제공 받아야 한다(표 3.1, 선택, 치료 결정, 치료 검토 섹션들). 치료 시작부터, 치료 과정 내내, 사용되는 접근 및 전략들, 치료 관계의 변수들, 그리고 치료에 관한 문제들을 치료사 및 외부 도움 출처들에 환기시킬 수 있는 방법에 대해 내담자들이 자문을 받으며, 내담자들과 치료사들은 협력적 치로 계획에 참여하게 된다. 예를 들어, 표 3.2는 새로운 내담자들에게 치료사와 전문적 관계에서 무엇을 기대할 수 있는지 설명하기 위해 미국 상담 협회에 의해 만들어진 정보 안내 샘플을 제공한다.

내담자들의 권리와 내담자들이 기대할 수 있는 것에 관한 정보는 치료가 더 "투명해지도록" 도우며, 치료를 협력적 노력으로 만들기 위해 치료의 다양한 측면들에 대해 실제로 정보에 입각한 동의 및 거부를 제공하도록 내담자들을 지원한다. 이는 권한을 가진 인물에 의해

"행해지는 것"과 치료사의 요구들을 존중하거나, 준수해야 하는 것에 대한 두려움, 신념 및 예상을 상쇄시킨다. 내담자들은 치료의 측면들을 받아들이거나, 거부하고, 치료 과정 및 효과에 대해 질문하고, 외부 자문을 추구하고, 불이익 없이 치료를 중단할 수 있는(비록 남은 잔액을 지불해야 하는 책임은 있지만) 권리를 갖는다. 이들은 또한 비밀보장과 개인 정보가 언제, 어떻게, 누구에게 공개될 수 있는지에 대해 매우 구체적으로 들어야 한다. 많은 치료사들은 치료 조건들과 양 당사자들의 권리 및 책임들과 관련하여, 내담자와 치료사가 서명하는 계약서를 만들며, 이러한 계약서는 모든 전문 정신 보건 기관들에 의해 권장되는 전략으로, 이러한 대부분의 기관들은 자신들의 윤리 원칙들을 바탕으로 재무 및 비즈니스 요소들을 비롯한 치료 관계의 기본 토대 규칙들과 함께, 이러한 정보들을 내담자에게 제공하는 계약서 양식들을 개발했다(그림 7.1 참고). 이 외에, 특수 치료 및 실험 치료 절차가 제안되는 경우, 내담자들에게 정보에 입각하여 이러한 치료를 받아들이거나, 거부할 권리를 제공하는 정보에 입각한 전문화된 동의 양식들이 바람직할 수 있다.

계약의 일환으로, 치료사들은 치료 구성 방법(예, 만남의 빈도와 기간, 지속시간, 특별한 요건들)과 치료의 책임들, 역할들, 한계들, 이용가능성, 제한들을 비롯하여, 치료 변수들에 대해 설명하는 것이 권장된다. 예를 들어, 치료 시간들 이외에 치료사가 내담자에게 연락하는 방법, 치료시간들 사이에, 그리고 위기 발생 시 언제, 어떻게 치료사에게 도움을 받을 수 있는지 여부, 도움을 받을 수 없는 시간들, 도움을 받을 수 있는 것의 경계와 한계들, 휴가 및 기타 부재들, 부재 시 다른 전문가들에 의한 백업 치료 보장 여부, 연락을 위해 이 메일 및 기타 수단들이 사용되는지 여부(전자 및 소셜미디어, 새로운 통신 수단들, 원격의료 선택 및 전략들의 발전들로 인해 현재 끊임없이 변화하고 있는) 등이 포함된다. 이러한 문서는 "통행 규칙들(Rules of the Road)"을 제시하며, 이것은 문제들이나 잘못된 전달이 발생하는 경우 치료사가 복귀하는 방식이다.

내담자들은 또한 개인적 권한부여와 협력이 장려되고, 정보에 입각한 동의나 거부가 효력을 발휘하더라도, 치료사 또한 권리와 책임들을 갖는다는 것을 알아야 한다. 치료는 자유방임이 아니며, 내담자가 치료를 운영하는 것은 아니다. 치료사는 치료 과정 및 전략, 그리고 내담자의 복지에 대한 책임을 유지한다(그리고 더 나아가, 내담자와 관계를 맺고 있는 타인들의 일반적 복지; Courtois, 1999). 내담자들은 임박한 자살 및 살인의 위협, 개연성 있는 아동 학대에 대한 내담자의 보고, 혹은 사법권의 법적 요구들과 같이, 자신의 비밀보장을 깨도록 요구할 수 있는 특정 문제들에 대한 정보를 듣게 된다. 이들은 또한 문제가 되며, 치료 중단을 초래할 수 있는 행동들에 대한 정보를 듣게 된다. 이러한 행동들은 합의된 치료 계획에 대한 협력 및 동기의 결여, 학대 가해자들에 대한 충동적이고, 계획되지 않은 공개 및 학대 가해자들과의 대립, 혹은 사전에 치료사와 논의되지 않은 소송들(혹은 기타 소송들)의 개시(치료사는 이러한 소송 과정을 옹호하거나, 반대하고, 장단점에 비추어 내담자를 지원하고, 추가적으로 내담자가 이러한 소송 및 잠재적 영향들에 대해 정서적으로 준비가 되어 있는지 여부를 판단할 권리를 갖는다), 물리적 스토킹이나 사이버스토킹을 포함하여 치료사에 대한 위협적 행동, 동시 치료에 대해 치료사에게 알리지 않은 채 이중 치료에 참여하는 것, 치료시간들에 과도하게 지각하거나, 빠지는 것, 혹은 "예고 없이 나타나지 않는 것", 정보 공개 서명을 꺼리는 것으로 인해 치료사가 다른 치료제공자들과 협력 치료를 할 수 없거나, 가장 필요한 위기의 시기에 서명된 공개 동의서를 철회하는 것, 기타 "치료를 저해하는 행동들"(Linehan, 1993)을 포함할 수 있다.

앞서 논의된 바와 같이, 특정 정도로 내담자가 갖는 저항 및 불신이 예상되고, 이를 다루어야 하지만, 이러한 문제들이 시간이 지남에 따라 다루기 힘든 것으로 증명되는 경우, 치료사는 내담자에게 "개선하거나", 치료 중단 가능성에 직면해 있다는 것을 알려야 할 수 있다. 리네한(Linehan, 1993)은 치료사가 "올바른 것을 강화해야" 한다는 것, 즉, 내담자가 충분히 동기 부여가 되지 않거나, 지속적으로 치료사 및 합의된 치료 목표들과 상반된 입장에 있으며, 치료 경계들을 한정시키는 경우, 치료 계약에서 용인되는 것과 거부되는 것에 대해 한계를 정해야 한다고 명확하게 권장했다. 그럼에도 불구하고, 이것은 치료사가 한계를 수립하는데 있어 혹독하고, 비판적이 되어야 한다거나, 혹은 단순히 내담자를 포기할 수 있다는 것을 뜻하지는 않는다. 대신, 치료사는 특정 기준들에 대해 주장하고, 사실상 이러한 기준들을 적용할 권리를 갖는다.

치료의 지속시간

평균적으로, 복합 외상 스트레스 장애(함께 발생하는 상태 및 장애들을 포함하여)에 대한 치료는 덜 복합적인 양상들에 비해 더 장기적이다. 일부 내담자들의 경우, 치료는 지속적으로 제공되든, 혹은 삽화적으로 제공되든, 말 그대로 수십 년 동안 지속될 수 있으며, 혹은 평생 걸릴 수도 있다. 다른 내담자들의 경우, 치료 지속시간은 한계가 정해지며, 삽화적으로, 필요에 따라 이루어질 수 있다. 어디에서든 10번에서 20번의 치료시간들에 시행되도록 설계된 새로운 치료 모델들은 매우 단기적인 것으로 고려될 수 있다. 이러한 방식들의 각 개발자는 종종 더 많은 치료시간들이 필요하다는 것에 주목한다. 명백히, 치료의 목표와 지속시간은 혜택을 받고, 기꺼이 참여하려는 내담자의 능력, 자원들(개인적, 사회적, 그리고 재무/보험,

기관의 제약 등)에 달려 있으며, 치료사는 치료 기간, 자원들, 내담자의 동기가 부족한 경우, 그리고 치료사의 시간이 어떤 식으로든 제한되는 경우(예, 인턴 및 외래 기간, 치료사의 임박한 퇴직) 목표들을 제한해야 한다. 이러한 경우, 중재는 교육, 안전, 지원, 안정화, 제한된 기술 구축, 자원조달로 알려진 것(즉, 내담자의 기능을 지원하기 위한 실용적, 대인관계 자원들을 발전시키도록 내담자를 돕는 것)을 향하게 될 수 있다.

치료시간들의 빈도

대부분의 치료는 일주일에 한 번, 혹은 두 번 이루어진다(50분에서 75분의 개별 치료시간들; 75분에서 120분의 집단 치료시간들). 그러나 다중 방식들이 필요한 경우(예, 심리 치료 이외에 약물 남용 치료, 개인 치료 이외에 부부 및 가족 치료, 개별 치료 이외에, 혹은 대신에 부분적 입원, 혹은 간혹 입원환자로 머무르는 것), 명백히 일주일에 더 많은 치료시간들이 타당할 것이다. 치료사는 일주일에 두 번 이상의 개별 치료시간들로 이러한 일반적 기준을 초과하는 것에 신중해야 하며, (1) 증상 강도 및 위기 수준이 이를 필요로 하는 경우, (2) 자신의 이론적 방향에 따라 지시되는 경우(예, 일주일에 세 번에서 네 번이 필요하다는 정신분석), 혹은 (3) 특히 내담자가 적절하게 입원환자로 들어가거나, 부분적 병원 병동에 들어갈 수 없을 때 지속적으로 응급상황이 발생하는 경우, 더 빈번하게 주간 치료시간 및 접촉을 유지해야 한다. 특히 내담자의 구제를 지향하거나, 적합한 기술 구축 및 신중한 준비 없이(5장과 6장) 외상 처리를 지향하는 경우, 너무 빈번한 치료시간들은 불안정을 초래하며, 내담자를 정서적 과잉상태로 만들 수 있다. 다른 내담자들의 경우, 너무 빈번한 치료시간들과 치료시간들 사이에 무제한적 치료사 이용 가능성은 내담자가 자신의 행동이나 회복 가능성에 책임을 지지 않아도 된다고 전달하며, 비현실적 기대들을 수립할 수 있다. 이는 시간이 흐름에 따라, 어떤 경우에는 분노하거나, 분개한, 그리고 한계에 도달한 치료사에 의한 돌발 행동(돌발적 치료 중단과 포기를 포함하여)을 초래하며, 소진시키고, 좌절시키는 내담자의 과도한 의존성을 만들게 될 수 있다. 이러한 이유들로 인해, 치료사들은 합당하고, 궁극적으로는 치료와 치료의 지속성을 보호하는 치료 경계들을 신중하게 수립하고, 유지하는 것이 권장된다.

필요한 치료와 대안들

심리 치료 이외에 다수의 치료들이 필요하거나, 유익할 수 있다. 이러한 치료들은 치료 계약서 및 구두로, 사전에 내담자에게 설명되어야 한다. 자신 및 타인들에 대해 분명하게 존재하는 위험 및 기능하지 못하는 무능력으로 인해 입원이 필요할 수 있다. 입원은 법원, 경찰, 물리적, 화학적 제약들의 이용을 수반하는 비자발적 기반보다는 자발적 기반으로 이루어지는 것이 권장된다(치료사와 협력하여, 전체 치료 과정의 일환으로). 이러한 치료의 대부분은 외래 환경에서 일어나며, 입원은 때때로 보험회사들에 의한 허가로 인한 제약들로 인해, 거의 사용되지 않을 수 있다. 우리는 다음 장들에서 설명될 치료 순서 및 과정이 종종 입원 필요성과 반대로 작용한다는 것을 발견했다. 그럼에도 불구하고, 입원은 내담자가 악화되고, 기능할 수 없거나, 위험에 놓인 경우 치료 선택으로 유지되어야 한다. 일부 내담자들이 자신의 의지에 반해 과거 입원했던 것이나, 정신병원 시설에 입원 및 감금을 위협받았던 것처럼 결코 자신을 입원시키지 않도록 치료사가 약속할 것을 요구할 수 있지만, 치료사는 치료 선택에서 입원을 배제하지 않는 것이 권장된다. 불행히도, 일부 내담자들은 오진, 잘못된 치료, 부주의, 그리고 병원 인력 및 다른 환자들에 의한 성적, 신체적 학대와 억제, 약물투여, 고립의 과도한 사용을 비롯한 추가적 학대에 대한 노출을 제한 없이 수반하는 수준 이하의 치료 경험과 함께, 자신의 증상들에 대한 오해 및 낙인과 같이, 정신병원 입원에 대해 부정적인 경험들을 가지고 있다. 치료사는 이러한 불행한(그리고 간혹 비윤리적인) 상황들에 공감할 수는 있지만, 여전히 필요한 경우 입원의 선택을 배제해서는 안 된다. 치료사가 병원과 지속적으로 제휴하거나, 병원의 혜택들에 주의를 기울이고, 외상 정보에 입각한 치료 지향을 가지고 있는 특수 병동들에 대해 알고 있는 것은 매우 도움이 된다. 슬프게도, 현재 이러한 병동들은 오직 소수만이 운영되고 있다.

유사하게, 투약은 외상 환자에게 권장되는 부속 치료이지만, 일부 복합 외상 내담자들, 특히 학대가 약물 사용을 수반했던 내담자들이나, 중독된 내담자들에게는 매우 부정적인 영향을 끼칠 수 있다. 투약은 종종 심각한 증상들(예, PTSD의 증상들, 우울증, 불안, 기분 장애, 주의력 장애 혹은 정신질환 증상들)을 관리하는데 있어 유용하지만, 내담자들은 투약 사용에 대해 동의하거나, 거부할 권리를 가지고 있다(정보에 입각한 동의 및 거부). 치료사들은 내담자들이 향정신성 약물의 높은 비용을 감당할 수 없는 경우, 내담자들에게 더 잘 받아들여지고, 내담자의 신념 및 선호들, 혹은 자원들과 더 일치할 수 있는 대안 기법 및 전략들을 제공할 준비가 되어 있어야 한다(복합 외상 이력을 지닌 내담자들과 관련될 수 있는 전략들과 활동들이 제안되어 있는 Self-Help Resources and Work books[이 책에 온라인 보충자료에서] 참고). 향정신성 약물들이 제안되는 경우, 내담자와 치료사 모두 처방 전문가, 최적으로는 전문 분야로서 외상 후 상태들을 치료하는 경험을 갖춘 전문가와 협력 치료 관계를 갖는 것이 유익하다(발생할 수 있는 문제들의 분야 관리에 대한 권장들과 함께 약물 선택들에 대한 논의의 경우, Friedman & Davidson, 2007, Opler, Grennan, & Ford, 2009 참고).

대안 치료 접근들은 심리 치료에 대한 부속 치료들로서 훨씬 더 일반적이며, 증거 기반의 한계 내에서 왜 유용한지에 대한 이유들이 명확하게 설명되어야 한다. 예를 들어, 마음챙김 및 요가 수행들, 혹은 침술 및 마사지는 심리 치료 기법들로 거의 고려되지 않았으며, 정신에 대한 초점은 비교적 최근까지 심리 치료의 영역 내에서는 볼 수 없었다. 이러한 광범위한 기타 마음-신체 접근들이 현재 정기적으로 사용되고 있으며, 특히 신체 문제들과 신체 조절과 관련하여 복합 외상 이력을 지닌 내담자들을 치료하는데 있어 치료사가 보유한 접근들을 상당히 증가시키고 있다(5, 6, 7장 참고).

내담자의 책임들

내담자들은 심리 치료와 관련된 치료 계약 및 초기 논의들에서 설명되는 책임들을 지게 된다. 이러한 것들은 예정된 치료 시간들에 참석하는 것(혹은 참석할 수 없는 경우 합당한 취소 통지를 제공하는 것), 치료사, 혹은 기관의 치료비를 지불하는 것(혹은 제 3자 지불을 준비하고, 본인 부담금을 지불하는 것), 치료사의 진료 및 기관에서 다른 내담자들의 프라이버시를 존중하는 것, 정직한 것, 선의를 가지고 치료에 참여하는 것(예, 치료를 오직 법적 지원 및 재정적 이득을 얻기 위한 수단, 혹은 보상 및 기타 재정적 이익을 얻기 위한 수단으로 사용하지 않는 것)을 포함한다. 내담자에게 치료를 중단할지 여부를 결정하는 마지막 한 번의 치료시간에 참석하도록 요청하는 것이 표준 관행이다. 이러한 전략은 치료 종료가 오해나 잘못된 소통 없이 이루어지도록 보장하는 것을 돕는다. 이러한 오해나 잘못된 소통들은 내담자에게 피해를 끼칠 수 있으며, 혹은 내담자가 이후에 치료사를 상대로 법적 소송, 면허 소송 및 윤리 소송을 제기하는 원인이 될 수 있다. 내담자가 서명하는 치료 계약의 일환으로, 내담자가 충동적으로, 혹은 최종 대면 치료시간에 먼저 이유에 대해 논의하지 않고 치료를 그만두지 않겠다고 합의하는 것이 일반적이다.

내담자의 책임들은 솔직하고, 명확하게, 주저함이나 강압 없이 진술되어야 한다. 내담자가 필사적으로 도움이 필요하다고 느끼는 경우, 치료사는 내담자가 기대되는 책임들을 이행하겠다고 자유 의지로 동의할 수 있는지 여부를 주의 깊게 평가하고, 논의해야 한다. 복합 외상 이력을 지닌 내담자들은 종종 실망감을 견디거나, 시작한 것을 따르고, 완수하는 자신의 능력에 대해 확신하지 못하며, 따라서 치료 초기에는 이러한 점에서 일부 양면성 및 불확실성을 예상하는 것이 타당하다. 중요한 것은 내담자들이 무엇이 기대되는지 진심으로 이해하고, 이러한 기대들을 달성하기 위해 정직한 노력을 기울일 수 있도록 충분한 내적(심리적),

외적(신체 건강, 재정, 교통, 자녀 양육 등) 자원들을 갖는 것이다. 치료사들의 경우, 완벽함이 기대되거나, 필요하지도 않으며, 이것은 성공적 치료의 전형적인 "교정적 정서 경험들" 중 하나이다. 치료사들은 내담자에 의한 선의의 노력과 타당한 성공 가능성의 중요성을 강화하는데 있어 일관된 차분함을 유지하면서, 이러한 실질적 측면들에서 내담자의 실패를 예상해야 한다. 또한 외상 후 적응들은 과도하게 학습되어 왔으며, 따라서 내담자 및 치료사의 최선의 노력에도 불구하고 다시 발생할 가능성이 높기 때문에, 이전의 증상을 보이던 정신 상태들과 대처 및 기타 행동 패턴들, 그리고 다시 위험한 관계를 맺는 것으로 되돌아가는 것을 뜻하는 재발 가능성에 대해 예상하고, 이에 대해 계획하는 것이 권장된다(Foa & Kozak, 1986). 또 다른 사람에게서 비롯되는 기대들을 단순히 묵인하는 대신 정직하게 믿고, 달성할 수 있게 되는 것은 복합 외상 내담자들이 협력과 공유되는 기대들(지원 및 강화와 함께)이 비판하거나, 부당하게 이용하는 것이 아니라, 도움을 주고, 풍요롭게 만들어 줄 수 있다는 것을 경험으로 배울 수 있는 귀중한 기회가 된다.

결론

복합 외상 생존자에 대한 심리 치료 시행을 준비하는 것은 역설적으로 어려움을 겪는 어느 개인을 치료하기 위해 준비하는 것과 전체적으로 전혀 차이가 없다. 치료사의 개인적, 전문적 한계들과 일관되고, 신뢰 있으며, 공감하는, 증거 기반의 주의와 중재들을 제공하기 위한 준비는 다른 내담자들과 이러한 내담자들 사이에 전혀 차이가 없다. 그러나 복합 외상 생존자들이 적응해야 하는 극도의 스트레스 요인들은 이에 상응하여 극도의 정서(강도와 폐쇄 양쪽에서), 인지(흑백 사고, 심각한 무망감, 불신을 포함하여), 신체적 반응 및 고통(끊임없는 통증, 신체 기능들의 붕괴, 기타 증상들을 포함하여), 행동(회피, 저항, 거부, 의존성)의 상태들을 초래하는 경향이 있기 때문에, 치료사 측에서 추가적인 준비와 예상이 권장된다(Ford, 2012). 따라서 본 장에서 제공된 내용은 임상의들에게 이러한 치료와 관련하여 직면하게 되는 중요 문제들에 대해 알리고, 단일 도전들 중 일부를 충족시킬 수 있는 전략들, 수단들, 자원들에 대한 정보를 제공하려는 의도를 가지고 있다. 우리는 다음으로 4장에서, 초기의 포괄적 평가를 기반으로 한 치료의 목표들에 대해 논의하게 될 것이다. 치료 과정에 걸쳐 복합 외상 내담자들에 대한 평가와 재평가를 위한 전략 및 수단들이 제시된다.

4장

치료 목표와 평가

복합 외상 생존자들은 보통 자신과 연관된 특징들 및 함께 발생하는 장애들과 함께, PTSD와 복합 외상 스트레스 장애 양쪽의 증상들을 경험한다(Ford & Kidd, 1998; Lanius 외, 2010). 따라서 초기에 치료사는 가장 문제가 되며, 높은 정도의 개인적 손상 및 대인관계 손상을 초래하는 특정 증상들을 평가하고, 확인해야 한다. 우리는 먼저 PTSD 치료와 관련된 목표들을 요약하고, 이후 복합 외상 스트레스 장애의 추가 증상들을 다루기 위해 필요한 목표들에 대해 논의하고자 한다. 각 목표에 대해, 우리는 표 4.1에서 잠재적 평가 도구들에 대한 철저한 요약은 아니지만 예시를 제공할 것이다. 추가적으로, 우리는 평가의 문제들과 전략들에 대해 논의할 것이다.

PTSD 치료의 목표들

마르마르(Marmar), 포이(Foy), 케이건(Kagan), 피누스(Pynoos) (1994, p. 127)는 다른 외상 치료 모델들에 의해 제안되는 것들을 대표하는 PTSD 치료의 다음 목표들에 대해 기술했다. 이러한 목표들은 다음과 같다.:

1. 과장되거나, 축소화된/축소하는 반응들보다 현실적 평가에 대한 위협에 반응하는 능력 증대시키기

2. 과잉 각성, 혹은 정신적 무감각보다 정상적인 수준의 각성 유지하기
3. 일터와 대인관계들에서 정상적 발달, 적응적 대처, 개선된 기능으로 돌아가도록 촉진하기
4. 스트레스 증상의 보편성을 확인하고, 의미의 틀을 수립함으로써 개인적 완결성을 회복하고, 외상 스트레스 반응 정상화하기
5. 재 외상 위협이 최소화되도록 보장하기 위해 안전하고, 안정된 환경에서 치료 수행하기
6. 인지 재평가를 활성화하기 위해 외상 측면들의 강도 수준 조절하기
7. 외적 상기요인들과 내적 신호들에 대해, 과거 외상의 완화와 기억을 구별하는 능력 증가시키기
8. 외상 기억들을 근절하지 않으며, 또한 상기 요인들을 피하거나, 과민반응하지도 않기. 대신 외상을 관점에 놓고, 삶의 경험들에 걸쳐 통제 회복하기
9. 외상 반응을 형성하는 생물학적, 사회적 학습 위험 요인들에 주의를 기울이기
10. 공존 질환들이 확산될 위험을 포함하여, 미래 합병증들을 방지하고, 이차적 고난을 다루기 위해 적극적으로 중재하기
11. 희생자에서 일상생활과 미래 목표들에 건설적으로 관여하는 개인으로 자아 개념의 변환 촉진하기
12. 외상의 기억과 상기요인들에 접근하는데 있어 개인적 용기 강화하기

PTSD에 대한 수많은 치료 모델들을 현재 이용할 수 있으며, 대부분은 이러한 본문을 수반하는 온라인 자료 목록에서 볼 수 있다.

복합 외상 스트레스 장애 치료의 추가 목표들

1장과 2장에서 논의된 바와 같이, 복합 외상 과거를 가진 내담자들은 PTSD의 결핍들을 넘어 자기, 관계, 발달, 삶/사회 기술 결핍들을 갖는 경향이 있다. 발달 결핍들과 복합 PTSD/DESNOS의 7가지 증상 범주들을 다루기 위해서는 위에 열거된 12개를 바탕으로 한 추가 목표들이 필요하다.:

13. 외상 기억 및 연관된 감정들, 인지, 자신과 타인들에 대한 신념 및 도식을 피하기보다 직면한다.
14. 안정된 내적 작동 모델들을 발전시키거나, 회복시키기 위한 "안정된 기반"으로서 관계에서의 안전과 치료 관계에서의 동조를 경험한다.
15. 정서 조절, 즉, 정서들(특히 수치심, 공포, 자기혐오, 부당한 이용, 배신과 같은 주요 정서들 및 정서 도식들)에 접근하고, 확인하는 능력을 발달시키고, 자기 개발의 수단으로 정서 표현의 능력과 이에 대한 관용(정서 조절)을 증가시킨다.
16. 영구적으로 손상된 것에서 상처에서 회복된 것으로 자기 개념을 변화시킨다.
17. 무력하고/비효과적인 것에서 자율적 자기 결정으로 자기 개념을 변화시킨다.
18. 신체형 해리의 형태로 분열되거나, 구획화 되었던 신체적 자각과 각성 조절 능력을 습득하거나, 회복시킨다.
19. 해리, 중독, 자해, 충동, 강박, 그리고 자신 및 타인들을 향한 공격성의 강도와 빈도를 인식하고, 이를 줄이는 자기 조절 능력들을 발달시키거나, 회복시킨다.
20. 외상 사건들의 재현을 확인하고, 재 피해와 재 외상을 방지하기 위해 자기보호 및 자기 강화 기술들을 발달시킨다.

복합 외상 생존자들에 대한 심리 치료의 메타 목표들

이 목록은 대부분의 치료사들이 내담자에 대해 알아가는 동시에 이 모든 것들에 주의를 기울이기 어려울 정도로 많은 다면적 목표들을 포함한다. 결과적으로, 우리는 치료사들이 지속적인 기준점으로 "상위 목표들"의 다음 목록을 이용하면서, 치료 내내 정기적으로 목표들의 완전한 목록을 참고할 것을 제안한다.

애착 안정성과 기술 개발을 통한 문제 회피

자기 보호를 위한 회피는 개인이 고통스러운 기억과 정서들을 다시 경험하지 않도록 막기 때문에, 외상 스트레스 장애의 전형적인 특징이라고 볼 수 있다. 그러나 유사한 상황들에 대한 과잉 일반화와 해결에 필요한 외상 기억 및 정서들의 처리를 막는 부작용을 동시에 갖는다. 복합 외상 생존자들에 대한 심리 치료의 첫 번째 두 가지 목표들은 이러한 개인들이 수많은 회피 전략들에 과도하게 의존하도록 만드는 주요 상처들을 다룬다. 이러한 상처들은

1차 관계에서 안정성과 기회, 지속적인 역할 모델링, 정서 조절 능력 발달에 대한 코칭의 박탈을 포함한다(Coutois & Ford, 2009). 외상 사건들 및 외상 기억들과 연관된 부정적 정서 상태들의 반복에 대한 두려움이 PTSD의 핵심으로 가설화되는 것은 매우 간단한 것으로, 복합 외상의 여파에 대한 회피는 더 난해하다. 이는 만성적인 정서적 고통과 또한 바로 정서적 안정성의 원천이 되어야 하는 사람들에 대한 두려움이라는 견딜 수 없으며, 관리되지 않는 신체 및 정서의 내적 상태들을 경험하는 것에 대한 두려움을 포함한다. 과거에, 이것은 특히 가장 필요한 순간에 필요한 관계 및 사회적 지원의 해결할 수 없는 분리를 포함했다. 따라서 복합 외상 스트레스 장애들을 특징짓는 각성 저하와 과잉 각성, 해리, 소외, 애착의 불활성, 체념, 공포, 충격, 자신 및 타인들에 대한 혐오감이라는 문제가 되는 상태들은 주로 조절되지 않는 정서들과 애착 불안정성 및 혼란에 직면한 무의식적 형태의 회피라고 이해될 수 있다. 종종 압도적인 경험에서 살아남으려는 건강한 동기로 주도되기도 하지만, 회피는(특히 과도하게 학습되고, 습관화 된) 높은 대가를 요구한다.

결과에 따른 정서, 인지, 행동 및 대인관계 기능의 상실은 전부는 아니지만 개인 삶의 많은 영역들에 영향을 끼치며, 과도하게 일반화되는 경향이 있다. 이 외에, 그리고 또한 아마도 가장 중요한 것은, 만연된 회피가 외상 후 반응들의 해결을 가능하게 하는 정서 및 인지 처리를 막는다는 것이다. 고통스러운 사건, 기억 및 정서들에 직면하기 위해 필요한 기술들의 숙달과 회피의 전환은 PTSD의 치료, 특히 외상과 관련된 정서적 고통의 처리에 있어 필수적인 것으로 여겨지며, 외상 환자들에 대한 인지-행동 치료들의 초점이 되고 있다(Foa, Keane, Friedman, & Cohen, 2009; Resick, Nishith, Wearer, Astin, & Feuer, 2002). 애착 기반 치료들(Muller, 2010; wallin, 2007), 경험적, 정서 초점 치료들(Fosha, Siegel, & Solomon, 2009), 체성 감각 인식 초점 치료들(Ogden 외, 2006) 또한 회피 내담자들을 위한 중요한 중재들이다.

복합 외상 내담자들은 실제, 혹은 예상되는 위험 및 고통에 대처하기 위해 회피를 사용하는 방식을 인식하고, 바꾸는 법을 능동적으로 배우기 위해, 무엇보다도 자신의 애착 불안정과 정서 조절장애에 대한 지원을 필요로 한다. 애착 안정성과 정서 조절은 내담자들이 고통을 조절하고, 더 효과적인 대처 전략들을 확인할 수 있는 기반을 제공한다. 이러한 치료 토대를 통해, 내담자들은 여러 다른 중요한 목표들을 달성하도록 도움을 받을 수 있다.

자기 결정 및 자율성 강화

애착 안정성과 정서 조절은 치료를 통한 치유와 회복뿐 아니라, 자기 결정 및 자율성 강화 치료의 기초 목표를 달성하기 위해 중요하다. 일반적으로, 자율성은 내담자가 의존(치료사 및 타인들에 대한), 혹은 부당한 외적 통제 및 강압(치료사 및 타인들에 의한)의 위치에 놓이지 않고, 행동과 선택의 자유에 대한 권리를 갖게 되는 것을 뜻한다. 복합 외상 생존자들과 관련하여, 자기 결정 및 자율성은 치료사가 각 내담자를 외상 경험들을 포함하여(단, 국한되지 않고) 자신의 개인적 삶의 역사에 대한 의미와 해석을 결정하는데 있어 "권한"을 가진 것으로 대우할 것을 요구한다(Harvey, 1996). 치료사들은 기억 및 증상들에 대해 특정 "전문적" 해석들을 제시함으로서, 의도치 않게 자신의 기억들(그리고 침투성 재 경험 및 해리성 플래시백과 같이, 연관된 증상들)이 가진 의미와 중요성에 대한 내담자의 권한을 유용할 수 있다. 주요 보호자들에 의해 버려졌다고 마음속 깊이 느끼는 내담자들은 세상에 대해 이해하거나, 자신들을 돌보는 대체 부모에 대한 깊은 갈망을 충족시킬 수 있기 때문에, 치료사들에 의한 이러한 해석 및 선언들에 대해 매우 고마워하는 것으로 나타날 수 있다. 그러나 이러한 권한의 위임은 치료사가 자신의 개인적 의미를 판단하는 것에 따라 내담자가 본인의 기억 및 생활사에 대한 소유권을 가질 수 없게 되거나, 혹은 가지지 않는 경우 역효과를 낳을 수 있다. 또한 내담자는 외상 기억들이 경험되고, 처리되고, 잠재워지지 않기 때문에, 회피의 입장에 갇히게 될 수 있다. 내담자가 관계적 안정성과 극단적인 과잉 각성 및 각성 저하를 조절하는 것(그리고 회복하는 것)에 대한 주요 의식을 발달시키도록 돕는 것은 외상 기억들의 의미와 영향, 외상 후 치료의 중요한 목표를 규정하는데 있어 자기가 결정하는 자율적 접근을 달성하는 것이다.

많은 만성적으로 외상을 입은 내담자들은 안전하게 머무르고, 추가적인 학대를 피하려는 시도에서, 혹은 학습된 보호로 인해, 타인들, 특히 학대 가해자들이나 권력을 가진 위치에 있는 누군가의 신호들을 "읽고", 반응하는 법을 배웠다. 일부는 "스스로를 보이지 않게 만들거나", 혹은 "숨어버리는"데 있어 전문가가 되며, 다른 내담자들은 본질적으로 자기 자신의 감정이나 주체성으로 인한 것이 아니라, 타인들의 기분이나 필요들에 따라 변화하는 카멜레온이 되며 "같은 식으로 반응하는"데 있어 전문가가 된다. 브리어(Briere, 1996)는 이러한 과정을 지배적/학대하는 타인들의 명령에 따라, 혹은 안전 및 과잉 각성을 위해 수행되는 외적 통제 소재의 발달인, "타인 지향성"으로 확인했다. 프레이드(Freyd, 1994)는 이러한 추론 방식을 더욱 발전시키며, 가해자 및 기타 주요 보호자에 대한 애착을 유지하는 것이 복합 외상 내담자의 자아 인식 및 때때로, 기억의 상실의 근본에 있다고 상정했다.

그러나 자율성과 자기 결정에 대한 초점은 내담자들이 치료사(혹은 자신의 삶에서 중요한 타인들)에 대한 건강한 의존을 발전시킬 수 없거나, 발전시켜서는 안 된다는 것을 뜻하는 것이 아니다. 실제로, 애착 불안정은 많은 가족들에게서 일반적인 것이었기 때문에, 이들의 건강한 의존성에 대한 요구는 매우 어린 시절부터 대신 타인들의 요구를 충족시키도록 자신을 강요하며(즉, "보호자" 혹은 "조력자"가 되며), 좌절되는 경향이 높았다. 스틸과 반 데르 하트(Steel and Van der Hart, 2009)는 복합 외상 내담자들이 치료 과정에 걸쳐 보여주는 의존성을 묵살하고, 낙인찍어서는 안 되며, 또한 다 받아주어서도 안 된다는 것에 주목했다. 오히려, 치료사는 내담자의 애착 방식과 의존성 요구를 평가하고, 이에 따라 내담자 정서적 지지의 균형을 맞추어야 한다. 일부 내담자들(집착적 애착 방식을 가진)은 더 의존적이며, 더 많은 친밀함을 요구하는 반면, 다른 내담자들(소원하고/고립적인 애착 방식을 가진)은 최소한 초기에는 더 거리감을 요구한다. 혼란스러운/방향을 잃은 방식은 친밀감과 소원함이 혼란스럽게 뒤섞이는 것을 수반한다. 이러한 방식을 가진 내담자들의 경우, 누군가와 가까워지는 것을 부인한다. 즉, 편안함 대신 위험을 느끼며, 애착보다 고립되도록 초래한다. 이러한 패턴의 수많은 반복이 치료에서 발생하게 되며, 치료사는 개인적으로 멀어지지 않도록 하면서, 이러한 패턴의 기원들에 대해 알아야 한다(앞서 도리스의 사례에서 보여주었듯이, 개인화되고, 공격적일 때조차). 치료사는 패턴을 알아차리고, 의미와 목적에 대해 반추하도록 내담자를 격려할 수 있다. 시간이 지남에 따라, 그리고 방어적이지 않은 주목과 논의가 반복됨에 따라, 내담자는 고립적 방어를 줄이기에 충분한 안정성을 경험하게 된다. 모든 애착 방식들에서, 그러나 특히 혼란스러운/방향을 잃은 애착 방식에서, 치료사의 동조, 예측 가능성, 일관성은 모두 필수적이다.

극단적 각성 상태 관리 능력 강화

복합 외상 생존자들에 대한 심리 치료는 극도의 각성 상태들을 식별하는 것에 맞추어지며, 이는 PTSD의 생리적 과잉 각성 특징과 또한 불충분한 각성, 무감각, 해리의 상태들을 포함한다. 각성의 고조는 불안/초조, 불쾌감, 강박, 공격성(자신과 타인을 향한), 혼란, 비통함, 그리고 해리의 신체적(신체형 장애) 변형(신체적 통증, 불편함, 혹은 의학적으로 쉽게 진단되지 않는 장애로 인한 지속적 고통과 같은)으로 나타나는 강렬하고, 끊임없는 상태들의 형태를 띨 수 있다. 극도의 저하 상태들(각성 저하)은 PTSD 스펙트럼의 정 반대를 구성한다.

이는 주로 정신적장애(심리적)이지만 통각 상실증 및 전환 증상들과 같이 또한 신체형장애가 될 수 있는 해리의 형태, 혹은 회피, 자아 및 타인들로부터의 심각한 소원함 및 소외감, 자기혐오와 자기무시를 포함하는 PTSD의 정서적 마비에 대한 변형들로 나타날 수 있다. 많은 내담자들은 이러한 반대되는 각성 상태들과 "공허함"을 줄이기 위해 필사적이며, "벗어나기" 위해 무엇이든 하고 싶다고 이야기한다. 무언가를 느끼거나, 느끼지 않으려는 시도들은 많은 내담자들의 부적응성 자기 위로 시도들의 근본을 이룬다. 일단 이러한 상태들과 일상적 대처 전략들이 확인되면, 내담자들은 신체 상태들 및 정서 핵심에 있는 본능적 과정들에 대한 인식과 치료사에 의한 이러한 감정 상태들의 명명, 더 적응적이고, 건강한 자기 관리에 대한 기술 훈련을 수반하는 정서적 일체감에 대한 특정 교육을 통해 이러한 상태 및 전략들을 모니터하는 법을 배울 수 있다(다음 장들에서 상세하게 논의된다). 이러한 식으로, 내담자들이 자신의 정서를 확인하고, 과잉 각성 및 각성 저하의 상태들을 자기 조절하는 법을 배우게 됨에 따라, 이들은 더 이상 이러한 것들에 휘둘리지 않게 되고, 이러한 것들을 자기 조절하기 위해 치료사나 누군가, 혹은 자기 자신 외에 어떤 것에 의지하지 않게 된다.

자아감과 개인 정체성 강화

만연된 발달 외상의 가장 중요한 결과는 아이의 주요 자아감과 정체성에 끼치는 효과이다. 앞서 논의된 바와 같이, 대부분의 학대 받은 아동들의 자아 개념은 이들이 정기적으로 학대와 방임에 대해 스스로를 비난하게 됨에 따라 매우 부정적이다. 따라서 위협 받는 자아는 치료의 중요한 초점이 되어야 한다. 1차 목표는 주로 학대, 방임 및 기타 불안정한 애착 형태들에 의해 저해되었던 과정인 자기 탐구(단어의 모든 의미들에서)를 가능하게 하고, 격려하며, 희망적으로는 더 긍정적인 자아감이 발달할 수 있는 조건들을 제공하는 것이다. 이러한 조건들은 치료사의 공감과 정서적, 신체적 동기화를 통해 내담자가 스스로를 받아들이고, 반추하는 것을 포함한다. 쇼어(Schore, 2001, 2003b)는 지금까지 생성되어 온 암묵적 자아와 두뇌의 실제 발달에 기여하는 새로운 신경 회로들을 만들어내는 토대로서 치료사와 내담자의 "우뇌에서 우뇌로" 이루어지는 동조의 의미에 대해 설명했다. 시겔(Siegel, 2001)은 또한 아동과 이후 성인의 정신이 건강하게 발달하는 것에 대해 반영하는, 혹은 거울이 되는 타인(무시와 비판보다는 용인과 동조의 관계)의 필요성과 그 중요성에 대해 설득력 있게 논의했다. 시겔의 자아 발달 삼각 모델은 두뇌, 정신, 관계를 포함한다.

개인적 통제와 자기 효능감 강화

발달상 부정적인 대인관계 외상은 특히 근본적으로 개인적 통제와 자기 효능감의 습득을 저해한다(Solomon & Siegel, 2003). 내담자들이 두려움, 소외감, 자기혐오, 수치심과 같은 부정적 정서들에 의해 압도되지 않고, 개인적, 대인적으로 효과적이며, 자긍심과 확신을 느낄 수 있는 방식들을 인식하도록 이들을 지원하는 경우 특별한 주의를 기울여야 한다(1단계와 3단계; 5장과 6장 참고). 외상 기억들과 정서 반응들에 견딜 수 있을 뿐 아니라, 성공과 성장을 포함하는 생활사와 함께 자기 효능감을 얻는 능력을 지원하기 위해, 외상 기억과 증상 처리가 적시에 이루어지고, 구조화되어야 한다(2단계; 6장 참고). 쿠르투아(Courtois)와 동료들(2009)은 다음과 같이 언급했다.:

> 어떤 지점에서든 치료가 생활을 대신하거나, 혹은 내담자를 영구적으로 손상 받은 것으로 바라보는 시각의 직접적 촉진요인(혹은 암묵적 담합)이 되어서도 안 된다. 변형된 자아 통제에 따른 내담자의 고통을 강조하는 것은 장애에 대한 느낌보다 성장을 촉진해야 한다. 내담자가 고통스러운 정서들, 외상 기억들, 자신 및 타인들에 대한 변형된 신념들, 삶의 의미를 경험하고, 헤쳐 나가도록 돕는 것은 내담자의 긍정적인 자존감과 내적, 외적 자원들을 강화한다(p.95).

기능 유지와 함께 발생하는 문제 및 장애들의 극복

그러나 불행히도 일부 내담자들의 기능은 원래의 잠재력에 필적해지거나, 돌아갈 수 없을 만큼 영구적으로 손상되어 있다는 것을 인식해야 한다. 또한 내담자들의 기능은 치료에서 개인적 안전과 관련된 증상 재발, 외상 기억의 상기요인들 및 반응들, 관계 및 삶의 추구에서의 문제들을 경험하는 결정적 시점들에 일시적으로 저하될 수 있다. 이러한 내담자들은 보통 반복적으로 무기력해져 왔기 때문에 무력감에 빠져 있는 상태이다. 결과적으로 일부 내담자들은 불안, 우울증, 해리와 같이, 함께 발생하는(혹은 공존 질환) 증상들 및 장애들에 취약하다. 보통 무력감은 내담자들이 전반적인 삶에서 이러한 증상들에 대처하거나, 관리하고, 극복할 수 없다고 느끼도록 만든다. 만성적 무기력과 무력화는 자기주장, 목표 수립, 의사 결정, 문제 해결, 한계 관리와 같은 특정 기술들을 가르치는 것으로 가장 잘 다루어질 수 있다. 골드(Gold, 2000)가 주목했듯이, 배우지 못한 이러한 기본적 삶의 기술들의 결핍은 내담자들이 삶에서 효과적으로 해낼 준비가 되어 있지 않다고 느끼며, "정상적"이 아니라고 느끼도록 만든다.

외상 재현 인식과 방지

목표들은 내담자들의 주관적인, 특정 외상 과거들과 이러한 외상들이 타인들과의 관계에서, 더 전반적으로는 삶에서 재현되는 방식들을 바탕으로, 매우 개인화된 문제들에 대해 수립된다. 이러한 재현은 원래 외상의 부분이었던 주제와 딜레마들의 반복이 되는 경향이 있으며, *본질적으로* 외상성이 아님에도 불구하고, 재 외상을 초래하고, 스트레스를 안기며, 위험할 수 있다(그리고 종종 그러하다). 재현은 외상 스트레스 반응들을 다루기 위해 사용되는 보상 대처가 아니거나, 혹은 과거 대처 방법들이 반복되는 방식이 아니라면, 내담자들이 일상적으로 (자신의 주요 신체적, 지적, 대인관계 능력들을 바탕으로) 적절하게, 혹은 더 잘 기능할 수 있는 분야에서 기능이 저해되거나, 상실되는 것을 수반한다. 이러한 것들이 실제 위험, 생명의 위협, 위기 및 자신과 타인들을 포함하는 기타 외상과 학대 행위들이나 상황들을 수반하는 경우, 위기관리, 문제 해결, 안전 계획이 필요하다. 사례로서, 외상 재현은 중재들의 계층구조(치료 단계로 개발되는)를 통해 치료 과정에 걸쳐 다루어질 수 있다. 이러한 중재들은 (1) 기능 대처 및 개선을 위한 기타 전략들, (2) 재현들에 대한 특정 주의를 포함하는 중요한 안전 계획, (3) 과거, 혹은 현재 학대를 하는 타인들과의 상호작용들에서 안전을 위한 전략, (4) 부모 기술 훈련을 위한 계획(필요한 경우), (5) 괴롭힘에 맞서거나, 실적 저하를 방지하기 위한 직장 계획, (6) 1차 관계에서 대립 및 화해의 서신(이것은 실제로 발송되거나, 그렇지 않을 수 있다), 혹은 (7) 안전 우려들이나 가족 역학들을 다루기 위한 가족 중재 및 기타 치료 접근을 포함할 수 있다. 사례는 외상 후 재현들이 어떻게 확인될 수 있으며, 치료 초기에 빈도와 강도를 어떻게 줄일 수 있는지 보여준다. 이는 결국 외상 처리 및 치료의 완료 단계들 이전에 외상 후 재현들의 자동성과 심각성을 줄이도록 돕는다.

도리스

두 번째 치료 시간에 도리스의 예상치 못한 적대감에 대해 처음에 놀랐지만, 이후 치료사는 이 일이 치료 이후에 도리스에 대한 검사를 타당하게 만든 무의식적 외상 후 재현의 거의 교과서적 사례를 제공했다는 것을 빠르게 깨달았다. 치료사는 "미끼를 물지" 않고, 그녀의 행동에 대해 도리스에게 "알려주고자" 시도하거나, 논쟁에 참여시킴으로써, 여러 가능한 잘못된 단계들을 피할 수 있었다. 대신, 그녀는 도리스의 삶에서 그녀가 (1) 도움을 구하는 사람과 상호작용할 때 완벽하게 능력 있고, 안정된 것처럼 느끼고, 행동하며, 뒤이어 (2) 동일한 개인이 그녀를 배신하거나, 버리거나, 착취하거나, 학대한 것처럼 반응하는 "대본"을 무심코 재현하고 있는 사례들에 대해 지켜보고, 경청하기 위해 기록을 만들었다. 치료사는 이러한 여러 사례들이 발생하고, 확인되고, 지나갈 때까지 이 문제를 명확하게 재현으로서 도리스와 논의하지 않았다. 이러한 것들은 그녀가 차례로 과장되고, 이상적인 단어들로 설명했던("그녀는 가장 친한 친구이고, 내가 어떻게 느끼는지 정확히 알고 있기 때문에 내가 실제로 믿을 수 있는 유일한 사람이에요"), 혹은 매우 비판적이고, 의심하며, 경멸하는 방식으로 설명했던("그녀는 숨어있는 적이에요, 나에게 앙갚음을 하고, 나를 자신의 수준으로 떨어뜨리고자 무슨 말이든 하는 거짓말쟁이죠") 도리스의 친구들 및 가족 구성원들 사이에서 발생했던 사례들을 포함했다. 치료사에 대한 이상화와 이후 평가 절하 사이에 변화와 유사한 변화들이 또한 고려되었다.

이러한 패턴을 인격 장애의 반영으로 보기보다(도리스는 이전에 경계성 및 자기애성 인격 장애 진단을 받았었다), 치료사는 도리스 및 그녀의 보호자들에 대한 외상 위협의 추가적인 정서적 각인에 따라 어떻게 초기 애착 실패가 재현될 수 있는지에 초점을 맞추었다. 실제로 1단계에서 추가 과거가 수집됨에 따라, 도리스가 어린 시절 어머니와 유사한 시나리오를 경험했다는 것이 명확해졌다. 그녀는 때때로 자신이 어머니의 가장 좋은 친구이자, 유일한 친구였지만, 결국 돌아서서, 자신을 "결코 태어나지 말았어야 할", 그리고 "누군가에게 사랑을 받을 자격이 없는 "괴물"이며, "항상 불행하고, 주위에 모든 사람들을 불행하게 만드는" "강박적 거짓말쟁이"라고 비난하는 것으로 끝나곤 했던 것을 이야기 하는 것으로 자신의 어머니에 대해 설명했다. 이러한 비난 중 어떤 부분이 정확히 실제로 어머니가 이야기 한 것인지(양극성 장애와 연관된 심각한 기분의 불안정으로 여러 번 입원을 해야 했던), 그리고 어떤 부분이 도리스의 어머니에게 폭력적이었으며, 또한 자신을 신체적, 성적으로 학대했던 아버지에게서 경험한 정서적 혼란과 무기력의 결과인지 확실하지 않았다. 도리스는 학대와 목격했던 가정 폭력에 대해 사실상 그녀와 그녀의 어머니가 받았던 폭력 및 생명을 위협하는 위험과 연관된 정서들의 경험을 방어하는 방식으로 이야기하는 경향이 있었으며, 이는 이후 외상 측면에서는 덜 위험하지만, 정서적으로는 더 고통스러운 정서적 학대의 딜레마를 그녀가 무의식적으로 재현하는 것에 취약하도록 만들 수 있었다.

1단계에서, 치료 관계를 통합하고, 도리스가 정서적 안정성의 토대를 구축하도록 돕는 동안, 치료사는 이러한 시나리오를 직접적으로 언급하지는 않았지만, 도리스의 긍정적 관심이 매우 소중할 수 있다는 것을 강조하며, 도리스가 존경했거나, 친했던, 그리고 신뢰했던 누군가에 의해 배반당했다고 느낄 때 이것이 도리스에게 얼마나 큰 상실감이 되는지에 대해, 그리고 도리스가 이러한 사람들에게 분노하는 경우 이러한 사람들에게 있어서도 얼마나 큰 상실감이 되는지에 대해 간접적으로 언급했다. 치료사는 또한 치료사와 내담자 사이에 관계는 불편하지만, 치료사가 자신을 배반했다고 여기며, 도리스가 분노를 느낄 때, 스스로 한 발 물러나서 영구적으로 손해를 입거나, 상실감을 느낄 필요는 없다는 것을 기억하라고 지적했다. 치료사는 관리 가능한 고통을 경험하고, 이로부터 회복되는 것을 모형으로 보여주는 방식에 따라, 도리스가 자신에게 분노할 때 개인적으로 경험한 정서들에 대해 "설명했다." 도리스가 치료적으로 학대와 가정 폭력의 기억들을 처리하도록 도울 수 있게 된 치료 후반부가 되어서야, 치료사는 자신의 어머니에 대한 도리스의 경험(그리고 학대와 폭력으로 증폭된)과 자신이 취약하다고 느낄 때의 반응들 사이에 유사성에 대해 지적하기 시작했다.

정신과 신체 간 분열의 개선

외상 후 해리와 고립은 정신과 신체 양쪽에서 일어난다. 반 데르 코크(Van der Kolk, 1996)는 외상 반응에서 신체와 정신 사이에 연결을 강조하기 위해 "신체가 기록한다(Body keeps the score)"는 구절을 만들었다. 신체적, 정서적 외상은 생리적 기반의 주요 대처 및 방어 반응들을 위험에 빠트린다(예, 투쟁, 도피, 정지, 혹은 경직). 이러한 반응들은 본의 아니게 발생하고, 암묵적으로 암호화되며, 반복되고, 충분한 강도를 갖게 됨에 따라, PTSD의 생리적 기반인 생체 적응(allostatis)이라고 알려진 생리적 조건(현재 위험이 없는 상태에서도, 그리고 개인이 이완된 신체 상태와 상황에 있을 때에도 발생하는 끊임없는 각성의 만성적 스트레스 반응; Friedman & McEwen, 2004)을 초래하게 된다. 내담자가 자신의 신체 상태를 의식하지 못할 때조차, 신체형 해리는 외상과 반응을 분열시키려는 신체적 시도가 될 수 있다.

PTSD에 대한 치료, 특히 체성 감각 경험을 향한 치료들은 각성 관리의 수준에서, 그리고 완성되지 않은, 혹은 불완전한 신체 행동들 및 정서적 반응들과 관련하여 정신-신체 통합을 장려한다. 예를 들어, 치료 초기에는 보통 점진적 근육 이완을 가르치며, 외상 기억 처리 중 신체 감각들에 대한 인식이 장려된다. 최근 개발된 감각운동 치료 중재들(즉, Ogden 외, 2006; Ogden & Fisher, 2012)은 신체 감각들에 대한 내담자의 인식을 증가시키고, 신체형 해리의 증상들을 다루기 위해 설계된 경험적 활동들을 포함한다. 이러한 중재들이 과학적 연구들에서 정서 조절 및 애착 초점 중재들로서 광범위하게 테스트 되지는 않았지만(예, Cloitre 외, 2010; Ford, Steinbergm Hawke, Levine, & Zhang, 2012; Ford, Steinberg, & Zhang, 2011), 이러한 것들은 현재 폭넓은 임상적 합의를 가지고 있으며, 임상의들에 의해 이러한 인구집단을 치료하는데 있어 중요한 것으로 널리 인식되고 있다

(Adults Surviving Child Abuse, 2012; Cloitre 외, 2011). 또한 이러한 것들은 바이오피드백(Clum, 2008)과 마음챙김, 혹은 명상 접근들(Follette & Vijay, 2009; Walde, Silvern, Carlson, Fairbank, & Kletter, 2009)에 대한 상당한 연구 기반을 기초로 하고 있다.

일반 평가 문제들과 접근들

치료 목표들의 특성과 형태는 치료 단계와 초점, 그리고 개별적 문제들의 출현, 위기 발생 상황들에 따라 변화하게 된다. 예비 치료 목표들의 개발은 초기 심리사회적 평가를 따른다. 증상 및 기능 영역들에 걸친 지속적 평가는 진행 정도(그리고 부족함)를 추적하고, 원래 목표들의 재정립 및 치료 진전에 따른 추가 목표들의 확인을 위해 중요하다. 목표 달성 및 문제의 해결이 이전에 휴면 상태였던, 의식적으로 자각할 수 없었던, 혹은 달리 두드러지지 않았던 다른 문제들의 출현(해리 과정들의 사용을 포함하여)을 초래할 수 있다는 점은 현재 이러한 인구를 전문으로 하는 치료사들에 의해 잘 인식되고 있다.

심리 치료에서 더 일반적 형태로 이루어지는 것처럼, 심리사회적 평가는 치료 전에 이루어진다. 그러나 복합 외상을 가진 내담자들에 대한 이러한 평가는 외상을 입지 않은 내담자들과는 다른 문제들을 제기할 수 있다. 이러한 개인들은 치료사의 동기에 대한 의심과 불신, 반사적 자기 보호에 대한 경향, 회피해왔던 고통스러운 상기 요인인 정보를 논의하는 것에 대한 저항, 정서적 홍수나 무감각으로 인해 통제를 잃는 것에 대한 두려움과 실제 통제 상실 및 보상기전 상실 등으로 인해, 치료에 참여하기 어려울 수 있다. 따라서 평가는 일회성으로 접근하지 않고, 시간이 지남에 따라 진전 정도를 평가하고, 치료 계획을 개선시키기 위해 이루어지는 추가 평가들에 따라 이루어지는 과정으로서 접근하는 것이 좋다. 또한 복합 외상에서 다소 일상적으로 일어나는 것처럼, 새로운 증상 및 문제들이 출현하는 경우(예, 해리 증상들은 충분한 안전성이 발전하고, 내담자의 방어가 무너지기 시작함에 따라 나타나고, 더 두드러지는 경향이 있다), 반복 평가들이 필요하다. 다음 섹션들에서, 우리는 임상 면담이나 형식적 심리 테스트에 의한 것이든, 혹은 둘 다에 의한 것이든, 성공적인 평가를 위한 전략적 고려사항들을 제시할 것이다. 그리고 우리는 과거에 외상을 입은 개인의 평가에 대한 접근들과 이들의 관리를 위한 제안들에 따라 발생할 수 있는 특수한 문제들에 대해 논의할 것이다.

기준선 정보 제공을 위한 평가

평가는 접수 면담과 포괄적 심리사회 평가(신체 질병 및 기타 조건들을 배제하기 위해, 필요한 경우 의학적 검사 및 기타 평가들을 포함할 수 있는)로 시작된다. 접수 면담의 기록들은 당시 개인의 상태에 대한 정보의 기준선을 제공하며, 특히 기억이 불확실하거나, 달리 문제가 되는 경우에 매우 중요할 수 있다(Courtois, 1999). 내담자가 과거에 이야기했던 것을 방어적으로 "잊어버리는" 것은 드문 일이 아니다. 대부분의 치료사들은 최소한 제한적인 정신상태 검사(지시되는 경우 확장되는)를 수행하고, 외양, 행동, 인격 특징, 일반적인 인지 기능을 포함하는 관찰들을 기록하는 것으로 시작한다. 임상 면담은 보통 더 광범위한 평가의 기반으로, 그 부분들은 문서로 작성되거나, 혹은 컴퓨터를 통해 완료될 수 있다. 면담은 기본적인 인구통계 정보에서부터, 개인의 주요 불만/제시하는 문제, 발병과 순서, 과정 및 지속시간을 포함하는 주요 증상들에 대한 검토, 과거 삽화들 및 존재하는 경우 치료에 관한 정보, 개인적 안전함의 결여를 포함하는 과거와 현재 삶의 스트레스 요인들, 현재 투약에 관한 정보에 이르기까지 광범위한 주제들을 포함한다.

논의를 위한 두 번째 주요 분야는 개인적, 사회적 과거들을 포함한다. 이러한 것들은 발달상 중요단계들의 달성 및 주요 사건들을 포함한다. 즉, 가족의 과거, 상태, 기능, 위기들; 부모와의 관계 및 부모의 기능을 포함하는 관계의 질, 부모님 사이에 관계; 양부모, 대체 부모, 입양, 혹은 위탁 가정; 과거 가족 및 개인의 병력(여성들의 경우 부인과/산과 병력, 남성들의 경우 비뇨생식과 병력을 포함하여)과 주요 질병 및 상해; 과거 및 현재에 법적/형사 사법 체계와의 연루를 포함한다. 또한 문화적 배경, 사회 계급, 종교, 민족, 성별, 성적 정체성 및 성적 지향, 난민 및 이민자 신분, 국적 및 기원 문화, 혹은 개인을 형성할 수 있는 기타 주제들과 조사할 가치가 있는 개인의 제시 및 관점과 같은 기타 맥락상의 주제들을 포함한다.

세 번째 관심 분야는 자아의 장점 및 자기 역량들을 포함하는 개인의 장점들과 자원들, 그리고 개인적 지원 네트워크를 포함한다. 치료사는 처음부터 이용 가능한 장점과 자원들을 활용하고자 추구한다. 이 부분은 또한 특히 임상 징후들, 증상들, 인격 및 진단 지표들(예, 기분 장애, 현실 검사 및 정신병, 뚜렷한 방어적 운영들과 기질적 구조, 약물 이용 및 남용, 개인적, 관계적, 성적, 사회적/직업적 문제들, 우울증, 불안 및 연관된 문제들, 자살 충동 및 기타 자해 형태들, 대인관계 폭력의 위험), 이러한 것들의 개별적 발병, 지속기간, 강도, 저해 정도, 자살 시도들(과거 시도 횟수와 강도)을 포함하여 주관적 고통 수준, 과거 정신병원 입원 경력에 대한 평가를 포함한다. 일반 위험 평가는 전체 평가의 부분이며, 과거 및 현재의 외상, 현재의 안전과 타인들에 대한, 혹은 타인들로부터의 폭력 위험, 가정 폭력 및 기타 중요한 가족의 역기능, 약물 남용 및 주요 정신 질환들의 이력, 추가 위기들, 외상, 개인의 일생 동안 주요 상실들(예, 의미 있는 죽음 및 헤어짐, 사고 및 재난, 외상성 두뇌 손상, 주요 질병 및 연관된 치료, 의료적 응급상황)에 관한 질문들을 포함한다.

학대, 폭력, 외상에 대한 이러한 상세한 조사와 질의들은 필수적이기는 하지만, 외상 내담자들에게는 매우 기억을 환기시키는 일이 될 수 있으며, 따라서 이러한 것들은 개방형인 기술적, 행동 질문들(예, "이러한 것을 경험한 적이 있습니까?", "이러한 일이 당신에게 일어난 적이 있습니까?", "이것에 관해 이야기해주십시오", "이것에 관해 더 이야기해줄 수 있습니까?")을 사용하여 중립적으로 만들어져야 한다. 과거 학대와 외상에 대한 공개는 사용되는 용어, 질문들이 표현되는 방식, 평가자의 태도와 개방성에 의해 영향을 받는 것으로 나타났다. 개방형 질문들은 자유로운 회상을 유발한다. 면담을 받는 사람은 자신의 언어로 상황을 설명하며, 치료사에 의해 말 그대로 기록되거나, 문서화된다. 평가자는 후속 질문에서 세부 내용에 대해 요청할 준비가 되어 있어야 하며, 응답들을 축소하거나, 그 의미를 평가절하하거나, 혹은 증폭시키지 않고(혹은 수정하거나, 비판하지 않고), 이러한 응답들에 열려 있는 자세를 갖추어야 한다. 특히 이러한 열린 질문들에 대한 응답에서, 치료사는 개인이 자신의 경험을 *어떻게* 기술하는지에 주의를 기울여야 한다. 본론을 벗어나고, 일관되지 않은, 혹은 괴리된 담론은 매우 빈번하게 혼란스러운 애착을 수반하는 배경을 보여주는 것으로(Crittenden & Landini, 2011; Main, Goldwyn, & Hesse, 2002), 이는 평가에서 중요한 고려사항이다.

치료사는 과거 치료 여부와 그 이유(들), 도움이 되었는지 여부, 치료 종료의 조건들, 과거 진단들, 그리고 개인이 현재 다른 치료사의 치료, 혹은 다른 접근을 이용하는 치료를 받고 있는지에 대해 물어야 한다. 치료사가 과거 치료의 질과 효과를 확인할 수 있도록, 과거 치료의 정보 및 기록 공개 요청이 이루어져야 한다.

또 다른 질의 분야는 거주, 개인적 지원 네트워크, 재무 및 직업 안정성, 의료 자금조달 등을 포함하여, 내담자의 생활 상황 및 경제적 상태와 관련된다. 치료 계획은 이용 가능한 자원들에 맞추어져야 하며, 치료 진행을 위해 개선되거나, 다루어져야 하는 결핍들부터 시작해야 한다(예, 개인적 지원 체계 구축, 안정적이고, 안전한 거주 공간 찾기, 안정된 고용 찾기, 의료 보험이나 장애 보장 취득하기, 추가 사례 관리 및 사회 복지 서비스 받기). 개인의 지불 능력을 초과하거나, 혹은 이미 위태로운 생활 상황을 추가적으로 불안정하게 만드는 치료를 제안하는 것은 확실히 도움이 되지 않는다.

평가 단계와 치료 과정 내내, 필연적인 의료, 정신의학, 약물 남용 및 신경학적 상태들에 대한 부속 상담 및 테스트와 경력 개발, 직업 재활, 약물 남용 치료 서비스 및 학습 부진 및 장애에 대한 테스트들이 순차적으로 이어질 수 있다. 특히 불확실하고, 복잡하거나, 당혹스러운 경우, 그리고 치료사가 증상의 범위, 진단 공식, 치료 권장들에 대해 남은 우려들을 가지고 있는 경우, 종합 검사 이후에도 다른 전문가의 이차 의견이 유용할 수 있다. 치료사가 남의 영향을 받기 쉬운 개인을 치료하는 경우 특히 주의하고, 신중해져야 하기 때문에, 간혹 개인의 피암시성과 피최면성에 대한 평가가 정당화된다.

조사의 최종 분야이자, 비표준적 분야는 언급할 가치가 있다.: 바로 치료에 착수한 개인이 특정 이유, 특히 과거의 학대와 외상(특히 회복된 기억을 바탕으로 제기된 근친상간 학대인 경우)으로 인해 현재 소송 및 기타 법적 절차에 관련되어 있거나, 혹은 고려하고 있는지 여부를 판단하는 것이다. 치료사는 특정 시점에 소송이 재판 환경에서 자신의 개입을 필요로 할 것인지 여부를 알아야 한다. 이는 애초에 내담자를 치료하려는 결정에 영향을 끼칠 수 있다. 예를 들어, 일부 치료사들은 치료에 동의하는 경우, 처음에 자신이 법적 소송에서 증언하지 않을 것이라는 점을 명확히 하거나, 혹은 자신에게 요구되는 특정 증언이 전문 증인으로서가 아니라, 치료하는 치료사/실제 증인으로서의 역할과 관련되어야 한다는 점을 확실히 밝혀야 한다(소송당사자인 내담자를 향해 다른 입장들을 요구하는 두 개의 다른 역할들). 내담자는 이러한 조건에 합의하는 추가 동의서 양식에 서명해야 할 수 있다.

"지원적 중립성"의 필요성

정의상, 외상 피해자들(과거 및 현재에, 혹은 지속적으로 심각한, 혹은 반복된 대인관계 피해의)은 타인들에 의한 침해 및 피해를 경험했으며, 따라서 치료를 받을 때조차, 자신들에 대해 알고 싶어 하는 사람의 동기와 의도에 대해 매우 의심스러워한다. 매우 개인적인 일들과 반응들에 대해 논의할 것을 요청 받는 것은 과도하게 변덕스럽고, 비협조적이며, 폐쇄적이고, 심지어 적대적인 입장을 초래하며, "실체를 드러내고", 침해하는 것으로 느껴질 수 있다. 가능한 정도로, 치료사는 격려하지만, 압박을 가하지 않는 매우 침착하고, 존중하는 태도를 가져야 한다. 개인은 직접적이지만, 민감한 질의를 통한 공개를 하는데 있어 지원을 받지 않는 이상, 외상 사건들 및 상황들을 공개할 수 없으므로, "지원적 중립성(supportive neutrality)"의 입장이 권장된다.

외상 내담자와 치료사에게 끼치는 평가의 영향

어떤 경우에도, 얼마나 온화하게, 혹은 민감하게 시행되었는지 여부와 상관없이, 평가 과정은 스트레스를 안겨줄 가능성이 높다. 따라서 조사 절차를 설명하고, 질문들에 열려 있는 태도를 갖는 것에 의해 관계의 정도를 발전시키고, 안전한 조건들과 환경들을 만드는 것이 중요하다. 치료사는 자신이 특정 응답을 기대하지 않으며, 올바르거나, 틀린 대답은 존재하지 않는다는 모습을 보여야 하며, 평가가 상처를 주려는 의도를 가지고 있지 않다 하더라도, 과거에 회피해왔던 고통스러운 삽화들 및 경험들에 초점을 맞추기 때문에 일부 불편함과 불쾌감을 초래할 가능성이 높다. 개인은 가능한 많은 통제를 갖고, 자신이 압도적인 느낌을 받는지, 멍해지는 느낌을 받는지 여부를 알리고, 질문이나 그 의미가 불확실한 경우 설명을 요청하고, 대답 여부를 선택하고, 세부 내용을 제공할지 여부를 선택하고, 가능한 합작의 과정을 만들기 위해 필요한 경우 휴식을 취하도록 장려 받는다.

간혹, 지나치게 불안해하거나, 보상기전 상실을 초래하는 경우 평가의 속도를 조절하거나, 완전히 보류하는 것이 필요하다(Briere, 2004). 관리되지 않고, 조절되지 않는 높은 수준의 고통은 부정적으로 영향을 끼칠 수 있고, 심지어 전체 평가에 손상을 입힐 수 있기 때문에 역효과를 낳게 된다. 치료사의 최선의 노력들에도 불구하고, 평가 도중이나 이후에 불안정이 발생하는 경우(플래시백, 무감각/해리, 퇴행적 행동, 분노, 불안, 공포, 자살 관념화 및 행동, 자해 시도로 나타나는 것처럼), 과정은 중단되어야 하며, 개인을 다시 안정시켜야 한다. 외상 평가를 수행하는 것은 외상 전이 및 간접적 외상화로 인해 치료사에게 개인적, 전문적 스트레스의 상황을 만들어낼 수 있다(10장에서 추가적으로 논의된다). 치료사는 고난들에 대해 듣는 것(특히 가족 구성원 및 피해자와 관계를 가지고 있거나, 알고 있는 타인들에 의해 저질러진 경우, 혹은 세부 내용이 생생하고, 끔찍하며, 충격과 신뢰감에 대한 중압감을 초래할 수 있는 종류인 경우)과 고통스럽고, 피해를 끼치는 결과들에 대해 듣는 것을 수반하는 평가의 어려움 및 스트레스를 안기는 대인관계 맥락에 따라 심각하게 영향을 받을 수 있다.

과소 및 과장 보고

외상을 입은 개인들은 특히 질문들이 간적접이고, 부정확하거나, 오해되는 경우, 자신의 경험 및 증상들을 과소보고하거나, 과장되게 보고할 수 있다. 행동 기술들을 사용하여 질문들이 정확하지만, 중립적으로 표현되는 것이 필요하다(즉, “아동 시절, 당신은 성인과 성적 경험을 한 적이 있습니까? ... 가족 구성원이었습니까? ... 또 다른 아동이었습니까?”, “가족 구성원들 사이에서, 혹은 공동체 내에서 폭력 및 성적 학대에 노출되거나, 목격한 적이 있습니까?", "강제로 원치 않는 특정 종류의 성적 접촉을 갖게 된 적이 있습니까?", "가족구성원이나 다른 누군가에 의해 신체적으로 상해를 입은 적이 있습니까?")

겔리나스(Gelinas, 1983)는 자신이 *위장된 제시(disguised presentation)*라고 명명한 것의 공통적 특징들과 발현들에 대해 설명했다. 이것은 "합병증에 따른 기질적 우울증과 비정상적인 강박 및 해리 요소들"로 구성되는 증상군을 포함한다. 또한 그녀는 능력 있고, 책임이 있으며, 자신 있고, 성숙한 모습으로 보이는 "부모화 된" 내담자들에 의해 이루어지는 특별한 제시에 주목했다. 이들의 사회적, 전문적 성취들은 실제로 진짜지만, 이들은 어려움과 문제들을 숨기고, 타인들을 돌보는데 있어 전문가이며, 이는 종종 가성성숙(pseudomature)으로 설명될 수 있다. 과도하게 책임을 지는 내담자는 반 데르 하트(Van der Hart) 외 연구자들(2006)이 자신들의 구조적 해리 모델에서 설명한 외관상 정상 인격(ANP)과 매우 유사하다. 외상 반응들과 정서들(그리고 또한 기억)은 외상의 시기와 이후에 하나 이상의 정서적 인격(EP)들에서 자각으로부터 격리된다. 이에 따라, 치료 전 평가에서 정서적 소재를 이용할 수 없게 되며, 오직 충분한 신뢰와 관계적 안정성이 모습을 갖추어감에 따라, 그리고 치료사에 의한 의도적 유도에 따라 치료 과정에 걸쳐 접근할 수 있게 된다.

해리 이외에, 위장된 제시(혹은 과소보고)에 대한 가장 흔한 원인들은 다음을 포함한다.: 과거학대/피해에 관한 자각 결여; 이러한 외상에 대한 순진함 및 무지(이러한 환경에서는 일반적인 것이다); 성별(성직자 및 코치의 학대에 대한 더 많은 보고와 소년들이 학대를 당할 수 있는 더 많은 인식에 따라 서서히 변화하고 있지만, 평균적으로 남성들이 더 공개를 꺼린다); 연령과 생애 단계 문제들(청소년들과 더 나이든 내담자들은 공개를 더 꺼리는 경향이 있다); 증상들의 만성적 특성; 외상 유대관계, 애착과 가족, 조직, 혹은 집단 환경에서 타인들이나 학대 가해자에 대한 충성심; 위협, 공포, 혹은 피해자에 대해 사용되는 침묵(이러한 것들은 평가 및 치료시기에 이르기까지 지속될 수 있다); 공개로 인해 겪은 과거의 부정적 경험(자신이나 타인들의); 타인들에 대한 불신; 과거 치료의 이력, 이러한 치료가 도움이 되었는지 여부와 외상 과거를 확인했거나, 다루었는지 여부. 다른 이유들은 개인에게 매우 특이적인 것들일 수 있다(예, 부모가 아동 포르노그래피의 제작 및 판매에 연루된 갱단 구성원으로, 보복을 위협 받는 경우; 학대 가해자가 성직자로, 피해자에게 사후에 지옥에서 고통 받을 것이라고 위협하는 경우 등; Courtois, 2010).

과소보고는 해리성(무의식적인) 기억상실증이나 더 의식적으로 동기화된 억압 및 망각으로 인해 기억하기 어려운 것에서 초래될 수 있다. 내담자들은 "나는 현재 전혀 기억이 안 나지만, 잊어버리지는 않았다. 누가 이러한 것을 기억하고 싶어 하겠는가?", 혹은 "지금 내게 물으시니까, 기억이 나네요." 등과 같이 말할 수 있다. 과소보고는 추가적으로 수치심, 회피, 외상과 연관된 정서적 고통으로 인한 것일 수 있으며, 혹은 특히 내담자가 혐오감, 비난, 혹은 개인적 고통의 징후들을 인식하거나, 받은 경우, 이러한 이야기를 들어야 하는 평가자를 보호하는 방법일 수 있다(우리[CAC] 중 한 명은 최근에 치료사가 복합 외상 내담자와의 평가 면담 동안 마치 아기의 입장이 되어버린 사례에 대해 들었다. 이 사례는 내담자가 치료사를 배려하고, 자신의 이야기로 인해 피해를 입지 않을지 우려하도록 촉발시킨 상황이었으며, 아마도 내담자는 분명히 치료로 인한 만남이 아니라고 받아들였을 것이다!).

하나 이상의 다음 이유들로 인해, 과장된 보고 또한 가능하다.: 이차적 이득(동정심, 주의, 우정, 보상 및 기타 재정적 혜택과 같은); 응징 및 보복; 삶의 문제들에 대한 설명; 사회적 포용; 기억 오류, 잘못된 이해 및 잘못된 인식; 정신병 및 기타 심각한 인격 장애로 인한 망상; 반사회적 인격 장애; 권한을 가진 인물의 제안들에 대한 순응을 강화하는 피암시성 및 공상 경향성(fantasy-proneness)의 개인적 특성들. 이러한 특징들이 주목되는 경우, 치료사가 전문 인격 평가와 꾀병 및 반사회적 인격 장애에 대한 평가를 수행하는 것이 권장된다. 현재, 얼마나 자주 과거의 외상이 과소 및 과장 보고되는지, 혹은 잘못 보고되는지, 그리고 잘못된 기억, 잘못된 신념 및 기타 요인들로 인한 경우가 얼마나 많은지 알려져 있지 않지만, 이 모든 경우가 가능하다(Courtois, 1999).

위기 제시

최대의 위기는 상기시키는 사건들 및 기타 자극들에 의해 촉발됨에 따라, 원래의 외상과 연관된 지연된 후유증 및 증상들의 계획되지 않은, 자발적 출현으로 발생할 수 있다. 강도에 따라 증상들은 불안, 우울증, 해리, 폭발적이거나, 충동적인 행동(자신이나 타인들에 대한 폭력 및 행동화를 포함하는), 반응성 정신병 및 해리와 긴장증의 식물 상태들을 수반하는 반응 작용 상실의 극심한 상태들을 가져올 수 있다. 외상과 그 증상들의 재출현은 누구에게든 매우 고통스러울 것이다. 그러나 학대를 당했거나, 달리 외상을 입은 것에 대한 의식적 기억을 가지고 있지 않았던 과거의 피해자들(즉, 경험이 높은 해리를 초래하고, 이로 인해 기억 상실증을 갖게 된 사람들)에게 가장 고통을 안겨준다. 위기 중재는 정서적 지원과 안정, 안심과 안전에 대한 계획, 반응들의 정상화, 그리고 갑작스러운 출현에 수반되는 증상들 및 충격과 관련하여 차분하고, 비판적이지 않은 입장을 포함한다. 반응 작용 상실을 수반하는 가장 극심한 경우들에(총체적으로 기능하지 못하는 것과 자살 및 살인 충동까지 포함하는), 진정제 투여와 입원이 필요할 수 있다. 당연하게도, 치료사는 이러한 반응 및 제시의 강도에 의해 놀라게 될 수 있으며, 도움을 위해 지원(전문 동료들, 내담자의 배우자 및 파트너, 혹은 친구들) 및 기타 자원들(예, 경찰, EMT, 구급차)에 대한 요청으로 다른 전문가들을 활용해야 할 수 있다.

복합 외상 생존자들의 경우, 고통스러우면서, *감소 특성을 가진*(예, 질병, 유산/사산, 기타 사망 및 상실, 기념일, 지역사회 및 언론에서의 학대 스캔들, 관계 분리 및 이혼, 지위 및 기능의 상실, 직장 및 경제적 손실, 법적 청구들을 포함하는), 혹은 역설적으로, 행복하면서, *증가 특성을 가진*(예, 친밀한 관계의 발전, 결혼 및 기타 관계 결속, 임신, 자녀의 출생) 다양한 생활 사건들이 ASD 및 PTSD의 지연된 발병에 대한 기준을 충족시키는 증상들을 촉발시킬 수 있다. 매우 역설적으로, 이러한 증가 특징을 가진 사건들과 전이들은 고통을 줄이려는 방어들에 충분한 안정성을 제공할 때 위기 반응들을 초래할 수 있으며, 두려움, 불안, 죄책감과 같은 부정적 정서들 및 기억, 증상들의 출현을 가져오게 된다. 부정적 사건들은 정서적으로 무감각한 내담자들이 갑자기 강렬한 감정들을 갖게 되거나, 혹은 훨씬 더 폐쇄되도록 만들 수 있다. 예를 들어, 가해자 및 다른 중요 인물의 상실 및 죽음은 휴면 상태에 있던 정서들 및 기억들을 파열시키거나, 대신 둘 사이에 동요 및 반응의 무감각을 만들 수 있다. 일부 사건 형태들은 특히 외상을 포함하여, 환기시키는 기능을 한다(예, 원래 상황에 대한 재 노출; 가족 및 공동체 내 다른 학대의 발견을 포함한 추가 배신; 특히 선정적이며, 포화되고, 만연된 종류의 언론 보도; Courtois, 1988, 2010). 최근 사례로는 펜 스테이트(Penn State) 스캔들이 있다.

헥터의 사례에서는, 전쟁 지역에서의 활동 및 노출, 다른 병사들에 의해 자행된 성폭력, 교황이 연루되었을 가능성을 시사하며 지속적으로 언론 보도되는 가톨릭계의 스캔들이 촉발 요인이 되었으며, 이는 현재의 사건들이 과거 학대들의 플래시백과 침투로 촉발된 복합 외상 내담자의 사례를 보여주는 것이다. 그는 또한 어머니가 거의 지나가는 이야기로 그를 성적으로 학대했던 성직자가 아동 추행 혐의로 체포된 것을 언급하며, 자신은 믿을 수 없다고 단호히 이야기 했을 때 외상의 촉발을 경험했다.

외상과 학대 피해가 공개되는 경우

평가 과정 동안 외상과 학대 피해가 공개되는 경우, 치료사는 이러한 발생과 그 효과에 대한 객관적 요인들(누가, 무엇을, 언제, 어디에서, 얼마나 오래, 그리고 강도, 진행, 무력 사용, 신체적 손상, 개인의 역할, 취해진 조치 여부)과 주관적 생각, 신념, 감정들에 대해 물어야 하며, *응답들을 사실적으로 기록*해야 한다. 치료사는 직접적으로, 단, 지원적 방식으로 이러한 문제들과 관련된 질문들을 해야 하며, 질문을 하는 내내 질문이 가져올 수 있는 신호들에 동조되는 상태를 유지하고, 이에 따라 속도를 변경하거나, 과정을 중단해야 한다(Briere 2004). 일부 외상 환자들은(생각과 감정들을 분리하거나, 해리하는 능력으로 인해, 그리고 감정 없이 "단지 사실들만을" 제시하는 것으로 인해) 큰 불편함 없이 이러한 상세한 질문들에 답하는 능력을 가지고 있지만, 다른 환자들은 강한 반응들을 경험하며, 더 긴 시간에 걸쳐 천천히 응답해야 한다(즉, 충분히 연습된 "포커페이스"를 유지해야 한다). 그러나 다른 환자들은 어떤 외부 반응들도 보이지 않으며, 지연된, 혹은 나중에 발생하는 "부메랑" 반응들을 보고하고, 일부는 전체 평가 및 일부에서 해리된 후, 나중에 질문에 대한 자신의 응답들을 부인하거나, 혼란스러워 한다.

치료사는 또한 내담자에게 있어 과거 외상을 공개하는 것의 의미를 파악하고, 특정 정보를 공개하는 것에 대한 아동의 메시지 및 신념들에 관해 알아야 한다. 이후 내담자가 질문과 공개에 어떻게 반응하는지 모니터해야 한다. 치료사가 내담자에게 평가 후 가능한 반응들 및 지연 반응들이 정상적 상태라는 것을 알려주고, 이러한 반응들을 관리하기 위한 제안들을 제공하는 것이 좋은 방침이다. 더 중요한 것은, 내담자가 지원을 받으며, 안전하고, 보고되는 것은 비밀로 보장된다는 것을 치료사가 명확히 하는 것이다(3장에 기술된 예외 사항들을 제외하고). 특정 세부사항들을 설명하거나, 기억하는데 어려움이 존재하거나, 세부사항 및 기억들이 상충하는 경우, 치료사는 확실한 것을 주장하지 않고, 대신 불확실성에 대한 관용을 보여주어야 한다.

과거의 학대와 외상이 공개될 때, 치료사는 추가적으로 잠재적 외상 후 반응들과 연관된 해리 상태, 약물 남용 및 기타 중독과 강박 행동들, 강한 정서 상태들, 학습 장애, 기억 장애, 의학적 문제들과 정신신체 반응들, 애착 상태 및 대인관계 문제들(다양한 평가 수단들을 현재 이용할 수 있다; 표 4.1의 목록 참고), 형사 및 사법 문제나 이력, 혹은 예상되거나, 계류 중인 소송에 대해 추가적으로 조사해야 한다. 공식 평가가 마무리됨에 따라, *공개가 해결을 의미하지 않으며, 오히려 해결이 주요 목표인 치료 과정의 시작이라는 것을 뜻한다*는 점을 명확히 해야 한다. 공개된 자료의 비밀보장은 다시 한 번 강조되어야 한다.

모든 것에도 불구하고, 일부 개인들은 자신의 외상 과거 및 경험에 대한 질문을 받는 것으로 즉시, 그리고 뚜렷하게 완화된다(Courtois, 1988). 평가는 누군가 처음으로 자신의 경험들에 대해 관심을 표명한 것일 수 있으며, 내담자들은 면담(특히 속도를 잘 맞추고, 민감함과 관심을 가지고 수행된 면담)이 자신에게 있어 즉각적으로 카타르시스와 치료 효과를 제공한다는 것을 발견하게 될 수 있다.

외상과 학대 피해가 공개되지 않는 경우

앞서 논의된 바와 같이, 명백하게 알고 있는 외상과 피해는 질문들이 직접적이고, 명확하며, 민감성을 가지고 질문할 때조차 공개될 수 없다. 다른 상황들에서, 외상 경험들을 알고 있지 않지만, 의심되기 때문에(혹은 심지어 의심할 수조차 없기 때문에), 공개되지 않는다. 또 다른 가능성은 이러한 외상 경험들이 발생하지 않았다는 것이다. 따라서 공개할 것이 없는 것이다(상세한 논의의 경우 Courtois, 1999 참고). 발생 사실이 확실하지 않는 경우, 치료에 대한 개인의 기대와 동기들이 확인되어야 한다. 어떤 경우에, 이러한 것들은 다시 바로잡아야 하거나, 심지어 문제를 일으킬 수 있다. 예를 들어, 일부 기대들은 매우 타당하지만(예, "나는 나의 의심들에 대한 근거가 존재하는 것인지 여부를 판단하는데 있어 도움을 받고 싶어요."), 다른 기대들은 그렇지 않으며, 심지어 개인이나 치료사에게 잠재적 위험을 제기할 수도 있다(예, "나는 나의 부모, 혹은 가톨릭교회[혹은 누구든]를 고소할 수 있도록, 내가 학대 받았다는 것을 당신이 이야기해주길 원해요"; "당신이 나를 위해 나의 근친상간 기억들을 발견하고, 무슨 일이 일어났는지 이야기해주길 원해요"; "나의 친구들/지원 집단은 내가 학대를 당한 것처럼 행동한다고 이야기하지만, 나는 기억이 나지 않아요, 따라서 찾는 편이 나을 것 같아요. 기억이 나지는 않지만, 내가 학대를 당한 것이라고 확신해요"; "나는 정당하게 자살할 수 있도록, 내가 정말로 학대를 당한 건지 알고 싶어요.").

대체로, 치료사는 공개가 되지 않는 경우의 의미를 가정해서는 안 된다. 그러나 증상 그림이 극심하거나, 복합 PTSD 공식의 함께 발생하는 장애들과 강한 유사성을 가진 경우, 혹은 치료사가 일반적으로 외상 및 피해와 연관되는 특정 행동과 반응 패턴들을 관찰한 경우, 그 가능성이 예상되어야 한다. 치료사는 일정 정도의 의심을 발달시키거나, 혹은 연상시키지 않기 위해 비밀로 지키는 것이 가장 좋다는 가설을 세울 수 있지만, 또한 환자가 모르는 것이나, 공개하지 않는 것을 인정해주어야 한다. 가장 심각하게 외상을 입은 개인들의 경우,

특히 높은 해리 상태를 겪는 개인들의 경우, 외상 스토리는 위장된, 매우 파편화된, 모순된 방식으로만 표면화될 수 있다. 잠재적으로, 기억들은 오직 내담자가 충분한 신뢰를 발전시키고, 기억이 나타날 정도로 충분한 진전을 이루었을 때(충분한 자아 자원 및 자기 역량들을 발전시키고, 약물 남용 및 기타 중독을 해결했을 때)에만 이용 가능해질 수 있다.

치료사는 외상과 학대를 내담자가 알고 있지 않지만, 의심이 가는 경우, 심지어 의심에 대한 근거가 매우 설득력 있는 경우(예, 꿈의 내용이 피해 시나리오들로 가득한 경우; 치료 내에서, 혹은 외부에서 행동 재현들이 외상을 향하는 것으로 나타나는 경우; 혹은 내담자가 외상 후 증상들을 가지고 있는 경우) 특히 주의를 기울여야 한다. 특정 기억이 없는 상태에서 학대에 대한 의심이 어떻게 발생했는지에 대해 묻고, 잠재적인 개인적, 대인관계 동기들을 평가하는 것이 필요하다. 이전에 언급된 바와 같이, 이러한 것들은 이차적 이득 및 손실, 보상, 혹은 복수, 특정 암시 및 잘못된 정보의 출처들(예, 사회적 영향, 언론 보도, 책, 과거의 암시적 치료 활동들)을 포함할 수 있다.

특정 기억이 없는 경우, 치료사는 추측하거나, 끼워 맞추고, 혹은 의심을 확인시켜주고자 노력해서는 안 된다. 이러한 상황에서 치료사와 내담자는 불확실성을 견뎌야 하며, 치료사는 시간이 흐름에 따라 개방형 탐구 입장을 촉구해야 한다. 치료사는 또한 기억 과정들에 끼치는 외상의 영향에 대한 잘못된 정보를 수정하고, 치료의 적합한 목표들을 명확히 해야 한다(잘못된 정보와 수정에 대해 명확하게 기록하며).

최종적으로, 그러나 관련된 주제로서, 정신병은 자동으로 외상 발생을 배제하지 않는다. 실제로, 정신병의 양성 증상들이 PTSD 환자들의 샘플들에 기록되어 왔으며(Butler, Muser, Sprock, & Braff, 1996), 외상과 학대 피해는 정신병 환자들의 정신병을 초래할 수 있는 배경에서 공통적 발생요인들로 기록되어 왔다(Read, 1997). 정신병과 외상 후 증상들은 함께 발생할 수 있으며, 정신병의 증상들은 실제로 외상 후와 해리성 환각 침투 및 실제 외상 사건들과 상황들의 재 경험들이 될 수 있다. 많은 외상 후 및 해리 환자들이 조현병이나 양극성 장애로 잘못 진단받았으며, 과거 외상의 현실과 가능성은 무시되고, 하찮게 여겨지거나, 혹은 무시되었다(Ellason & Ross, 1995).

표준과 외상에 특화된 심리 수단들을 이용한 평가

심리사회적 면담을 보충하기 위해 다수의 외상 특이 심리 수단들을 이용할 수 있다. 외상 경험들과 외상 관련 증상들의 더 정확한 평가는 특별히 중립적이고 정확한 평가들을 위해 구성된 정신측정학적으로 타당한 수단들로 이루어질 수 있다. 특히 정확성과 중립성이 매우 중요한 법의학적 평가에는 최상의 표준화를 갖춘 수단들이 사용된다. 가장 일반적으로 사용되고, 가장 방법론적으로 타당한 것들을 포함하여, 외상에 특화된 평가 수단들과 전략들이 여기에서 제시된다. 표 4.1은 연관된 치료 목표들과 짝을 이루는 수단들 및 중재들의 목록을 포함한다. 모두가 다음 논의에서 포함되는 것은 아니지만, 표는 저자들과 개발자들의 목록을 포함한다.

다섯 개의 유형들이 논의된다.: (1) 외상 반응 및 증상들에 대한 전문화된 부척도들의 포괄적 심리 검사들과 구조화된 임상 면담들; (2) 외상 사건들, 경험들, 증상들에 대한 전용 척도들; (3) 외상 사건에 관한 상세한 정보를 이끌어내기 위한, 혹은 진단 목적을 위한 구조화된 면담; (4) 애착 상태들에 대한 평가; (5) 생리심리학적, 생물학적, 신경학적/신경심리학적 수단들과 접근들. 외상에 특화된 수단들은 더 포괄적인 수단들(예, 우울증 및 불안에 대한), 전문 평가들(몇 가지만 들자면, 신념, 의도 통제 소재, 건강 상태, 약물 남용, 섭식 장애, 자해, 자살충동, 기능 수준, 삶의 질, 피 최면성과 피암시성, 반사회적 인격 장애, 외상을 초래하는 죽음, 꾀병 등), 그리고 부수적 출처들로부터의 정보로 보완될 수 있다.

포괄적 심리 검사와 구조화 임상 면담

치료사는 미네소타 다면적 인성 검사(Minnesota Multiphasic Personality inventory-MMPI-2; Hathaway & McKinley, 1989), 밀론 임상 다축 성격 검사(Millon Clinical Multiaxial Inventory-MCMI-Ⅲ; Millon, 1987), 성격 평가 검사(Personality Assessment Inventory-PAI) (Morey, 1991, 2007), 개정된 증상 체크리스트-90 (Symptom Checklist-90-Revised-SCL-90-R; Derogatis, 1977; Derogatis & Unger, 2010), 로르샤흐 검사(Rorschach, 1981) 같은 포괄적이고, 널리 받아들여지는 자기 보고 심리 검사들을 사용하여 증상들과 성격 변수들을 평가하는 것으로 시작할 수 있다. DSM-IV 장애들에 대한 구조화 임상 면담(SCID-1; First, Gibbon, Spitzer, Williams, & Benjamin, 1997)은 DSM-IV 진단 범주들을 다루지만, PSTD 및 신체형 장애들의 측면에서는 취약하

표 4.1 복합 외상 사례들에 대한 증거에 입각한 평가 수단들의 샘플

영역: 외상 후 평가/인지
목표 1, 6, 11, 12, 15와 16

- 외상 후 인지 검사(Post-Traumatic Cognitions Inventory; Foa, Ehlers, Clark, Tolin, & Orsillo, 1999)
- 가정 척도(World Assumptions Scale; Janoff-Bulman, 1992)
- TSI 신념 척도(TSI Belief Scale; McCann & Peralman, 1992)
- 외상과 애착 신념 척도(Trauma and Attachment Belief Scale; Pearlman, 2003)
- 외상 관련 죄책감 척도(Trauma-Related Guilt Scale; Kubany, Abueg, Kilauano, Manke, & Kaplan, 1997)
- 사건의 중심성 척도(Centrality of Event Scale; Berntsen & Rubin, 2006)
- 외상 증상 검사 손상된 자기 참조 척도(Trauma Symptom Inventory Impaired Self-Reference Scale; Briere & Elliott, 2003; Elliott, Mok, & Briere, 2004)
- 인지 왜곡 척도(Cognition Distortion Scales; Briere, 2000a)
- Young 도식 질문지-3(Young Scema Questionnaire-3; Young & Brown, 2001)
- 청소년들의 초기 외상 검토(Initial Trauma Review for Adolescents; Briere & Lanktree, 2012)

영역: 정신적 무감각과 과잉각성/과민성
목표 2

- 임상의-관리 PTSD 척도(Clinician-Administered PTSD Scale; Weathers, Keane, & Davdson, 2001)
- PTSD 체크리스트(PTSD Checklist; McDonald & Calhoun, 2010)
- 외상 후 증상 척도(Posttraumatic Symptom Scale; Foa, Johnson, Feeny, & Treadwell, 2001; Foa & Tolin, 2000)
- 외상 증상 검사(Trauma Symptom Inventory; Briere & Elliott, 2003; Elliott 외, 2004)

영역: 직업과 대인관계 기능
목표 3

- 사회 적응 설문조사-자기보고(Social Adjustment Survey-Self-Report; Weissman, Olfson, Gameroff, Feder, & Fuentes, 2001)
- 대인관계 문제 약식 검사(Inventory of Interpersonal Problems Short Form; Barkham, Hardy, & Startup, 1996)

표 4.1 *(계속)*

- 외상 증상 검사-2: 성적 관심과 성 기능장애 행동 척도(Trauma Symptom Inventory-2: Sexual Concerns and Dysfunctional Sexual Behavior Scales; Briere, 2011)
- 관계 질문지(Relationship Questonnaire; Bartholomew & Horowitz, 1991)
- 친밀한 관계에서의 경험(Experience in Close Relationships; Brennan, Clark, & Shaver, 1998)

영역: 침투성 재 경험과 회피
목표 4, 7, 12

- 외상 기억 질문지(Trauma Memory Quesionnaire; Halligan, Michael, Clark, & Ehlers, 2003)
- PTSD 증상들의 해석 척도(Interpretation of PTSD Symptoms Scale; Halligan 외, 2003)
- 기억에 관한 개인 신념 검사(Personal Beliefs About Memory Inventory; Lineweaver & Hertzpg, 1998)
- 외상 증상 검사 침투성 경험 및 회피 척도(Trauma Symptom Inventory Intrusive Experiences and Avoidance Scales; Bennett & Wells, 2010)
- 임상의 관리 PTSD 척도(Clinician-Administered PTSD Scale; Weathers 외, 2001)
- PTSD 체크리스트(PTSD Checklist; McDonald & Calhoun, 2010)
- 외상 후 증상 척도(Posttraumatic Symptom Scale; Foa & Tolin, 2000

영역: 재 외상
목표 5, 10, 13

- 외상 사건들 선별검사 수단(Traumatic Events Screening Instrument; Daviss 외, 2000; Ford 외, 2000; Ford & Smith, 208)
- 갈등 전략 척도(Conflict Tactics Scale; Straus & Douglas, 2004; Straus, Hamby, Finkelhor, Moor, & Runyan, 1998)

영역: 자기 효능감 및 개인 통제감
목표 8과 12

- 희망 척도(Hope Scale; Synder 외, 1996, 1997)
- 가정 척도(World Assumptions Scale; Janoff-Bulman, 1992)
- TSI 신념 척도(TSI Belief Scale; McCann & Peralman, 1992)

표 4.1 *(계속)*

영역: 생물학적, 가족 위험 요인들
목표 9

- 불안 민감성 지수(Anxiety Sensitivity Index; Osman 외, 2010; Taylor 외, 2007)
- 사건 관련 반추 검사(Event-Related Rumination Inventory; Cann 외, 2011)
- 갈등 전략 척도(Conflict Tactics Scale; Straus & Douglas, 2004; Straus, Hamby, Finkelhor, Moor, & Runyan, 1998)
- 아동 외상 질문지(Childhood Trauma Questionnaire; Bernstein 외, 1994)

영역: 공존 질환/공동 발생 장애
목표 10

- Beck 우울증 검사(Beck Depression Inventory; Steer, Ball, Ranieri, & Beck, 1997, 1999)
- Beck 불안 검사(Beck Anxiety Inventory; Kohn, Kantor, DeCicco, & Beck, 2008; Leyer, Ruberg & Woodruff-Borden, 2006)
- 외상 증상 검사-2; 불안한 각성과 우울증 척도; 기능장애 행동 척도(Trauma Symptom Inventory-2; Anxious Arousal and Depression Scales; Dysfunctional Behaviors Scale; Briere, 2011)
- 상태-특성 불안 검사(State-Trait Anxiety Inventory; Spielberger & Vagg, 1984)
- K6와 K10(Kessler 외, 2002. 2010)
- 간이 증상 검사(Brief Symptom Inventory; Derogatis & Melisaratos, 19883)
- 개인 건강 질문지(PHQ) (Personal Health Questionnaire, spitzer 외, 1999)
- 섭식 태도 검사(Eating Attitudes Test; Garner & Garfinkel, 1979)

영역: 애착과 작동 모델들
목표 13

- 개정된 성인 애착 척도(Revised Adult Attachment Scale; Collins, Ford, Guichard, & Allartd, 2006; Ravitz, Maunder, Hunter, Sthankiya, & Lancer, 2010)
- 관계 척도 질문지(Relationship scales questionnaire; Bartholomew, 1997; Ravitz 외, 2010)
- 부모 연대 검사(Parental Bondiing Instrument; Parker, 1989; Ravitz 외, 2010)
- 성인 애착 검사(Adult Attachment Inventory. Main 외, 2002)
- 외상 증상 검사-2; 불안정산 애착 방식 척도(Trauma Symptom Inventory-2; Insecure Attachment Styles Scale(Briere, 2011)

표 4.1 *(계속)*

영역: 정서 조절
목표 14

- 부정적 기분 조절에 대한 기대(Expectancies for Negative Mood Regulation; Catanzaro & Mearns, 1990; Catanzaro, Wasch, Kirsh, & Mears, 2000)
- 정서 조절 어려움 척도(Difficulty with Emotion Regulation Scale; Tull, Barrett, McMillan, Roemer, 2007; Tull, Jakupcak, McFadden, & Roemer, 2007)
- 자기 인식 정서 검사 척도(수치심) (Test of Self-Concious Affect Scale; Tangney, Wagner, Fletcher, & Gramzow, 1992)

영역: 해리
목표 17과 18

- 정신형 해리 질문지-외상 주변(Psychoform Dissociation Questionnaire-Peritraumatric; Nijenhuis, Van Engen, Kusters, & Van der Hart, 2001)
- 신체형 해리 척도(Somatoform Dissociation Scale; Nijenhuis 외, 2001)
- 외상 증상 검사-2; 해리 척도(Trauma Symptom Inventory-2; Dissociation Scale; Briere & Elliott, 2003; Elliott 외, 2004)
- 해리 다면 검사(Multidimensional Inventory of Dissociation; Dell, 2006)
- 다 척도 해리 검사(Multiscale Dissociation Inventory; Briere, Weathers, & Runtz, 2005)
- 해리 경험 척도-2(Dissociative Experience Scale-2; Carlson & Putnam, 1993; Merritt & You, 2008; Modestin & Erni, 2004)
- 해리 장애 면담 검사(Dissociative Disorders Interview Schedule; DSM-Ⅲ 진단 기준 사용; Ross 외, 1989, 1990)
- 개정된 DSM-IV 해리 장애에 대한 구조화 임상 면담(Structured Clinical Interview for DSM-Ⅲ Dissociative Disorders, Revised; Steinberg, 1994)
- 복합 해리 증상 및 다중 인격 장애에 대한 진료실 정신 상태 검사(Office Mental Status Examination for Complex Dissociative Symptoms and Multiple Personality Disorder; Loewenstein, 1991)

영역: 분노/공격성
목표 18과 19

- 상태-특성 분노 표현 검사(State-Trait Anger Expression Inventory; Forgays, Forgays, & Spielberger, 1997; Spielberger, Recheiser, & Sydeman, 1995)
- Buss-Durkee 적대감 검사(Buss-Durkee Hostility Inventory; Buss & Durkee, 1957; Riley & Treiber, 1989)

표 4.1 *(계속)*

- 외상 증상 검사-2; 분노 척도(Trauma Symptom Invetory-2; Anger Scale; Briere, 2011)

영역: 자해와 자살
목표 18과 19

- 위험 감수 및 자해 검사(Risk Taking and Self-Harm Inventory; Vrouva, Fonagy, Fearon, Roussow, 2010)
- 감옥 환경에서 범죄자의 자살 관심(Suicide Concerns for Offenders in Prison Environment; Perry & Gilbody, 2009)
- 성인 자살 관념화 질문지(Adult Suicidal Ideation Questionnaire; Reynolds, 1991)
- Beck 자살 관념화 척도(Beck Scale for Suicidal Ideation; Beck, Brown, & Steer, 1997)
- 자해 질문지(Self-Injury Questionnaire; Santa Mina 외, 2006)

영역: 중독
목표 18과 19

- 알코올, 흡연과 약물 몰입 선별 검사(Alcohol, Smoking and Substance Involvement Screening Test; Humeniuk 외, 2008)
- 개별 욕구 전체 평가(Global Assessment of Individual Needs; Dennis, Chan, & Funk, 2006; Dennis, Funk, Godley, Godley, & Waldron, 2004)
- 외상 증상 검사 긴장 감소 척도(Trauma Symptom Inventory Tension Reduction Scale; Briere & Elliott, 2003; Elliott 외, 2004)
- 미시건 알코올중독 선별 검사(Michigan Alcoholism Screening Test; Selzer, 1971)
- 약물 남용 미세 선별 검사-3(Substance Abuse Subtle Screening Inventory-3)

다. SCID-II는 11개 DSM 성격 장애들의 기준을 다룬다(First 외, 1997). 이러한 것들은 DSM 개정이 완성됨에 따라 변화할 것이며, SCID의 새로운 버전들이 개발될 가능성이 높다.

대부분의 경우, 이러한 척도들은 외상 후 장애 및 해리 반응에 연관된 증상들을 평가하도록 설계되지 않았으며, 외상에 특화되어 있지 않다. 그러나 부척도들이 개발되었고, 일부 검사들의 경우 외상을 고려한 전문 해석들이 나타났다. 평균적으로, 외상 생존자들은 매우 상승된 척도들을 갖는 경향이 있으며, 이에 따라 나타나는 증상 프로필은 비교적 최근까지 다른 심각한 정신병리학, 특히 인격 장애 및 조현병으로 제시되거나, 반응들이 근거 없는 것으로 제시되었다. 현재 이러한 입장은 변화되었다. 상승된 프로필은 보통 복합 외상 스트레스와 연관된 극심하고, 만연된 증상에 대한 정확한 보고이며, 높은 지지 항목은 추가적으로 도움에 대한 요청을 의미하는 것일 수 있다고 여겨진다. 현재 프로필 해석은 증상들에 대한 잘못된 해석과 이로 인한 오진을 피하기 위해 외상에 대한 보고들이나 의심들을 고려하는 것이 권장되고 있다.

외상 후, 해리 증상 및 장애들에 대한 척도

PTSD(전통적, 복합), 해리, 신체화, 지속적인 인격 특성, 애착 방식, 관계 및 성적 문제들의 증상들을 평가하기 위해, 우울증, 불안, 인격 장애의 일반적 증상들을 넘어서는 다른 수단 및 구조화 진단 면담들을 현재 이용할 수 있다. 현재 복합 외상의 차원들을 평가하는데 사용 중인 외상 증상 척도들에 대한 논의는 브리어(Briere, 2004), 브리어와 랭크트리(Briere and lanktree, 2012), 브링와 스피나졸라(Briere and Spinazzola, 2005, 2009), D. 브라운(D. Brown, 2009), 킨과 윌슨(Keane and Wilson, 2004)에게서 찾아볼 수 있다.

직접적으로 외상 후 증상들 및 장애들을 평가하기 위해 다수의 수단들이 개발되었다. 다음은 가장 잘 알려지고, 가장 많이 사용되는 것들이다.: 임상의를 위한 PTSD 척도(Clinician -Administered PTSD Scale-CAPS; Blake 외, 1995), 외상 후 스트레스 진단 척도(Posttraumatic Stress Diagnostic Scale-PDS; Foa, 1995), 외상 후 스트레스에 대한 세부 평가(Detailed Assessment of Posttraumatic Stress-DAPS; Briere, 2001), 변형된 자기 역량 검사(Inventory of Altered Self Capacities-IASC; Briere, 2000a), 인지 왜곡 척도(Cognitive Distortions Scale-CDS; Briere, 2000b). 이 외에, 극심한 스트레스 장애에 대한 구조화 면담(SIDES; Pelcovitz, Van der Kolk, Roth, Mandel, Kaplan 외, 1997)과 외상 증상 검사 1과 2(TSI-1, Briere, 1993; TSI-2, Briere, 2011)는 고전적 PTSD와 연관된 외상 증상들과 복합 PTSD/DESNOS에 대한 기준에 초점을 맞추고 있으며, 논의되는 인구집단에 임상적으로 유용하다.

해리 증상들과 장애들에 대한 평가 척도들이 과거 몇 십 년에 걸쳐 개발되어 왔다.: 해리 경험 척도(Dissociative Experiences Scale-DES, Carlson and Putnam, 1993), 해리 장애 면담 검사(Dissociative Disorders Interview Schedule-DDIS; DSM-Ⅲ 진단 기준 사용; Ross 외, 1989, 1990), 다중 척도 해리 검사(Multiscale Dissociation Inventory-MDI; Briere, 2002), 다측면 해리 검사(Multidimensional Inventory of Dissociation-

MID; Dell, 2006), 신체형 해리 질문지-20(Somatoform Dissociation Questionnaire-20-SDQ-20; Nijenhuis, Spinhoven, Van Dycke, Van der Hart, & Vanderlinden, 1996), 개정된 DSM-IV 해리 장애에 대한 구조화 임상 면담(SCID-D, Rev; Steinberg, 1994). 복합 해리 증상 및 다중 인격 장애에 대한 진료실 정신 상태 검사(Office Mental Status Examination for Complex Dissociative Symptoms and Multiple Personality Disorders; Lowenstein, 1991)는 해리 경험 및 증상 유형들과 해리 장애 진단에 대해 큰 임상 효용성을 가진 것으로 발견된 조직화된 질문들이다(그러나 면담은 정신측정학적 특성은 가지고 있지 않다). 치료사가 해리 장애의 진단을 위해 정신측정학적으로 타당한 수단을 필요로 하는 경우(특히 법의학적 평가를 위해), 스타인버그(Steinberg)의 SCID-D, Rev가 선택할 수 있는 수단이다.

외상 사건들 및 경험들에 대한 척도들

특정 유형의 외상 사건들과 경험들의 세부내용을 분석하는 수단들이 개발되어 왔으며, 보통 응답들을 말 그대로 기록하는 면접자에 의해 제기되는 구조화된 질문들, 혹은 지필 및 컴퓨터화 된 자기 보고 척도들처럼 여러 포맷들로 접근할 수 있다. 이러한 것들은 외상 과거가 공개되고, 더 상세한 기술이 추구될 때, 경험(들)과 사건(들)에 관한 특정 정보를 도출한다. 쿠르투아 근친상간 과거 질문지(Courtois Incest History Questionnaire-IHQ; Courtois, 1988, 2010)가 그 사례이다.

애착 방식 평가

최근 장에서, D 브라운(D. Brown, 2009)은 애착 방식, 복합 외상 과거, 이에 따른 복합 외상 스트레스 및 장애들에 대한 다중 수단 평가의 이론 주도 전략에 대해 기술했다. 그는 다음과 같이 썼다.: "외상 사건과 별도로, 혹은 외상 사건과 결합하여, 초기 애착 상태가 성인 정신병리학의 변수 중 상당한 부분을 예측하는 정도를 고려할 때, 애착 상태를 복합 외상에 대한 종합 평가의 일환으로 측정하는 것이 매우 중요하다."(p. 129) 성인 애착 검사(Adult Attachment Inventory-AAI; Main 외, 2002)는 아마도 애착 방식, 손상 및 외상이 해결되지 않은 정도, 메타인지 반영 및 정신화 평가, 중요한 심리적 회복 요소를 판단하기 위해 가장 많이 사용되는 수단일 것이다(Bateman & Fonagy, 2004a, 2004b). 크리텐돈(Crittendon)과 란디니(Landini) (2011)는 최근 성인 애착의 평가에 관한 책을 발표했다.

심리생리학적, 생물학적, 신경학적, 의학적 평가

2장에서 논의된 바와 같이, 외상과 이에 따른 PTSD의 심리생물학적, 심리생리학적 반응들에 대한 실질적 연구는 그렇지 않은 사람들에 비해 PTSD가 생긴 개인들에게서 놀람 반응과 생물학적 변형을 포함한 더 큰 생리적 반응성의 일관된 그림을 제공했다. PTSD에 대한 심리생리학적, 생물학적 척도들이 점차 개발되고 있으며, 현재 심박수, 혈압, 근 긴장, 피부전도 수준 및 반응, 말초부위 온도에 대한 검사들과 표준화된, 혹은 개인화된 문제들 및 실제, 혹은 잠재적 외상 경험들에 대한 시나리오들에 대응하는 생리적 문제 검사들을 포함한다(Orr, Metzger, Miller, & Kaloupek, 2004). 신경심리학적 평가는 외상 두뇌 손상(TBI)을 포함하여, 혹은 이와 별도로 PTSD 증상들의 잠재적 신경인지 측면들을 평가하고, 차별화된 진단들을 내리기 위한 또 다른 수단들을 제공한다(Knight & Taft, 2004). 신경학적 조건들은 과거 및 현재의 신체적 학대 및 폭행(예, 아동기 및 성인기 신체 학대 및 특히 친밀한 파트너의 학대에 일반적으로 나타나는, 학대 삽화들 동안 무의식 순간까지 이어지는 반복된 기도폐쇄 및 질식으로 초래되는 머리 및 뇌 손상과 TBI)과 관련될 수 있다. 일반 및 특수 의학 검사들 또한 질병이나 상해들이 뚜렷한 경우 필요할 수 있으며, 의학적 조건은 배제되어야 하거나, 그렇지 않을 수 있다. 치료사는 포괄적, 혹은 더 전문적인 의학적 정밀검사와 심리생물학적, 생물학적, 혹은 신경학적 평가들을 심리 데이터를 보완하거나, 명확히 하는 독립적 평가 수단들로 고려해야 한다. 심리적 외상 및 PTSD의 평가에 대한 추가 논의는 브리어(Briere, 2004), 브리어와 랜크트리(briere and Lanktree, 2012), 칼슨(Carlson, 1997), 윌슨과 킨(Wilson and Keane, 2004)에서 찾아볼 수 있으며, 델과 오닐(Dell and O'Neil, 2009)에서 해리 장애의 평가에 대한 논의를 볼 수 있다.

평가의 기타 공통적 문제들

약물 남용 장애는 PTSD를 가진 사람들 사이에서 너무 흔하기 때문에(섭식 장애, 성 및 포르노그래피 중독과 같은 다른 중독/강박 문제들과 함께), 보통 전문적 평가가 정당화된다. 검사 질문들은 시작점을 제공할 수 있으며, 지시되는 바에 따라 상세한 평가가 이어진다. 이 외에, 건강 상태, 수면, 생활방식, 삶의 질, 스트레스 관리, 기능 수준, 타인들에 대한, 혹은 타인들로부터의 폭력 위험, 자살 위험 및 치명성, 피 최면성과 피암시성, 반사회적 인격 장애, 외상을 안기는 죽음, 꾀병과 같은 문제들에 대한 전문 평가가 포함될 수 있다.

부수적 평가: 면담과 정보 수집

더 객관적인 관찰 정보를 얻거나, 내담자가 거의 회상하지 못하는 사건들에 관한 정보를 제공하기 위해 부수적 평가들(예, 배우자 및 파트너, 가족구성원, 친구, 교사, 고용주 및 동료들, 과거 치료사들)이 간혹 정당화될 수 있다. 이 외에, 부수적 보고들은 달리 이용할 수 없는 보충 데이터를 제공하며, 내담자가 타인들에게 끼치는 영향 및 타인들과 상호작용하는 방식을 치료사가 평가하거나, 이해하고, 개인적 경험 및 증상들을 해석할 수 있도록 돕는다. 치료 이외에 출처들로부터 부수적 정보를 추구하는 것은 협력적으로 결정되고, 착수되는 것이 가장 좋다. 그러나 외부 출처들의 정보를 포함하자는 제안은 신중해야 하며, 내담자, 평가, 혹은 치료에 역효과를 낳고, 심지어 손해를 끼칠 수 있기 때문에(Carson, 1997) 확실한 근거가 있어야 한다(그리고 오직 내담자의 명확한 허가와 응급상황을 제외한 정보 공개 동의를 얻어야만 가능하다). 타인들에 대한 소원함 및 불신을 강화하며, 내담자가 불신된다고 느끼거나, 통제를 벗어났다고 느끼도록 초래할 수 있다. 추가적으로 주의해야 할 것이 있다.: 부수적인 정보를 추구하는 전략이 타당한 것으로 나타난다 하더라도, 전문가들은 대인관계 외상(특히 가족 및 기타 집단을 포함하는)의 역학에서, 특히 가해자들 및 타인들(방관자 및 조직에서 권한을 가진 위치에 있는 사람들)이 자신의 행동 및 다른 구성원들의 행동을 부인하고, 축소하려한다는 점에서 중요한 단점들이 존재한다고 지적한다. 결과적으로, 부수적 정보가 추구되는 경우, 치료사는 내담자에 대한 가족 및 조직의 말을 자동으로 받아들여서는 안된다. 이러한 부수적 출처들은 간혹 외상 보고에 대한 증거를 제공한다(예, 부모에 의한 근친상간 학대를 목격한 형제, 폭력을 목격한 이웃, 멍을 알아차리고, 신고한 교사). 그러나 다른 출처들은 결정적인 것을 제공하지 않거나, 잘못된 정보를 제공할 수 있다. 평가의 다른 측면들에 관한 한, 정보는 종합적으로 평가되어야 하며, 결론들은 시간이 지남에 따라 도출된다.

기록들(의료, 학교, 경찰, 사법, 아동 보호 서비스, 심리 치료, 고용, 군대 기록, 그리고 일기, 사진, 앨범, 언론 설명 및 신문 보도들과 같은 기타 출처들의 정보)은 과거 증상 및 기능에 대한 내담자의 공개 및 보고들에 대해 상세히 설명하고, 잠재적으로는 입증할 수 있는 기타 보완 정보의 출처들을 제공할 수 있다. 내담자들은 스스로 정보를 추구할 수 있으며, 혹은 확실한 내담자의 허가와 이러한 정보가 심각한 영향을 끼칠 수 있다는 내담자의 인식에 따라 치료사에 의해 추구될 수도 있다. 예를 들어, 내담자가 기억을 지원하거나, 회상을 촉발시키는 외부 확증을 추구하는 경우(혹은 달리 얻는 경우), 이러한 정보는 타당할 수 있지만, 매우 혼란스럽게 만들 수도 있다. 이는 **헥터**의 사례에서, 그의 어머니가 그에게 그를 학대한 신부가 교구에서 다른 소년들을 추행한 혐의로 체포되었다는 말을 했던 경우에 해당한다. 이를 통해 헥터가 당했던 피해는 입증되었지만, 그는 충격을 받고, 혼란스러워했다. 이 정보는 그에 의해 추구된 것이 아니었으며, 그는 자신이 전장에 있는 동안 이 이야기를 전해 들었을 때, "청천벽력"과 같이 느꼈다. 다른 한편으로, 어떤 확인 정보도 초래하지 않는 문의와 조사 또한 혼란스럽게 만드는 결과가 될 수 있으며, 이는 추가적인 자기 의심 및 타인들에 대한 불신을 초래하거나, 혹은 지속적인 불확실성을 해결하도록 돕는 경우라면 안도감을 줄 수 있다.

예후 지표

리처드 클루프트(Richard Kluft)는 PTSD의 복합 발달 해리 형태들, 특히 DID에 대한 조기 치료를 개척했다(Kluft, 1984, 1985, 1999). 1994년에, 그는 각 내담자의 고유한 상황, 내담자의 장점/자원들 및 책임들, 그리고 내담자가 치료를 활용하고, 긍정적 결과들을 가져오는 기타 역량에 대한 요인들과 관계가 있는 "치료 궤도들"에 대해 기록했다. 그는 세 개의 주요 궤도들을 상정했다. 낮은 궤도에 있는 내담자들은 일반적으로 만성 외상 및 만성 정신질환, 혼돈의 삶과 불안정한 가족, 다수의 위기들, 자해와 자살 충동, 중독, 제한된 지원 및 동기부여 등의 조건들을 가지고 있으며, 치료 의제에 대한 동의 및 준수에 어려움을 겪는다. 많은 내담자들이 성공적이지 못했던 오랜 치료 이력들을 가지고 있으며, 회복에 대한 예후는 일반적으로 좋지 못하다. 중간 궤도에 있는 내담자들은 전체적으로 더 나은 상태에 있으며, 즉, 이들은 삶에서 더 많은 안정성과 이용할 수 있는 더 많은 자원들을 가지고 있다. 그러나 여전히 안정적인 회복을 달성하기 위해서는 수년간의 치료를 필요로 한다. 이들은 활용할 수 있는 더 많은 개인적 자원들을 가지고 있지만, 정서 조절이 주요 치료 과제이다. 이들은 또한 치료와 치료사들에 대한 전반적 불신을 가지고 있지만, 낮은 궤도에 있는 내담자들만큼은 아니며, 시간이 흐름에 따라 치료 연대를 발전시키고, 치료 목표들에 동의 및 준수할 가능성이 더 높다. 높은 궤도에 있는 내담자들은 이름이 함축하고 있듯이, 적용할 수 있는 가장 많은 개인 및 대인관계 역량들을 가지고 있으며, 이들의 치료는 최소한으로 위기에 취약하고, 가장 효율적이며, 가장 적은 시간이 걸릴 가능성이 높다. 자신의 담당사례 내담자들과 입원 환자 인구의 궤도들에 대한 관찰들을 바탕으로, 클루프트는 내담자의 예후 평가를 위한 예비 도구인 치료 변화 차원들 검사(Dimensions of Therapeutic Movement Instrument-DTMI)를 개발했다. 그는 다수의 개인적 요인들 및 상황적 요인들이 치료 역량 및 진전과 연관될 수 있다는 것을 보여줄 수 있었다(Kluft, 1994a). 이 모델은 치료사들이 잠재적 예후들을 판단하는데 있어 도움을 줄 뿐 아니라, 모든 내담자들이 외상에서 회복되는 것은 아니며, 모든 치유가 동일한 방식 및 동일한 정도의 정서 조절과 삶의 강화를 갖는 것은 아니라는 점을 이해하는데 있어 유용하다.

최근, 바스(Baars) 외 연구자들(2011)은 복합 PTSD 및 DID의 치료에 대해 전문지식 기반 예후 모델을 바탕으로 안정적인 치료 결과들을 예측하는 것으로 이 연구를 확장시켰다. 두 번의 전문 치료사 설문조사들을 바탕으로, 연구자들은 복합 외상 치료에 대한 예후 모델을 개발했다. 이 모델은 8개의 주요 범주들로 무리를 이루는 51개 요인들을 포함했다.: 바로 동기의 결여, 건강한 관계의 결여, 건강한 치료 관계의 결여 기타 내적 및 외적 자원들의 결여, 중증 Axis I 공존질환, 중증 Axis II 공존질환, 그릇된 애착, 자기 파괴이다. 추가적인 5개의 DID 특이 항목들이 구성되었다. 이들이 개발한 모델은 이 책을 비롯한 여러 곳에서 기술되는 현재의 순차적 치료 모델을 뒷받침한다(Chu, 2011; Courtois, 1999, 2010; Courtois & Ford, 2009; Ford, Courtois, Steele, Van der Hart, & Nijenhuis, 2005; Herman, 1992b; Steele, Van der Hart, & Nijenjuis, 2001 및 기타 연구자들). 이 모델의 현재 개발 단계에서, 치료사들은 포함되어 있는 요인들과 무리들을 내담자들의 상대적 장점들과 약점들, 가능한 예후 및 궤도를 판단하는데 있어 자신을 도와줄 체크리스트로 이용할 수 있다. 이 정보는 치료의 평가와 치료 계획 측면들을 지원할 수 있다. 연구 저자들은 다음과 같이 언급했다.: "치료사들은 예후 범주들과 관련된 특정 치료 목표들(예, 치료 동기 개선)을 향한 치료의 주의에 초점을 맞추기 위해 체크리스트의 결과들을 이용할 수 있으며, 혹은 총점이 낮은 경우, 치료 목표들이 오직 안정화 단계로 국한될 수 있다는 점을 인식하게 될 수 있다."(Baars 외, 2011. pp. 84-85)

종합: 포괄적, 기술적 진단

처음 두 장들에서 논의된 바와 같이, 복합 외상 내담자에 대한 평가 후 진단 공식화에 도달하는 것은 하나 이상의 진단 범주(혹은 DSM 체계의 축)를 가로지르는 증상들과 발달적 결과들, 그리고 두드러지는, 혹은 치료 과정에 걸쳐 출현하는 공동 발생 증상들에 의해 복잡해진다. 연구는 PTSD를 가진 환자들 사이에서, 80%가 최소한 하나의 연관된 장애를 가지고 있으며(Brady 1997), 외상 및 해리 증상들은 종종 양극성, 분열 정동 장애, 혹은 정신병으로 잘못 진단받는다는 것을 발견했다(Read, 1997; Ross, 1996). 외상 스트레스 증상들이 다른 정신 장애들의 증상들과 유사하거나, 모방할 수 있기 때문에, 그리고 일부 DSM 진단 공식화들이 명확성과 철저함을 결여하고 있기 때문에, 감별 진단에서의 어려움이 발생한다. DSM-IV-TR에서 구체적으로 제시된 것처럼(미국 정신의학 협회, 2000), 현재의 상태를 설명하기 위해 필요한 경우 각 축 내에서 다중 진단들(우선순위의 내림차순으로 열거된)이 제시될 수 있다.

복합 PTSD/DESNOS의 개념화는 ICD-10에 포함된 "재난 사건들 이후 지속적 인격 변화"의 진단처럼, DSM 체계 내에서 여러 축들에 걸쳐 다수 증상들과 연관된 진단들을 구성하는 더 경제적인 방식이다(세계보건기구, 2005). 이러한 것들은 치료사들이 복합 외상을 가진 내담자들에게서 보는 것을 일치시키고, 복합 증상들을 구성하고, 설명하며, 치료를 우선순위에 따라 조직하는 방식을 제공한다. 우리는 최근 이러한 요소들을 설명하기 위해 다음의 포괄적 공식을 제공했다. "복합 외상 후유증은 해리, 정서 조절장애, 신체적 고통, 혹은 관계 및 정신적 소외에 따른 심각한 문제들을 포함하여, 복합 심리 외상 이후 경험되는 마음, 정서, 신체, 관계들에서의 변화들이며, 이후로 복합 외상 스트레스 장애로 언급된다."(Courtois & Ford, 2009, p. 13; 이탤릭체는 원본에 따름) 이러한 공식들 중 하나를 이용하는 치료사는 복합 PTSD 및 복합 외상 스트레스 장애들이 DSM에서 독립적인 진단들이 아니며, 이와 같이 할당되어서는 안 된다는 것을 인식해야 한다(PTSD의 연관된 특징을 제외하고, 보험 목적들을 위해서도 사용될 수 없다).

결론

더 표준화된 PTSD 형태들의 증상들에 대해 개발된 것들을 포함하지만, 이를 넘어 확장되는 복합 외상 치료의 목표들이 이 장에서 서술되고, 논의되었다. 목표 수립과 치료 전 평가는 필수적인 것이며, 윤리적으로 중요한 것이다. 평가자가 인식해야 하는 평가의 도전들과 위험들처럼, 평가 및 특정 목표들과 연계된 평가 수단들을 둘러싼 문제들이 논의되었다. 장의 후반부는 조직화된, 체계적인 치료의 계획과 시행을 지원하기 위해, 복합 PTSD의 개념화가 어떻게 다양한 평가와 치료 맥락들을 결합하도록 도움을 주는지 검토했다. 이제 우리는 다음 장들에서 권장되는 순차적 치료 모델의 세 가지 단계들과 연관된 목표들 및 과제들에 대해 설명할 것이다.

5장

1단계

안전, 안정화, 결속–시간이 아닌 기술로 측정

이 장은 앞선 장에서 설명된 치료 전 평가에 이어지는, 복합 외상에 대한 순차적 세 단계 치료 모델의 간략한 개요로 시작한다. 본 장의 초점인 첫 번째 단계는 개인적, 환경적 안전과 필요한 경우 안전 계획을 1차적으로 강조한다. 외상의 후유증은 내담자가 여전히 타인들로부터의 위험에 놓여 있는 경우 성공적으로 치료될 수 없다. 이러한 상황에서, 내담자는 지속적으로 생존 방어들을 사용해야 한다. 이 외에, 내담자가 어떤 식으로든 스스로에게 위험이 되는 경우, 혹은 강박적 활동들에 몰두하거나, 중독을 가지고 있는 경우, 이러한 것들은 조기 중재를 필요로 한다(그러나 내담자가 실제로 자해 행동으로부터 자유로워지기 전에, 혹은 내담자가 중독 및 강박을 포기할 수 있게 되기 전에, 어느 정도의 외상 처리가 필요할 수 있다). 안전이 다루어지는 동안, 외상과 외상 후 반응들에 대해 내담자를 교육시키고, 치료 관계의 토대를 쌓는 것과 같은 다른 과제들이 이루어질 수 있다. 또한 내담자는 특히 정서 확인 및 정서 조절 달성 방법들과 같이, 특정 기술들의 발전을 지원 받아야 한다.

일단 상대적 안전과 자기 조절이 달성되면, 이러한 기술들은 추가적으로 발전될 수 있으며, 자기 조절을 증대시키고, 지속적인 삶의 안정성을 수립하는 다른 기술들이 도입될 수 있다. 이 단계는 내담자의 "자원조달"과 자신의 이용 가능한 장점 및 회복력의 구축을 포함한다. 이는 또한 외상 후 증상들 및 연관된 불안과 기분 장애 증상들을 다루기 시작하는 스트레스 관리와 자기 관리 기술들의 도입을 포함할 수 있다. 투약 및 질병 치료, 혹은 의학적 상태들에 대한 평가 또한 도입될 수 있다. 일부 내담자들(일반적으로 낮은 궤도의 예후를 가진 내담자들)은 1단계를 넘어 진전할 수 없으며, 일부는 1단계에서 이루어진 달성들로 만족한 후, 더 이상 과정을 진행하지 않기로 선택한다.

순차적 모델의 두 번째 단계는 내담자가 외상 스트레스 증상들 및 함께 발생한 장애 증상들과 연관된 기억과 정서 상태들에 걸쳐 숙달을 달성하기 위해 충분히 상세하게 외상 및 수반되는 정서, 신념, 인지들을 직면하고, 처리하도록 돕는 것으로 설계된다. 내담자는 이전 단계에서 습득한 자기 조절 및 정서 조절 기술들을 사용하며, 이러한 것들을 외상과 연관된 정서들에 적용한다. 이 단계에서는, 추가적으로 정서적 관용과 조절 역량을 강화하고, 확장시키면서, 다양한 노출, 적응 해결, 정서 기반 기법들을 통해 PTSD의 세 가지 증상들(즉, 침투성 재 경험, 회피, 과잉 각성)이 직접적으로 다루어진다. 외상에 대한 노출은 내담자의 역량을 압도하지 않도록 주의 깊게 균형이 맞추어져야 한다. 내담자가 자신의 정서적 관용을 넘어서는 도전을 받는 경우, 이전의 부적응 대처 기술들로 돌아가는 것은 재발을 초래하므로, 이는 치료사가 주의를 기울여야 할 중요한 문제이다. 내담자들은 처리를 지속하기 전에 안전과 안정성을 다시 수립하기 위해, 1단계에서 처음에 도입된 기술들로 다시 돌아가도록 장려 받아야 한다. 역시, 안전은 토대가 되며, 정서를 조절하는 능력은 과거 외상의 처리와 해결에 있어 필수적인 기술이 된다.

2단계는 내담자에게 높은 정도의 동기부여와 치료사의 지속적인 지원 및 격려를 요구한다. 오랫동안 억압되어 온 감정들의 출현과 외상의 세부 내용들은 둘 다 벅찬 일일 수 있다. 처리는 피해 및 연관된 개인적, 삶의 신호를 직면하고, 받아들이는 것을 포함한다. 처리가 성공적인 경우, 내담자는 자신의 반응들을 더 많이 통제하게 되고, 외상 후 정서적 압도의 영향을 받지 않게 된다. 과거 외상을 성공적으로 해결하는 능력은 무력감과 무망감 대신 더 높은 개인적 통제, 역량강화 및 희망을 가져온다. 또한 일단 내담자가 더 많이 이해하게 되고, 스토리의 조각들을 더 일관된 서사로 연결할 수 있게 되면, 증가된 자기 이해와 자기 자비를 갖게 되며, 자기 결정 및 자기주장의 역량과 함께 개선된 자존감을 가져오게 된다.

3단계는 처음 두 단계들에서 습득한 기술, 지식, 증가된 자존감과 자기 확신을 현재(그리고 미래) 일상생활의 모든 측면들에 적용하는 것을 포함한다. 치료 이득들의 이러한 중요한 통합은 많은 내담자들에게 있어 새로운 삶의 기회로 기능한다. 과거에 다루어지지 않았던, 혹은 관리할 수 없었던 문제들이 보통 이 단계 동안 착수된다. 대부분은 타인들과의 관계를 포함하며, "획득된 안정성" 중 하나로 변화된 내담자의 애착 방식이 이러한 기타 관계들에 적용된다.

체계적 치료 양상들(집단, 커플, 가족 치료)이 특정 치료 단계에 도입될 수 있지만, 이러한 것들은 내담자들이 더 발달된 자아감과 더 높은 정서 조절 역량, 그리고 증가된 애착 안정성을 바탕으로 관계들에 대한 더 현실적인 기대들을 갖게 된 후 후반 단계들에서 이루어질 가능성이 높다. 2단계와 3단계의 구체적 내용들은 6장에서 제시되며, 7장에서는 체계 치료들이 제시된다. 우리는 이제 현재 장의 초점인 1단계에 대한 상세한 논의로 향할 것이다.

1단계

복합 외상 과거를 가진 내담자들에 대한 심리 치료의 첫 번째 단계는 치료 전 평가를 기초로 하며, 특히 내담자의 "자원조달"을 향한다. 이는 심리 치료의 더 일반적 형태들 및 더 구체적으로는 PTSD 치료를 위해 개발된 모델들과 유사하다. 이것은 기초로 하게 될 내담자의 장점과 회복력(생존 기술 및 적응들을 포함하여)의 추가적 확인, 접근들 및 전략들을 내담자에게 맞춤화하기 위한 내담자 애착 방식의 지속적 평가, 위협 및 위험에 대한 지속적 평가(그리고 무엇이든 안전 유지를 위한 기술들의 적극적 교육이 가능하다), 증상 및 이차적 정교화를 포함하여 피해와 외상, 그리고 복합 외상 및 그 발달적 영향들에 대한 지속적 교육, 치료에 대한 내담자의 참여 및 치료 연대의 발전, 정서 조절을 위한 기술 훈련, 삶의 강화와 안정화에 초점을 맞춘다. 우리가 보았듯이, 이러한 목표들은 자연스럽게 발생하지 않으며, 대신 신중한 계획, 의도적 교육, 치료사에 의해 지시되는 행위를 필요로 한다.

안정된 애착 과거와 더 개인적 자원 및 대인관계 자원들을 가진 일부 내담자들(즉, 높은 궤도에 있는 내담자들)은 이 단계의 많은 과제들과 기술들을 숙달할 수 있으며, 따라서 지향되는 외상 치료로 이동하기 전에, 안전, 연대 구축, 기술 발전, 삶의 안정화에 거의 시간을 쓰지 않을 것이다. 다른 한편으로, 불안정한 애착 방식을 가진 내담자들, 특히 방식들이 혼란스럽거나, 해결되지 않는 내담자들은 이 단계의 과제와 기술들을 숙달하는데 다량의 시간을 보내야 할 수 있으며, 일부는 결코 이 단계를 넘어 이동하지 못한다. 이 단계의 목표들을 달성하는 내담자들이 직접적으로 도움을 받는다고 해서, 이처럼 어려움을 겪는 내담자들이 실패했다는 것을 의미하지는 않는다. 2장에서 논의되었던 것처럼, 내담자들은 각자 특이한 요구와 자원, 차별화된 예후 및 치료 궤도들을 갖는 개인들이다(Baers 외, 2012; Kluft, 1994).

우리는 이제 안전 평가와 계획, 안정화, 변화와 동기부여를 위한 준비 강화, 치료 협력 관계 구축의 필수적 과제들에 주의를 기울일 것이다. 이 장의 최종 섹션은 내담자가 안전, 안정성, 그리고 이러한 기초 치료 단계에 몰입하는 것에 있어 참여자를 지원하는 역할을 하는 치료 환경 및 치료사 방식의 요소들에 할애될 것이다.

안전 보장

주요 초기 과제는 현재 스트레스, 삶의 불안정성, 임박한 위험에 대한 노출을 줄이기 위해, 내담자가 충분한 안전과 안정성을 수립하도록 돕는 것이다. 오직 위험 및 지속적인 위협의 감소만이 내담자가 치료와 외부 삶에서 "학습하는 두뇌"를 이용하기 위해 "생존 두뇌"에서 벗어나도록 만들 수 있다(Ford, 2009b, 2009c).

정의상, 외상을 입은 개인들은 안전에 취약하게 살아왔다. 자신으로부터이든, 혹은 타인들로부터이든, 여전히 위험에 처한 개인들은 정서적 방어들을 낮추고, 외상 후 증상들을 치유하기 충분할 정도로 처리하는 것을 힘들어 할 것이다. 치료는 내담자 삶의 안전을 확립하는 것에 맞추어져야 한다. 이는 단기 및 장기 목표가 될 수 있으며, 달성하는데 오랜 시간이 걸릴 수 있는 지속적 과정이다. 매우 현실적으로, 어떤 경우에는 달성하지 못할 수도 있다(즉, 폭력적 공동체 및 문화들에서 살아가는 사람들과 벗어날 수 있는 선택권이 없는 사람들). 이는 또한 일부 다른 치료 문제들의 달성 및 해결을 바탕으로 할 수 있다(예, 학대 관계에서 떠나기, 맑고, 명료한 정신 상태를 유지하기, 살기에 안전한 장소 찾기, 재정 및 기타 삶의 안정성 달성하기, 그리고 어떤 경우에는 안전을 육성할 정도로 충분히 외상 사건들 처리하기).

3장에서 논의된 바와 같이, 신체적, 심리적 안전에 대한 치료사의 초기 강조는 자신의 안전에 관심을 기울여주는 누군가가 거의(혹은 전혀) 존재하지 않았던 사람들에게는 매우 놀랍고, 당황스러운 것일 수 있다. 치료사들은 확실히 내담자 삶의 객관적 상황들을 변화시킬 수 없으며, 또는 사례 관리자로서 내담자의 삶을 조직하거나, 안전 및 안정성에 필요한 자원들을 얻도록 기능하는 것이 치료사의 역할도 아니다(일부 환경들에서는 두 가지 역할들이 중첩되기는 하지만). 치료사들이 독자적으로 내담자들의 안전 및 안정성에 기여할 수 있는 주요 방식은 안전 및 심리사회적 안정성에 대한 위협들이나, 혹은 반복적으로 재 피해를 당하는 것에 대해 인식하지 못하거나, 혹은 회피하는 것보다, 이들이 안전 문제들에 대한 개인 평가를 수행하도록 돕고, 교육시키며, 현실적이고, 상세한 치료 계획을 세우는 것이다.

안전을 다루는 것은(마지막 장에서 논의되는 바와 같이) 환경에서 잠재적으로 위험한 조건들의 존재 및 강도(예, 학대하는 타인들, 가정 및 공동체 폭력, 학대, 약물, 무기 등), 그리고 증상들에 대한 평가(예, 자살충동, 자해, 공격성, 충동성, 중독, 해리성 둔주(fugue))를 포함한다. 이처럼 치료 초기에 위험에 대한 중요한 지표들을 평가하고, 내내 모니터 하는 것이 중요하지만, 치료사가 내담자 삶에서 위험을 근절하는 책임을 맡는 것은 현실적이지 않다. 이타적, 혹은 이기적 이유들로 인해, 내담자의 행복을 보호하고, 이들을 추가적인 피해에서 구하고, 개인적 불안 및 무력감을 포함하려는 바람의 결합으로 인해, 치료사들은 자신의 내담자들을 구조하려는 강한 욕구를 느끼게 된다. 내담자의 전이가 보호받거나, 구조되고 싶은 바람을 포함하는 경우, 치료사는 내담자의 구조자로서 강한 역전이 반응을 경험할 수 있다.

그러나 발달 및 장점 기반 관점에서, 안전은 치료사가 구제하는 것이 아니라, 현실적 자각과 잠재적 위험들에 대한 평가, 책임감과 개인적 안전을 유지하려는 선택들을 발전시키는 데 있어 내담자를 도울 때 달성될 가능성이 가장 높다. 거의 예외 없이, 치료가 내담자의 안전을 가장 잘 강화하는 방식은 내담자의 삶에서 위험을 제거하고자 시도하거나, 내담자가 이렇게 하도록 촉구하는 것이 아니다. 실제로 치료사들이 내담자들에게 물리적 위험의 원천들을 제거하거나, 직면하도록 압력을 가할 때, 이는 오히려 비극적인 결과를 낳기도 하며, 역효과를 낳을 수 있다. 만성적, 혹은 복합적 위험들에 대한 가장 단순한 해결책들(예, "가해자에게 맞서세요.", "학대 관계에서 벗어나십시오.")은 좋은 영향보다 해를 끼치기 더 쉬운 내담자의 관계와 공동체에서 심각한 반발을 초래할 수 있다. 또한 "빨리 해결하려는" 접근은 위험을 가장 잘 해결하는 시기와 방법을 판단하는 내담자 자신의 판단과 능력에 불신을 전달하게 되며, 이러한 불신은 내담자 자신의 효능과 치료 연대 양쪽을 약화시킬 수 있다. 객관적 위험이 결코 무시되거나, 가볍게 받아들여지지 않는다 하더라도, 치료는 위험 자체에 대한, 혹은 위험과 적극적으로 분리되고, 벗어나는 방법들에 대한 자각을 증가시킴으로써 내담자의 취약성을 줄이는 방식으로 도와야 한다. 대신, 내담자는 위험을 관리 가능한 문제로 점점 줄여나가고, 변모시켜 나가도록 배울 수 있으며, 이에 따라 추가적인 피해를 막는 안전을 가져올 수 있게 된다.

안전을 보장하는 것은 또한 거주 장소, 이웃/공동체, 직장 및 학교, 여가, 자기 개선, 관계와 관계의 질, 사회경제적 자원 및 장애물들을 포함하여, 내담자 삶의 환경들을 구성하는 객관적 조건들에 대한 세심한 주의를 포함한다. 이러한 내담자들이 지속적으로 직면하는 실제 및 잠재적 위험의 정도를 과소평가하는 것은 매우 일상적인 일이다. 이는 이것이 이들에게 있어 일상이고, 자신이 알고 있는 전부이기 때문이다. 이들은 자신의 두려움을 관리하기 위해, 해리 및 약물 의존과 같이 "유효성이 증명된" 대처 기술들을 사용할 수 있으며, 이러한 전략들은 역설적으로 이들을 더 취약하게 만든다. 객관점 안전의 측면에서 무엇이 받아들여질 수 있는지 여부를 결정하는 것이 전체적으로 치료사의 권한 범위 내에 있지 않다 하더라도, 치료사들이 안전에 대한 실제 및 잠재적 위협들의 특성과 정도를 주의 깊게 평가하고, 이러한 위협들의 관리를 위한 현실적 선택들과 제약들에 대한 논의의 맥락에서 직접적으로 우려들을 제기하는 것은 임상적, 윤리적으로 보장된다. 한편으로 내담자의 정서적 고통이나, 다른 한편으로 명백한 무관심, 고립, 무력감, 혹은 무망감에 너무 사로잡히게 되는 것은 눈에 띄지 않는 내담자 안전에 대한 객관적 위협들이 신중하게 논의되지 못하도록 만든다. 또한 타당한 경우, 사법적 보고 요건들을 따르는 것이 중요하다.

안전과 관련하여 평가되어야 하는 두 번째 분야는 내담자가 자신의 자각 및 평가 정도를 포함하여, 이러한 삶의 환경들을 주관적으로 어떻게 이해하고 있으며, 어떻게 다루고 있는가 하는 것이다. 내담자 삶의 객관적 조건들은 일반적으로 치료사가 변화시키기에는 능력 밖의 일이기 때문에, 치료사가 영향을 끼치고자 추구해야 하는 것은 내담자의 행동 반응들을 뒷받침하는 이러한 주관적 평가 및 관점들이다. 치료사가 내담자의 객관적 상황들과 이러한 상황들에 부여되는 주관적 의미를 이해하는데 있어 진심 어린 관심을 보여주는 경우, 내담자가 관점을 변화시키는 방식뿐 아니라, 행동들을 변화시키는 방식을 고려하도록 도울 수 있다. 이는 희망을 다시 찾고, 실제 삶의 환경들을 개선할 수 있는 방식이며, 특히 심각하게 스스로를 평가절하하고, 자기 패배적이거나, 피해를 당하는 것이 운명이라고 체념하게 된 내담자들에게 있어 중요할 수 있다. 또한 내담자가 위험을 다루는 방식들을 인식하고, 계획하도록 돕고, 실제로 개인적 중요성을 갖는 목표들을 달성하는 법에 대한 모델을 제공한다. 치료가 진전됨에 따라, 치료의 "시야"는 삶의 위기들과 기회들을 두려워하기보다 즐길 수 있게 되는 법처럼, 내담자에게 중요한 다른 목표들을 포함하는 것으로 확장될 수 있다. 그러나 *안전은 삶의 안정과 강화, 즉, 지속적인 위험, 학대, 피해 및 기타 외상 형태들이 없는 삶을 향한 다른 목표들의 토대가 되기 때문에, 초기 치료에서는 무엇보다 안전이 초점이 되어야 한다.*

두 개의 사례들은 처음에 안전을 다루는 것이 중요하다는 점을 보여준다. 첫 번째 사례는 개인이 폭력적이고, 정서적으로 학대하는 파트너와의 1차 관계에 있을 때 직면하게 되는 외부 위험을 포함한다. 치료에 참여하는 것은 지배적이고, 불안정한 파트너를 위협할 수 있기 때문에(예, "비밀스러운" 구타가 노출되는 것, 자신이 학대하는 파트너에 대한 통제를 잃게 되는 것, 파트너에 대해 제 3자가 영향을 끼치는 것에 대해 두려워하는, 혹은 파트너가 실제로 관계를 떠날 만큼 충분히 강하고, 지원을 받는다는 느낌을 받을 수 있다는 위험에 직면한), 실제로 위험을 심화시킬 수 있다. 치료의 1단계에서 알려진 폭력 및 학대 패턴들과 관련하여 내담자를 교육시키고, 실제 및 잠재적 위험에 대해, 그리고 자신이 어떤 관계를 유지하고 있는지, 위험을 어떻게 다루고 있는지에 대해 완전한 정도로 공유되는 이해를 발전시키는 것이 중요하다. 내담자가 치료를 유지하기 위해서는 관계를 떠나야 한다고 주장하기보다, 장점과 단점에 대해 생각을 교환하는 것이 더 바람직하다. 치료에 임하는 것이 과도하게 큰 위험을 제기한다고 판단되는 경우, 치료사는 일단 즉각적 위험으로부터의 안전히 수립되면 치료로 다시 돌아올 수 있도록 문을 열어두면서, 내담자가 다른 출처들(예, 가정 폭력 쉼터, 혹은 변호사)에서 즉각적인 도움을 얻도록 도울 수 있다.

개인의 안전에 대한 다른 주요 위협은 외부적 요인들보다는 내부적이며, 자신에 의해 생성될 수 있다. 이것은 보통 위험 감수, 탈억제, 충동, 정서적 가변성, 자해, 자살충동 및 두려움, 불안, 우울증, 해리의 감정들에서 초래되며, 이러한 것들은 자주 약물 남용에 의해 뒷받침된다. 이러한 문제들을 가진 내담자들은 진짜 위험에 빠지게 될 수 있다(**헥터**의 사례에서 나타나듯이). 실제로, 이러한 내담자들은 과거에 너무 위험하거나, 통제를 벗어나는 것으로 인해 치료를 거부당한 경험을 가지고 있다. 치료는 내담자들이 충동들에 대한 자제를 얻기 위한 방법들을 계획할 수 있도록, 자신을 위태롭게 만드는 행동의 배경에 있는 잠재적 동기와 이유들을 이해하게 돕는 것을 지향한다. 이는 많은 시간과 노력을 필요로 할 수 있다. 초기 선별검사 및 평가는 이런 가능성을 가진 내담자에게 정서 조절장애(예, 무망감, 무력감 및 무가치함에 대한 감정들이나 생각들), 은둔과 고립, 그리고 정서적 고통과 갇혀있는 느낌(혹은 학대 및 유기와 연관된 감정들의 재현)으로부터 벗어나거나, 통제하기 위한 자살, 자해, 자기혐오 및 중독의 사용으로 이어지는 악순환에 기여하는데 있어 외상 스트레스 반응들의 역할에 대한 교육을 제공할 수 있는 첫 번째 기회이다. 이후 이러한 교육은 1단계의 안전 지향 치료에서 지속된다.

개인의 안전에 대한 초점은 내담자가 외상 스트레스 문제들로 인해 모든 고 위험 증상들에 대한 통제를 달성할 때까지 치료를 미루어야 한다는 것을 뜻하지 않는다. 치료는 내담자가 치료에 머무르는 상태를 유지할 수 없을 정도로 개인적 안전에 전념하도록 내담자가 압력을 받는 것처럼, "양자택일"로 구성되어서는 안 된다. 그러나 내담자는 변화에 대한 동기를 발전시켜야 하며, 개인적 안전 계획(이 책의 후반부에서 설명되는 것처럼, 안전 계약이 아닌)을 만들어내기 위해 정직한 노력을 다 하고, 다양한 단계들로 이러한 계획을 작동시켜야 한다. 안전 계획은 내담자가 자신과 타인들에게서 위험을 확인하기 시작할 때 시행하기로 합의하는 실용적 단계들(무엇이 실행가능한지 여부를 판단하는 내담자에 의해 제시되는 것이 가장 좋다)의 계층구조를 구축하는 지속적 과정이다. 내담자가 용인되지 않고, 회피 가능한 위험 없이(그리고 치료사에 대한 책임 없이), 충분한 정도의 안전을 달성하는 것은 추가 치료 목표 및 과제들이 기초로 하는 첫 번째 단계이다. 샤피로(Shapiro)는 일부 내담자들의 경우 안전해질 만큼 충분히 외상 소재를 처리할 때까지 역설적으로 안전을 달성할 수 없다는 것에 주목했다(Francine Shapiro, 개인 서신, 2011).

안정화

다른 경우에, 증상들은 내담자의 안전에 매우 뚜렷한 위협이 아닐 수 있지만, 그럼에도 불구하고 일상생활에서 기능하고, 치료에 생산적으로 참여하는 능력을 저해한다. 앞선 장들에서 논의된 바와 같이, 증상들은 복합 외상을 가진 내담자들의 삶의 질에 심각한 영향을 끼치며, 심신을 쇠약하게 만든다. 다행히도, 인지 행동 치료 및 대인관계 심리 치료들(일부 증거 기반치료들)을 포함하는 다양한 치료 접근들이 불안(Meichenbaum, 1985; Stangier, Von Consbruch, Schramm, & Heidernreich, 2010), 혹은 우울증 증상들을 감소시키고, 안정화시키는데 있어 가능성을 보여주었다. 변증법적 행동 치료(DBT; LInehan, 1993)와 수용 전념 치료(ACT; Hayes, Luoma, Bond, Masuda, & Lillis, 2006) 같은 심리 치료의 마음챙김 모델들은 내담자들이 극도의 정서적 반응과 심지어 정신병 증상들을 인내하고, 조절할 수 있도록 돕는다. 임상 보고들은 원래 경계성 인격 장애를 가진 내담자들을 위해 개발된 이러한 치료들을 복합 외상 내담자들에게 적용하는 것에 대해 설명했다(Folleta, La Bash, & Sewell, 2010; Harned, Jackson, Comtois, & Linehan, 2010; Vujanovic, Youngwirth, Johnson, & Zvolensky, 2009; Wogner, Rizvi, & Harned, 2007). 여러 약물요법 작용제들 또한 이러한 증상들의 강도를 줄이는데 기여한다(Laddis, 2011; Opler 외, 2009). Gold(2000)는 삶의 안정성을 강화하기 위해, 자기주장, 의사결정, 집안 정리와 같은 기본적인 삶의 기술들을 가르치는 것의 중요성에 대해 논의했다.

특히 지난 치료 삽화들에서 거의 진전을 이루지 못했거나, 기껏해야 일시적인 부분적 개선을 달성했다면, 여러 개의 만성적이고 지속적인 증상들은 차치하고, 단 하나의 증상을 안정화시키는 것도 큰 문제로 여겨질 수 있다. 그러나 내담자가 명료하게 생각하고, 기능을 유지 및 증가시키기 위해서는, 정서적 고통을 초래하는 증상들과 삶의 상황들(이러한 것들은 외상 스트레스뿐 아니라, 만성 스트레스의 기준을 충족시킨다)을 안정시키는 것이 필수적이다. 이러한 기술들은 또한 내담자가 외상 후 여파를 다루기 위해 필요하다. 최근 연구는 어린 시절 학대 과거와 PTSD를 가진 여성들에 대한 치료의 외상-기억-처리 요소가 정서 조절 기술 및 대인관계 효과를 강화하기 위해 설계된 치료시간들이 선행될 때 더 잘 받아들여지며(즉, 50%가 감소된 중도이탈 비율), 더 효과적이라는 것을 보여주었다(정서 및 대인관계 조절을 위한 기술 훈련 [Skills Training for Affect and Interpersonal Regulation-

STAIR]; Cloitre 외, 2010). 이러한 치료 모델의 요소들과 정서 조절, 애착 안정, 개인적 주체성을 강화하도록 설계된 기타 유사한 중재들(예, 외상 정서 조절: 교육 및 치료 가이드[Trauma Affect Regulation: Guide for Education and Therapy-TARGET; Ford 외, 인쇄 중-a, 인쇄 중-b], 안전 추구[Seeking Safety; Najavits, 2002a], 정서 초점 치료[emotion-focused therapy-EFT; Paivio, jarry, Chagigiorgis, Hall, & Ralston, 2010; Paivio & Niuewenjuis, 2001])은 복합 외상 생존자들의 증상 및 삶의 안정화를 위해 치료사들이 채택할 수 있는 전략들을 제공한다. 현재 치료사들을 위한 다수의 책들과 기술 구축 및 증상과 정서 조절에 관한 내담자용 교재들을 이용할 수 있다(이 책에 대한 온라인 보충자료에서 자조 자료 및 교재들[Self-Help Resources and Workbooks] 참고).

초점(Focusing)

증상 안정화에서 첫 번째 단계는 삶의 문제 및 증상들을 관찰하고, 통제나 경감 없이 이러한 것에 휩쓸리거나, 습관적으로 반복하기보다 논의할 수 있도록 되는데 필요한 마음의 존재를 얻거나, 다시 얻는 것이다. 치료적으로 외상 기억들 및 외상 스트레스 증상들을 처리하는데 필요한 정교한 자기 성찰 및 "정신화"(Allen 외, 2008, 2012)는 더 단순하지만, 여전히 어려운 현재 순간에 주의를 다시 돌리는 정신 작용으로 시작된다. 이것은 "그라운딩(Grounding)" (Horowitz, 1997), 정신화(mentalization) (Allen, 2012), 마음챙김(Hayes 외, 2006; Linehan, 1993), 경험적(Gendlin, 1982), 혹은 정신적 초점(Ford & Russo, 2006)으로 다양하게 기술되어 왔다.

경험(Fosha, Siegel, & Solomon, 2009; Paivio & Pascual-Leone, 2010) 및 감각운동(Fisher, & Ogden, 2009; Ogden & Fisher, 2013) 치료들은 내담자들이 자신의 주의를 현재 순간으로 향하고, "고요히", 혹은 조용히 있는 것을 수행하도록 모델을 보여주고, 지도하는데 있어 사용할 수 있는 다양한 기법들을 치료사들에게 제공한다. 널리 사용되는 기본적 접근은 내담자가 신체 감각들(예, 긴장, 조이는 느낌, 통증, 따듯함, 힘)에 대한 정신적 스캔을 수행하도록 돕는 것이다.

다시 현재 순간을 향하는 것에 대한 명상 접근들은 집중할 초점으로서 자발적 생각들에 대한 무비판적 자기 관찰, 혹은 호흡이나 선택된 생각 및 이미지에 내담자들이 몰두하도록 만든다. 인지 행동 모델들은 내담자들이 신체적, 정신적 이완을 강화하기 위해, 신체 자각, 혹은 단순히 신체 움직임들(예, 긴장되고, 이완되는 근육군들)이나 시각적 이미지들(예, 평화롭고 안전한 느낌을 주는 것과 연관된 장소의 시각화)을 이용하도록 가르친다. 이러한 초점 중재들은 일시적으로 주의를 증상 및 연관된 고통에서 멀어지도록 만들면서, 내담자들에게 수동적으로 사로잡히거나, 압도되기보다 자신의 반추하는 생각들에서 변화하거나, 벗어나도록 경험적, 행동적으로 가르치는 이중 혜택을 갖는다. 따라서 증상 안정화의 예비 단계는 내담자가 경험적 학습을 통해 사고 및 감정들이 자신의 마음, 사고 및 행동들을 통제할 필요가 없다는 것을 이해하도록 돕는 것이다. 대신 개인적 통제를 증가시키기 위해 이러한 것들을 관찰하고, 선별적으로 초점을 맞추게 된다. 많은 내담자들에게 있어, 이것은 중요한 사실이 드러나는 것으로, 증가된 자기 통제와 행동 변화에 대한 기반을 형성한다.

마음챙김 자각을 강화하기 위한 행동-분석 중재들

증상 감소의 두 번째 단계는 증상과 그 전구체들에 대해 감소되기보다 증가되는 자각이다. 행동-분석 관점에서(Follette, Iverson, & Ford, 2009), 모든 증상(혹은 감정, 생각 및 행동)은 선행사건들(즉, 전조가 되는 사건들이나 자극들), 증상 자체, 그리고 결과들(즉, 증상 반복의 가능성을 증가시키거나, 감소시키는 차후 사건들이나 자극들)을 포함하는 "사슬"의 일부분이며, 간혹 A-B-C(선행사건(A)-행동(B)-결과(C)) 사슬로 요약된다. 증상들은 적극적으로 회피되고, 해리되거나, 달리 알아차리지 못하는 것보다 의식적으로 인식되며, 이러한 것들의 선행사건들 및 결과들이 또한 인식되는 경우 더 관리 가능해진다. 증상들에 대한 자기 모니터링은 다른 중재 없이도, 빈도와 강도의 감소를 가져올 수 있다.

이 과정은 PTSD에 전형적으로 나타나는 것처럼 처음에는 자각을 회피하고, 이후 강박적으로 반추하는 교차 패턴과는 근본적으로 다르다. 의식적, 의도적으로 증상들과 그 선행사건들 및 결과들에 주의를 기울이는 행위는 증상들을 주관적인 불안, 불쾌감, 좌절감의 견딜 수 없는 원천이라기보다 신중한 관찰의 객관적 대상으로 만들어준다. ACT에서, 증상들을 장애 및 질환의 예상 가능한 특징으로 받아들이는 행위는 증가되는 고통보다는 경감과 연관되는 것으로 나타났다(Hayes 외, 2006). 외상 스트레스 관점에서, 특정 증상은 불쾌하고, 대처하기 어려운 것임에도 불구하고, 이해 가능한 반응 및 생존 기술로 재구성될 수 있다(Ford, 2009b, 2009c). 이러한 식으로, 증상들과 그 환경적, 경험적/신체 상태 "촉발요인들"을 모니터링 하는 것은 압도되고, 두려워하게 되거나, 무력해지는 감정 없이 이들을 성찰적으로 관찰할 수 있는 내담자의 의지와 능력을 강화시킬 수 있다. 이것은 개인과 삶의 안정화에 유익할 뿐 아니라, 또한 치료의 다음 단계에서 이루어지는 외상 사건들 및 반응들의 성공적 처리에 있어 필수적이다(Ford & Russon, 2006).

자기 관리 기술들을 강화하기 위한 인지-행동 중재들

원래 두려움과 공포증(예, 체계적 탈감작, 홍수), 불안(예, 이완 훈련, 바이오피드백, 인지 치료), 강박 장애(예, 노출 및 반응 방지)에 대한 치료를 위해 설계된 치료 중재들은 안정화와 기술 구축에 있어 매우 유용하다. 이러한 중재들은 "스트레스 면역 훈련"(SIT; Meichenbaum, 1985; Meichenbaum & Novaco, 1985; Saunders, Driskell, Johnson, & Salas, 1996) 혹은 "불안 관리 훈련"(AMT; Hembree, 2008)으로 기술되어 온 교육 및 실용적 자기 관리 기술들을 제공한다. SIT와 AMT는 불안한 감정들(예, 인지 재구성, 불안 유발 신념들에 대한 재평가와 대체)과 생리적 각성(예, 점진적 근육 이완, 유도되는 심상, 자발요법[autogenics])을 인식하고, 의도적으로 줄이기 위해, 인지 행동 기술들을 사용하는 이유와 방법에 대해 환자들을 교육시키는 것을 수반한다. 이러한 기술들이 반복적으로 수행되고, 연마되는 경우, 소규모 연구들의 다수 참여자들에 의해 과잉각성 증상 클러스터에서 상당한 개선이 달성되었다. 임상적으로, SIT와 AMT는 스트레스 반응에 대응하는 방법에 있어 유용한 지침 및 역할 모델링을 거의 갖지 못한 내담자들에게 타당하다. 그러나 외상 사건에 뒤이어 PTSD 및 ASD로 고통 받는 성인들의 경우, SIT와 AMT는 원치 않는 기억들과 외상 사건들에 대한 상기요인들의 침투성 재 경험으로부터의 경감을 지속적으로 제공하지 못하는 것으로 나타났으며, 이에 따라 다른 중재들의 사용을 필요로 한다(Cahil, Rothbaum, Resick, & Follette, 2009).

당연하게도, SIT 및 AMT 기술들을 사용하여 각성이 감소될 때조차, 달리 무해한 현재 경험들에서 지속적으로 원치 않는 기억과 싸우고, 외상 딜레마를 다시 체험하는 것은 회피의 의식적, 비자발적 형태들을 유발시키기에 충분한 고통을 초래할 수 있으며, 이에 따라 PTSD의 침투-회피-과잉각성으로 이어지는 악순환을 타파하기보다 영속화시킬 수 있다. 따라서 외상 기억 처리 치료들은 외상 경험들의 침투 기억들을 피하기보다 치료적으로 상기시키도록 외상 생존자들을 지원하는 것으로 개발되었다(이 책의 6장, 단계 2 참고).

교육을 통해 변화에 대한 준비 강화

내담자 교육은 1단계의 필수적인 요소로, 치료 시작부터 바로 시작되는 것이 가장 좋다. 많은 외상 내담자들은 외상 및 외상 후 반응들에 대해 거의 아는 것이 없기 때문에, 이들은 자신의 증상들이 과거 경험들과 관련될 수 있다는 것을 잘 이해하지 못하며, 이는 외상과 그 영향에 대한 교육을 매우 중요하게 만든다. 교육은 내담자가 반응들을 이해하고, 증가된 개인적 관점 및 자기 자비를 발전시키도록 효과적으로 도울 수 있으며, 우울증과 자기비난 같은 현저한 증상들의 완화를 초래할 수도 있다(Allen, 2005; Jehu, 1988). 이 외에, 이러한 내담자들을 두렵게 만들 수 있는 노력인 심리 치료의 과정을 이해하기 쉽게 만들어 줄 수 있다. 또한 교육은 다수의 영역들, 즉, 정서 상태들의 확인과 조절, 자기주장, 대처, 문제해결, 의사결정, 개인적 마음챙김, 자기관리, 사회적 기능의 발전을 다루는 특정 기술들을 가르치기 위한 토대가 된다. 정서 확인, 조절, 변조는 아마도 발전시켜야 할 가장 중요한 자기 조절 기술일 것이다.

관계와 개인적 지원 네트워크 또한 이 치료 단계에서 다루어야 한다. 치료는 내담자들이 관계들을 협상하고, 타인들에 대한 타당한 정도의 신뢰를 발전시키는 능력을 비롯하여, 더 많은 대인관계 기술들을 습득하도록 도와야 한다. 가장 좋은 것은, 치료 관계가 내담자에게 새로운 애착 모델, 즉, 믿을 수 있고, 상호적인 타인들과의 관계에 있게 되는 여러 방식들을 탐구할 수 있는 "안정된 기반"을 제공함으로써 과정을 시작하는 것이다. 집단 치료는 이러한 관점에서 도움이 될 수 있다(7장 참고).

치료를 받는 개인들은 다수의 "변화 단계들"을 통해 진전된다(Prochaska & DiClemente, 1992). 처음에, 대부분의 내담자들은 변화를 바람직하거나, 필요한 것으로 보지 않고, 단지 가능하며, 시도할 만한 가치가 있는 것으로 고려하기 시작하는 사전 고려, 혹은 고찰 단계에 있게 된다. 따라서 치료 1단계의 주요 목표는 내담자가 사전 고려 및 고찰에서 다음 단계, 즉 변화에 대한 준비로 나아가는 것이다. 그러나 이러한 내담자들은 변화에 대해, 그리고 심지어 변화에 대한 준비를 하는 것에 대해 공포증을 가지고 있기 때문에, 변화할 준비가 되는 것(혹은 심지어 느끼는 것)은 얼마나 준비가 잘 되었든 낯설게 느껴지고, 불안감을 유발할 수 있다. 정의상, 외상 스트레스 요인들은 부분적으로 준비되는 것 이상을 개인에게 허용하지 않는다. 이러한 사건들 및 경험들이 반복적으로, 다소 예측 가능하게 발생하는 경우에도(예, 군인 및 응급대원의 경우, 혹은 만성 아동 학대 및 가정 폭력 피해자의 경우), 정확한 시기와 특성이 불확실하기 때문에, 다음 노출에 대한 완벽한 준비(과민성과 예기 불안일 때조차)라는 것은 존재하지 않는다. 피해자는 언제든 불가피한 것에 대해 지속적으로 경계하게 되며, 표적이 되지 않고자 노력하게 된다. 이에 따라, 수반되는 불안 없이 준비되거나, 준비된 느낌을 갖는 것은 단순히 불가능한 사치품처럼 보일 수 있다.

더욱이, 이러한 많은 내담자들은 문제가 있는, 약화된, 혹은 파괴된 미래에 대한(미래에 대한 준비가 가능하고, 현실적인 것인지, 혹은 안전한 것인지 여부에 대해) 주요 예상들을 가지고 있다. 더 제한된 외상 유형들을 가진 다른 생존자들처럼, 이들은 축소된 미래에 대한 의식과 행복하고, 만족스러운 삶을 갖게 될 가능성에 대한 절망을 가지고 있다. 이들은 어떤 시도이든 실패할 수밖에 없는 운명이며, 준비와 예상은 단지 부질없는 것이자, 헛된 희망(예, 준비되는 것은 추가 외상에 대한 노출을 줄여줄 수 있거나, 혹은 다음 외상 충격이 일어날 때 압도되지 않을 수 있다는)을 초래하는 덫이라고, 혹은 다음 외상 경험의 필연성에 대해 잘못된 확신을 초래할 것이라고 습득했을 수 있다. 실패와 연관된 좌절은 더 쉽게 수동적으로 피해자가 되는 것을 받아들이고, 변화 가능성과 관련하여 희망을 갖지 않도록 만든다.

관련된 관점 및 신념들은 보통 내담자들이 적극적으로 치료에 참여하도록 권유 받을 때 작용한다. 이들은 이러한 권유를 이행하기보다 치료가 “자신들에게 행하는” 것에 대해 수동적 입장으로 되돌아 갈 수 있다. 협력은 자신이 과거에 경험한 것과 매우 상반될 수 있으며, 이에 따라 이들은 목표를 수립하고, 합의된 치료 목표 및 연관된 과제들에 따라 치료를 하는 데 있어 적극적으로 참여하는 것을 거부할 수 있다. 내담자들이 치료가 반응적이거나, 수동적이라기보다 적극적 노력이라는 것을 인식할 때조차, 수년 동안, 혹은 일생 동안의 습관적 회피에 의해 만들어진 관성으로 인해 방해를 받을 수 있다. 추(Chu, 2011)는 이러한 “만성적 무기력”에 대해 논의했으며, 치료사들에게 직접적 대립보다는 공감의 위치에서, 비록 내담자들이 원하지 않는다 하더라도, 수행하기로 합의한 것을 이행하도록 제기할 것을 권장했다. 골드(Gold, 2009)는 합의된 치료 과제들의 수행을 적극적으로 회피하고, 예상된 변화가 일어나지 않았다고 불평하며 치료사의 노력들에 저항하는, 다루기 힘든 내담자에 대해 설득력 있는 사례를 제시했다.

치료 참여에 대한 또 다른 잠재적 외상 관련 반응은 위험에 대해 전형적으로 나타나는 “투쟁–도피–정지”의 방어적 반응들을 포함한다. 외상이 지속적이고, 덫으로 옭아매며, 회피할 수 없는 경우, 동물들과 마찬가지로 인간들에게서도 추가적인 반응, 즉, 붕괴 및 “긴장성 무운동”(Marx, Forsyth, Gallup, Fuse, & Lexington, 2008), 비자발적 생물학적 폐쇄(Porges, 2011, 2013)가 발생하는 것이 주목되어 왔다. 이러한 무운동성은 해리의 한 형태이며, 특히 권한을 가진 인물들에 대한 정신적 폐쇄(예, 긴장증, 의식 유지 능력 상실)와 신체형 장애 증상들(예, 신체적 붕괴와 마비, 자극에 대한 무반응, 시력 상실, 청력 상실, 통각 상실, 무감각; Nijenhuis 외, 2001; Porges, 2011, 2013)을 수반한다. 긴장성 무운동은 현재 과거에 인식되던 것보다 더 일반적인 외상 피해에 대한 반응으로 인식된다. 이러한 인식은 피해자의 고통(그리고 잠재적으로는 상해를 입거나, 심지어 살해될 수 있는 위험)을 방지함으로써 구조할 수 있으며, 통각 상실 및 무감각을 통한 신체적 감각들의 경감을 제공할 수 있다.

이러한 무운동 상태는 실제로 치료 과정 중, 치료 시간 내, 혹은 외에 발생할 수 있다.

이러한 발생은 개인이 의식과 개인적 자각을 유지할 수 없는 정도로 완전히 압도되었음을 (종종 삶의 다수 위기들, 혹은 치료 내, 외에 존재하는 촉발요인들, 치료의 속도와 압력, 불충분한 안정화와 정서 조절, 잠재적으로는 지속적인 학대와 최근에 일어난 재 피해로 인해) 보여주는 것으로 다루어져야 한다. 이러한 상태가 치료 시간 내에 발생하는 경우(예, 내담자가 정지 상태가 되고, 붕괴되거나, 혹은 "기절하고", 눈을 감거나, 얕은 호흡을 하고, 반응을 보이지 않지만 여전히 의식이 있는 상태), 가장 좋은 방법은 먼저 최소한으로 제한적인 접근들을 사용하여 내담자의 "그라운드(ground)"를 시도하는 것이다(내담자가 감은 눈을 뜨고, 호흡을 하고, 주위에 주의를 기울이고, 방 안에 있는 색이나 물체, 치료사와 그의 목소리에 초점을 기울이는 것, 치료사의 손길을 포함하여(단 허용하는 경우), 감각 자극 및 몰입을 통한 신체적 그라운딩, 그리고 앞서 논의된 마음챙김 중재들과 같은). 장시간이 흐른 뒤에도 이러한 것들이 성공하지 못하고, 내담자가 "현재 순간에" 안전하게 재 안정을 취할 수 없는 경우, 더 많은 집중적인, 혹은 장기적인 중재들이 필요하게 된다. 내담자들이 "돌아가지" 못하는 경우, 응급실에서의 정신 평가 및 입원이 보통 지시된다.

치료 전 단계부터, 내담자를 치료에 준비시키기 위해 동기 강화(Miller & Rollnick, 2009, 2012)와 역설적 처방(Selvini, Boscolo, Cecchin, & Prata 1980)의 결합이 사용될 수 있다. 동기 강화는 다음을 포함하여, 내담자들이 변화의 장점과 단점을 신중하게 고려하도록 돕는 것을 포함한다.: (1) 특히 자신의 목표와 가치, 그리고 삶에서 실제 결과들 및 행동들 사이에 차이들을 기반으로 하여, 자신의 삶에서 변화시켜야 한다고 여겨지는 것과 변화를 원하는 자기 자신의 개인적 이유들, (2) 특히 변화를 시도하거나, 달성하는 것에 대해 인지되는 비용들을 확인하며, 변화시키고 싶지 않거나, 변화에 대해 낮은 우선순위를 갖는다고 여겨지는 것과 이러한 분야들 및 변화를 원하는 분야들에서 변화를 원치 않는 이유들. 양쪽에 대한 조사를 통해, 내담자들은 정보에 입각한 선택을 할 수 있으며, 자신이 의지를 가지고 있으며, 치료에서 노력할 수 있는 것, 그리고 그렇지 못한 것에 대해 더 통제한다는 느낌을 가질 수 있다.

개인적 통제와 선택하는 능력은 이러한 많은 내담자들에게 있어 근본적인 패러다임의 변화를 포함한다. 이는 단순히 허용되는 것만이 아니라, 실제로 자신의 두려움, 의구심, 제약들에 대해 설명하고, 비판, 비난 및 부정적 결과 없이 개인적으로 선택하도록 장려 받고, 지원 받기 때문이다. 이러한 치료 대화는 공감적 확인과 견해 및 선호들에 대한 사려 깊은 반영 없이 목표, 가치, 열망, 의도들을 확인하고, 표현할 자유를 경험하는 기회를 제공한다. 이러한 준비를 위한 동기 강화 형태가 심리 치료에서 중요하기는 하지만, 특히 강압, 착취, 낙인, 무력화가 관계가 작용하고, 작용하지 않는 틀을 구성하는 복합 외상 내담자들에게는 무엇보다 중요하다.

동기 강화는 또한 "저항과 함께 움직이는 것", 즉, 치료 대화에 참여하거나, 새로운 기술들을 수행하는 것(혹은 이러한 기술들을 치료 환경 외에서 적용하는 것)을 회피하려는 내담자들의 미묘하면서도, 명백한 시도들을 비판 없이 인정하고, 다시 돌리기 위한 방법들을 찾는 것을 포함한다. 내담자들은 특히 압박을 받고, 압도된다고 느끼거나, 혹은 학습된 패턴들과 피상적 준수로 인해 치료사의 제안 및 관찰들에 동의하지 않을 때, 자신의 감정들에 대해 명확히 서술하는 것을 꺼릴 수 있다. 내담자가 미루거나, 회피할 가능성 및 강도를 방지하거나, 줄이는 주요 방법은 치료사가 (1) 내담자에게 있어 최선의 이익을 진심으로 도모하고, (2) 특정 민감성, 외상 후 반응, 과잉 각성의 측면들을 예상하고, (3) 내담자의 정서적 능력 및 관용을 측정하고, (4) 내담자가 이미 말하거나 생각하는 것에 대해 자연스러운 논리적 확장들로 표현하며 제안한다는 것을 내담자가 충분히 알게 될 때까지, 치료사가 제안들을 하는 것에 대해 매우 신중하고, 주의하는 자세를 취하는 것이다. 내담자가 회피하거나, 반대적 입장을 취하는 경우, 치료사는 이러한 "저항"의 기저를 이루는 주요 우려들과 목표들을 공감적으로 확인함으로써 "저항과 함께 움직일 수 있다." 이러한 과정은 치료사와 내담자가 반대되는 입장이 아니며, 실제로는 근본적으로 동일한 편이라는 것을 전달한다.

내담자가 신념을 유지하고, 의도들을 이야기하거나, 혹은 실질적으로 불리한 행동들에 관여할 때, 치료사가 "저항과 함께 움직이는 것"을 전적으로 의도한다 하더라도, 치료사가 내담자를 과도하게 보호하고, 구제하고, 가르치거나, 바로 잡으려하는 반사적인 반응에 빠지지 않는 것은 어려울 수 있다(비판하고, 비난하고, 꾸짖고, 혹은 혐오감을 느끼거나, 전달하는 다른 반응들은 말할 것도 없이). 치료 초기에, 이러한 내담자의 신념 및 사건들은 매우 일반적이며, 상당한 치료 초점과 결속으로만 줄일 수 있다. 내담자들은 위험하거나, 유해한 행동들이 용인되거나, 심지어 바람직할 수 있도록 만든 과거의 부정적 역할 모델링에 대한 노출을 통해 습득한 것이나, 알고 있는 것에 따라 행동할 수 있다. 이 외에, 이러한 신념 및 행동들은 숙달에 대한 느낌을 얻기 위해 설계된 재현 및 반복적 강박들을 초래할 수 있다(즉, 피해자가 되는 것보다 행동에 참여하고, 통제하는 사람이 되는 것을 통해). "처방"은 어떻게 생각하거나, 행동해야 하는지에 관한 특정 선택의 허용 및 지지에 대한 전략이나 명백한 진술이 아니라, 의견을 제시하고, 각 선택에 대해 정당하게 고려할 수 있는 내담자의 권리를 확인하기 위한 초점의 변화이다. 역설적인 것은 치료사가 특정 선택을 처방하는 것이 아니라, 중요한 결정의 장점과 단점을 고려하도록 내담자를 지원한다는 것이다. 복합 외상은 보통 정확히 정반대의 처방, 즉, 내담자가 선택을 재고하거나, 이의를 제기하거나, 변화시키는 권리 및 능력 없이, 가해자가 요구하는 것을 해야만 하는 것을 수반한다. 보통 내담자가 피해에 수반되는 것들과는 근본적으로 다른, 정서적으로 의미 있는 새로운 경험들을 습득하기까지는 많은 치료시간들과 반복적 치료 상호작용 및 장려를 필요로 한다.

치료 연대 구축

연대의 구축은 복합 외상 내담자들에게 일반적인 관계와 연관된 정신적 공포를 다루기 때문에 중요하다. 우리가 논의한 바와 같이, 주요 관계들이 심각한 환멸, 배신, 정서적 고통의 원천인 경우, 정서적 유대 및 기타 지원을 제공하는 권한을 가진 인물과의 차후 관계는 부정적인 측면에서 두려움, 의심, 분노, 혹은 절망, 그리고 긍정적인 측면에서 이상화, 희망, 과도한 의존, 자격과 같은 광범위한 정서들과 만나게 될 수 있다. 치료는 전문적 체계 내에서이기는 하지만, 다른 관계들과는 다른 보상 관계와 다른 관계들에서는 발견되지 않는 제약들을 제공한다. 한편으로, 치료사는 더 높은 지위와 교육의 역할에 대한 윤리적 경계 및 제한들 내에서 노력하며, 이에 따라 내담자에게 있어 다소 도달불가능하게 여겨질 수 있다. 다른 한편으로, 치료사의 윤리적, 전문적 의무는 내담자의 행복으로, 이는 내담자의 요구를 충족시키고, 내담자의 문제들을 해결해야 하는 의무에 대한 인식을 만들어낸다. 또한 치료사는 내담자의 프라이버시를 존중하고, 비판 없이 정서적, 행동적 문제들을 받아들여야 하면서, 동시에 내담자에게 가장 개인적이고, 고통스러운 감정들, 생각들, 경험들에 대해 물어볼 자격을 가지고 있다. 따라서 치료에서 신뢰감을 발전시키는 것은 각 내담자에게 고유한 배신, 상실, 관계적 고통의 외상 과거에 의해 증폭되는 본질적 문제들이 따르고, 예상된다.

이러한 어려움들에도 불구하고, 연대를 구축하는 것은 개인적 안전과 안정화의 발전에 있어 중요한 요소이자, 추가적인 치료 협력에 대한 전구체이다. 또한 치료 관계는 내담자들이 고립을 감소시키고, 관계 기술 및 기대들을 개선시킬 수 있는 신뢰와 안정성을 수반하는 다른 관계에 대해 경험할 중요한 기회를 제공한다. 심리 치료에서 치료 관계와 연대의 특성 및 본질적 기능에 대해서는 많은 것이 논의되었기 때문에(이 책의 Ⅲ부에서 더 많은 논의 참고), 우리는 이제 대인관계 외상이 만들어내는 문제들과 딜레마를 고려할 때, 치료사들이 어떻게 협력적 연대를 수립할 수 있을지에 대해 초점을 맞출 것이다.

핵심 전략은 관계의 위협적 측면들을 명확하게 인식하고, 재구성하는 것이다. 배신의 외상은 타인들(특히 부모 및 다른 사람들을 대신하는 것으로 인식되는 권한을 가진 인물들)에 대한 불신 및 타인들에 대한 역설적 의존을 초래한다(Freyd, 1994). 치료사들은 또 다시 기만되고, 배신당하는 것에 대한 내담자의 깊은 두려움, 그리고 동시에 신뢰 있는 관계에 대한 이들의 갈망을 명확하게 인식하고, 공감적으로 확인할 수 있다. 치료사는 신뢰가 자동으로 주어질 것이라고 기대되지 않으며, 시간이 흐름에 따라 치료사의 말과 행동에서 나타나는 일관성, 신뢰성, 정직성을 통해 얻어야 한다는 것을 전달할 수 있다. 내담자들에게는 치료사의 행동들이 말로 전달하는 것과 일치하리라는 것을 기대하도록 장려할 수 있다. 또한 치료사를 알아가게 되면서, 동시에 신뢰가 타당한지 여부를 지속적으로 평가하는 조건에 따라 신뢰를 하도록 장려할 수 있다. 그러나 내담자들은 또한 치료사가 인간이며, 비현실적 수준의 완벽함을 가질 수 없다는 것을 예상해야 한다. 치료사는 다양한 실수와 잘못된 조치들을 하게 되겠지만, 내담자와 협의하여 이러한 실수들을 시정하고자 노력할 것이다. 소통이 결여되고, 정서적 폐쇄를 포함한 징벌적 반응들이 우선되는 관계들과 상당한 차이를 만드는 것은 바로 이처럼 실수를 논의하고, 개선하는 능력이다.

연대에 대한 두 번째 위협은 버려지는 것에 대한 두려움이다. 이 경우, 치료사가 거부되거나, 남겨지는 것과 연관된 두려움을 인정하는 것이 중요하다. 앞선 절에서 주목된 바와 같이, 공감 실패들의 불가피성과 완벽하지 못한 것은 현실이다. 치료사는 자신이 내담자에게 매우 중요한 생각들, 감정들이나 사건들에 충분한 주의를 기울이지 못하거나, 완전히 이해하지 못하는 경우들이 존재한다는 것을 솔직하게 내담자와 논의할 수 있다. 여행이나 휴가로 인해 정기적인 만남이 이루어질 수 없는 경우, 상담시간 이후 요청들에 바로 답할 수 없는 경우, 혹은 충분한 수면을 취하지 못하거나, 상충하는 전문적, 혹은 개인적 문제들로 인해 치료시간에 충분한 초점을 유지하는 능력이 감소되는 경우를 포함하여, 내담자에게 완전한 도움이 되지 않거나, 함께 하지 못하는 기타 경우들도 존재할 것이다. 이러한 문제들 역시 치료사와 내담자에 의해 주목되고, 논의될 수 있으며, 치료사는 방어하지 않고, 앙갚음 없이 이러한 과실들에 대해 인정하고, 이러한 과실들을 어떻게 시정할지 논의할 수 있어야 한다. 상쇄 균형 메시지는 불완전함에도 불구하고, 치료사가 내담자의 신뢰를 얻기 위해 노력한다는 것이다. 보호자들과 마찬가지로, 치료사들은 대응과 이용 가능성에 있어서 완벽하지 않으며, "충분히 좋을 수" 있을 뿐이다(Winnicott, 1971).

연대에 대한 세 번째 위협은 내담자를 위협하고, 강압하고, 과소평가하거나, 달리 박탈하고, 폭력을 행사하기 위해 치료사가 자신의 권한과 전문지식을 이용할 수 있다는 두려움이다. 권한을 가진 위치에 있는 사람들에 의해 피해, 착취, 평가절하 및 보복을 경험한 내담자들은 당연히 타인들의 유사한 행동을 두려워하거나, 예상하는 경향을 갖게 된다. 이러한 예상은 치료사가 "높은 권한을 가진 사람"으로서 소원한, 이해하기 힘든 관찰자/평가자로 보이거나, 혹은 과도하게 관대하고, 이용 가능한 보살핌과 구원의 제공자로 보이는 경우, 고조된다. 그러나 최선의 의도를 가진 치료사도 적합한 전문적 경계들을 유지하기 위해 높은 중립성의 입장을 취하거나, 혹은 정반대 방향에서 실수를 저지르고, 너무 노력한 나머지 내담자에게 윤리성을 회복하는 확신과 희망을 제공하는 것에 대해 내부적, 혹은 외부적 압박을 느낄 수 있다. 도전은 치료사가 제한과 경계들을 가진 지원적 개방성과 공감적 동조의 입장, 그리고 내담자의 요구, 개인적 자원 및 치료사와 내담자의 개별 애착 방식들로 판단되는 거리감을 유지하는 것이다. 예를 들어, 집착하는 방식을 가진 내담자들은 더 결속되고, 도움이 되는 치료사를 필요로 할 수 있는 반면, 고립된/회피하는 내담자는 최소한 처음에는 더 거리감을 두는 것을 필요로 할 수 있다. 혼란스러운/해리된 내담자는 거리감을 조절하는데 있어 어려움을 겪으며, 모순되고, 혼란스러운 방식들로 행동할 가능성이 높다. 치료사는 자신의 애착 방식을 인식하고, 내담자의 요구들에 따라 자신의 입장을 변경해야 한다(이러한 문제들에 대한 상세한 논의는 이 책의 9장과 10장 참고).

연대에 대한 네 번째 위협은 체념하거나, 혹은 심지어 양면적으로 "아픈" 역할에 편안해하는 내담자로 인해 발생한다. 치료사와 치료 과정은 증상들의 완화와 더 높은 기능성을 만들어냄으로써, 기능 부전이지만, 익숙하고, 명백히 관리 가능한 내담자의 평형 상태를 위협할 수 있다. "신경증" 내담자들은 "건강한 것으로 날아가는 것"에 의해(즉, 치료에서 불안을 유발하는 내적 갈등들에 직면하는 것을 회피하기 위해 매우 빠른 증상 완화와 해결을 요구하는) 변화를 회피하는 경향이 있는 것으로 설명되어 온 반면, 복합 외상을 가진 일부 내담자들은 반대 방향으로 도망칠 가능성이 더 높으며, 증상들이 감소하기 시작하는 경우 일종의 반발 효과로 악화되는 증상에 대해 보고한다. 일부 내담자들의 경우, "환자"의 역할을 유지하는 것이 치료사의 관심을 유지하는 방법이 될 수 있으며(이 관계는 내담자가 여태껏 경험한 관계 중 가장 고무적이고, 중요한 관계가 될 수 있으며, 따라서 포기하고 싶은 관계가 아니다), 호전되는 것은 치료사를 잃게 될 위험에 직면하는 것이 된다.

내담자의 의존성은 비판되기보다 받아들여지고, 이해되어야 한다(Steele 외, 2001). 처음부터 다수의 요인들에 따라 치료가 다양한 지속기간들과 강도들을 갖게 되며, 목표가 달성되거나, 혹은 다른 문제들이 개입될 때 예상되는 종료에 이르게 된다는 것을 보여주는 것이 유용하다. 이것은 건강하고, 기능적인 가족에서 일어나는 것과 유사하게 논의될 수 있다. 아이들은 어리고, 의존적일 때 길러지고, 보호받은 후, 기술들을 배우고, 분리와 차별화 과정에서 독립적으로, 타인들과 상호의존적으로 기능하는 능력이 육성된다. 그럼에도, 치료사가 내담자의 의존성 요구가 각성될 가능성을 인식하는 것이 중요하다. 일부 내담자들의 경우, 치료 관계는 말 그대로 생명줄 같이 느껴지며, 실제로 이러한 역할을 하게 된다. 정서적으로 결핍되어 왔던 다른 내담자들의 경우, 치료사의 완전한 관심과 공감은 "천국으로부터의 만나(manna)"로 여겨진다. 내담자의 타당한 결핍과 의존성은 치료 과정에 걸쳐 자기 발견(개별화)의 궁극적 목표들과 함께, 치료를 벗어나 "실생활"의 관계들에 적용될 관계적 토대와 기술들(분리)을 제공함에 따라, 인정되고, 제시되는 문제들이다. 치료사들은 내담자에게 과도하게 관용을 베풀거나, 혹은 과도하게 부인하지 않을 책임을 가지고 있으며, 타당하고, 합당한 한계 및 경계들을 가지고 이용될 수 있는(그러나 과도하게 이용될 수는 없는) "위험한 일"을 하게 된다(우리는 9장과 10장에서 치료 다이애드를 통한 친밀함의 무용과 거리두기로 이 문제에 대해 추가적으로 논의할 것이다). 공감적, 확인하는 관점에서 애착 요구들로 인해 내담자가 진전되지 않을 가능성을 이해하고, 이를 병적으로 치부하거나, 무심코 비난이나 잘못을 전달하지 않는 방식들로 논의하는 것은 진정한 완화를 제공하고, 나아지는 것에 대한 불안을 줄일 수 있다.

연대에 대한 다섯 번째의 위협은 내담자들이 외상 경험들로부터 생존하고, "생존 모드"에 머무르는 것에서 비롯된 심리생물학적 증상들에 대처하기 위해 만든 적응들과 관련된다(Chemtob, Roitblat, Hamada, Carlson, & Twentyman, 1988). 심리 치료에 대한 모든 접근은 치료사가 사용되는 이론 및 용어학과 상관없이, 치료가 다루고자 하는 주요 임상 문제들의 공식화를 구성하도록 요구하며, 이는 치료사가 변화되어야 하는 것(예, 내담자의 방어, 혹은 "부적응" 행동이나 인지들), 혹은 치료 변화에 대한 토대 및 기반의 역할을 하는 것(예, 내담자의 동기, 역량 및 자원들)을 알고 있다고 가정하는 것과 다름없다. 실제로 개별화된 공식을 발전시키기 위해, 치료사는 시간이 흐름에 따라, 다시 반영되는 내담자만이 가진, 규정하는 특징들에 대한 이해가 증가해야 한다. 결국, 내담자는 잊어버리거나, 상실했던 자기 인식을 얻게 된다. 이는 단지 치료사의 모든 책임을 부인하는 것이 아니라, 시간이 흐름에 따라 자율적으로 심리 치료 시간들에 준비되거나, 계획된 변화들을 확장하고, 협력하기 위한 기반을 제공한다.

치료사에 의해 자기 인식을 알게 되고, 습득하는 것은 심리 치료의 실용적 목적들(예, 문제 행동의 변화, 정서 확인 및 조절, 자기 개발 및 관련 기술들)을 달성하는데 있어 중요하다. 심리 치료가 오직 대인관계 기술 "조립 라인"이라면, 모든 내담자는 동일하게 "보편적으로 적용되는" 절차를 받고, 치료사는 현재 필요한 집중적 전문 훈련 없이 학교에서 알아야 할 모든 것을 배울 수 있을 것이다. 또한 내담자들은 실제 개인적 상호작용 없이, 단순히 모의 치료사가 미리 정해진 단계들의 순서를 다르도록 교육하는 소프트웨어 어플리케이션들을 다운로드 하면 될 것이다. 비인간적 자기 주도 학습은 기술 정보와 기술들을 습득하는데 효율적이고, 유용한 방법일 수 있지만(예, 6장에서 심리 교육 및 바이오피드백의 역할에 대한 논의 참고), 이러한 전략은 내담자에게 동조되고, 반응적인 타인과의 상호작용에서 얻는 유도되는 학습 경험들을 제공하지 못한다. 이러한 경험들은 특히 형성기인 어린 시절이 주요 관계에서 오는 외상 혼란들로 훼손된 사람들에게 특히 중요하다.

요약하자면, 복합 외상 내담자와 관계를 형성하기 위해, 치료사는 먼저 내담자의 종종 나타나는 극단적 증상들 및 장애들이 어떻게 정체성과 자기 조절, 애착 유대관계들에 대한 심각한 위협들로부터 생존하기 위한 적응적 시도들에 따른 결과로 나타났는지 이해하고, 이를 신뢰 있게 전달할 수 있어야 한다. 이를 위해, 치료사들은 실제로 알아가게 되는 것은 차치하고, 이러한 내담자를 치료하는데 있어 내담자들에게 충격을 주거나, 의욕을 꺾을 수 있는 혼란스러운 "임상적 양상들"을 넘어서 나아가거나, 그 아래에 있는 것을 살펴보아야 한다. 1단계에서의 도전은 변화를 위한 견고한 토대를 만들어내기 위해 적응적이면서, 부적응적인 특징들을 인식하고, 이를 내담자가 인지하게 되도록 돕는 것이다.

1단계에서 치료를 위한 실질적 협의들 수립

심리 치료의 첫 번째 단계에 대한 이 논의의 결론을 짓기 전에, 우리는 물러서서, 치료 프레임을 수립하는 것이 1단계 목표들의 달성에 기여하는지, 혹은 약화시키는지 여부를 고려할 것이다. 이러한 실용적 협의들과 관련된 더 상세한 지침은 일반 외상(Cozolino, 2002; Pope & Vasquez, 2005; Willer, 2009)과 복합 외상(Chu, 2011; Courtois, 1999, 2010)에 특화된 자료집들에서 찾을 수 있다. 다음으로, 우리는 다른 토대 문제들에 대해 명확성을 제공하는 동시에 안정성과 안전을 촉진하는 설정 및 "치료 환경"의 요소들에 대해 논의할 것이다.

치료 설정

어떤 설정이든, 다음의 다섯 가지 필수적 조건들을 제공하는 것으로 정의되는 "외상 정보에 입각하는 것"이 중요하다.: 바로 안전, 신뢰성, 선택, 협력과 역량강화이다(Fallot & Harris, 2008). 물리적 안정성이 핵심이지만, 불행히도 종종 이것은 당연시되는 것으로 받아들여진다. 이것은 무엇보다, 충분히 조명되고, 모니터 되는 외부 및 내부 환경들, 오직 허가된 개인들에 대한 접근의 제한, 도움을 주기 위한 메커니즘, 시급한 주의 및 보호 서비스들을 제공하기 위한 시스템을 포함한다. 프라이버시와 조직화된, 혼란이 없는 환경 역시 1순위에 맞먹는 중요성을 갖는다. 치료실과 공동 구역(대기실, 복도, 화장실 등)은 타인들과의 긴밀한 접촉 및 혼란스러운 광경이나 소리에 대한 노출을 최소화하도록 구성되어야 한다. 배경 소리 및 음악, 조명, 가구와 부속물, 창문, 물체들이나 예술작품은 환기시키는 것보다는 차분하게 만들거나, 중립적으로 디자인되어야 한다. 예를 들어, 붐비거나, 시끄러운 승강기, 계단, 복도들을 항상 피할 수 없는 대형 기관들에서는, 덜 붐비는 시간대로 약속을 잡는 것 등에 의해, 노출은 가능할 때마다 완화되어야 한다(하루나 주에 걸쳐 틈틈이 약속을 잡는 것은 비밀스러운 과거의 학대 만남들을 상기시킬 수 있으므로 좋지 않다).

치료실 환경 내에서는 매우 어려운 상황들에서도, 안전과 조직의 분위기가 만들어져야 한다. 백색 소음 기계를 갖추고 단순하지만 편안하게 비치된 치료실은 교정 시설, 상점 앞 진료소, 쉼터, 혹은 도심 속 병원의 소음 및 프라이버시 결여와 크게 대조될 수 있다. 가능하고, 실행할 수 있을 때마다, 치료 시간 중 누군가 치료실에 들어오는 것을 막기 위해 문은 안에서 잠겨야 하며, 프라이버시를 위해, 그리고 방해를 제한하기 위해 "방해 금지" 표지를 밖에 걸어두어야 한다. 언제든 준비가 될 때, 구애 받지 않고 접근할 수 있도록, 내담자에게 치료실 문이 확실히 보여야 한다. 내담자가 더 낮은 위치에 있거나, 신체적으로 드러나거나, 혹은 무력화된 위치에 있지 않도록, 내담자와 치료사에게 동등한 높이를 가진 좌석이 마련되어야 한다. 치료사는 책상 뒤에 앉아서도 안 된다. 가장 좋은 것은 내담자가 합당한 정도의 개인적 공간과 치료사로부터의 거리감을 갖는 방식으로 편안한 의자들이 위치되고, 가장 편안하게 공간을 조절할 수 있어야 한다.

치료사의 개인적, 치료적 소개

치료사와 내담자 사이에 첫 번째 상호작용(전화로, 직접 만나서)은 나머지 심리 치료의 분위기를 결정한다. 치료사의 개인적 소개는 권력/지위, 권한, 협력, 프라이버시, 그리고 성별, 민족문화 및 기타 개인적 차이들에 대한 존중과 관련하여 자신의 방식과 태도를 전달한다. 대인관계에서 피해를 당한 내담자들이 특히 치료사의 개인적 소개, 방식, 단어 선택들이 무엇을 메타커뮤니케이션 하는지에 대해 감지하는 것은 드문 일이 아니다. 초기 상호작용(들)에 대해 엄격한 규칙은 존재하지 않지만, 복합 외상 관점에서 핵심 고려사항은 치료사가 차분하고, 주의를 기울이고, 정서적으로 균형을 이루는 정도이다. 개인적으로 조절되는 치료사는 자기표현의 관점에서 잘 준비된 치료사로(전문적이고, 열린 마음으로 존중하지만, 다소 속마음을 드러내지 않는 표현; 조직화되고, 흐트러지지 않은; 단정하고, 적절한 전문적 복장 차림; 산뜻하고, 깔끔하며, 정돈된 사무실과 서류작업 등), 이러한 치료사는 내담자의 대인관계 "레이더"에 포착된다.

개인적 소개 이외에, 심리 치료와 작용 방식에 대한 소개는 특히 기껏해야 혼란스럽고, 최악의 경우 손상을 끼치는 많은 과거 관계들(과거 치료를 포함하여)을 겪은 내담자들에게 있어 중요하다. 소개는 상호 책임들과 기대들, 내담자의 제시되는 문제들에 대한 논의를 포함한다. 앞선 장들에서 논의된 바와 같이, 첫 번째 치료시간부터(그리고 간혹 이보다 더 일찍, 전화 및 이 메일 연락, 혹은 치료사의 진료 및 철학에 대한 마케팅 정보를 통해), 이러한 소개는 증상들의 재구성, 자기 개념의 변경, 외상 정보에 입각한 관점에서 핵심 신념들을 포함할 수 있다. 예를 들어, "당신은 미친 것이 아니라, 증상들을 가지고 있는 것입니다. 당신은 자신이 장점과 자원들을 가지고 있음을 전달했습니다. 당신 자신은 증상들보다 훨씬 더 큰 존재이며, 실제로 "증상들"은 겪었던 외상 상황들에 필요한 적응들 및 스스로를 보호하기 위한 노력들로 이해될 수 있습니다."라는 메시지를 전달해야 한다. 치료는 협력적 노력으로 제시되고, 특정 전문적 책임들과 전문 지식을 가진 치료사에 의해 인도된다. 이것은 내담자의 안전, 마음의 평화, 주요 삶의 결정들/선택들에 대한 통제, 그리고 개인적 가치, 자아에 대한 신념, 선택된 관계들, 경험 및 달성들에 대한 만족과 일치하는 자신의 목표들을 달성하기 위해 개인적 장점들을 사용하는 능력의 강화를 지향한다.

서비스, 비용, 조건 수립과 공개

내담자들이 완전한 정보를 전달받고, 치료 서비스 및 비용, 조건들에 대한 동의를 제공하도록 보장하는 것은 필수적이다. 복합 외상을 가진 내담자들의 경우, 치료사가 이러한 실질적 변수들을 어떻게 설정하고, 공개하는지가 특별한 의미를 가질 수 있다. 서비스, 비용, 조건들이 합당하고, 명확하게 서술되는 정도, 이에 대한 내담자의 인식은 과거에 부당하게 이용당하고, 배신당하고, 기만되었던 사람들에게 중요한 영향을 끼칠 수 있다. 치료가 윤리성을 회복하는 교정 경험을 제공할 수 있도록, 출발점은 정보에 입각한 의사결정(과거 남용에 대한 상쇄 균형으로서), 치료사와 내담자 양쪽의 확실하고, 현실적인 기대들(과거 배신들을 반복할 위험을 줄이는 것에 대한), 완전하고, 정확한 공개(비밀들이나 전면적 기만에 의해 조작되거나, 호도된 과거 경험들에 대한 대조로서) 중 하나가 되어야 한다.

치료 시작에 이러한 목표들을 달성하는 가장 좋은 방법은 내담자가 치료사로부터 기대할 수 있는 것(그리고 이에 대한 제한들), 치료사가 반대로 기대하거나, 요구하는 것에 대한 간결한 논의를 통하는 것이다. 내담자가 혼란스러워하거나, 혹은 내담자가 다음을 포함하여 부적절한 가정들을 할 수 있는 잠재적 측면들을 명확히 하는 것은 특히 중요하다.

- 내담자가 달성할 수 있도록 치료가 도움을 줄 수 있는지 합당하게 기대되거나, 기대될 수 없는 것
- 치료시간들의 빈도와 길이
- 예정된 치료시간들 동안 치료사의 이용 가능성(즉, 근무 시간, 계획된 부재 등)
- 치료사가 내담자에게 알리는 것을 포함하여 부재들을 처리하는 방식과 긴급한 필요 및 위기의 경우 임상 범위에 대한 규정들
- 사전 통보를 제공하고, 치료시간을 놓침에 따라 다시 일정을 잡는 것을 포함하여, 내담자가 부재 및 놓친 치료시간들을 어떻게 다루는지에 대해 치료사가 기대하는 것
- 표준 치료시간들에 대한 비용과 다른 서비스들(슬라이드 제[sliding scale]로 조정되는 비용, 혹은 다른 전문가들과의 협의를 위해 연장되는 치료시간들에 대한 비용)에 대한 추가 및 변경된 비용
- 놓친, 혹은 취소한 치료시간들에 대한 지불
- 추가 서비스들(전화통화와 이 메일)에 대한 청구 및 지불되지 않거나, 연체된 비용
- 제 3자 지불이 받아들여지는지 여부와 치료사가 보험 위원회의 구성원이 되는지 여부
- 내담자가 제 3자 지불인들이 미지급한(혹은 내담자가 환급 받아야 할) 비용 및 청구들에 대해 책임을 져야 하는지 여부(예, 본인부담금)
- 임상의의 치료실에서 직접 대면하는 것 이외에 다른 방식으로 치료 시간들이 이루어질 수 있는지 여부(예, 전화, Skype, 혹은 영상 회의)
- 내담자가 치료 시간들 사이에 치료사와 접촉할 수 있는 경우와 이유들, 그리고 접촉 수단들(예, 전화, 무선호출기, 음성 메일, 이 메일)
- 관할권 법과 관련하여 내담자의 요청에 따라, 그리고 내담자의 동의를 얻어, 혹은 동의 없이 의무 보고자로서 치료사가 제 3자들에게 정보를 공개해야 하는 경우와 이유들
- 치료사가 제 3자들에게 공개하거나, 공개하지 않을 정보와 이러한 공개가 진단 및 기능, 혹은 장애 평가와 같은 기술 정보 전달을 포함하는 경우, 그리고 치료사가 내담자와 공개된 정보를 공유할지 여부와 공유 방법

- 치료 지속시간
- 내담자가 법적 절차들에 관련되어 있거나, 혹은 관련되어 온 경우, 치료제공자로서 자신의 역할에 따라 증언, 보고, 혹은 변호사들과의 협의를 포함하여, 치료사가 법의학 서비스를 제공할지 여부
- 내담자가 정신의학 및 의학적으로 입원해왔거나, 입원한 상태인 경우, 치료사가 맡게 될 역할(예, 입원/주치의, 방문, 입원환자로 있는 동안 심리 치료 수행)
- 치료사가 치료를 저해하거나, 중단을 필요로 할 수 있는 장기 부재 및 기타 상황들(예, 은퇴, 학외연수, 인턴십, 직업 변화)에 대해 알고 있는 경우
- 치료는 어떻게 완료되고, 언제 완료되는지, 그리고 치료는 어떻게 일반적으로 끝나게 되는지 여부

3장에서 논의되는 바와 같이, 이 모든 것들을 명백히 설명하는 치료 계약서, 정보에 입각한 문서 동의서 양식, HIPAA 공개 및 서명 양식들을 새로운 내담자에게 제공하는 것이 권장된다(집단 치료 계약에 대한 사례는 7장의 그림 7.1에서 볼 수 있다. 이는 개별 치료에 적용될 수 있다). 다른 사례들은 주요 정신건강기관들의 웹 사이트들에서 제공된다. 이러한 양식들은 직접 대면 논의를 대체하는 것이 아니라, 내담자의 정보에 입각한 동의서를 공식화하는 것이다. 위험 관리 관점에서, 치료에서 무엇을 기대할 수 있는지에 관한 대화, 수반되는 위험 및 혜택들, 내담자가 이용할 수 있는 대안들, 서명된 기록들의 공식 문서는 질문들이나 법적 문제들이 나타나는 경우 다시 참조할 수 있기 때문에 중요하다.

결론

복합 외상에 대한 3단계 치료 모델은 치료사에게 순차적이고, 계층구조 방식으로 접근되는 치료의 로드맵을 제공하기 위해 설계된다. 치료의 토대는 안전 및 삶의 안정화를 수립하는 것으로, 이는 1단계의 초기 초점이다. 내담자가 정서 조절과 안정된 애착을 배우고, 경험할 수 있는 안전한 환경을 수립하는 것은 이 단계의 또 다른 필수적 토대이다. 치료 상호작용은 어린 시절 보호자들과의 저해되고, 상실된, 혹은 학대 경험들의 후유증을 다루지만, 성인 대 성인 관계의 프레임워크 내에서, 인도하는 교육 및 기술 구축 접근들에 따라 이루어진다. 장의 제목에서 서술했듯이, 치료의 이 단계는 시간이 아닌, 안전, 기술, 안정된 관계의 발전으로 측정된다. 대부분의 내담자들은 성공적인 1단계 치료와 이것을 자신의 정서적 요구 및 외

부 삶에 적용함으로써 큰 혜택을 얻게 된다. 일부는 정서적, 실용적 자원들의 결여로 인해, 결코 이 단계를 넘어서지 못한다. 증상을 보이는 상태로 남아 있는 사람들은 추가적이고, 더 외상에 초점을 맞춘 주의를 필요로 하며, 이는 2단계를 구성하는 정서와 외상 치료 접근들에 대한 논의로 이끈다. 이러한 것들과 3단계의 과제들이 다음 장에서 제시된다.

6장

2단계와 3단계

외상 기억, 정서 처리, 그리고 현재와 미래에 대한 적용

2단계에서, 치료사는 의도적으로 외상 기억들과 이러한 기억들이 유발하는 생리적 각성 및 정서적 고통의 극단적 상태들에 대한 자각을 발전시키고, 이에 대한 통제를 얻도록 내담자를 인도한다. 3단계에서, 외상 처리로부터 얻은 이득들은 현재와 미래 삶의 결정들 및 영역들에 적용된다. 이 장에서, 우리는 치료적으로 외상 기억들 및 관련된 정서들을 처리하는데 사용될 수 있는 여러 접근들에 대해 기술할 것이다. 우리는 가장 강력한 과학적 증거 기반(즉, 지속적 노출, 인지 처리 치료, 안구 운동 민감 소실 및 재처리, 외상에 대한 정서적 초점 치료)과 임상적으로 유망한 여러 새로운 중재들로 이러한 것들을 강조할 것이다. 후자는 연구 중이지만, 아직 광범위하게 연구되지는 않아다. 우리는 2단계 중재들의 두 가지 핵심 특징들에 대한 논의로 시작한 후, 복합 외상에 대한 외상 노출 전략들을 수행하는 치료사의 가장 문제가 되는 딜레마를 다룰 것이다.: 즉, 외상 기억 및 정서 처리 중재들이 효과가 없거나, 혹은 치료의 결과로 의인성(의도치 않은 피해) 효과들을 갖는 것으로 나타나는 경우 무엇을 해야 하는가. 이후 우리는 2단계에서 얻은 이득들을 치료의 3단계에서 "실제 삶"의 현재와 미래 문제들에 적용하는 것에 대해 논의할 것이다.

2단계: 외상 기억과 정서 처리

2단계의 중재들은 외상 스트레스 장애들의 가장 기본적인 특징들을 다룬다.: (1) 외상 사건들에 대한 기억들, 정서, 자극 및 상기요인들로 작용하는 상황들에 대한 회피, 그리고 외상 관련 상기요인들에 대한 과잉 일반화, (2) 극도의 신체적, 정신적, 정서적 각성의 경험. 외상 후 회피는 정서, 사고, 신체적 감각들에 대한 의도적이거나 더 자율적 회피를 포함한다. 이러한 적응들은 원래 회피되었던 것에 대한 일반화가 일어날 수 있기 때문에, 실제 외상에 대한 기억들을 명확하게 수반하거나, 그렇지 않을 수 있다. 예를 들어, 가해자가 수염을 가진 매우 큰 남성이었던 경우, 유사한 특징을 가진 남성들을 의심하게 되며, 생존자는 수염을 가진 큰 남성들을 피하기 위해 노력할 것이다. 이러한 외상 후 회피의 광범위한 형태는 "경험적 회피"(Hayes, Wilson, Gifford, Follette, & Strosahl, 1996)와 과잉 일반화로 설명되어 왔다. 회피는 의식적 대처 형태로 시작되고, 지속될 수 있지만, 종종 습관적, 자동적, 무의식적 통제가 된다. 이에 따라, "행동적 해리"로 명명될 수 있다.

도리스에게로 돌아가서, 그녀는 특히 분노한 것으로 보이는, 혹은 음주 문제가 있는 사람과 연관되는 것을 거부했다. 이런 식으로, 그녀는 아버지의 알코올로 인한 학대 분출들에 대한 기억들을 억제할 수 있었다. 그녀는 방임되고, 두려웠던 어린 시절 느꼈던 것들과 유사한 감정들을 매우 회피했지만, 역설적으로 그녀는 간혹 여러 나쁜 감정들을 가려버리기 위해 과도하게 술을 마셨다(그녀의 아버지가 그랬던 것처럼). 도리스는 자신의 삶에서 상황들과 관계들을 통제하려하는 자신의 노력들이 어떻게 실제로 회피와 자기 보호의 형태가 되었는지에 대해 완전히 의식하지 못하는 것으로 나타났다. 도리스는 스스로에 대해 "선천적으로 통제하고, 좌지우지하려는 사람"으로 보았으며, 이러한 기질들을 적응적이고("나는 강하고, 효과적인 사람이라는 신호들"), 문제가 있는 것("대부분의 사람들이 나의 높은 기준을 참을 수 없거나, 참지 않을 것이며, 따라서 나는 친구가 별로 없다")으로 보았다. 그녀는 술을 마셨을 때, 억제를 하지 못하고, 극단적으로 비판적이었기 때문에, 사람들이 자신으로 인해 위협을 느끼거나, 소원해졌던 것에 대해 언급하는 것을 등한시했다. 따라서 도리스는 자신의 회피 전략들의 광범위한 레퍼토리를 인식하는 것조차 회피했다.

신체적, 정신적, 정서적 각성 스펙트럼의 낮은 극단에서(각성 저하), 외상을 입은 개인들은 정서적 무감각과 해리 증상 및 상태들을 경험한다. 각성 저하는 개인의 한계치를 초과하는 고조된 각성 상태로부터 초래될 수 있고, 긴장성 무운동과 긴장증에서 나타나는 것처럼 사실상 의식의 폐쇄로 관리되기 때문에, 이러한 특징은 기만될 수 있다. 스펙트럼의 다른 극단은 마찬가지로 해리를 수반하는 과잉각성을 가져오며, PTSD 및 다른 불안 장애들을 특징짓는 불안의 동요된 상태들이나 두려움 반응들로 나타난다(특히, 공황, 일반화된, 혹은 사회적 불안, 투쟁-도피 반응들). 과잉각성은 또한 분노(격분 및 과민 반응), 정서 장애 증상들(반응성 우울증 및 조증), 반추(죄책감 및 집착), 수면 문제, 신체적 긴장과 통증(다양한 질병 및 질환 상태들로 발현되는), 충동 및 억제되지 않는 행동을 포함하여, 극심한 정서 조절 장애의 형태를 띤다. 신체는 매우 과도하게 자극을 받게 되고, 하향 조절하기 어려운 불편한 상태가 되며, 종종 강박적이고, 중독적인 행동들을 통해 관리된다.

회피+극단적 각성 상태 = 외상 후 정서 조절장애

임상 연구(Luyten Blatt, 2011)에서 입증된 불안과 두려움 사이에 차이는 각성저하와 과잉 각성을 설명하는데 도움을 줄 수 있다. 불안은 종종 과잉각성과 연관되지만, 과잉각성은 실제로 불안보다는 두려움의 특징을 갖는다. 두려움과 긴밀하게 연관된 분노의 정서는 개인이 투쟁이나 도피의 고전적 반응으로 공격이나 위협에 대해 방어하고자 할 때 발생한다(Marx 외, 2008). 다른 한편으로, 불안(불안을 초래하는 근본적 두려움과는 다른)은 두려운 상황들이 불가피하고, 회피할 수 없거나, 혹은 관리될 수 없는 것으로 예상되거나, 경험될 때 초래된다. 불안은 예상하는 정지나 비자발적 무운동 형태의 각성저하를 수반한다(Marx 외, 2008). 예를 들어, 반추와 염려는 두려움(예, 빠르게 스쳐가는 생각들, 강박적 집착, 공포)과 불안(예, 정서적 무감각, 심리적 체념, 무력감)의 혼합을 포함한다. 따라서 공격적이거나 무모하며, 혹은 정서적으로 무감각하거나, 해리된 복합 외상 생존자에 의한 두려움이 없는 것으로 보이는 행동은 실제로 시간이 흐름에 따라 불안의 특징들로 정의되는 저항("이것은 잘못됐어!", "이럴 수가 없어!"), 체념("하지만 내가 할 수 있는 것이 아무것도 없어.", "나는 무기력해"), 극도의 소진("나는 저항하거나, 더 이상 신경 쓸 에너지가 없어", "나는 그냥 사라져야 해")으로 부풀려지는 높은 수준의 두려움(위협으로부터 생존하고자 하는 신체적, 정신적 시도들)으로 시작된다.

신경생물학적 측면에서, 이러한 정서적 반응들 및 연관된 스트레스 반응의 극심한 고통을 겪으며 정서적으로 조절되지 않는("생존 두뇌"; Ford, 2009b, 2009c) 개인은 조절인자 기능을 하는 두뇌의 더 높은 피질 부위들과 연관된 "제어 기능" 없이 두뇌의 더 낮은 반응 부위들(뇌 줄기와 변연계 부위)에 휘둘린다(Panksepp, 1998; Panksepp & Bivens, 2012; Proges, 2011. 2013). 로스차일드(Rothschild, 2000)는 자동차 제동 시스템에 대한 비유를 사용하여, 외상 스트레스의 심리생리학적 결과들에 대해 설명했다. 외상 생존자들은 브레이크가 없는 자동차와 같으며, 자신들의 제어 불가능한 각성에 제동을 걸기 위한 차단, 무감각, 혹은 해리 이외에 다른 메커니즘들을 배워야 한다. 포드(Ford, 2009b)는 다음 방식으로 이러한 과정에 대해 설명했다.:

> 이에 따라, 정서뿐 아니라 신체 느낌들도 위험의 신호들, 혹은 자신의 내부와 외부에서 (1) 불안, 분노, 슬픔, 우울함의 지속적인 정서 상태들, (2) 신체적 불편함, 통증, 집착, 신체 기능의 손실(예, 마비, 혹은 유사 발작과 같은 "히스테리" 증상들), (3) 심각하고, 지속적인 행동 및 신체 건강 문제들을 초래할 수 있는 기본적인 자기 조절에서의 연관된 결핍들(예, 섭식, 수면-각성 주기, 자기 위로)과 행동 탈억제(즉, 충동, 위험 감수, 공격성, 중독 행동)을 초래하는 실제 위협들로 경험되는 경향이 있다(p. 37).

과잉각성과 각성저하 사이를 교차하는 개인은 "적응"하지 못하는 것으로 보이지만, 실제로는 생체 적응(allostasis)(Friedman & McEwen, 2004)과 저하되는 뇌 줄기 생존 모드(Chemtob 외, 1988; Panksepp, 1998; Panksepp & Bivens, 2012; Porges, 2011, 2013)에 갇히게 되는 신체에 의해 주도되는 복합 적응 능력들을 보여주고 있는 것이다. 포드(Ford, 2009b)는 이러한 갇히는 것을 다음과 같은 개인의 상태로 설명한다.

> 정서적 공허함이나 고통*(정서 조절장애)*, 정신적 방향상실과 혼란*(해리)*, 신체적 과잉각성과 소진, 그리고 연관된 무망감과 패배감의 극단적 상태들을 초래하는 생존 기반의 신경망 패턴들을 이해하거나, 변화시키는데 있어 말 그대로 무기력하다. 아이가 외상 스트레스 요인들에 대한 노출 이전에 "학습하는 두뇌"를 뒷받침하는 신경망을 발달시킬 수 있다면, 혹은 이후 개인이 아동기, 청소년기, 혹은 성인기에 이러한 신경망들에 다시 연결되거나, 증강시킬 수 있다면, 우리는 PTSD와 복합 외상 스트레스 장애들이 발생할 가능성이 적으며, 발생한다 하더라도 덜 심각할 것이며, 이러한 장애들에서 회복될 가능성이 높을 것이라는 가설을 세울 수 있다(p. 42; 저자가 사용한 이탤릭체를 따름). *성찰하는* 자기 조절과 대조적으로, 두려움이나 고통에 대한 자동 반응들은 꽤 안정적인 평형상태를 유지하는(항상성) *반사적*, 혹은 습관적 조절들을 수반한다(p. 42; 저자가 사용한 이탤릭체를 따름).

극도의 반응과 조절의 결여에 따라 개인들은 관점을 얻고, 판단을 적용하기에 충분할 만큼 오래 반응들을 통제하고, 정서들을 조절하는 능력이 거의 없기 때문에, 이러한 상태는 생존자들과 주위 사람들을 위험에 빠트린다. 실제로, 이것은 종종 자신과 타인들을 향하는 폭력의 근원인(이것이 바로 자신의 정서 조절장애가 향하는 주요 보호자들 및 중요한 타인들과 경험한 것이다) 강한 정서들을 조절하지 못하는 것이다. 치료의 관점에서, 이러한 반사적, 혹은 자동적 신체 반응들은 성찰적이고, 덜 자동적이며, 더 생각으로 주도되는 반응들로의 변화, 그리고 특히 두뇌의 전두엽 부분 발달과 연관된 변화를 위해 특히 초기에 주요 초점이 된다. 이러한 변화들은 시간이 흐름에 따라 지속적인 치료사의 정서적 동조 및 기술 구축을 통해 이루어진다. 결국, 이러한 변화들은 정서 처리에 대한 토대를 만들고, 정서 처리를 초래한다.:

> 외상 스트레스 중재들이 학습하는 두뇌에서 생존 두뇌로의 적응적 변화와 연관된 모든 문제들을 개선할 수는 없다. 그러나 의식적으로 정서들을 조절하고, 정보를 처리하는 데 있어 성찰적 자기 인식에 관여하는 내담자들의 핵심 능력들을 강화하는 것에 대한 초점은 내담자들의 임상 개념화, 몰입, 교육을 인도하는 프레임워크, 치료 계획, 그리고 복합 외상 스트레스 반응을 겪는 내담자들의 치료 진전 및 결과들에 대한 모니터링을 제공할 수 있다(Ford, 2009b, p. 49).

많은 외상 치료 모델들은 개인의 과잉각성을 줄이거나, 가라앉히고, 정서적 관용에 대한 확장된 능력을 발전시켜야 할 필요성을 강조한다(Ogden 외, 2006; Rothschild, 2003). 브리어와 스코트(Briere and Scott, 2006)는 "치료 범위"의 개념에 대해 논의했으며, 올리오와 코넬(Olio and Cornell, 1993)은 내담자가 정서적 각성을 인내하는 "치료 한계"에 대해 설명했다. 너무 많은 정서적 자극은 "범위"를 초과하거나, 지나치게 되며, 이것은 건강하지 않은 대처 방법들이나 폐쇄로 돌아가는 것에 의해 행동으로 나타나게 된다. 너무 적은 정서적 자극은 "범위"에 못 미치고, 자극에 둔하게 만들며, 내담자가 본질적으로 변하지 않게 만든다. 치료는 지나치거나, 부족하지 않게, 범위를 확장하는 것에 맞추어진다(즉, 내담자의 정서적 관용을 확장한다). 내담자는 점차 정도를 증가시키며 접근하고, 고통스럽거나, 힘든 정서들을 회피하거나, 폐쇄하는 대신 느끼도록 권장 받는다. 시간이 흐르고, 내담자가 외상에 대해 인지하고, 받아들이는 능력, 그리고 연관된 정서들(비통함, 수치심, 분노, 슬픔)에 직면하며, 표현하는 능력을 구축함에 따라, 접근-회피 기울기는 회피들 중 하나에서 접근 중 하나로 변화하게 된다. 즉, 이전에 차단되었던 것을 의식하게 된다. 지속적인 형태, 혹은 더 점진적인 형태에서 수행되는지 여부와 상관없이, 이러한 과정을 지원하기 위해 수많은 노출 기반 접근들과 전략들을 현재 이용할 수 있다. 모든 접근들은 점진적으로 개인의 "관용 범위"를 확장시키는 것에 맞추어진다. 슈왈츠(Schwartz, 2000)는 다음과 같이 말했다.: "혼란과 안정화 사이에 섬세한 균형은 지속적으로 협의되어야 하며, 그렇지 않을 경우, 외상 환자와 치료사가 영구적으로 압도되거나, 교착 상태에 빠지게 될 것이다. 치료 관계는 환자의 내부 작용과 환자의 관계들 사이에 오래된 연결을 끊고, 새로운 연결을 연마해야 한다."(p. xix)

예후(Jehu, 1988)는 피해자들이 성적 학대를 기반으로 만들어내는 인지 오류들, 그리고 자신과 타인들에 관한 지배적인 부정적 인지들을 확인한 첫 번째 임상 연구자들 중 한 명이었다. 그는 이러한 오류들의 전환이 어떻게 부정적 정서와 기분 상태들을 유의미하게 약화시킬 수 있는지 입증했다. 그의 연구는 현재 이용할 수 있는 다양한 인지-행동, 도식, 처리 치료들에 대한 초기 선구자였다. 마음챙김 중재들은 내담자가 자기비판을 줄이고, 스스로에 대해 생각하는 새로운 방식들을 배우고, 더 많이 받아들이도록 장려하기 위해 설계된다. 정신화 접근들은 반사적, 반응적이 아닌, 타인들로부터의 동질화 및 공감 반응을 기반으로 스스로에 대한 더 유연하고, 성찰적 관점을 발전시키도록 지원한다(Allen, 2012). 포나기(Fonagy), 게르게이(Gergely), 쥬리스트(Jurist), 타겟(Target) (2002)은 정신화 정서성(mentalized affectivity)의 개념에 대해 "자기 성찰을 통한 정서 경험의 중재와 관련된 임상 현상"으로 설명한다. 이것은 자아의 변화하는 관점과 긍정적 자아감 및 자존감의 발달, 정서 상태들에 대한 인식을 목표로 하는 것이 심리 치료의 중심에 있기 때문에 설득력 있는 개념이 된다. 이러한 연구자들에 따르면, "정신화 정서성은 정서들을 확인하고, 조절하고, 표현하는 요소들을 포함하며, 어떻게 자신과 자신의 정서와의 관계가 변화될 수 있는지 우리가 이해할 수 있도록 돕는다."(Fonagy 외, 2002, p. 468)

이러한 공식화는 **헥터**가 왜 각성저하(무망감, 무감각, 고립, 소진, 해리)와 과잉각성(과민성, 분노, 중독 및 무모한 행동, 강박적 자해) 사이에서 교차하는 모습을 보이는지 설명하는데 도움이 될 수 있다. 형성기에 가족, 친구, 학교에 대한 경험들과 함께, 그의 과거 외상 경험들(그리고 유전적으로 물려받은 기질과 성격 경향들)은 두려움(투쟁-혹은-도피 반응)과 불안(정지 혹은 경직 반응) 상태들 사이를 교차하며 변화함으로써 대처하도록 가르쳤다. 이러한 극단적 각성 상태들의 자기보호 및 방어적 특성은 유사한 장애들, 특히 과잉각성(조증)과 과잉각성 및 각성저하가 혼합된(우울증) 상태들의 교차를 수반하는 양극성 장애와 차이를 보인다. 양극성 및 외상 스트레스 장애들은 둘 다 신체 각성 체계들의 생물학적 조절장애를 수반한다는 점에서 유사하지만, 이들은 양극성 장애가 유전적인 반면, 외상 스트레스 장애는 생존을 기반으로 한다는 점에서 다르다. 양극성 장애와 외상 스트레스 장애의 두 가지 상태 모두를 가질 수는 있다. 양 장애들을 가진 개인들은 각각을 안정화시키고, 개선시키기 위해 병행치료를 필요로 한다. 헥터와 같은 경우들에서, 주요 장애(그리고 치료의 주요 표적)는 연관된 주 우울증 및 불안과 함께 외상 스트레스 장애이다.

헥터가 극도로 분노하고, 낙담하거나, 정서적으로 정지될 때, 그는 단순히 기분을 안정시키거나, 혹은 조증 및 우울증의 증상들로 나타나는 것을 생물학적으로 변화시키려 시도하는 치료보다 두려움과 불안을 인식하거나, 관리하도록 돕는 치료에서 도움을 얻을 가능성이 높다. 기분의 불안정성에 대한 치료는 복합 외상 생존자들에 대한 치료에서 중요한 역할을 할 수 있으며, 기분안정제와 같은 생물학적 작용제들도 고려할 만한 가치가 있다(추가 정보의 경우 Davidson & Stein, 2008과 Opler 외, 2009 참고). 그러나 이러한 증상들이 주로 외상 후 두려움(그리고 연관된 과잉각성, 짜증, 집중 문제들, 이는 조증과 유사할 수 있지만, 대신 지각되는 위협 반응을 기반으로 한다)과 불안(그리고 연관된 과민성, 수면 장애, 성욕 장애, 축소된 미래에 대한 의식, 정서적 둔마, 이는 우울증 증상들과 유사할 수 있지만, 또한 위협 반응을 기반으로 한다)에 의해 주도되는 경우, 치료는 외상 후 반응에 초점이 맞추어질 때 가장 효율적이고, 효과적일 가능성이 높다. 2단계에서, 치료사는 헥터가 회피하는 것을 멈추고, 두려움 및 불안(그리고 분노, 불쾌감, 죄책감, 수치심 같은 관련 정서들)을 처리하기 시작하도록 도왔다. 이는 그에게 외상 사건들을 기억하고, 이러한 사건들이 초래한 정서적 고통을 관리하는 방식들을 보여줌으로써 수행되었다. 헥터는 자신이 무망감과 무력감을 느끼고, 이러한 것들에 의해 휘둘리는 대신, 극단적 각성 상태들을 예상하고, 인식하고, 방지하거나, 이로부터 회복되는 능력을 가지고 있음을 알게 되었다. 그는 괴로운 기억들 및 정서들을 회피하는 자신의 성향이 이러한 것들을 완화시켜 주지 않았으며, 실제로 고조시키는 정반대의 효과를 끼쳤다는 것을 이해하도록 도움을 받았다. 결과적으로, 이러한 정서들은 억제와 조절의 영향을 별로 받지 않는 경우, 지속되고, 심지어 증가했다(특히 그가 촉발된 후). 치료 과정 내내 헥터는 관리가능한 정도로 고통을 느끼고, 많은 관련된 감정들에 대해 논의하며, 수용하고, 궁극적으로는 이러한 것들을 해결할 수 있도록 만들어주는 방식에 따라 자신의 외상 경험들을 서서히 다루는 방법들을 배웠다.

치료 노출과 외상 기억 및 정서들의 처리

외상 관련 기억들을 처리하고, 이들의 정서적, 인지적 후유증을 해결하기 위해 다양한 양상들을 제시하기 전, 우리는 이러한 것들을 사용하는 것의 근거에 대해 논의하고, "처리"와 "해결"이 무엇을 뜻하는지 정의하고, 설명할 것이다. 치료 노출과 외상 기억들의 처리는 단순히 괴로운 기억들이나 현재의 정서적 문제들에 대한 지원적 논의를 갖는 것 이상을 포함한다. 과정은 단순히 카타르시스를 느끼는 대신 치료 효과를 제공하고, 의도치 않은 치료사의 실수로 내담자를 불안정하게 만드는 것을 회피하려는 의도를 가지고 있다. 이는 *단지 기억하는 것만이 아니라 치료시간의 당면한 순간에 외상 관련 정서 및 신체적 감각들(그리고 연관된 생각, 신념, 평가, 의도들)에 대한 내담자의 생생한 경험을 촉진하기 위해 설계된 구*

조화된 과정(혹은 프로토콜)을 포함한다. 이러한 경험적 기법은 높이 고조되지만, 안전하고, 용인 가능한 정도의 생리적, 정서적 각성 내에서 기억과 정서들을 도출하기 위해 계획되고, 준비되고, 설계된다. 이러한 계획된 절차는 외상 기억들과 감정들이 침투성 기억들과 재 경험으로 예기치 않게 나타나는 것을 막기 위해 설계된다. 지원적 치료사와 함께 계획된 프로토콜의 일환으로 정서들과 과잉각성 및 각성저하의 상태들을 안전하게 경험하는 것은 내담자가 통제를 얻는 방법을 배우도록 돕는다(Higginson, Mansell, & Wood, 2011). 이러한 유형의 중재들에서, 내담자는 원치 않고, 통제되지 않는 재 경험을 회피하는 대신(혹은 수동적 피해자가 되는 대신) 정보에 입각하여 외상 기억들을 다시 회상하고, 다시 분석하는 선택을 한다. 이 장의 후반부에 설명되는 바와 같이, 다수의 심리 치료들이 치료 노출이 발생하는 다양한 방식들을 제공한다. 이는 이것이 다면적 전략이자(Abramowitz, Deacon, & Whiteside, 2011), 여러 유형의 혜택들을 달성하도록 설계되기 때문이다(Carey, 2011).

단순히 외상 스토리와 반응들에 대한 열거가 되기보다, 치료 노출은 *정서적 불일치*의 조건을 만들어내면서, 내담자가 덜 각성된 상태에 있는 동안 지배적인 정서 반응들과 기억에 관여할 수 있다는 것을 보여줌으로써 두려움, 불안, 불쾌감을 감소시키는 것으로 가설화된다. 이러한 불일치는 다른 정서들과 종종 핵심 정서들에 대한 경험, 즉, "정서 처리"를 가능하게 하며, 원래 반응의 역조건 형성을 초래한다(Foa & Kozak, 1986). 현재, 외상의 정서 처리, 그리고 이에 따른 신체적 반응, 정서, 사고들에서의 변화들에 대해 보편적으로 용인되는 정의 및 설명은 존재하지 않는다(Carey, 2011). 그럼에도 불구하고, 다수의 정서 및 외상 이론가들은 주요 정서들을 건드릴 때, 이러한 정서들을 인정하고, 느끼는 것(회피하거나, 축소하는 대신)은 정서 인식, 표현, 자기 이해에서 변화들을 가져온다고 가설을 세운다(Fosha, 2000; McCullough-Valliant, 1994). 이러한 정서 및 인지 변화들은 추가적으로 두뇌 활동 및 관련 생리 체계들에서의 변화들을 초래한다(Shapiro, 2012). 파이비오(Paivio)와 파스큐얼 레모네(Pascual-Leone) (2010)는 다음과 같은 설명을 제시했다.:

> 복합 외상의 정서 처리는 고통스러운 감정 및 기억들에 대한 탈 감작뿐 아니라, 개인에게 특화된 새로운 의미의 적극적 구성, 즉, 자신, 타인, 외상 사건에 대한 더 적응적이고, 일관된 관점을 수반한다. 또한 외상 기억의 처리는 경험 체계에서 암호화되지만, 처리되지 않은 채로 남아 있거나, 혹은 불완전하게 처리된 외상 소재에 대해 합리적/언어적 처리들의 적용을 필요로 한다. 따라서 해결에 대한 지표는 외상 서사들이 더 일관성 있고, 개인적이고, 정서적으로 초점을 맞추며, 자기 성찰적으로 변모하는 것이다. 이러한 특징들은 .... 경험의 구성에서 반영된다(p. 38).

심리 치료에 대한 다양한 접근들에 걸쳐, 정서 처리는 내담자가 외상 이후 압도적 위험 및 연관된 무기력의 신호들로 해석했던 신체적 감각들, 정서들, 사고들을 현재에 안전하게 경험하고, 평가할 수 있도록 만든다는 일반적 합의가 존재한다. 치료사는 직접적 위협은 끝나지만(특히 플래시백 형태인 경우, 현재에 일어나는 것처럼 느껴질 수 있음에도 불구하고), 부여되는 다양한 정서 및 의미들(불일치 및 과거와 현재의 분리)로 현재에 회상될 수(재 경험될 수) 있다는 것을 내담자가 이해하도록 돕는다.

캐리(Carey, 2011)는 정서 처리를 촉진하는 것에 대해 “체내에서 발생하든, 상상으로 발생하든, 혹은 홍수(flooding)보다 점진적 접근이 우선적으로 취해지든, 혹은 두려움이나 기타 정서로 인해 회피가 발생하든... 힘든 측면들에 주의를 지속하도록 도움으로써... 달리 회피하는 소재를 상세히 고려하는데 있어 정신적 고통을 겪는 사람들을 지원하는 것”을 수반하는 것으로써 설명한다(p. 240). 캐리(Carey, 2011)는 또한 고통스러운 정서들이 처리될 때 생물학적, 심리적으로 정확히 무엇이 변화하는지는 불확실하게 남아있다고 언급하지만, 고통에 직면하여 지속적인 주의를 유지하는 것은 더 큰 통제감을 부여하는 방식으로 과잉각성 및 각성저하의 극단적 상태들이 갖는 의미를 내담자들이 어떻게 해석할지 재구성하는 것을 가능하게 한다고 제시하는 지각 조절 이론(Higginson 외, 2011)을 환기시킨다.

애착 이론가들과 대인관계 신경생물학적, 체성 감각적, 정서 처리 접근들을 수행하는 이론가들(Fosha, 2000; Ogden 외, 2006; Paivio & Pascual-Leone, 2010; Solomon & Siegel, 2003; Siegel, 2012b; Schore, 2003b, 2013, Shapiro, 2012)은 받아들이고, 진정시키는 치료사와 함께 정서를 경험하는 것이 과거의 무관심이나 무반응에 대한 역조건 형성을 제공한다고 믿는다. 신체적, 정서적으로 내담자와 동조되고, 동기화되는 치료사에 의한 정서의 공동 조절은 신경 발전을 초래하고, 함축적 명시적인 것을 이해하도록 돕는다. 두뇌 발달, 특히 왼쪽(언어)과 전두엽 피질(판단과 수행 통제 및 기능)을 자극하도록 새로운 신경 통로들이 자극된다.

그러나 내담자들은 어떻게 실제로 외상 기억 및 연관된 정서 조절장애를 처리하는 방식을 변화시키는 것인가? 외상 스트레스 장애뿐 아니라 특정 장애에 대한 심리 치료에서 내담자들이 정서적으로 기억들을 처리할 때 무슨 일이 일어나는지 규명하기 위해 소수의 연구가 수행되었다(Carey, 2011). 임상 연구자들은 처리에 따라 내담자들이 다음을 하게 된다는 가설을 세웠다.: (1) 괴로운 기억 및 정서들에 익숙해진다(즉, 연관된 고통을 견딘다). (2) 자신이 외상 기억들을 안전하게 대면할 수 있다는 것을 알게 되며, 이에 따라 외상 기억들이 인내하거나, 통제하는 자신의 능력을 넘어 선다는 신념을 부정하게 된다. (3) 두려운 외상 관련 신체 및 정서 상태들과 연관된 생각들을 회피하는 것보다 이러한 것들에 접근하는 것이 가능하다는 것을 알게 된다(즉, 경험적 회피를 수용과 전념으로 대체 한다; Hayes 외, 1996). (4) 자신과 타인들에 대한 자기 패배적 신념들을 부정하게 되며, 동시에 전반적으로, 더 나은 삶을 달성할 수 있는 가능성과 관련된 자기 확신을 강화하게 된다(Linehan, 1993; Linehan, Heard, & Armstrong, 1993). (5) 극단적 수준의 각성을 균형 잡힌 중간 범위의 강도로 재설정하는(생체 적응[allostasis]에서 항상성[homeostasis]으로; ford & Russo, 2006) 자기 조절 기술들을 강화한다. 위에 언급된 바와 같이, 신경적 변화들은 이러한 변화들로부터 초래되고, 강화된다.

포드(Ford, 2005)는 종종 어린 아이들이 외상을 입을 때 심각하게 위협 받는 정서 조절 능력들로 시작되는 정서 처리의 해체를 제공했다. 정서 처리는 (1) 정서 상태들과 연관된 신체적/비언어적 신호들에 대한 자각, (2) 정서 상태들을 변화시키기 위해 이러한 신체 상태들의 재설정 및 변화, (3) 정서적 기술어들을 사용하여 신체적/비언어적 상태들을 언어적으로 설명, (4) 위협 기반 신체-정서 상태들과 학습 및 탐구 지향 상태들 사이를 구별, (5) 동시에 자각에서 "반응적", "자기 강화" 정서를 유지하면서, 다른 정서에 비해 하나의 정서에 특혜를 주지 않기, (6) 정서 상태들을 기억 가능한 삶의 사건들에 대한 개인적으로 의미 있는 서사들에 연결하고, 과거 경험들에 배운 것을 되찾도록 의미를 재해석하기 위해 이러한 연결 사용하기, (7) 여러 정서 상태들과 결합들에 대해 얻은 개인적 의미를 인식하고, 명명하고, 의식적으로 설명하고자 적극적으로 추구하기를 수반하는 것으로 여겨진다. 정서 처리의 이러한 특징들은 복합 외상 생존자들이 일반적으로 정확히 생존하느라 너무 바빠서 당시, 혹은 이후에 정서들을 "처리할" 수 없었기 때문에, 외상 사건들을 경험할 때 *지금껏 할 수 없었던 것들*로 설명하는 것이다. 치료는 이들이 정서적으로 분열된, 혹은 공허한 기억들을 고통스럽고, 종종 비극적임에도 불구하고, 두려워하고, 회피하기보다 "함께 살 수 있는" 의미 있는 삶의 경험들로 변모시키도록 돕는 것을 수반한다. 혼돈, 공포, 무관심 속에서 의미를 발견하는 것은 벅찬 일이지만, 정서 처리는 실용적 전략 및 목표들을 제공한다. 신경생물학적 변화들이 이러한 변화된 신념들과 의미들을 수반하며, 외상 후 증상들의 감소를 초래한다고 상정된다.

심리 치료는 고립된 부정적 신념들뿐 아니라, 자신과 타인들에 대한 중요한 가정 및 도식을 다루어야 한다(Jehu, 1988; McCann & Pearlman, 1990; Resick & Schnicke, 1993; Young, Klosko, & Weishhaarm 2003). 이러한 것들은 보통 과도하게 견고하며, 인지 오류들을 포함하는 인지들을 기반으로 한다. 피해가 최근에 발생한 것이 아니며, 다시 일어날 가능성도 없다는 사실은 많은 생존자들에게 있어 자신들이 나쁘지 않으며, 세상은 외상 경험들만큼 위험하지 않다는 결론을 믿도록 만들 만큼 충분한 기반이 되지 못한다. 외상 후 신념들을 자기존중, 신뢰, 희망으로 대체하기 위해서는 신념과 인지뿐 아니라, 더 근본적으로는 정서와 신체 감각들의 조절에서의 중요한 변화들이 필요하다.

관련된 분야, 공포증, 집착, 강박들에 대한 치료에서 연구 발견들은 외상 처리에 무엇이 수반되는지에 대한 이해를 전달할 수 있는 두려움의 정서와 관련된 두 가지의 핵심 쟁점들을 지적한다. 첫째, 불안의 가장 지속적인 형태들은 *두려움 자체에 대한 두려움*, 혹은 "불안 민감성"을 수반한다. 특정 외부 위험들에 대한 두려움으로 시작하는 것은 취약함에 대한 신호를 보내는 것으로 개인이 해석하는 특정 감정들에 대한 훨씬 더 광범위하고, 더 끈질긴 두려움이 될 수 있다. 두려움 자체에 대한 두려움은 실제로 현실이나, 혹은 이에 따른 무력함 및 압도되는 것에 대한 자기인식으로 인한 것이다. 둘째, 지속적인 불안은 주의를 다시 향하지 못한 채, 반추, 혹은 반복적으로 어떤 것에 대해 생각하기를 수반하는 경향이 있다. 이러한 반복은 두려운 상황들에 대한 반복적 재고 및 재현을 수반하는 집착과 강박들의 원동력이다. 반추는 개인이 점점 더 무기력하거나, 통제를 잃는다는 느낌들을 반추함에 따라, 이러한 개인의 불안 반응이 점점 더 강화되기 때문에, 자기 영속적이거나, 폐쇄 루프가 될 수 있다. 만성 불안 및 강박 장애에 대한 치료들은 내담자들이 두려움에 대한 두려움을 극복하고, 두려움에 대해 반추하는 것을 멈추도록 돕는 것에 초점을 맞춘다. 이러한 치료들의 공통 분모는 내담자가 자기 패배적 두려움의 회피에 고립되어 있는 대신, 편안한 상태에 있거나, 혹은 현실적이고, 안심시키는 생각들을 하는 동안, 의도적으로, 안전하게 두려움을 재 경험하도록 인도하는 것이다.

내담자들이 경험적 회피 및 반추를 포기할 수 있도록 만드는 것은 무엇인가? 두려움 및 불안의 반대는 행복과 희망에 대한 느낌들을 불러일으키는 확신(즉, 고통스러운 사건 및 정서들에 대한 의미 있는 통제를 갖게 되고, 이해할 수 있게 되는 느낌)과 만족, 혹은 충족감(즉, 기쁨과 안정성에 대한 느낌)이 되는 것으로 나타난다. 그러나 복합 외상을 가진 내담자들은 쉽게 확신과 만족감을 느끼지 못한다는 것이 주목되어 왔다. 이들은 보통 이러한 감정들을 실제로 경험하기 시작하는 것은 차치하고, 상상하는 것만으로도, 더 두려움이나 불안을 느낀다. 이러한 이유로, 두려움의 재 경험을 바탕으로 하는 중재들은 이러한 많은 내담자들이 견디기 힘들어하는 것으로 발견되었다(예, Cook, Schnurr, & Foa, 2004; McConagh-Coyle 외, 2005). 다루어져야 하는 것은 이들이 어떻게 기억 및 관련된 정서들을 처리하는지, 그리고 우리가 이후에 다루게 될 절차적 접근들이다. 이러한 정서 처리 방식들의 주요 기술적 특징들을 설명하기 전에, 우리는 환기시키고, 잠재적으로 양면성을 지닌 중재들을 사용하기 전에 준비되어 있어야 하는 요소들을 담은 치료사의 "안전 매뉴얼"을 제공할 것이다.

SAFER 전략

머리글자 "SAFER(자기관리와 증상 조절[Self-care and Symptom control], 인정[Acknowledgment], 기능[Functioning], 표현[Expression], 관계[Relationships])"를 사용하여, 추(Chu, 2011)는 특히 기억과 정서 처리에 적용되는 외상 치료를 안전하게 수행하기 위한 기준을 공식화했다.

자기관리, 증상 조절, 안정화

안정화는 지속적이며, 전체 치료 과정 내내 모니터 되어야 한다. 내담자가 치료나 일상생활에서 증상들의 증가를 만들어낼 수 있는 어려움을 겪는 경우, 기억과 정서 처리는 지연되거나, 멈추어야 한다. 치료사는 무엇이 촉발되어 왔는지, 조기에 발전된 기술들을 적용함으로써 대처를 증가시키는 방식들에 대해 논의하는 것에 내담자를 참여시켜야 한다. 내담자는 외상 관련 기억들과 연관된 문제들 및 정서들에 직면하고, 해결하고자 하는 시도에서 이러한 것들을 무시하고, 잊어버렸거나, 의도치 않게 "뒤로" 몰아냈을 수 있다. 자기관리와 증상 관리 기술들에 대한 초점을 다시 도입하는 것은 치료 처리를 강화할 수 있다. 이는 이러한 것들이 문제가 되는 기억 및 정서들을 치료로 다시 다루는 것에 있어 핵심 부분을 구성하며, 즉, *처리 순간*에 자기관리 및 증상 관리 기술들을 적용할 수 있게 만들기 때문이다.

인정 대 회피

기억과 정서 처리는 근본적으로 고통스러운 발생, 기억, 정서들의 중요성과 의미를 인정하는 행위이다. 인정 없이 상기되는 기억들은 단순히(그리고 역설적으로) 이러한 것들을 재 경험하는 것에 불과하다(즉, 직면하고, 헤쳐 나가는 것이 아니다). 사건, 기억 및 부여되는 정서들을 인정하는 것은 그 광범위한 영향을 명확히 하기 위한 분석을 포함한다. 또한 기억과 정서들이 현재 자신, 타인들과의 관계, 그리고 과거, 현재와 미래를 포함하여 전반적인 삶에 대해 무엇을 뜻하는지에 대한 의식을 수립한다. 삶의 의미와 학대 및 불행의 이유들에 대한 실존적 질문들은 치료 과정의 이 지점에서 흔하게 일어나는 것이다. 치료사들이 단지 고통스러운 기억 및 정서들을 견디는 것뿐 아니라, 이러한 것들을 인식 속에 유지하고, 지속적인 중요성을 갖는 특정 특징들에 대해 조사하고, 자기 자신과 삶의 관점에서 이러한 것들이 무엇을 의미하는지 규정하도록 내담자들을 도울 수 있게 되는 경우, 이러한 기억들과 정서들은 더 이상 회피될 필요가 없다.

기능

치료는 단지 증상 완화나 카타르시스 및 개인적 성취에 대한 느낌을 제공하는 것이 아니라, 내담자의 기능을 유지하거나, 강화하는 것에 맞추어져야 한다. 이러한 것들이 중요한 목표들이기는 하지만, 기능, 즉, 외상의 지속적 영향에서 자유로운, 혹은 별로 저해되지 않는 삶을 사는 능력의 주제가 "바로 핵심이다." 기능은 과거에 일관성이 결여되고, 이해를 회피했던 괴로운 기억 및 정서들에 직면함으로써 유발되는 고통과 혼란으로 인해, 기억과 정서 처리 동안에 손상을 받을 수 있다. 내담자들은 익숙하고, 편안한 대처 방식, 즉, 회피를 포기하고, 힘들고, 익숙하지 않은 역영을 탐구해야 하기 때문에, 일상적 기능 또한 2단계에 더 어려워질 수 있다. 치료사는 이러한 미지의 영역을 통해 내담자를 인도하며, 속도, 강도 및 주제 초점을 모니터하고, 조절한다. 저하된 기능 능력이 흔하게 경험되지만, 보통 일시적이다. 시간이 흐름에 따라, 내담자들은 보통 오랫동안 괴롭혀 온 두려움과 불안을 포함하여 해결되지 않은 문제 및 감정들에 대한 혼란 및 정서적 부담으로부터 자유로워짐에 따라, 기능이 증가하기 시작한다는 것을 발견하게 된다.

정서의 표현과 경험적 인식

카타르시스는 주요 목표가 아니지만, 기억과 정서 처리는 본질적으로 생각, 감정, 신체 감각, 관련된 패턴 등의 확인 및 관련된 표현에 관한 것이다. 치료사는 내담자가 체성 감각 양상들과 우뇌에서 암호화되었기 때문에(그리고 함축적, 절차적으로 의식적 인식에서 벗어났기 때문에), 혹은 해리 및 다른 방어들로 인해 이전에는 접근할 수 없었던 감각/지각, 생리, 인지, 관계 및 정서 소재의 다중 양상들에 대해 경험적으로 인식하게 돕는다. 언어적 부호와 표현(상징)은 좌뇌의 발달을 수반하며, 우뇌에서 체성 감각 형태로 억제되어 왔던 것을 말로 표현한다. 일단 언어화되면, 정보는 개인의 현실과 반응들을 강화하고, 이에 따라 개인적 발달과 차별화를 지원하는 방식으로 타인들과 공유되고, 대응될 수 있다. 우리는 이 장 전체에 걸쳐 반복적으로 이러한 다중 인식의 개념을 향할 것이다.

관계와 반응

궁극적으로, 안정성과 자아, 가치, 개인적 성취에 대한 의식은 고립되는 것보다, 혹은 및 대인관계 맥락과 반응이 없는 것보다, 타인들과의 관계에서 비롯된다. 치료사 및 타인들의 심리사회적 지원은 내담자들이 타인들과의 관계 회복을 기억하고, 발전시키도록 지원 받는 것을 중요하게 만들며, 외상의 최악 효과를 개선하는 것으로 밝혀졌다. 반응 맥락에서 기억과 정서 처리는 앞서 설명된 바와 같이, 신경 수준에서 시작되는 생리적 반응들을 초래한다. 안정되고, 반응적인 치료 관계에 있는(특히 고통스럽고, 두려워할 때) 내담자들은 지원과 반영을 도입하기 시작할 수 있다(Siegel, 2012).

이러한 치료 고려사항들을 유념함으로써, 치료사는 안전할 뿐 아니라, 또한 내담자의 개인적 통합에 있어 필수적 도구로 기억과 정서 처리를 만들 수 있다. 각 SAFER 특징들이 다음에 설명되는 각 처리 양상들에서 어떻게 다루어지는지 주목해야 한다.

외상 기억과 정서 처리를 위한 증거 기반 치료

만성 및 지속적 불안 장애의 치료를 위한 이러한 접근들을 바탕으로, 외상 기억을 처리하기 위한 두 개의 광범위하게 연구된 인지-행동 치료(CBT) 중재들이 개발되었다(Cahill 외, 2009). 이러한 중재들은 바로 지속적 노출(PE; Foa & Kozak, 1986; Foa, Hembree, & Rothbaum, 2007)과 인지 처리 치료(CPT; Resick & Schnicke, 1993; Resick, Nishith, & Griffin, 2003)이다. 과학적 연구들에서 효과를 보여준 다른 외상 기억 처리 치료들은 안구 운동 민감 소실 및 재처리(EMDR; Shapiro, 2001, 2012; Shapiro & Solomon, 2010), 복합 외상에 대한 정서 초점 치료(EFTT; Paivio 외, 2010)를 포함하며, 가능성을 보여준 치료들은 서사 노출 치료(NET; Hensel-Dittmann 외, 2011)와 심상 리허설(imagery rehearsal)/심상 재 각본(imagery rescripting) 치료(IRT; Smucker, Dancu, Foa, & Niederee, 2002)를 포함한다.

지속적 노출(Prolonged Exposure)

PE는 지금까지 성인들의 PTSD 증상들에 대해 가장 광범위하게 과학적으로 입증된 치료이다(Mendes, Mello, Ventura, Passarela, & Mari Jde, 2008; Powers, Halpern, Ferenschak, Gillihan, & Foa, 2010). PE는 마치 바로 지금 이 순간에 일어난 것처럼 외

상 사건을 반복적으로 상상하거나, 설명하는 것을 포함하며, 동시에 치료사에 의해 사건이 현재 순간에 실제로 발생하지 않는다는 것을 완전히 인식하는 상태를 유지하도록 도움을 받는다. 일반적 지시는 내담자가 1인칭 현재 시제로 자신이 특정 외상 사건에 대해 상기할 수 있는 것, 그리고 생각하고, 느껴진 것(신체적으로, 정서적으로)에 대해 단계적으로 상세하게 설명하는 것이다. 경험한 것에 대해 이야기하는 것은 여러 치료시간들에 걸쳐 여러 번 반복되며, 일반적으로 치료시간들 사이에 내담자에 의한 개인적 검토를 위해 오디오로 녹음된다. 이러한 *심상 노출*(imaginal exposure-IE)의 형태는(즉, 현재에 실제로 일어난 것처럼 상상되고, 설명되는 것) *실제 노출*(즉, 일상생활에서 발생하는 것처럼)에 의해 보완될 수 있다. 실제 노출(in vivo exposure)은 외상 사건과 연관된 상황들, 사람들, 장소들, 활동들의 목록을 구성하고, 치료시간들 내에, 그리고 치료시간들 사이에 의도적으로 스스로를 이러한 상기요인들에 "노출시키는 것"을 포함한다. 실제 노출 프로토콜은 공포증 치료를 위한 행동 중재인 체계적 둔감화(systematic desensitization)와 유사하다. 양쪽은 최소한으로 고통스러운 외상 상기요인들에서 시작하여, 가장 고통스러운 상기요인들까지 진행하는(여러 치료시간들의 과정에 걸쳐) "계층구조" 생성, 그리고 원래 반응 상태와 현재 반응 상태 사이에 차이를 만들어내기 위해 이완 상태와 노출을 짝짓는 것을 수반한다.

이러한 절차는 내담자에게 정서적 관용을 증가시킬 기회를 제공하기 위해, 외상 기억들에 대해 이야기하는 것과 상기요인들에 대한 계획된 노출을 결합한다. 이러한 식으로, 기억은 두려움과 회피의 원천에서 여전히 부정적이고, 혐오스럽기는 하지만, 정서적 반응 및 고통과 덜 연관되고, 더 관리 가능한 기억으로 변화된다. 사건을 살펴보는 것에 대해 마치 "한 프레임씩" 슬로우 모션으로 보는 영화처럼 비유하는 것은 일반적으로 빠르게, 압도적인 방식으로 발생하며, 이에 따라 내담자가 그 순간에 대응하거나, 일어난 모든 것을 기억하기 어렵게 만드는 외상 사건을 매우 신중하고, 차분한 방식으로 다시 보는 것이 바로 PE라는 것을 내담자가 이해하도록 돕는다. 이 절차에서, 내담자들은 또한 현재 스트레스 반응들에 대한 촉발요인들인 지속적인 부정적 신념들과 연관된 각성 및 고통의 최고 순간들인 "핫스팟(hot spot)"을 확인하도록 장려 받는다(Foa 외, 2007). 핫스팟을 인식하게 되는 것은 내담자들에게 그 영향을 줄일 수 있도록 능동적으로 대비하고, 관리하는 방법을 제공한다. 이에 따른 파생물은 자신들이 어떠한지, 실제로 무슨 일이 일어나는지에 대해 내담자들이 새로운 것들을 알게 되는 것이다. 예를 들어, 이전에 인식하던 것보다 자신이 더 어리고, 무기력하거나, 혹은 더 능력 있고, 지략이 있을 수 있다. 이들은 추가적으로 자신이 얼마나 갇혀 있었고, 무기력했는지, 그리고 이에 따라 어떻게든 결과를 바꿀 수 없었던 것에 대해 인식하게 되면서, 자기비난, 수치심, 죄책감, 무능함의 입장에서 증가된 자기 이해의 입장으로 변화할 수 있게 된다.

PE는 현재까지 가장 광범위한 연구 증거 기반을 가지고 있으며, PTSD 증상들을 치료하기 위해 가장 권장되는 치료이지만, 점진적 노출 양상들은 복합 외상 생존자들에게 있어 그리 강렬하지 않은 대안으로 제시되어 왔다(Briere & Scott, 2006; Courtois, 1988, 1999, 2010; Fisher & Ogden, 2009; Olio & Cornell, 1993; Steele, Van der Hartm & Nijenhuis, 2005). 점진적 노출은 체계적 둔감화의 행동 치료 기법을 바탕으로 하며, 원래 공포증 치료를 위해 설계되고, 검증되었다. 가장 문제가 되는 기억들로 시작하는 대신, 점진적 노출은 가장 약한 고통(혹은 가장 약한 고통들 중 하나)의 기억부터 시작해서, 더 혼란스러운 기억들로 나아간다. 내담자들은 이전에 너무 부정적이었던 것을 회피하기보다 접근함으로써 점차 정서적 고통을 수용한다. 지속적 버전과 마찬가지로, 점진적 노출은 실제적으로(외상 상황에 따라) 혹은 심상의 형태로 수행될 수 있다. 심상 형태에서, 내담자들은 효율적으로, 용인 가능하게 약한 기억에서부터 심각하게 고통을 주는 기억들로 나아가도록, 외상 기억들의 계층구조를 만들 것을 장려 받는다. 실제 노출의 경우, PE에서 처방되는 숙제(내담자들은 약하게 불쾌감을 주는 상기요인들부터 시작하여 과거 외상 사건에 대한 상기요인의 역할을 하는 신호들이나 상황들을 점진적으로 찾아본다)는 점진적 버전에서 사용될 수 있다. 모든 것은 차이의 경험들을 제공하기 위해 이완 및 지원과 결합된다.

인지 처리 치료(cognitive processing therapy)

내담자들이 외상 기억들에 직면하고, 받아들이는 법을 배우도록 돕기 위한, 과학적으로 검증된 두 번째 접근은 유사하지만 PE에서 사용된 방법과는 다른 방식으로 사건에 대해 다시 이야기하는 것을 포함한다. CPT(Resick & Schnicke, 1992)는 내담자가 하나 이상의 특정 외상 기억들을 PE 및 EMDR과는 다른 포맷의 글로 상기하거나, 설명하는 것을 포함한다. 내담자는 가능한 매우 상세하게 외상 사건들에 대한 서사를 작성한다. 서사는 더 이상 너무 두려워서 상기할 수 없는 것이 아니라, "문서로 기록되고", 읽을 수 있으며, 서술될 수 있는 끔찍한, 혹은 비극적인 이야기이자, 자신의 "실제 삶에 대한 이야기"로서 내담자가 보유하게 된다. 이후 이것은 읽고, 마무리되는 책의 한 장처럼 끝을 맺을 수 있다. 치료사는 주제들과 기술상의 차이들을 찾고, 내담자의 인지 및 신념들에 주의를 기울이며, 서사를 신중하게 검토한다. 이러한 것들이 검토된 이후, 내담자는 잘못된 정보, 신념, 혹은 가정들에 대한 교육을 받는다. 다양한 결론들의 논리에 대해 묻고, 고려하기 위한 대안들을 제공하기 위해, 소크라테스 식 질문 기법들이 사용된다.

CPT는 PTSD뿐 아니라(Mendes 외 2008; Powers 외, 2010; Seidler & Wagner, 2006), 복합 외상 과거(Resick 외, 2003)를 가진 성인들을 치료하는데 있어 효과적인 것으로 밝혀지고, 과학적으로 평가되어 왔다. 어린 시절의 피해 및 다른 외상은 자아, 관계, 세상, 그리고 외상 자체에 대해 깊이 뿌리박힌(그러나 종종 비논리적이고, 잘못된) 신념들을 초래할 수 있기 때문에, CPT는 경험적으로(즉, 의도적으로 외상 기억들 및 강한 상기 요인들인 현재 상황들을 다시 상기하는), 혹은 교훈적으로(즉, 외상 후 인지 및 신념들을 현재 삶의 상황들에 적용할 수 있는지 여부를 분석하는), 비 외상 연상들의 인지 네트워크를 강화하면서, 외상 후 도식이 부당함을 입증하는 전략을 제공한다. 내담자들은 외상, 자기 자신, 자신의 행동 및 반응들에 관한 새로운 통찰과 인지를 얻음에 따라 완화를 경험하게 되며, 이는 더 높은 이해와 해결을 가져오게 된다.

외상 기억 및 정서 처리에 대한 유망한 추가 접근들

외상 기억 처리에 대한 다른 치료 접근들이 임상적으로 개발되고, 적용되어 왔으며, 몇 개는 특히 복합 외상을 위해 만들어졌다. 일부는 효능을 보여주는 긴 연구 역사를 가지고 있지만, 다른 연구들은 현재 CBT 기법들에 대해 이용 가능한 과학적 뒷받침의 정도가 결여되어 있다.

정서 초점 외상 치료(emotion-focused trauma therapy)

EFTT(Paivio & Pascual-Leone, 2010; Paivio 외, 2010)는 고통스러운 감정 및 기억들에 대한 두려움을 줄이고, 새롭고, 정서적으로 일관된 이해를 구성하기 위해, 과거 외상 사건들과 연관된 정서들에 대한 치료 분석을 이용한다. EFTT는 PE와 CPT에 있는 것들과 유사한 노출 및 인지 치료 기법들을 포함하지만, 주로 내담자들이 정서들을 경험하고, 경험적 회피를 줄이도록 돕기 위해 경험적/인본주의적 기법들을 사용한다. EFTT의 외상 및 정서 처리 방법들은 내담자들이 인내할 수 있을 때 사용되는 심상 직면(imaginal confrontation-IC)이라는 핵심 기법에 의해 예시된다. IC에서, 내담자들은 빈 의자에 학대 가해자가 앉아 있다고 상상하며, 자신의 생각과 감정들을 직접적으로 표현한다. EFTT 연구는 내담자들이 가해자를 향한 특정 정서들과 가해자로부터 예상되는 보상들을 표현하는 경우 IC가 가장 유익하다고 제안한다. 이것은 또한 내담자들이 적합하게 가해자들에게 책임을 전가하는 것을 포함하여, 가해자에 대한 더 현실적이고, 복합적인 관점을 발전시킬 수 있도록 한다. 이러한 경험적 활동들은 관점에서의 변화들을 지원하고, 자기 역량강화와 자존감을 강화하며, 수치심과 자기비난을 줄인다.

안구 운동 민감 소실 및 재처리(eye movement desensitization and reprocessing)

EMDR(Shapiro, 2001, 2012)은 내담자들이 외상 사건들의 기억들과 경험들을 직면하고, 경험하고, 재처리하도록 돕기 위해 설계된 두 번째 치료 접근이다. EMDR은 PE 프로토콜과 유사하게, 특정 외상 사건에 대한 생생한 상기를 포함한다. 그러나 EMDR에서는 이것이 심상에 의해, 내담자가 목소리로 설명하는 일 없이 수행된다. 기법들 사이에 주요 차이는 내담자가 외상 기억에 초점을 맞춤에 따라, 내담자는 동시에 단속(saccadic)(수평, 앞에서 뒤로) 안구 운동, 혹은 기타 양측 지각 운동 과제 및 자극(치료사가 신체의 왼쪽과 오른쪽을 교대로 두드리거나, 양쪽에서 음성을 듣는 것과 같은)에 동시에 관여하는 것이다. 내담자들은 보통 이러한 상충하는, 혹은 혼란스러운 반복 과제를 외상 기억의 회상에 덧붙이는 것이 보통 이에 수반되는 정서적 고통을 크게 줄이거나, 심지어 제거한다고 보고한다. 이에 따라, EMDR은 일반적으로 외상에 대해 지속적 노출 및 기타 CBT에 할당되는 것보다 더 적은 시간으로 수행될 수 있다.

단일 EMDR 치료시간(혹은 치료시간 당 세 번에서 다섯 번의 외상 기억 반복들로 이루어지는 두 번에서 세 번의 치료시간들)은 시간 제한적, 혹은 더 "단순한" 외상을 가진 내담자들뿐 아니라, 복합 외상 과거를 가진 일부 내담자들에게 있어 PE와 CPT 같은 인지 치료들의 경우에 보고되는 것들과 유사할 수 있는(Resick & Schnicke, 1993) 즉각적인 효과를 갖는 것으로 밝혀졌다. 샤피로(Shapiro, 2012)는 모든 처리 치료들 중에서 EMDR은 PTSD의 고전적 증상들을 완화하는데 있어 가장 견고한 증거 기반을 가지고 있다고 보고했다. 이러한 효과들이 복합 외상 장애와 연관된 추가 증상들로 확대되는 정도는 충분히 수립되지 않았다. 복합 외상 치료에 대한 EMDR 프로토콜은 모든 세 개의 치료 단계들과 특수 문제들에 걸쳐 사용되기 위해 광범위하게 변경되어 왔다(Gelinas, 2003; Korn & Leeds, 2002; Omaha, 2004, Schmidt, 2009; Shapiro, 2002, 2012). 예를 들어, EMDR을 1단계에 적용하는 것은 기억들을 처리하는 것이 아니다. 대신 이것은 내담자들이 활성화된 대처 자원들을 구축하도록 돕는데 사용된다. "자원 수립"으로 명명되는 절차는 내담자가 다양한 내적, 외적 원천들의 장점과 자원들을 도입하는 것을 적극적으로 상상하는 것을 포함한다. 자원들을 "설정"하고, 수립하기 위해 안구 운동 및 다른 양측 자극 수단들이 사용된다(Korn & Leeds, 2002). 외상 처리에 대한 더 전통적인 EMDR 적용은 2단계에서 이루어진다.

심상 시연(imagery rehearsal)/재 각본(rescripting) 치료

반복적 침투 기억들과 악몽들은 잊거나, 최소한 덜 괴로운 것으로 바꾸고 싶어 하는 생존자들에게 계속해서 떠오르며, 싫증날 정도로 변하지 않는다. 특히 게슈탈트(Gestalt) 치료(Perls, 1973), 혹은 쓰기(Pennebaker, 1990, 2004) 및 서사(White, 2011) 모델들과 같이, 치료 내담자들이 심리 치료에서 자신의 기억들을 다시 쓰도록 지원하는 오랜 임상 전통이 존재한다. 더 최근에 이러한 접근은 심상 시연 치료(Krakow 외, 2001)와 심상 재 각본 치료(Long 외, 2011; Smucker 외, 2002)로 알려진 두 개의 CBT 중재들에서 공식화되었다. 이것들은 두 개의 서로 다른 심리 치료 모델들이지만, 이들은 내담자가 외상 악몽 및 각성시키는 침투 기억에 대해 서사를 재구성하도록 하는 것(CPT 및 EFFT와의 유사성에 주목)에 대한 핵심 강조를 공유한다.

IRT는 외상 기억 및 악몽들에 대한 내담자들의 이해에 중요한 변화를 제공한다. 공통적으로, 이들은 "과거를 다시 쓸 수는 없기 때문에", 이러한 기억 및 악몽들을 영구적이고, 치료가 불가능하며, "확정적인" 것으로 여긴다. 실제로 모든 기억(그리고 특히 외상 기억들)은 고정되고, 변화할 수 없는 "사실들"이라기보다 잘 변할 수 있는 각본들에 더 가까운, 지속적으로 진화하는 구성체들이라는 것이 과학적으로 입증되었다(McNally, 2003). 기억 및 악몽의 재 각본과 시연은 내담자가 고통스러운 기억 및 꿈에 대해 더 명확하고, 더 상세하며, 완전한 서사를 달성하도록 돕는 것으로 시작되며, 이에 따라 종종 새롭고, 과거에는 간과되었던 정보가 드러난다. 예를 들어, **헥터**는 거대한 괴물들이 자신의 몸을 갈기갈기 찢는 동안 무기력하게 있을 수밖에 없는 악몽을 반복적으로 꾸었다. 그가 매우 꺼려하며 이러한 악몽에 대해 설명했을 때, 그는 얼굴이 없으며, 인간이 아닌 괴물들이 실제로는 자신의 아버지와 자신을 추행한 성직자와 같이, 분노한 성인들처럼 보인다는 것을 깨달았다. 헥터는 그의 말에 따르면, 이러한 가해자들이 여전히 "꿈에서 나를 괴롭힌다는" 것을 알고 당황했지만, 그는 마치 부모가 위협하는 성인들로부터 자신의 아들을 보호하는 것처럼, 공격자들에게 맞서고, 이들을 멈추도록 스스로를 돕는 방식들에 대해 떠올릴 수 있을 것이라고 느꼈다.

유사하게, 각성시키는 외상 기억들에 적용되는 IRT는 복합 외상 생존자들에게 과거 외상 경험들에 대한 자신의 내적 서사를 치료적으로 재분석하고, 명확히 밝히고, 변경하는 방식을 제공한다. 안츠(Arntz), 티즈마(Tiesema), 킨트(Kindt)(2007)는 IRT를 PE에 추가할 경우, 중도 이탈 비율을 절반으로 줄이며, 참여자들이 분노, 적대감, 죄책감으로 나타나는 문제들을 줄이도록 돕는데 있어 PE만 단독으로 사용하는 것보다 더 효과적이라는 것을 보여주었다. 치료가 끝날 무렵과 1달의 후속 기간 양쪽에서 효과들이 보고되었다. 치료사들은 내담자들이 가진 외상 기억들의 극단적으로 혼란스러운 세부내용을 조사할 때 더 높은 효능감을 부여하며, 따라서 잠재적으로 치료사가 느끼게 되는 대리 외상을 줄여주기 때문에, PE에 IRT를 추가하는 것을 선호한다고 일화적으로 보고했다. 그루너트(Grunert), 바이스(Weis), 스머커(Smucker), 크리스티안슨(Christianson) (2007)에 의한 또 다른 연구는 PE로 개선되지 않았던 내담자들의 그룹 중 75% 이상이 세 번 이하의 IRT 치료 시간들을 가진 이후, PTSD에서 완전히 회복될 수 있었다는 것을 발견했다. 저자들은 "본 연구에서 조사된 모든 23건의 PE 실패 사례들의 경우 비 공포(non-FEAR) 정서들(예, 죄책감, 수치심, 분노)이 지배적인 것으로 발견되었으며, 이는 단순한 습관화 모델(PE를 기반으로 한)은 PTSD의 비공포 정서들을 다루기에는 충분하지 않다는 것을 보여준다는" 것에 주목했다(Grunert 외, 2007, p. 317; 원본대로 대문자가 사용됨). 따라서 IRT는 특히 PE와 같은 노출 치료들에 몰두할 수 없거나, 혜택을 얻을 수 없는 복합 외상 내담자들에게 있어 특별한 효용성을 가질 수 있다. 혹은 노출 치료들은 복합 외상에 대한 더 높은 효능을 위해 두려움 이외에 다른 정서들에 대한 초점을 확대하는 것이 필요할 수 있다.

내러티브 노출 치료(Narrative exposure therapy)

NET는 내담자들을 심상 노출에 관여시키고, 이들이 외상 당시에 경험한 특정 정서들을 확인함으로써 외상 사건들에 대해 개인적으로 의미 있는 이야기를 재구성하도록 지원하는 간이(일반적으로 한 번에서 다섯 번의 치료시간들로 구성됨) 심리 치료이다(Hensel-Dittmann 외, 2011; Neuner, Schauer, Klaschik, Karunakara, & Elbert, 2004). NET는 빈곤 국가 및 전쟁으로 얼룩진 국가들에서 심각하게 외상을 입었으며, 제대로 치료를 받지 못하는 사람들의 특수한 범위를 대상으로 테스트 되었다(Schauer, Neuner, Catani, Schauer, & Elbert, 2010). NET에 대한 대규모 연구들은 존재하지 않았지만, 여러 과학적(무작위 통제 실험) 연구들은 NET가 (1) 르완다 학살 고아인 청소년들에 대한 대인관계 치료(Schaal, Elbert, & Neuner, 2009), (2) 전쟁 포로로 고문을 받은 60대에서 70대 생존자들에 대한 간이 심리 교육(Bichescu, Neuner, Schauer, & Elbert, 2007), (3) 정치적 난민들에 대한 지원 치료 및 간이 심리 교육(Neuner 외, 2004)보다 더 우수하다는 것을 보여주었다.

현재까지 가장 큰 규모의 연구에서, 헨셀-디트만(Hensel-Dittmann)과 동료들은 10번의 치료시간으로 이루어진 NET가 고문과 전쟁을 겪은 민간인 성인 생존자들의 PTSD 증상들을 감소시키는데 있어 스트레스 면역 훈련(stress inoculation training)보다 더 우수하다는 것을 발견했다. 아동 버전인 KIDNET은 7세에서 16세에 이르는 난민 아동들의 기능을 개선시키고, PTSD 증상들을 감소시키는데 있어, 대기자 군보다 더 효과적인 것으로 밝혀졌다(Ruf 외, 207). 따라서 PE와 CPT의 요소들을 짧고 효율적인 기억 처리 중재에 결합시킨 NET는 복합 정체성 및 문화 외상을 경험한 성인 및 아동들에 대한 심리치료에 중요한 접근을 제공할 수 있다.

이러한 치료들 중 일부를 "혼합"하여 적용한 추가 치료들이 개발되었으며, 예비와 축적된 경험적 증거를 가지고 있다. 이러한 것들은 다음에서 논의된다.

외상 정서 조절: 교육과 치료 가이드

치료의 토대로서, 외상 정서 조절: 교육과 치료 가이드(TARGET)는 PTSD 증상들과 정서 조절장애를 연결시키는 교육을 제공한다(Ford & Russo, 2006; Ford 외, 2011, 2012). 내담자들은 평형상태를 되찾는데 있어 강렬한 정서의 급속 반응 및 어려움에 대한 자신의 감수성이 PTSD와 관련된 생물학적 적응과 교차의 결과라는 것을 알게 된다. 정서 조절을 회복하는 것은 머리글자를 딴 "FREEDOM"으로 요약되는 7개의 실용적 단계들 및 기술들이 필요한 것으로 설명된다.: 한 번에 하나의 생각에 마음의 초점을 맞추기(**F**ocusing); 정서 반응들에 대한 현재의 촉발 요인들 인식하기(**R**ecognizing); 조절되지 않는 정서들("반응적 정서") 대 적응적 정서들("주요 정서")(**E**motions) 구분하기; 평가(**E**valuations)(생각), 목표 규정(**D**efinition), 행동 선택들(**O**ptions); 강한 정서들을 관리(**M**anaging)하는 책임을 지겠다고 단언하는 자기 진술은 개인적 행복뿐 아니라, 주요 관계들(예, 부모)과 공동체에 긍정적 기여를 하는데 있어 중요하다. FREEDOM 단계들은 치료사에 의한 모델링과 코칭에 의해, 치료시간에 심상 시연과 실제 개인화된 숙제를 통해, 내담자가 외상 후 정서 조절장애를 준비하거나, 분석하는데 적용하는 각 FREEDOM 단계를 보여주는 템플릿("FREEDOM을 위한 개인 수행 연습")을 사용하여, 점차 습득되고, 수행된다.

TARET은 또한 자전적 서사 구성의 맥락에서("생애주기-lifeline") 긍정적인 정서와 부정적인 정서 인식을 강화하기 위해 설계된 창의적 예술 활동을 제공한다. 절차는 내담자가 정서적으로 의미 있다고 여기는 삶의 경험들(외상 사건들을 제한 없이 포함하여)을 묘사하도록 콜라주, 그림, 시, 글쓰기, 음악의 사용을 포함한다. FREEDOM 단계들은 내담자가 외상 관련 촉발 요인들, 감정들, 생각들, 목표들, 행동들을 확인하고, 회복력 있는 감정들, 생각들, 목표들, 행동들로 이러한 것들을 상쇄시키는데 있어 지원을 받으며, 각 생애주기 사건에 대한 프레임워크를 구성하는 것으로 적용된다.

안전 추구(Seeking Safety)

안전 추구(SS)는 공존질환인(함께 발생하는) PTSD와 약물 남용을 가진 성인이나 청소년들을 위한 개인 및 집단 치료이다(Najavits, 2002a, 2002b). 이것은 변증법적 행동 치료(DBT)와 PTSD 및 약물 남용 장애들의 치료를 위해 설계되고, 검증된 SIT, 인지 치료, 동기 강화 치료와 같은 CBT 중재들에서 적용된 원칙들과 교육 자료들을 사용한다. 이러한 광범위한 기술들을 다루고, 이러한 것들을 PTSD와 약물 남용 간 상호작용에 대한 심리교육에 연계시키기 위해, 안전 추구는 보통 대부분의 외상-기억, 혹은 정서-처리 중재들에 비해(그러나 DBT의 기간과 유사하게) 장기간(예, 6-12개월)에 걸쳐 더 많은 치료시간들(예, 25-30)을 수반한다. 참여자들이 외상 기억들을 각 치료시간에 배우는 교육 및 기술들에 관계시키는 기회들을 가지지만, SS는 보통 공식 기억-처리 요소를 가지지 않는다. 이러한 모델은 비행 소녀들(Najavits, Gallop & Weiss, 2006), 정신 질환을 가진 여성 참전군인 노숙자들(Desai, Harpaz-Rotem, Najavits, & Rosenheck, 2008), 만성 약물 남용 장애를 가진 성인들(Hien, Cohen, Litt, Miele, & Capstick, 2004; Hein 외, 2010), 감금된 여성들(Zlotnick, Johnson, & Najavits, 2009)과 같이 높은 외상을 입었으나 제대로 치료받지 못한 인구집단들에 대한 여러 연구들에서 효능 증거를 보여주었다. 이 방법은 가장 고통을 받은 참여자들에게서 PTSD 증상들을 줄이는 것으로 나타났기 때문에, 복합 외상 생존자들에게 특별히 적용할 수 있다(Hien 외, 2010). 전통적인 중독 프로그램들은 회복 과정의 일환으로 외상에 대한 강조가 부족하기 때문에, 안전 추구는 이러한 점에서 중요한 기여를 한다.

정서와 대인관계 조절에 대한 기술 훈련

정서와 대인관계 조절에 대한 기술 훈련(STAIR; Cloitre, Cohen, & Koenen, 2006)은 16-20번의 치료시간들로 구성되는 개인 심리치료로, 특히 복합 외상 과거와 중증 만성 PTSD를 가진 여성들을 돕기 위해 설계된다. 중재는 두 개의 목표를 가지고 있다.: (1) 내담자들이 종종 극단적이고, 불안정한 정서 상태들을 조절하도록 돕기 위해 기술들을 가르친다. (2) 개인적 관계들에서 갈등을 관리하고, 친밀감을 발전시키기 위해 자기주장이 확고하고, 효과적인 의사소통에 대한 심리교육과 기술들을 제공한다. STAIR는 아동 학대와 관련된 PTSD를 가진 여성들에 대한 두 개의 대규모 무작위 통제 실험들에서 가능성을 보여주었다(Cloitre, Koenen, Cohen, & Han, 2002; Cloitre 외, 2010). STAIR는 PE의 변경된 간이 버전이 이어지는 경우, PTSD 강도를 줄이고, 정서 조절을 강화하는데 있어 가장 효과적인 것으로 발견되었지만, 단기적인 결과들을 제외하고 독립적 치료로서 평가되지는 않았다(Cloitre 외, 2002, 2010). 추가 연구가 진행 중에 있다.

요약: 기억과 정서 처리 치료들

외상 기억 및 정서 처리는 임상의들이 정확하고, 효과적으로 중재를 전달하도록 설계된 훈련 매뉴얼들에서 설명되는 충분히 검증된 여러 중재들을 통해 다수의 방식들로 달성될 수 있다. 이러한 증거 기반의 기억, 정서 처리 치료들 이외에, 내담자들이 복합 외상의 정서적, 생물학적, 인지적 영향을 처리하도록 돕기 위해 다른 창의적 변형들이 개발되었다(Ford, 2009b, 209c). 이러한 것들은 가장 광범위하게 보급된 모델들 중 몇 가지만 들자면(복합 외상 처리 치료들에 대한 더 완전한 개요의 경우, Courtois & Ford, 2009, 그리고 Courtois, 2020 참고), 적응 정보 처리[adaptive information processing]/EMDR(F. Shapiro, 2012; R. Shapiro, 2010), 가속화된 경험적-역동적 심리 치료[accelerated experiential-dynamic psychotherapy](AEDP; Fosha, 2000; Fosha 외, 2009; McCullogh 외, 2003), 감각운동 심리 치료[Sensorimotor psychotherapy](SP; Fisher & Ogden, 2009; Ogden & Fisher, 2013; Ogden 외, 2006), 신체 치료[somatic treatment](Levine, 1997, 2008; Rothschild, 2000), 맥락 치료[contextual therapy](Gold, 2000, 2009), 맥락적 행동 치료[contextual behavior therapy](Follette 외, 2009), 정서 혹은 감정 기반 치료들[affect or emotion based therapies](Fosha, 2000; Fosha 외, 2009; Paivio & Pascual-Leone, 2010), 정신분석 치료[psychoanalytic treatments](Bateman & Fonagy, 2004a, 2004b; Kohlenberg & Tsai, 1991; Spermon, Darlington, & Gibney, 2010), 애착 기반[attachment based](Bashman & Miehls, 2004), 애착과 신경생리학적 기반 [attachment and neurophysiologically based] (Schore, 1993b, 2013, Siegel, 2012a, 2012b; Solomon & Tatkin, 2010), 그리고 한쪽, 혹은 둘 다 외상을 입은 부부를 위한 정서 초점 치료들[emotion focused therapies](Johnson, 2002; Johnson & Courtois, 2009)을 포함한다. 이러한 중재들은 내담자들이 자신의 정서, 신체 상태, 생각, 회피 행동 패턴들을 매우 구체적이고, 구조화된 방식으로 더 완전하게 인식하도록 돕기 위해, 주제별로 과거 외상 사건들과 유사하며, 실제 외상이나 경험들이 될 수 있는 과거 및 최근의 고통스러운 사

건들에 대한 치료 논의를 장려하기 위한 이론 주도 기법들을 이용한다.

모든 처리 모델들의 목표는 내담자들이 외상 관련 정서, 신체 반응, 생각, 행동, 결과들에 대한 완전하고, 정확한 인식을 회복하도록 돕는 것이지만, 이 외에, 과거 외상 상황들에 대한 반응으로 자신이 느끼고, 생각하고, 수행했던 것이 현재에 지속되거나, 미래에 반복될 필요가 없다는 것을 인식하도록 돕는 것이다. 이는 반 데르 하트(Van der Hart), 니젠허스(Nijehuis), 스틸(Steele) (2006)에 따르면, 깨달음(realization)과 현재화(presentificaton)를 수반한다. 이러한 외상 스트레스 반응, 방어, 적응들은 당시에 필요했던 것이다. 이러한 것들은 더 이상 필요 없다는 사실에도 불구하고, 자동 패턴이 되었다. 내담자들은 이러한 것들을 변화시키기 위해, 현재 정서적으로 고조된 경험들, 혹은 해리 경험들을 의도적으로 재현하거나(예, 원래 게슈탈트 치료와 심리 드라마에서 파생된 역할극 방식으로), 혹은 주의 깊게 관찰하도록(예, 증상을 보이는 반응들의 여파에 따라 초래되고, 이어진 것에 대해 상세한 자기 모니터링 일기를 작성함으로써) 장려 받는다. 새로운 인식을 갖추게 됨에 따라, 내담자들은 이후 외상 스트레스 반응을 경험하는 경우, 느끼고, 생각하고, 행동하는 대안적 방식들을 만들어내고, 경험할 수 있게 된다. 이러한 치료들에서는 특정 과거 외상 사건에 대한 노출이나 서사를 만들어내는 것이 필요하지 않지만, 이러한 방법들은 내담자들이 혼란스러운 증상들 및 침투성 기억들의 기원에 대한 더 나은 이해를 얻도록 돕는다.

외상과 정서 처리에 대한 내담자의 준비

이제 외상 기억들을 직접적으로 직면하고, 이후 재 경험과 회피 증상들로 다시 작용되지 않도록 이러한 기억들을 처리해야 한다는 것은 기정사실이다. 기억들에 직면하는 것은 내담자들이 알고 있고, 편안한 대처 방식들, 그리고 수년, 혹은 수십 년 동안 지속된 습관적 회피에 도전하는 것이다. 회피/해리는 생존자들이 고통스러운 기억들을 회피하기 위해 유일하게 실행 가능한 방법이었을 수 있기 때문에, 직면해야 할 필요성을 제기하는 것은 비합리적이고, 불필요한 것으로 보일 수 있으며, 심지어 강압적이라고 느낄 수 있다. "나는 정말로 선택권이 없다. 나의 치료사와 내 삶에서 중요한 다른 사람들은 단지 내가 '외상을 떨쳐버리고', '나아지기만을' 원한다." 따라서 외상 기억 처리를 고려하는 것조차 분노와 대립의 반응을 초래하거나(예, "어떤 권리로 당신[치료사]은 내가 이러한 끔직한 기억들을 다시 겪게 만드는 건가요?), 치료사를 방어적 태세로 몰아넣고자 시도할 수 있다(예, 당신은 내가 무엇을 겪었는지도 모르고, 이러한 [위험한] 형태의 치료를 수행할 자격도 없는 것 같은데, 왜 나를 도와

줄 수 있을 것이라고 생각하나요?).

많은 외상 생존자들은 본질적으로 자신이 생각하고, 느낀 것, 혹은 특정 생각들이나 행동들이 비난 받을 만한 책임이나, 결점을 보여주는 것이라고 말한 가해자들에 의해 세뇌되었다. 좋은 의도를 가지고 있지만, 기본적으로 내담자를 추측하는 차후 메시지들은 유사하게 지배하고, 비난하거나, 위협하는 것으로 해석될 가능성이 있다. 이러한 이유로, 치료사는 내담자가 과거 외상을 기억하거나, 공개하는 것에 대해 무슨 생각이 들었는지, 혹은 무엇을 믿게 되었는지 알아보는 것이 중요하다. 이러한 지식을 통해, 치료사는 치료가 이러한 기억들에 대한 지배를 얻도록 도와주지만, 이러한 기억들에 접근하는 선택은 내담자에게 속해있다는 확신을 제공할 수 있다. 내담자가 스스로 외상 사건들을 처리하는 것만큼, 이러한 과거의 비밀에 대한 요구와 공개의 두려움을 이해하고, 이겨낼 수 있도록 돕는 것이 중요하다. 이 둘은 종종 밀접하게 관련된다.

2단계 외상과 정서 처리 수행에 있어 기술적 고려사항들

다양한 외상 및 정서 처리 모델들에 대해 제공되는 기술적 지침들 이외에, 여러 범 이론적 임상 고려사항들은 안전하고, 효과적인 치료를 위해 필수적이다.: (1) 2단계로 진전하는 것에 대한 결정들, (2) 참여를 장려하기 위한 전략들, (3) 효과적인 강도와 신체적 각성을 최적화하기 위한 전략들. 평균적으로 내담자들이 경험하는 기술 부족 및 다수의 증상들로 인해, 대부분의 복합 외상은 1단계의 적은 시간에 비해 더 많은 시간을 필요로 한다. 그러나 2단계로 옮겨가기 전에 어떤 특정 양의 시간이나 치료시간들의 횟수도 완성되어서는 안 된다. 앞서 주목한 바와 같이, 일부 내담자들은 결코 1단계를 넘지 못하며, 혹은 1단계에서 이룬 진전과 얻은 지원에 만족한다.

일단 1단계의 과제들이 달성되면, 증상을 보이는 상태를 유지하는 내담자들은 이후 정서 처리에 참여할 것인지 여부에 대한 질문과 마주하게 된다. 이를 위해, 이들은 정보에 입각한 자발적 동의를 제공할 수 있도록 충분한 자원(개인적, 대인적)과 삶의 안전 및 안정성을 가져야 한다. 일부 내담자들은 내부적으로, 혹은 외부 원천들(예, 증상이 감소되길 원하는, 혹은 치료를 받기를 원하는 가족구성원들, 재정적 압박 등)에 따라, 자신에 대한 정서적 대가와 상관없이, 외상 기억들에 직면하고, 공개하는 것에 대해 압박을 느끼게 된다. 치료사는 내담자들이 이러한 압력들의 작용 여부를 파악하도록 도와야 한다. 이들은 또한 외상을 직면하는 것에 대한 내담자의 신념과 두려움을 밝히고, 이해하고자 노력해야 한다. 내담자들은 진행할지 여부에 관해 정보에 입각한 결정을 내리기 위해, 먼저 논의 중인(이들에게 상세하게 설명되는) 방법으로 민감한 초점을 돌리며, "털어놓거나", "벗어나고 싶은" 강렬한 바람을 확인하는 것에서 혜택을 얻는 경향이 있다. 이러한 카타르시스(존재하는 경우)에 의해 달성되는 이득들은 효과가 짧으며, 종종 해결보다는 증상들의 급증과 기능의 회귀를 초래하는 경향이 있기 때문에, 내담자들은 미숙하고, 충동적인 "몰아내기" 및 "제거하기"에서 다시 방향을 돌려야 한다.

다른 내담자들은 과거를 다시 회상하는 것에 대해 두려워하며, 혹은 기껏해야 불안해하거나, 의구심을 갖게 된다. 이들은 준비가 되었다고 판단하고, 처리가 안전하게 수행될 수 있다고 확신할 때까지 어떤 것이든 공개하지 않으려는 허가에서 혜택을 얻는 경향이 있다. 일반적으로, 치료사는 고통스러운 기억들을 글로, 혹은 심상으로 다시 검토하는 것의 목적은 기억이 PTSD의 재 경험 및 무감각 증상들을 촉발하는 힘을 잃도록, 기억에 대한 이해를 증가시키는 것이라고 세심하게 설명함으로써, 내담자들에게 처리 노력에 참여하도록 장려하는 것이 가장 좋을 수 있다. 외상 사건들 및 후유증의 처리가 기억들을 지우는 것은 아니며, 또한 정서적으로 중립이 되도록 만드는 것도 아니라는 것에 대한 경고를 덧붙이는 것이 유용하다. 이에 따라 기억들은 정상적인(외상이 아닌) 사건들의 기억들과 더 유사해지며, 더 이상 예상하지 못한, 괴로움을 안기는 반응들을 촉발하지 않게 된다. 처리가 달성할 수 있는 것은 내담자에게 고통스러운 기억들을 성찰적으로 검토하고, 관리 가능한 정도로 영향을 느끼면서, 무슨 일이 일어나는지, 그리고 PTSD 증상들의 악순환에 갇히기보다 어떻게 사건(들)을 끝내고, 삶이 지속시킬 것인지에 대해 더 명확하게 생각하는 것이 가능하다는 경험적 증거를 제공하는 것이다.

외상과 정서 처리에 대해 정보에 입각한 동의는 치료 초기에 확보한 정보에 입각한 동의(원본에 대한 수정 및 별도의 동의서를 포함하는)의 연장이다. 일단 일부 정서 처리가 시작되었고, 내담자가 고통을 예상하고, 인식하고, 다루기에 충분한 안정화 및 기술들을 달성했다면, 치료사와 내담자는 더 공식적인 치료 절차들에 대해 논의할 수 있다. 내담자는 다음과 같은 여러 핵심 요점들에 관한 구체적 정보를 필요로 한다.:

1. 압도되지 않고 처리가 이루어지도록, 충분한 강도의 신체적 각성 및 정서적 몰입을 유지하기 위해 요청되는 수행들(처리와 분리되지 않고, 각성 및 정서적 강도를 줄이는 방법들을 포함하여).
2. 정서적으로 경험할 가능성이 높은 것들. 내담자는 단기적으로는 악화된 느낌을 받을

수 있지만, 정서적 부담은 제한된 기간 동안만 증가되는 것으로, 이는 해결을 가능하게 하는 메커니즘이라는 정보를 제공 받아야 한다.

3. 치료사가 정서적 안전과 지원을 보장하기 위해 해야 하는 것들
4. 절차에 대해 알려진 잠재적 위험과 혜택들
5. 과도하게 회피적이 되고, 압도되는 경우, 프로토콜을 끝내는 것에 대해 내담자가 어떤 통제를 갖는지, 혹은 단순히 프로토콜 종료를 선택할 수 있는지 여부

내담자가 유발되는 고통 및 해리를 견딜 수 없다고 느끼는 것으로 인해, 고통스러운 기억들에 대한 검토와 처리를 중단하는 것이 치료에 있어 최상은 아니지만, 내담자가 안전하지 않다고 느끼거나, 안전하지 않은 것으로 나타나는 경우, 혹은 보상작용 상실이 시작되는 경우 항상 처리를 중단하고, 멈추거나, 재정비하는 선택권을 갖는 것이 필수적이다. 이러한 일이 일어나지 않도록 방지하기 위해, 치료사는 이러한 치료 측면을 수행하는 동시에, 각성과 몰입을 최적화하기 위한 다수의 전략들을 활용할 수 있다.

정보에 입각한 동의는 이러한 점들에 대한 내담자의 확인이자, 자신이 외상 및 정서 처리 치료를 진행하는 것에 동의한다는 명확한 합의이다. 다른 한편으로, 정보에 입각한 거부 또한 이와 똑같다.

정서 강도와 신체적 각성을 최적화하기 위한 전략

치료 노출은 각 내담자의 정서 강도와 각성의 용인 가능한 치료 범위와 최상으로 일치하기 위해 다양한 방식들로 수행될 수 있다(Carey, 2011).

- *홍수(flooding)*는 내담자가 자신의 신체적 감각들과 정서적 반응들에 대해 가능한 완전하고, 강렬한 인식으로 전체 기억을 재 경험하도록 하는 것이다. 이것은 일반적으로 PE에서 사용되는 접근이다(특히 내파(implosive) 홍수).
- *체계적 탈감각(systematic desensitization)*은 괴로운 기억 중 최소로 고통을 주는 측면들에서 시작하여, 내담자가 최대의 각성저하 및 과잉각성, 혹은 고통스러운 상태에 이르는 지점까지 나아가는, 기억과 각성, 정서 상태들의 "점진적 계층구조"를 사용함으로써(내담자와 치료사가 기억들에 대한 실제 검토를 시작하기 전에 구성하는), 각성과 정서적 강도에서 더 점진적 증가를 수반한다. 이 방법은 CPT와 정서 초점, 경험

적 심리 치료들에서 정기적으로 사용된다.

- *내러티브 재구성(Narrative reconstruction)*은 이러한 모든 절차들과 관련된다. 이것은 직접 대면을 통해 사건(들)이 어떻게 시작되고, 전개되고, 끝났는지에 대한 스토리와 같은 기술의 전개를 필요로 한다. 궁극적 목표는 내담자가 시간 순서대로(일반적으로 분열되고, 일관성 없는 기억들 대신) 기억의 조각들을 맞추고, 이전에 해리된, 혹은 분열된 정서, 감각, 생각들을 다시 결합하는 것이다.

모든 접근들에 걸쳐, 기억과 정서 처리는 내담자가 개인적으로 관리 가능한 정서적 강도와 신체적 각성의 "범위" 내에서 머무를 수 있고, 머무르도록 장려되는 경우, 가장 안전하고, 가장 효과적이다. 내담자가 이 공간에서 벗어나, 각성저하 및 과잉각성을 보이는 경우, 치료사는 항상성으로 복귀하도록 돕고, 정서적 관용을 확장하도록 격려해야 한다. 브리어와 스코트(Briere and Scott, 2006, 2012)는 피셔와 오그던(Fisher and Ogden, 2009), 오그던과 피셔(Ogden and Fisher, 2013), 반 데르 하트 외(Van der Hart 외, 2006) 연구자들처럼 다른 연구자들에 의해 이루어진 권장들과 맥락을 같이 하여 "범위 오류"(p. 137)를 개선하기 위한 여러 방식들을 권장했다.

- 내담자가 1단계에서 발전시킨 자기 진정, 혹은 정서 조절 기술들을 즉시 사용하도록 돕는다.
- 내담자가 완결성을 달성하도록 기억을 살펴볼 수 있는 기술을 가지고 있다는 차분한 신뢰를 전달할 수 있는 억양과 신중하게 선택한 단어들을 사용한다.
- 내담자에게 혼자가 아니며, 실제로 외상 상황에 처해 있는 것이 아니라, 옆에서 지원하는 치료사와 함께 이러한 외상 상황들을 다시 상기하는 것을 통해 안전하게 보호되고 있다는 것을 차분하게 상기시킨다.
- 처리와 서사 구축을 저해하지 않고 적당한 각성 강도를 갖도록, 내담자가 덜 고통스러운, 혹은 조절이 되지 않는 사건의 측면을 다시 향하도록 한다.

이를 위해 우리는 치료사의 위치에서 따듯한 격려를 추가하며, 내담자가 "조금 더, 그리고 약간만 더" 직면하거나, 설명하도록 조금씩 몰고 간다. 예를 들어, 치료사는 "기억의 경험을 계속할 수 있다고 느낀다면, 보고, 듣고, 느끼고, 생각하는 것을 말로 옮겨보세요."라는 제안을 반복할 수 있다. 이러한 서술은 내담자가 단순히 침투적이고, 견딜 수 있는 것으로 재 경험하는 것이 아니라, 자신의 개인적 경험을 적극적으로 이해하는 것에 초점을 맞추도록 돕는다. 따라서 치료사는 내담자가 기억에 대한 개인적 권한을 얻으면서(Harvey, 1996), 외상 소재의 재처리에서 진전을 강화하도록 지원하는 가이드의 역할을 한다.

몰입 강화 전략

외상과 정서 처리는 내담자가 참여자이자, 관찰자로서 적극적으로 몰입하는 경우, 가장 효과적이고, 효율적이다. 이는 실제 외상 동안 전형적으로 나타나는 무력감과 극적인 대조를 이루는 통제감을 강화한다. 피해자가 뒤로 물러서서, 자기 관찰을 하는 것이 불가능한 실제 외상 시기와 대조적으로, 치료 처리는 상황과 수반되는 신체적, 정서적, 인지적 반응들을 이해할 수 있는 매우 다른 유리한 지점을 제공한다. 적극적 몰입의 의도는 그 자체를 위해 내담자의 각성 및 정서적 강도를 고조시키지 않으며, 내담자를 적극적 참여와 마음챙김 관찰자가 되는 위치에 놓는 것이다. 적극적 몰입은 정서적으로 압도되거나, 충격 및 고립의 상태에 있는 것과는 다르다. 후자는 인상, 감각, 정서들의 홍수를 이해하는 능력을 저해한다.

외상과 정서 처리에서 몰입을 강화하기 위한 전략은 내담자가 상상할 뿐 아니라, 실제로 고통스러운 기억 및 사건을 재현하도록 장려 받는 행동 및 경험적 기법들을 포함한다. *실제적* 노출이 그 사례이다.: 실제적 노출에서 치료사는 내담자가 의도적으로 외상 사건들의 상기요인들, 즉, 정서적 고통 및 정지를 촉발하는 상황들, 사람들, 장소들, 혹은 활동들과 마주하도록 지시한다. 이는 보통 내담자가 촉발시키는 요인들과 이전에 유발시킨 압도적 고통 및 무감각에 대한 현재 활동들의 계층구조를 통해 나아가는 체계적 탈감작 형식을 사용하여 수행된다. 또 다른 기법에서, 몰입은 내담자가 역할극 형식으로 사람들과 대립하는 경험적 활동들을 통해 행동으로 강화될 수 있다. 예를 들어, 내담자가 가해자와 대화를 나누는 빈 의자 기법에서, 말하지 못했거나, 인정하지 못했던 생각들과 감정들이 공개되며, 현재, 혹은 미래의 중재들에 대한 한계와 경계들이 수립된다.

몰입을 위한 신체적 전략들은 내담자가 정서 처리 동안 발생하는 신체적 반응들과 감각들, 신체 상태들의 잠재적 의미(들)에 대해 인지하고, 성찰하도록 돕는다. 예를 들어, 운동감각 심리 치료에서(Ogden 외, 2006; Ogden & Fisher, 2013), 치료사는 내담자가 "한 프레임씩" 기억에 접근하도록 요청 받을 때, 각성저하 및 과잉각성을 반영하는 신체 변화들의 미묘한 비언어 신호들을 주의 깊게 모니터 한다. 치료사는 이러한 신체적 신호들에 대해 선택적으로 언급하고, 이러한 것들을 의식적 자각으로 환기시킴에 따라 의미(즉, 말하지 못했던 생각들, 정서들, 의도들)에 관해 평가될 수 있도록 하기 위한 수단으로 변화들에 대해 서술한다.

몰입을 위한 정서적 전략들은 내담자들이 정서 어휘, 그리고 정서들을 숨기고, 평가절하하거나, 회피하는 대신 표현하는 것에 대한 확신 및 의지, 또한 정서들을 쓸모없는 방해물이나 해로운 부담으로 간주하기보다 정보로 사용하는 능력을 발전시키거나, 확장하도록 돕는 것을 포함한다(Ford, 2005). 정서 초점과 경험적 심리 치료들의 기법들은 전 범위의 정서들을 정상화하고, 이러한 정서들을 쓸모없거나, 위협적인 것이 아니라 자기 정의의 수단으로 확인하도록, 대립적이고, 부인되고, 해리되고, 탈 억제되는 정서들(즉, 분노, 분개, 수치심, 비통함, 공포), 그리고 긍정적 정서들(즉, 확신, 만족, 자긍심, 관심, 투지, 사랑)에 주의 초점을 맞춘다. 예를 들어, TARGET 중재는 내담자들이 양쪽 유형의 정서들이 목적과 기능을 가지고 있으며, 둘 다 가지면서, 양면적이고, 혼합된 정서들을 갖는 능력은 정상적이라는 것을 습득하게 하기 위해, 스트레스 반응 상태("경고"), 혹은 자기 인식 및 확신 상태("초점")를 반영하는 정서들을 구별하도록 내담자들을 인도한다. 유사하게, DBT(Linehan, 1993), SS(Najavits, 2002a, 2002b), STAIR(Cloitre 외, 2010)에서 정서 조절 모듈들은 정서 상태들에 대한 인식과 조절을 지원한다.

몰입을 위한 동기부여 전략들은 처리 노력이 가치 있는 노력이며, 불쾌감이 수반된다는 것을 강조하기 위해 내담자의 목표 및 가치들의 확인과 구축을 포함한다. 동기는 자기 초점(예, 고통스러운 반응들에서 해방되는 느낌을 받거나, 외상 기억들을 극복하고, 초월할 만큼 충분히 강해지고, 용기 있는 느낌을 받는 것, 자신감과 자존감이 증가하는 것)이 되거나, 타인 초점 및 이타적인 것(예, 더 나은 배우자 및 부모, 외상 경험으로부터 타인들 보호, 외상을 경험하고, 회복하기 위해 고군분투하는 타이들에게 역할 모델이 되는 것)이 될 수 있다.

성찰적 자기 인식 강화와 유지 전략

처리는 중간 정도의 각성과 일관된 몰입을 필요로 하지만, 궁극적 목표는 내담자들이 외상 스트레스 반응들을 경험할 때 성찰적으로 자기 인식을 하는 능력을 발전시키는 것이다(Ford, 2009b). 정신분석학자 해리 스택 설리반(Harry Stack Sullivan)은 치료사들이 물러서서(비유적으로), 내담자의 내적 삶과 치료사-내담자 상호작용의 역학을 관찰할 때조차, 치료 상호작용에 적극적으로 관여함으로써 어떻게 역할 모델을 제공할 수 있는지 설명하기 위해, "참여 관찰자(participant observer)"라는 용어를 만들었다. 코헛(Kohut)의 자기 심리학(Kohut & Wolf, 1978), 영국 대상관계 학회[British school of object relations](예, Winnicott, 1971), 볼비(Bowlby, 1969)의 애착과 상실에 대한 중요 연구, 포나기(Fonagy)의 정신화 모델(Allen 외, 2008; Allen, 2012)과 같은 정신역학 심리 치료 진화에서의 추가 발전들은 아동 발달과 내담자의 마음챙김 능력 및 자기 성찰에 몰입할 수 있는 능력 발달에 대한 심리 치료들에서 중요성을 수렴했다. 자기 성찰적으로 인식하는 개인의 경우, 동조된 타인들의 반영을 도입하는 것에서부터, 자신의 신체 감각, 정서, 생각, 선택들에 대한 증가된 주의와 이해의 발전을 필요로 한다.

외상과 정서 처리 동안, 치료사는 성찰적 자기 인식의 모델을 제공한다. 이는 내담자가 고통스러운 기억을 처리하는 동안 확인하고, 설명하는 정서들 및 생각들의 특성과 출처에 관한 질문을 포함한다(예, 왜 특정 감정들이나 생각들이 발생할 수 있는지, 이들은 상황들 하에서 어떻게 이해하는지에 대한 잠재적 이유들). 또한 행동들을 이해하도록 돕기 위해 사람들의 동기 및 의도와 관련된 이론들을 테스트 하고, 발전시키는 방법에 관한 모델링을 포함한다. 치료사는 또한 내담자들의 감정과 생각들이 타인들의 감정과 생각들에 어떻게 영향을 끼치는지, 혹은 그 반대의 경우를 가설화하기 위해, 내담자가 자신의 "작동 모델들", 혹은 자신 및 타인들에 대한 "마음의 이론"을 확장하도록 돕는다. 이러한 종류의 질의는 내담자들이 자신이 타인들에게 끼치는 영향에 대해 이해하도록 돕는다. 이는 타인들과 관련하여 스스로가 무가치하거나, 무력하다고 믿는 사람들, 그리고 타인들에게 영향을 끼치는 자신의 능력을 의식하지 못하는 사람들에게 있어 특히 중요하다.

중단 시기 결정

외상과 기억 처리는 특히 일회성, 혹은 제한된 지속시간을 가진 외상의 경우, 단일 치료시간만큼 짧게 수행될 수 있지만, 대부분은 몇 주, 혹은 몇 개월에 걸쳐 많은 치료시간들에서 반복되는 것을 필요로 한다. "충분한" 처리가 이루어졌는지 판단하는데 있어 두 가지 기준이 특히 중요하다. 첫 번째는 내담자가 기억에 의해 더 이상 고통스럽지 않다고 느끼는지 여부이다. 내담자가 지속하고 싶어 하거나, 중단하고 싶어 하는 것은 항상 고려되어야 하지만, 특정 요청 뒤에 숨은 이유들을 논의하고, 평가하는 것이 중요하다. 그리고 이러한 해결에 대한 느낌이 치료 맥락을 넘어 내담자의 일상생활 및 방식들로 일반화되는지 여부를 평가하는 것 또한 중요하다. 주요 이유들이 피로하거나, 유발되는 고통을 견디기 어려운 것이라면, 잠시 멈추고, 무엇이 절차를 더 용인 가능하게 만들 수 있는지에 대해 논의하는 것이 좋다. 내담자가 촉발 요인들을 계속해서 회피하거나, 완료되지 않은 중심 외상 기억에 대한 정서 처리와 관련되는 것으로 나타나는 기분의 갑작스러운 상승 및 저하를 경험하는 경우, 고통스러운 기억 측면들에 대한 추가 논의와 처리를 고려하는 것이 중요하다.

두 번째 기준은 내담자가 자신의 삶에 대한 일관된 이해와 서사 구조를 포함하여, 개인의 생애주기를 전개시킬 수 있는지 여부이다(여전히 격차가 존재할 수 있음에도 불구하고). 불안정하고, 혼란스러운 배경을 가진 내담자들은 보통 자신들의 경험을 이해하고, 말로 표현하는데 있어 일관성이 결여된다. 이전 섹션에서 논의된 바와 같이, 처리는 자신 및 타인들과의 관계에서 마음의 이론을 발전시키는 것을 필요로 한다. 첫 번째는 과거 경험들에 대한 정신적 처리가 어떻게 진정과 해결을 가져올 수 있는지에 관한 명확한 신념들의 발전을 수반한다. 두 번째는 타인들의 행위와 동기들에 대한 증가된 이해를 수반한다.

내담자가 사건에 관련된 타인들(가해자, 다른 피해자들, 도움과 보호를 주었던, 혹은 주지 않았던 보호자들, 방관자들을 포함하여)이 무엇을 생각하고, 느끼는지, 그리고 이들의 행위(혹은 비 행위)가 이러한 잠재적 마음과 정서 상태들에서 어떻게 비롯되었는지에 대한 보완 이론을 공식화한 경우, 내담자가 사건을 이해할 수 있는 정도는 매우 높아질 것이다. 외상 사건들은 보통 설명할 수 없는 측면들을 포함하지만, 또한 생존자들(그리고 또한 가해자들)의 적응 시도들이자, 주로 통제되지 않는 상황들에서 일부 통제를 갖는 감정들, 생각들, 행위들의 논리적 순서들을 포함한다. 내담자가 외상 사건 내에서 논리적 연결들, 특히 심리적 요소들과, 이러한 것들이 어떻게 맞추어지는지를 이해할 수 있는 경우, 기억은 여전히 뚜렷한 정서적 영향을 유지하더라도 다른 비 외상 기억들과 유사해지기 시작한다. 이전에 백지상태였던 기억을 이해하기 위해, 뇌의 고차적인 부위들(전두엽 부위)은 뇌의 정서적 부위들에 대한 억제력 있는 통제를 회복하게 된다(Ford, 2009a, 2009b). 이것이 정서적 영향을 무효화시키지는 않는다. 대신, 더 많은 이해가 생길수록, 더 이상 이전처럼 위협적이지 않게 된다.

위기를 방지하고, 관리하기 위한 전략

위기와 보상작용 상실은 과민성이나 정서적 둔마, 해리성 자기 분열, 자살 충동, 자해, 위험하거나, 자기 패배적인 행동, 폭력 및 관계의 공격성, 공존질환인 정신병 증상과 장애들의 악화를 포함하여 다양한 방식들로 2단계에서(치료 전체에 걸쳐) 일어날 수 있다. 이러한 위기들은 많은 이유들로 일어난다. 이러한 이유들 중 일부는 외부적이고, 상황적인 것들로, 통제와 예상하는 능력을 벗어나게 만들며, 일부는 내담자의 행동으로 일어나며, 충분히 초기에 보고되거나, 주목되는 경우 방지하거나, 관리할 수 있게 된다. 이 치료 단계 중 발생하는 위기들의 공통 이유는 내담자를 압도시킬 수 있는 치료사나 내담자의 성급함이다. 치료사는 인내를 모델링 하고, 내담자가 자기조절을 향해 취하는 모든 "작은" 단계의 중요성을 확인시킴으로써, 조급하거나, 매우 충동적, 강박적인 내담자들이 부분적으로 자기 유발되는 침투성 재 경험 상태에 빠지지 않도록(혹은 머무르지 않도록) 도울 수 있다("급할수록 천천히 하세요.", "어떤 것이 느껴질 때까지 경험을 곱씹어 보세요."). 일반적으로, 내담자들은 압도되거나, 위기에 빠지는 것을 원치 않지만(일부 내담자들의 경우 부차적 이득이 존재할 수는 있지만), 간혹 급하게 과정을 마치기 위해 자신의 실제 행동을 과대평가하거나, "지나칠 수" 있다. 가장 좋은 접근은 노출과 처리 활동들을 시작하거나, 재개하기 전에 정서 조절 기술로 돌아가는 것이다.

치료사가 치료 속도에 조급함을 느끼는 사람이라면, 자기 평가가 타당하다. 치료사의 인내심 부족은 개인적, 전문적 문제들로 인한 것일 수 있다. 이러한 문제들 중 일부는 특정 내담자와 관련되지 않으며, 일부는 치료사가 통제하지 못하는 것일 수 있다. 어떤 정도가 가능하든, 개인적, 혹은 전문적 스트레스를 경험하는 치료사는 처리가 진행 중인 경우, 자신이 내담자에게 정서적으로 도움이 되고, 지원적일 수 있는지 여부를 판단해야 한다. 진행 중이 아니라면, 처리에 착수하지 않거나, 혹은 선택된 기법들이 최소한의 강도를 유발하는 것들이어야 한다. 치료사는 개인 정보의 과도한 노출에 주의해야 하지만, 내담자에게 자신이 부담을 느끼거나, 스트레스를 받는다는 것을 설명하는 것이 적합하다. 치료사의 인내심 부족에 대한 또 다른 이유는 내담자 인내심 부족의 역전이가 될 수 있다. 이는 부분적으로, 함께 치료 속도를 조절함으로써 해결될 수 있다. 문제가 기술적인 것인지, 혹은 자신이 한편으로 과도하게 높은 기대를 가지고 있는 것인지, 또는 다른 한편으로 두려움과 회피의 입장에 있는 것인지, 혹은 다른 요인들이 작용하고 있는 것인지 여부를 명확히 밝히기 위해 치료사가 자문이나 감독을 받는 것이 중요할 수 있다. 관계 문제들과 역전이는 8장-10장에서 다루어지며, 외상 관련 역전이에 기여하거나, 이로부터 초래될 수 있는 대리 외상 및 동정 피로는 10장에서 상세하게 논의된다.

불행히도, 치료 자체는 간혹 위기의 발생을 초래한다. 예를 들어, 내담자가 고통스러운 기억에 단순히 노출되지 않고, 무심코 침투성 재 경험을 활성화하거나, 심화시키는 경우가 있을 수 있다. 이러한 경우, 잠시 멈추고, 물러선 후, 내담자의 안정된 애착 능력을 강화하고(치료와 일상생활에서), 왜 절차가 침투성 기억들을 촉발시키는지에 관해 내담자와 협력적으로 작용 이론을 발전시키기 위해, 자기 조절 기술들에 다시 초점을 맞추는 것이 중요하다(Briere & Scott, 2006, 2012). 노출 속도를 조절하거나, 지속적 노출을 더 점진적이고, 조율된 접근들로 대체하는 것이 보통 타당하다. 가장 좋은 것은, 내담자가 개인적 촉발 요인들에 대한 더 나은 이해와 촉발이 발생할 때 통제를 잃기보다 유지하는 방법에 대해 이해함에 따라 저해되는 상태를 벗어나는 것이다.

헥터와 도리스의 사례들은 2단계 치료에서 위기들이 어떻게 발생할 수 있으며, 어떻게 효과적으로 다루어질 수 있는지에 대한 생생한 예시를 제공한다.

헥터: 지속적 노출 치료에서 자살 충동 다루기

안정화와 맨 정신을 유지하는 것에 상당한 시간을 보낸 후, 헥터와 그의 치료사는 그가 특히 수치스러워하는 전투 외상 기억을 살펴보도록 돕기 위해 성공적으로 PE를 도입했다. 이 절차는 헥터가 이 기억에 대해 반추할 경우 자살 충동의 주기적 상승에 특별한 주의를 기울이며, 집중적인 준비를 마친 이후에 시행되었다. 이들은 자살 충동의 조기 경고 신호들을 포착하고, 완화시키기 위해(그의 정서 조절 기술들을 사용하여) 노출 치료 과정 동안 회피에 대한 그의 욕구, 죄책감과 수치심의 감정들에서 증가가 나타나는 경우 그가 "확인"할 수 있는 공유 계획을 개발했다. 헥터는 해리성 분리를 막기 위해 의존할 수 있는 정서들과 생각들을 확인하면서 치료사에게 잠시 멈추어줄 것을 요청함으로써, 혹은 믿을 수 있는 사람과 함께 안전한 장소에 있다는 느낌을 되찾기 위해 치료사의 도움이 필요하다는 것을 비언어적으로 표시하는 것에 의해, 가장 작은 전조 증상들을 느꼈을 때조차 신호를 보낼 수 있다는 것을 알고 안심했다.

헥터가 합의된 노출 프로토콜의 일환으로 집에서 자신의 외상 기억이 담긴 오디오테이프를 듣고자 시도했을 때, 그는 해리되기 시작하며, 자살 충동을 느끼게 되었다. 그럼에도 불구하고, 그는 오디오테이프를 지속적으로 들었으며, 외상 사건에 대한 완전한 플래시백을 갖게 되었다. 그의 룸메이트는 그가 장정된 총을 바라보며(그는 총알을 분리하여 잠겨두었지만, 잠금을 풀거나 장전한 것에 대해 어떤 기억도 없었다), "이제 때가 되었어, 이제 때가 되었어..."라고 중얼거리는 것을 발견했다. 룸메이트는 경찰에 신고했고, 헥터는 응급실로 실려 갔다. 이곳에서 그는 5일 동안 입원했고, 안전하게 퇴원할 수 있었다. 이는 과거에 자살 충동을 겪었을 때 보통 필요로 했던 입원 기간의 약 3분의 1에 불과했다.

퇴원 다음날 치료시간에, 그의 치료사는 헥터에게 무슨 생각을 했던 것인지 물었지만, 그는 머리를 흔들며 답을 하지 않았고, 치료사는 다음과 같은 가능한 설명을 제시했다.: "당신은 외상 사건에 대한 테이프를 들었을 때, 극도로 외롭고, 심지어 버려졌다는 느낌이 들었을 거예요. 이는 당신에게 무서운 일이 일어나고 있는 동안 혼자 남겨졌던 어린 시절의 경험을 상기시켰을 가능성이 있어요. 나는 그 일이 얼마나 당신에게 외상을 주는 것인지, 혼자 처리하고자 노력하는 것이 어떻게 이러한 감정들을 다시 자극할지 인식하지 못하는 실수를 했어요. 이제 우리는 노출 치료를 할 때 당신이 혼자 있지 않도록 계획을 바꿔보죠."

이것은 브리어와 스코트(2006, 2012), 그리고 애착 이론가들이 설명한 치료 연대의 "개선"을 보여주며, 이를 통해 치료사는 충분한 지도와 지원을 제공하지 못한 것에 대해 책임을 지면서, 동시에 노출이 지속될 수 있도록 내담자의 고통을 다루기 위한 계획을 공식화한다. 헥터와 그의 치료사는 급하게 처리를 서두르지 않고, 다음 두 번의 치료시간들 동안 외상 사건을 상기할 때 뿐 아니라, 치료사와 떨어져 있을 때 확신과 지지를 느끼기 위해 도움이 필요하다고 느낄 때 언제든 치료사와 안정된 연락을 심상으로 재수립할 수 있는 여러 방식들을 추가하며, 준비 계획을 뒷받침하는데 보냈다. 다시 처리를 재개하게 되었을 때, 헥터는 사건을 이전보다 더 생생하고, 완전하게 다시 체험할 수 있었으며, 그는 사건을 홀로 직면하는 것에 대한 두려움이 중요한 촉발 요인이라는 것을 깨달았다. 또한 헥터는 치료사와 삶에서 중요한 타인들을 전반적으로 더 신뢰하는 느낌을 갖게 되었다는 것에 주목했다. 그는 약간의 애절함을 담아 다음과 같이 말했다. "나는 항상 내 안에 여러분을 담고 있을 것이기 때문에, 여러분 중 누구도 나를 떠나지 않을 것이라는 것을 알고 있습니다."

도리스: EMDR에서 해리 조절장애 다루기

도리스가 친구로부터 EMDR에 대해 알게 된 후, 그녀는 이것이 자신의 모든 문제들에 대한 해결책이라고 주장했다. "서둘러 주세요, 마침내 정상적으로 느끼게 될 날을 기다리느라 더 이상 내 삶을 낭비하게 두지 마세요!" 그녀의 치료사는 도리스가 해리 상태의 전구체들에 대해 인식하기 위한 다수의 신체적, 정서적, 인지적 전략들에 매진하도록 도우며, EMDR의 가장 신속하고, 완전한 혜택을 얻기 위해서는 내담자가 현재 순간에 존재하는 것이 필요하다고 설명했다. 도리스는 치료시간들과 일상생활에서 이러한 기술들을 마지못해 시도했으며, 빈번하게 이러한 것들에 대해 "내가 EMDR을 시도하도록 놔둘 경우, 실제 이벤트 전에 단순히 문을 여는 행위에 불과한 솜털들"이라고 지칭했다. 치료사는 도리스의 관점이 마법적 생각과 이상화에 의해, 그리고 이 경우에는 기법에 대해 채색되어 있다는 것을 깨달았다. 이에 따라 치료사와의 상호작용은 평가 절하되었다.

그러나 도리스가 치료에 지속적인 주의와 몰입을 하며 몇 주를 보내고, 현재 일상생활에서의 문제들과 정서들을 자기 조절 기술들로 관리할 수 있게 되었을 때, 치료사는 그녀가 원하는 치료를 진행하는 것에 합의했다. EMDR 프로토콜에 따라, 치료사는 도리스에게 이 기법이 고통스러운 기억으로부터의 큰 경감을 제공해줄 수는 있겠지만, 이러한 결과가 보장되는 것은 아니라고 주의를 주었다. 이러한 치료 진행에도 불구하고, 상황들이 외상 기억들을 촉발시킬 때, 그녀가 자신의 신체, 정서, 정신적 반응들을 인식하고, 조절하는 것이 지속적인 과제였다. 치료사는 도리스가 완화를 느끼는지 여부와 상관없이, 그녀가 기억 치료에서 이해와 자기인식을 얻을 수 있게 될 것이며, 이는 추가적으로 그녀가 자신감과 희망을 구축하도록 도울 수 있을 것으로 제시함으로써, 혜택들에 대한 추가적인 관점을 제공했다.

도리스는 EMDR을 수행하면서 처음에는 "강해지고, 마치 여태껏 가지고 있었던 고통이 녹아버리는 것처럼 느꼈으며, 이전보다 더 명료해지고, 더 자유로워지는 것을 느꼈다."고 자신의 경험에 대해 설명했다. 그녀의 치료사는 이것을 그녀의 이상화가 지속되는 것이며, 단기적일 것이라고 인식했다. 그녀는 도리스가 신체적 감각들에 긴밀히 주의를 기울이고, 외상 사건의 여러 부분들을 경험함에 따라 자신의 특정 감정들과 생각들을 자세히 설명하도록 도왔다. 도리스는 자신의 내적 경험에 대해 "당시 순간의" 생생한 자각을 겪었다. 이는 그녀가 "마치 나를 죽이고 싶어 하는 것처럼 나에게 달려들며, 평생 악몽에 나왔던 것처럼 끔찍한 괴물로 변한" 어머니를 인식한 기억의 시점을 마주하게 될 때까지 지속되었다. 이 시점에 이르러, 도리스는 완전히 멈추어버렸고, 눈은 게슴츠레해졌으며, 천천히 몸을 구부리며, 마치 위에서 날아오는 공격으로부터 스스로를 보호하려는 것처럼 머리 위와 얼굴 앞으로 손을 뻗었다. "내부와 외부에서" 무슨 일이 일어나고 있는지 설명해 달라는 요청에도 반응을 보이지 않으며, 단속 안구운동 프로토콜을 확실히 인식하지 못하거나, 따르지 못하자, 치료사는 연결을 재수립하고, 그녀는 현재의 시간과 장소로 접지시키기 위해 차분하지만 다소 확고하고, 큰 목소리로 도리스에게 말했다.

> "도리스, 당신이 매우 두려워했던 어머니에 대해 기억하고 있다는 것을 알고 있어요. 당신이 바로 지금 혼자 있는 것이 아니라는 사실에 초점을 기울일 수 있다면 우리는 당신이 안전하도록 도울 수 있어요. 당신은 수년 동안 당신에게 머물러 있었던 끔찍한 경험을 마주하고 있지만, 당시처럼 혼자가 아니에요. 당신과 나는 당시의 어린 소녀를 발견했고, 우리는 그 소녀를 도와줄 거예요. 당신과 나는 당신 안에 있는 이 어린 소녀, 즉, 현재의 당신과 동일한 사람이지만 더 어리고, 더 겁에 질린 소녀에게 왜 어머니가 그렇게 화가 났는지 이해하기 위해 필요한 도움을 확실히 줄 수 있을 것이고, 우리는 현재의 당신을 보호할 거예요."

치료사는 자신이 이야기함에 따라 마치 자신은 혼자가 아니며, 치료사가 차분한 상태인지, 혹은 화가 난 상태인지 알아보려는 것처럼, 도리스가 자신을 힐끗 쳐다보는 것을 알아차렸다. 이에 따라 치료사는 말을 이어나갔다.:

> "나는 도울 수 있을 만큼 가까이 가기 위해서 당신 쪽으로 내 의자를 좀 더 가까이 가져갈 거예요. 하지만 당신을 겁줄 만큼 가까이 다가가지는 않을 게요. 내가 움직임에 따라, 당신은 혼자가 아니라는 것을 알 수 있을 것이고, 당신 내부의 어린 소녀를 놓아줄 수 있을 거예요. 당신은 여전히 분노한 어머니 때문에 매우 두렵고, 무력감을 느끼겠지만, 이것은 현재 다시 일어나고 있는 것이 아니라는 것을 알 수 있을 것이고, 당신을 도우려는 내 목소리를 들을 수 있을 것이며, 내가 당신에게 화나지 않았다는 것도 알게 될 거예요. 나는 당신 곁으로 매우 천천히 다가가겠지만, 당신이 원치 않는 일을 하도록 만들지는 않을 거예요. [치료사는 도리스에게서 매우 강렬하고, 궁금해 하는 시선이 담긴 다소 긴 응시를 알아차린다] 바로 그거예요, 현재로 돌아오면, 치료 시간인 여기에 당신과 내가 같이 있으며, 현재가 2011년이라는 것을 알 수 있을 거예요. 나를 더 확실히 바라보고, 내 목소리를 들음에 따라, 당신은 내가 도움을 주는 것이 안전하다고 느껴진다는 것을 알게 될 거예요."

치료사는 도리스가 자신들의 관계에서, 그리고 안전한 치료실 분위기에서 서서히 익숙함과 신뢰에 대한 인식을 회복시킬 수 있도록 지속적으로 도움을 주었다. 한 시점에, 도리스는 마치 치료사를 향해 어머니의 분노를 재현하는 것처럼, 분노하는 것으로 태도를 극적으로 바꾸었다. 치료사는 확고하면서도, 차분하게 그녀가 어머니에게서 경험한 분노가 자신을(치료사를) 다치게 하지 않을 것이며, 또한 "성인 도리스"가 끔찍한 사건에서 "어린 아이인 도리스"를 안전하게 구하도록 돕는 것을 치료사가 포기하지도 않을 것이라는 점을 그녀가 인식하도록 도왔다. 도리스는 심지어 치료사를 향해 욕설을 퍼부으며, 이러한 분노에 맞서는 치료사의 능력을 위태롭게 만들었지만, 치료사는 단지 분노는 자신들의 관계에 속하지 않는다는 것을 도리스가 인식하도록 더 확고하게 말하는 것으로 대응했다. 그녀는 어머니를 다치게 하거나(자기 것으로 받아들인 분노를 다시 어머니에게 전이함으로써 다치게 하는 것으로, 그녀는 어머니의 보살핌을 잃고 싶지 않았기 때문에 적극적으로 이를 원하지 않았다), 혹은 어머니를 향한 복수로 괴물이 되는 일 없이, 분노를 놓아버리기로 선택할 수 있었다.

도리스는 빠르게 "멍한 상태의 어린 소녀"로 돌아갔으며, 점진적으로 차분해지면서, 방어를 낮추고, 편안해지는 징후들을 보여주었다. 그녀가 이런 양상을 보임에 따라, 치료사는 계속해서 그녀가 현재로 돌아오도록 도왔다. 그녀는 도리스가 어린 시절 가지지 못했던 안전,

안정감, 힘, 보호를 제공하기 위해 어떻게 협력해야 하는지 계속해서 설명했다. 약 20분 동안 집중적인 그라운딩과 재 초점 이후, 도리스는 마치 꿈에서 깨어나는 것처럼 "다시 돌아왔다." 처음에, 그녀는 상호작용의 기억을 거부했다. 치료사는 경험의 각 부분이 가진 의미에 초점을 맞추며, 무슨 일이 일어났는지 재구성했다. 이러한 식으로, 치료는 잠재적으로 치료에 반하는 해리된 기억들 및 자아 상태들의 부활을 회복의 경험으로 변모시킬 수 있었다. 도리스는 어머니의 예측 불가능한 분노에 직면하여 자신의 안전, 연결, 역량, 그리고 또한 자신의 상호 분노로 인해 어머니가 다치거나, 어머니를 잃지 않도록 하는 것을 포함하여, 자신의 요구들을 더 충분하게 이해할 수 있었다. 도리스는 또한 과거에는 표현하지 않았던(그러나 치료사에게는 분명히 보였던) 희망과 목표들을 갖고, 달성하는 경험을 할 수 있었다. 도리스의 관점에서 이러한 경험은 치료사가 제시했듯이, 단순히 혼란스러운 기억들에서 고통을 느끼는 것보다 더 많은 것이 EMDR에 존재하는 이유와 과거 외상 문제들을 마주하기 위해 EMDR이 어떻게 적극적 참여를 필요로 하는지에 대해 이해하도록 도왔다. 치료를 서서히 멈추면서 그녀는 다음과 같이 말했다. "이제 나는 왜 내가 혼자서, 혹은 단지 내 방식대로 이 모든 것들을 수행할 수 없는지 알겠어요. 당신에게 도움을 받을 때, 나는 나의 독립성을 포기하는 것이 아니에요."

이 섹션을 마무리 하면서, 우리는 집단 치료의 맥락 내에서 2단계 처리에 대한 새로운 방법들이 개발되어 왔다는 것에 주목하고자 한다(Mendelsohn 외, 2011). 대인관계 피해(Taylor & Harvey, 2010), 혹은 PTSD(Lubin & Johnson, 2008; Shea, McDevitt-Murphy, Ready, & Schnurr, 2009; Wampold 외, 2010; Zlotnick, Capezza, & Parker, 2011)를 가진 성인들의 집단 치료에 대한 접근들은 효과에 대해 혼합된 증거를 보여주었다. 임상적으로 유의미한 혜택들을 가장 일관적으로 입증한 접근은 외상 기억 처리에 대한 CBT이다. PTSD를 가진 남성 재향군인들을 대상으로 한 대규모 무작위 임상 실험 연구는 CBT/외상-기억-처리 모델을 뒷받침하는데 실패했지만(Schnurr 외, 2003), 기억-처리 프로토콜에 대한 적용들은 이 모델을 집단 치료에 더 적합하게 만들었다(예, 주로 신중하게 구조화된 숙제 활동들에서 외상 기억들에 대한 심상 기억을 수행하는). PTSD를 가진 자동차 사고 피해자들에 대한 소규모 무작위 임상 실험(Beck 외, 2009)과 만성 PTSD를 가진 100명 이상의 남성 재향군인들에 대한 개방 실험(Ready 외, 2008)에서는 가능성 있는 결과들이 나왔다. 1단계 안정화에서 2단계인 전체 삶의 서사들에 대한 외상 기억 통합으로 이동하는 생존자들을 돕기 위해 관계적으로 초점을 맞춘 접근들은 현재 현장 실험이 진행 중이다

(Campanini 외, 2010; Fallot & Harris, 2002; Lubin & Johnson, 2008; Mendelsohn, Zachary & Harney, 2007). 이러한 모델들은 외상 생존자들의 개인 치료에 대한 서사적 접근들을 뒷받침하는 증거에 부합하며(예, CPT, NET, STAIR), CBT에 대한 보완적 대안 접근을 제시한다.

2단계 처리의 특수 문제들인 상실과 슬픔

대인관계 피해와 복합 외상의 기타 유형들은 그래왔던 것처럼, 혹은 예전처럼 자아에 대한 공격뿐 아니라, 자아 및 타인들과 관련된 통제, 신뢰, 순수함, 천진함의 상실, 그리고 기타 유형적인 상실들과 함께 삶의 가정들과 세상에서의 안전에 대한 의식의 상실을 비롯한 *자아의 주요 상실을 수반한다*(Janoff-Bulman, 1992). 피해를 당한 개인들은 빈번하게 자신에게 일어난 일로 심하게 변형된 사건 전 자아와 사건 후 자아로 스스로를 바라본다. 상실에 대한 인식은 치료 초기에 뚜렷하게 나타날 수 있지만, 특히 2단계에서 일어날 가능성이 높다. 외상을 다루기 위해 어떤 절차가 사용되든, 그리고 이러한 절차가 어떻게 적용되든, 외상의 정서 처리는 상실한 것에 인식과 이에 따른 슬픔, 분노, 비통함, 애통함, 괴로움, 절망을 환기시킨다. 이러한 상실들이 경험한 개인들에게 중요한 것인 만큼, 이들은 공적이기보다 사적이고, 개인적이기 때문에 확인되거나, 인식되지 않을 수 있으며, 따라서 타인들에게 잘 보이지 않고, 쉽게 정량화되지 않을 수 있다. 예를 들어, 정체성과 자존감, 개인적 가치 의식, 자아 및 타인들에 대한 믿음과 신뢰, 정신성, 신체 소유 의식, 신체 완결성의 상실은 겉으로 보기에 집과 재산의 상실보다 크거나, 뚜렷하지 않을 수 있다. 그러나 이러한 상실들은 훨씬 더 중요하고, 심각하다.

보스(Boss, 2006)는 확실한 결말이 결여된 뚜렷하지 않은 상실로 정의되는, *모호한 상실(ambiguous loss)*에 대한 연구를 개척했다. 모호한 상실들을 둘러싼 불확실성은 크게 스트레스를 준다. 이러한 상실들은 보이거나, 구체적이지 않으며, 대부분의 경우 공개적으로 인식되지도 않으며, 공식화된 인증 과정이나 끝을 정해주고, 작별을 고하게 하는 애도 의식을 갖지 못한다. 아동 학대를 통해 발생된 상실들과 기타 복합 외상을 구성하는 대인관계 피해의 형태들은 보스(Boss)에 의해 구체적으로 논의되지는 않았지만, 이러한 상실들은 그녀의 공식화와 일치하며, 자아의 상실과 개인의 "정상적인", 미리 정해진, 혹은 선천적인 정신 및 삶의 궤도가 저해되는 것을 포함하여, 실제로 주요 상실들이 일어날 수 있다는, 많은 주관적 상실들에 대한 이해의 수단을 제공한다.

복합적 슬픔(complicated grief), 사별(bereavement) (Neimeyer, 2001), *혹은 복합적 애도(complicated mourning;* Rando, 1993), *외상 사별(traumatic bereavement; Kaltman &* Bonanno, 2003), *인정받지 못하는 슬픔(disenfranchised grief;* Doka, 1989)의 관련 개념들은 내담자들의 상실들을 이해하는데 있어 유용하다. 학대, 착취, 혹은 방임의 주요 애착 관계들에서 양면성은 특히 가해자 및 다른 가족 구성원들의 죽음 및 상실, 혹은 덜 구체적이고, 공적인 상실 유형들 이후, 사별로 인한 어려움들에 기여한다. 특히 가슴 아픈 것은, 의식적 자각의 결여에도 불구하고, 내담자는 거부된 것이나 과거에 상실한 것에 대한 헛된 추구로 상실 대상과 상실 기회들을 찾는 강박적 패턴에 빠질 수 있다. 반복 강박들이나 외상 실연 및 재현들은 상실한 것, 과거에 이용할 수 없었던 것을 얻고자 하는, 그리고 타인들에게 받아들여지고, 이에 따라 과거를 바꾸고자 무의식적으로 시도하는 방법들이다. 불행히도, 이러한 전략들은 재현 기반 재 피해와 추가적으로 버려지거나, 존중받지 못하는 지속적으로 위험하고, 상처를 입히는 관계들의 위험으로 내담자들을 몰아넣는다. 또한 상실들이 받아들여지고, 해결되지 않는 한, 내담자들은 이용할 수 없었으며, 지속적으로 이용할 수 없는 것에 대한 헛된 추구로 삶을 보낼 수 있다.

외상 기억들과 정서들을 처리하고, 치유하기 위해, 내담자는 정서 처리의 일환으로 과거의 상실들을 애도하고, 가족을 치유하거나, 다른 사람을 보호하는 것과 관련된 자기희생을 멈추어야 한다. 상실을 받아들인다는 것은 부분적으로 상실의 현실, 그리고 상황을 통제할 수 없다는 것을 인정하는 것이다. 역설적으로, 상실을 통제하고, 보상하려는 시도들은 더 많은 상실을 초래할 수 있다. 그러나 상실들이 받아들여짐에 따라, 실제 존재하지만, 공식적으로 부인되었던 고통이 슬픔 및 애통함과 함께 전면에 나서게 된다. 내담자는 개인적으로 자신에 관한 상실들(즉, "원래의", 발전되지 않은, 혹은 인식되지 않은, 외상 후 자아, 혹은 상실된 순수함), 그리고 중요한 기타 상실들(즉, 건강하고, 배려하는 부모들의 부재, 잃어버린 어린 시절, 상실된 안정성, 상실된 경력 기회들, 상실된 관계, 위협 받는 건강 및 정신 건강 등)에 대해 슬퍼하게 된다. 또 다른 역설적 꼬임에 따라, 일부 내담자들은 생존 기술들을 자신의 장점으로 사용하고, 개인적 회복을 누려왔을 수 있으며, 성공적인 부모이자, 배우자였고, 이에 따라 경력과 공동체에서의 성공을 달성했을 수 있기 때문에, 외상 기반 성공들을 받아들여야 한다. 이러한 "외상 후 성장"은 무가치함이나, 사기꾼이라는 느낌들을 수반할 수 있기 때문에, 받아들이거나, 부인하기 어려울 수 있다.

슬픔과 애통함은 정서적 해결을 가져오고, 현재와 미래 삶에 적용될 수 있는 정서적, 신체적 에너지의 누적을 해소하는 자연스럽고, 고통스러운 과정들이다. 치료 과정 후반부 동안, 그리고 처리 후에, 내담자는 후퇴하기보다 앞날을 기대하고, 자신이 규정한 미래를 구축하기 위해, 타인들이나 보살핌의 필요 및 예상들을 기반으로 하지 않는 이 새롭게 발견된 명료성과 에너지를 사용하도록 장려 받는다. 따라서 정서적 에너지는 과거 외상에서 벗어나, 더 건강하고, 더 상호적 관계들의 가능성을 높이며, 자아와 삶의 새로운 방식에 재투자된다.

추가적으로, 이 치료 단계 동안, 내담자는 학대 가해자 및 타인들과 관련하여, 공개 및 논의, 관계에서 더 나은 개인적 경계들의 발전, 혹은 타인들과의 분리 및 재 연결 같은 특정 행위들을 고려하기 시작할 수 있다. 이 단계에서, 이러한 것들은 모두 자기규정 및 자기주장의 새로운 기술들을 뒷받침하는 외상 처리 및 해결에서 얻은 강화된 인식과 이해를 기반으로 한다. 어떤 행위들이든, 내담자들은 정서 처리 후, 더 안정적이고, 외상 후 반응의 고통이 덜한 견고한 기반을 바탕으로 하게 된다.

3단계: 치료 이득들의 통합

3단계에서 내담자의 도전은 치료를 통해 얻은 지식 및 기술들을 일상생활과 미래에 적용하는 것이다. 이 단계의 목표는 치료 이득들을 통합하고, 치료를 끝내기 위해 나아가는 것이다. 이는 완전한 회복이나 모든 외상 후 증상 및 장애들이 사라지는 것을 의미하지 않는다. 대신, 이 단계는 치료사들에 의해 치료 이득들을 처음으로 내담자가 동기를 갖게 된 목표들(혹은 치료 과정 중 결정된 추가 목표들)에 적용하는 것으로 이해되어야 한다(그리고 내담자들에게 명확히 전달되어야 한다). 이 단계에서, 생존자들은 새로운 습득, 즉, 외상과 저해된 발달을 기반으로 하는 자기 자신과 세상을 평가하는 양자택일 방식들에서(Foa, Ehlers, Clark, Tolin, & Orsillo, 1999), *자신이 누구이며, 무엇을 원하는지*를 바탕으로 한 삶의 선택들에 대한 미묘하고, 현실적인 이해를 적용하도록 장려된다.

이 단계는 증상들의 영향, 과거로부터의 경고, 변화가 가능하다는 것에 대한 내담자의 인식 부족으로 인해 이전에는 가능할 수 없었던 변화와 삶의 주도권을 위한 실질적 선택들의 확인을 포함한다. 이 단계는 또한 내담자들이 해결과 치료 종료가 자신들에게 어떤 의미를 갖는지 평가하는 시기이다. 일부는 다소 빠르게 치료를 마무리하는 반면, 다른 내담자들은 끝내기 전에 추가적으로 치료해야 하는 다수의 추가적 문제들을 갖는다. 여러 가지 잘 검증된, 혹은 임상적으로 가능성 있는 치료 중재들이 존재하는 2단계와 달리, 3단계를 위한 전문 중재들은 아직까지 임상적 관심을 별로 받지 못했으며, 과학적 연구도 부족한 편이지만, 현재 상황은 달라지고 있다.

이 섹션은 3단계의 과제들과 여기에서 발생하는 일부 공통적인 문제들을 제시한다. 이 단계는 외상 후 저하를 되돌리고, 더 풍요롭고, 만족스러운 삶을 창출하기 위해 외상의 정신적 상처 치유를 넘어서는 차후의 논리적 단계로 이해될 수 있다. 복합 외상을 가진 내담자는 더 이상 "단지" 고통 받는 생존자가 아니며, 증대된 자존감 및 자신과 타인들을 구별하는 능력에 대한 권리를 주장할 수 있으며, 상호적이며, 신뢰 있는 관계들을 가질 수 있다. 3단계에서, 도전은 이전 치료에서 얻은, 혹은 강화된 지식과 기술들을 일상생활에 삽입하고, 배치하는 것이며, 이러한 적용을 심화시키고, 넓히는 것이다. 이는 내담자가 외상의 정서적 해결과 증상들의 감소를 달성한 이후 더욱 높아진 의도에 따라 수행된다. 이러한 의도적 적용은 *건강한 자기존중, 긍정적이고, 적절한 이기심, 사려 깊음, 마음챙김과 함께, 생활 사건들에 반응하고, 증가된 자기인식의 입장에서 선택하는 것*을 의미한다. 이후 이러한 것들은 평가되고, 타인들과의 건강하고, 더 친밀한 관계 발전에 적용된다.

3단계는 고통스러우며, 과거에 부인했던 기억들과 감정들을 분리되기보다 일관된 개인적 서사로 통합시키는 것을 지속하며, 이는 타인들에 대한, 그리고 타인들로부터의 반응 및 대응들에 대한 증가된 이해를 가능하게 하고, 이러한 새로운 정보를 현재 삶의 상황들에 적용할 수 있도록 한다. 지속적으로 영향을 끼쳤던 오래된 부적응 기제들, 패턴들, 증상들이 분석되고, 현재에 더 적합한 것들로 대체될 수 있다. 드물지 않게, 내담자가 과거 외상과 연관된 가족, 사회 집단, 공동체의 패턴들 및 역학들을 점차 이해하게 됨에 따라, 자아와 관계들에 대한 급진적 재정립이 만들어지기도 한다. 근본적으로, *이 치료 단계*는 필연적으로 오래된 수치심과 자기혐오를 대체하기 위해 더 긍정적인 자기개념의 발전을 초래하는 자기자비, 공감, 용서의 능력으로 이끄는 *맥락에서 자기인식과 이해를 장려한다*(L. S. Brown, 2008, 2009; McMachin, Newman, Fogler, & Keane, 2012). 더 나아가, 향상된 자존감, 자기주장, 상호관계, 그리고 신뢰와 안정성의 발전을 바탕으로 한 관계들을 선택하고, 유지하는 잠재적 경로를 제공한다. 이러한 것들은 보답으로 존중, 피상적 준수, 의존/상호의존을 요구했던 관계 패턴들을 대체하며, 이는 과거에는 이용할 수 없었고, 지지할 수 없었으며, 혹은 달성할 수 없었던 다른 삶의 선택들을 열어준다.

안정된 애착 경험들을 가지고 있으며, 외상 후 반응들에 의해 삶이 전적으로 압도되지 않았던 내담자들의 경우, 정서적으로 조절되고, 안정된 애착 관계를 맺는 것은 본질적으로 급진적 변화라기보다 "정상으로의 회귀"이며, 따라서 이 단계는 꽤 쉬운 단계가 될 수 있다. 그러나 삶과 관계들이 정상적이지 않았던 사람들에게, 이 3단계는 다른 스트레스 요인들과 더 많은 상실들에 대한 노출을 비롯하여, 추가적인 문제들을 마주하게 됨에 따라 더 길어지고, 괴로워질 가능성이 높다. 불행히도, 폐쇄된 시스템(가족, 정치적, 혹은 민족 문화적 맥락, 종교적 전통 및 기관, 명령 체계 및 또 다른 직업 환경) 내에서 학대가 발생했을 때, 회복은 시스템과 시스템 안에 있는 사람들과의 결별을 포함할 수 있다. 이는 최근에 약물을 끊은 사람의 경우 중독자들과 중독을 지지하는(혹은 상호중독) 사람들 및 환경을 자신과 자신의 맑은 정신상태를 지원하는 새로운 동료들로 대체해야 하는 약물 남용 사례와 유사하다.

복합 외상을 가진 내담자들은 종종 자신의 회복을 지지하지 않으며, 대신 추가 학대를 포함하여 건강하지 않고, 역기능적 행동 및 상호작용들을 지속하는 가족 및 사회 체계 내 구성원들과 결별하거나, 혹은 이들과의 접촉을 제한하거나, 끊어야 하는 것(일시적으로, 혹은 영구적으로)을 수반하는 힘든 결정을 내려야 한다. 변화는 오래된 패턴들을 기반으로 하는 관계들을 크게 위협할 수 있다. 이는 내담자의 건강 개선이 통제 및 학대 반응, 그리고 원래 상태로 "다시 변화하라는" 명령에 맞닥뜨리는 경우일 수 있다. 지속적인, 혹은 현재에 학대, 폭력, 강압의 형태로 나타나는 위험의 정도에 따라, 내담자는 안전해지기 위해 완전한 분리를 필요로 할 수 있다. 개인 및 가족 구성원들의 집단, 혹은 가족 분위기가 안전에 대한 심각한 위협을 제기하는 경우, 치료사는 자신이 개업 중인 관할권에서 아동, 성인, 노인 학대 및 가정 폭력과 관련된 보호 및 신고 법들을 알고 있어야 할 중대한 의무를 갖는다. 어떤 경우에, 치료사는 신고하는 것 외에는 다른 선택이 없을 수 있다. 다른 경우에, 법은 덜 명백할 수 있으며, 신고는 전문적, 윤리적 딜레마를 초래하며 치료사의 재량으로 남게 된다. 이러한 위험과 불안을 유발하는 상황들에서, 치료사는 다른 전문가들의 협의 및 지원으로 도움을 받을 수 있다.

1단계 중재들을 3단계에 적용하기

외상 기억 및 상기요인, 혹은 촉발요인들에 대해 증가되는 해결과 통제에 따라, 이러한 것들을 견고하게 만들고, 강화하며, 광범위하게 적용하기 위해, 1단계(5장)에서 사용되는 안전, 안정화, 자기조절 중재들이 3단계에서 다시 활용된다. 안전 계획, 자기관리, 정서 조절은 주로 대처를 위해 사용되는 예방 및 완화 전략이라기보다 삶의 방식이 된다. 치료사는 내담자가 삶의 측면들을 조사하고, 타인들의 신뢰성을 파악하는 능력에 대한 증가된 자신감에 따라, 자기 조절 및 대인관계 기술들을 적용할 방법들을 능동적으로 계획하도록 돕는다(관찰과 상호작용, 그리고 자기주장과 소통 및 지인들, 직장 동료들, 친구들, 친밀한 사람들을 구별하는 법에 대한 직접 교육을 기반으로). 3단계는 초기 단계에 얻은 이득들을 지속적으로 개선하지만, 새로운 자기인식 및 자기결정과 자긍심(수치심과 무력함에 비해), 미래에 대한 희망과 낙관주의(무망감에 비해)로 진행된다. 골드(Gold, 2009)는 주로 복합 외상 과거를 가진 대학생들의 요구를 충족시키기 위해 개발된 자신의 맥락적 치료 모델에서, 1단계와 3단계를 "치료의 받침대"로 설명했다. 그의 모델은 2단계의 정서처리에 비해 1단계와 3단계를 강조하며, 그는 자신의 치료 집단이 기원이 되는 가족의 지배적 방임으로 인해 결코 배우지 못했던 것을 보상하는 기술 구축 및 정보에서 주로 도움을 받는다는 것을 발견했다. 따라서 그의 모델은 주로 인지적이다. 그러나 그는 이러한 인지적 이해와 기술들의 적용은 많은 내담자들이 더 건강한 방식으로 자신의 삶을 향하도록 돕는다는 것을 발견했다. 그의 이러한 수정은 치료가 더 구체적으로 내담자 집단의 요구들을 목표로 하기 위해 어떻게 맞추어지고, 맞춤화될 수 있는지에 대한 사례를 보여준다.

2단계 중재들을 3단계에 적용하기

2단계에서 내담자는 스트레스를 주고, 불만족스러우며, 실망스러운, 그리고 지속적으로 외상 스트레스 반응들을 유발하는 현재의 문제들을 지속적으로 다루고, 결정을 내리면서, 치료에 있어 더 적극적인 파트너가 되어 가기 때문에, 2단계의 기억과 정서 처리 기술들은 일상생활 및 치료에 직접적으로 적용될 수 있다. 스트레스가 되는 사건들에 대한 신체 상태, 신념, 정서 및 인지 반응들에 대한 신중하고, 상세한 검토는 외상 처리의 전형적 특징으로, 이는 내담자들에게 현재의 사건들과 선택들을 다루는데 사용할 수 있는 최상의 양식을 제공한다. 단순히 치료시간들 사이에 발생하는 사건들에 대해 이야기하는 것이라기보다, 처리 접근은 내담자들이 자신의 반응들에 대해, 그리고 연관된 정서를 조절하고, 안정된 애착 작동 모델을 유지하는(혹은 발전시키는) 방법에 대해 더 완전한 이해를 달성하도록 사건을 구성요소들로 세분화하는 것을 가능하게 한다. 이 외에, 처리 중재들은 분열되고, 혼란스러운 생활 사건들을 지속적으로 개인적 의미와 효용성을 갖는 일관된 서사로 구성하기 위한 양식을 제공한다. 외상 및 정서적으로 의미 있는 기억들을 처리하기 위해 사용되는 방법들은 내담자가 더 체계적, 의도적으로, 그리고 유념하여 삶에 접근할 수 있는 토대를 제공한다. 이에 따라, 이전 단계의 중재들은 내담자가 단지 자동적 파일럿에 따라 삶을 검토하는 것이 아니라, 정신화 과정을 통해 자신의 경험들을 개인적 의미로 바꾸고(Allen 외, 2008; Allen, 2012), 이후 의사 결정 및 삶의 방향에 적용하도록 돕기 위해 3단계에서 사용할 수 있는 수단으로 여겨질 수 있다.

3단계로 이동한 후 1단계, 혹은 2단계로의 복귀 여부와 시기, 방법 결정

치료의 첫 번째 두 단계들을 통해 진전한 내담자들은 보통 자신들이 "다시 돌아가지" 않을 것이며, 혹은 돌아가서도 안 되고, 돌아갈 필요도 없다고 믿으며, 앞서 다루었던 증상들, 혹은 외상 처리에서 다룬 외상 기억들이나 외상 후 정서에 대해 추가적으로 노력을 한다. 앞서 논의된 바와 같이, 내담자들이 이전에 해결되었던 것으로 나타났던 기술, 문제, 혹은 과제들을 다시 고치는 것은 "퇴행", 혹은 "실패"가 아니라는 것을 이해하는 것이 중요하다. 또한 일부 문제들의 해결이 다른 문제들의 출현을 초래하거나, 내담자가 전혀 통제하지 못하는 외부 사건들이 증상들을 다시 촉발시키거나, 달리 재발을 초래하는 것은 드문 일이 아니다. DID를 가진 내담자들의 경우, 어느 정도의 공재의식 인식과 통합을 달성한 부분적 자아가 스트레스를 받는 경우 다시 해리될 수 있다.

명백히, 출처가 무엇이든, 이러한 사건들은 진전을 매우 저해할 수 있으며, 치료 다이애드의 양 구성원들을 좌절하게 만들고, 환멸을 느끼게 만들 수 있다. 앞서 논의된 바와 같이, 이러한 단계 지향 치료 모델은 고정되기보다 유동적이고, 유연하게 도입되며, 다시 배우거나 강화하기 위해 필요한 경우 반복적으로 이전에 학습된 과제 및 기술들로 돌아갈 수 있는 모델로 도입되는 것이 가장 좋다(Courtois, 2010; Ford, 2012). 이것은 모든 종류의 상황들에 의해 만들어지는 시작과 중단, 재발들을 포함하여, 내담자의 필요들에 따라 수정되며, 일부는 내담자의 통제를 벗어나게 된다. 이러한 경우, 자기 관리와 정서 조절 기술들은 필요에 따라, 희망적으로는 내담자가 여러 상황들에서 반복되는 연습으로 더 적응하게 됨에 따라 증가되는 효과로 수정되고, 다시 적용된다. 내담자는 또한 무작위적이고, 예상치 못한, 스트레스를 주는 사건들이 모든 인간들의 삶에서 일어나며(생존자에게만, 혹은 외상 생존자에게만 발생하는 것이 아니라), 이러한 것들은 발생할 때 누구에게나 대처 문제들을 초래한다는 것에 대해 증가된 이해를 얻도록 장려된다.

3단계는 주로 치료를 벗어나 삶과 관계들에서 발전하는 것에 초점을 맞추지만, 이러한 과정은 필연적으로 이전에 다룬 일부 문제들의 개선을 수반한다. 따라서 과거의 문제들로 돌아갈지 여부와 돌아가게 되는 시기 및 관련된 문제들은 다소 간단하다.: 언제든 이전 단계들에서 습득된 기술과 지식은 현재 삶을 다루는 것과 관련된다. 더 어려운 문제는 달성된 이득들을 유지하고, 통합하도록 가장 효과적으로 다루기 위해 1단계, 혹은 2단계로 돌아가는 법이다. 가장 좋은 접근은 1단계와 2단계의 중재들이 3단계의 지속적인 노력으로 혼합되는 것이다.

예를 들어, 2단계에서 EMDR을 수행한 이후, **도리스**는 무기력하고, 수치스러움을 느끼게 만들었으며, 자신의 관계들을 파괴한 강렬한 분노의 감정들에 의해 자신이 다시는 압도되지 않을 것이라고 믿게 되었다. 그러나 그녀의 치료사가 2주 동안 자리를 비운 후, 다시 만나게 된 첫 번째 약속 날 치료사가 15분을 지각하자, 도리스는 격노하며 충격을 받았다. 도리스는 자신이 다음과 같이 소리를 지르고 있는 것을 알아차리게 되었다. "당신은 나를 먼지처럼 다루고, 자신이 충분히 준비될 때까지 나를 기다리게 만들어도 된다고 생각하나보군요. 그리고 내 정곡을 찌르며, 나에 대해 완벽히 알고 있으니 모든 것이 괜찮다는 것처럼 행동하네요. 그 모든 시간이 지나고, 또 나를 기다리게 만든 후에야, 당신을 다시 만나게 되니 정말 좋네요!" 치료사는 도리스가 상처, 버림받음, 실망의 감정들을 확인하도록 도우며, 차분함을 유지하는데 초점을 맞추었다. 이후 그녀는 무엇 때문에 자신이 늦었는지 설명하고, 사과할 수 있었다. 도리스는 치료 초기에 자신이 배웠던 것, 그리고 특히 자신이 무기력하고, 버림받았다고 느끼며(어린 시절에 그녀가 실제로 느꼈던), 분노의 감정을 분출하는 것 외에는 스스로를 방어할 수조차 없었던 어린 아이의 관점에서 다른 사람들을 바라보는 것에 빠져들었던 것을 상기해낼 수 있었다.

1단계에서, 도리스는 자신의 분노가 화를 표현하고, 스스로를 보호하려는 건강한 자기주장이 과장된 것이며, 충동적이고, 조절되지 않는 표현은 문제가 될 수 있다는 것을 알게 되었다. 또한 그녀의 외상 기억들에 대한 2단계의 EMDR 치료에서, 도리스는 어린 시절 경험했던 공포, 외로움, 수치심의 감정들을 경험하고, 이러한 감정들은 부모님이 그녀에게, 그리고 서로에게 화풀이를 했을 때 경험했던 분노에 대한 예상 가능한 반응이었다는 이해를 통해 스스로에 대한 공감을 얻을 수 있었다. 그녀의 치료사가 차분함을 유지함에 따라, 그녀는 치료 관계의 지속적인 안정성을 기억했고, 자신의 정서적 균형을 되찾았다. 도리스는 자신의 분노가 잦아드는 것을 느꼈고, 분노의 바탕을 이루는 상처와 두려움을 분출하기보다 언어적으로 논의하기 위해 2단계에서 얻은 통찰을 사용할 수 있었다. 다음 몇 번의 치료시간들은 이 사건을 검토하고, 도리스가 이러한 "녹아버림"(그녀가 지칭한)으로부터 배운 것을 자신의 삶과 외부 관계들에서 유사한 상황들에 적응하도록 돕는데 있어 생산적이었다. 치료사는 도리스가 정서 조절 기술들에 의존하도록 도왔으며, 감정들에 대한 그녀의 권리를 인정했다. 이러한 것들과 그녀가 1단계에서 얻은 관계 작동 모델의 증가된 안정성(이 경우, 도리스의 분노에 대한 반응으로 치료사의 설명과 사과, 차분함, 정서 조절과 연관된 공감적 개선과 함께)은 도리스가 앞서 배웠던 것과 동일한 신중하고, 세심한 서사 재구성 접근을 사용하여 현재 정서조절 사건을 처리할 수 있도록 만들었다.

또한 도리스가 치료 내 사건, 혹은 현재 사건들과 유사한 과거 경험(예, 그녀의 어머니에 의한 외상을 초래한 유기와 그에 따른 분노와 상처)을 처리하도록 치료사가 EMDR을 공식적으로 사용하는 것이 가능했을 것이다. 2단계 외상 및 정서 처리 기법들의 공식적 회복은 특히 정서적으로 조절되지 않거나, 애착 작동 모델들(그리고 치료사 및 다른 주요 관계들)에서 혼란스러운 나머지, 안전과 안정성, 치료에 대한 몰입을 유지하는 능력이 위협 받는 3단계의 내담자들에게 유용하다. 이러한 경우들에, 1단계 중재들은 첫 번째 우선순위가 되며, 2단계의 공식 외상 및 정서 처리는 3단계인 현재 조절과 기능에 대한 주의로 돌아가는 가교를 제공한다.

3단계에서 기타 중요한 문제들

광범위한 삶의 문제들 중 대부분은 내담자의 연령, 생애주기와 관련되며, 관련된 발달 과제들이 치료의 이 지점에서 나타날 수 있다(이 모든 주제와 문제들에 관한 전문 자원들(차후에 이탤릭체로 표시됨)이 자조 자료 및 교재들[Self-Help Resources and Workbooks-이 책의 온라인 보충]에 포함되어 있다). 예를 들어, 청년들(그리고 심지어 중년기 이후의 일부 성인들)은 *경력과 직업 개발에 초점을 맞출 수 있으며,* 일단 자존감과 자기 결정 및 개인 선호들에 대한 권리를 견고히 하게 되면 더 광범위한 선택들을 갖게 될 수 있다. 이전에, 이들은 다수의 외상 후 증상들과 적응들에 의해, 그리고 가족 및 문화들의 명령 및 규정들에 의해, 혹은 개인적 특성 및 기타 삶의 선택들에 의해 억제되거나, 제한되어 왔을 수 있다.

이 치료 단계 중 신뢰 있는 관계, 상호의존, 그리고 학대하는 타인들과 별도로 가능한 지원 체계의 발전이 가속화될 수 있으며, 결국 이는 내담자의 독립성을 촉진하게 된다. *친밀한 관계*가 과도하게 위협받는 사람들의 경우, 이제 이러한 관계들이 훨씬 더 가능해질 수 있다. 신뢰, 존중, 상호성을 바탕으로 한 친밀성은 이전에 학습된 자기 조절 및 커뮤니케이션 기술들의 지속적 적용으로 훨씬 더 가능해진다. 건강한 성관계는 특히 근친상간과 성적 학대 생존자인 내담자들에게 있어 특히 견고한 성취가 될 수 있다. 다수의 전문적 자원들을 현재 이용할 수 있다. 내담자들은 배울 수 있는 가능한 모델들을 갖지 못했을 수 있기 때문에 *자녀 양육과 육아 문제*들에 대한 특정 지원과 교육을 필요로 할 수 있다. 이 치료 단계에서, 내담자들은 *타인들에 대한 공개, 학대하거나, 보호하지 않는 타인들과의 대립, 윤리와 기타 면허 위원회 및 전문 기관들에 대한 불만제기* 및 특히 먼 과거에 일어났던 학대/외상에 대해 소송을 허용하는 것으로 공소시효가 연장된 사법권들에서 개인들 및 단체들을 대상으로 한 소송을 포함한 기타 법적조치들과 같은 행위들에 대해 숙고할 수 있다. 이러한 행위들은 내담자의 삶과 치료 진전을 저해할 수 있는 상당한 역반응을 초래할 수 있기 때문에, 행위들을 취하기 전에 광범위한 논의가 이루어져야 한다. 따라서 이러한 행동 방침은 추진되기 전에 장단점 및 비용-혜택과 관련된 논의를 필요로 한다. 이러한 행위들은 내담자가 가장 안정적이고, 주요 외상 후 증상들 및 영향을 뛰어 넘는 이 단계에서 착수되는 것이 가장 좋다. 근친상간 경우에, 폐쇄된 환경 내에서 복합 외상의 다른 형태들에 적용 가능한 이러한 문제들에 대한 광범위한 논의를 쿠르투아(Courtois, 2010)에서 참고할 수 있다.

앞서 논의된 바와 같이, *과거 학대가해자들 및 가족 구성원이나 집단 구성원을 포함하는 관련된 타인들과의 상호작용* 또한 결정되는 행동 방침들에 따라, 이 치료 단계 중 철저한 조사를 받게 된다. 점차, 과거 어린 시절 학대를 받았던 성인들은 자신의 주요 학대가해자 및 방조자였을 수 있는 나이 든 부모님 및 타인들에게 의료 및 실질적, 경제적 보살핌을 제공해야 하는 상태에 놓인다. 이러한 책임들 또한 논의와 준비 이후 착수되는 것이 가장 좋다(L. S. Brown, 2012). 자신이 어렸을 때 받았던 것과 동일한 방식으로 내담자들이 노출되지 않고, 이들이 가족 및 다른 환경 내에서 관계들이 어떤 식으로든 지속적으로 학대받는 경우, 준비된 안전 계획들 및 탈출 전략들을 갖는 것이 중요하다. 일부 경우에, 학대가해자들은 과거 행동에 대한 유감을 표명하고, 화해를 가능하게 하는 사과를 제의할 기회를 갖는다. 다른 경우에, 잘못에 대한 어떤 인정도 발생하지 않으며, 사과는 거의 이루어지지 않고, 학대 상호작용들은 조금도 수그러들지 않은 채 지속될 수 있다.

이러한 문제들을 다루는 것은 종종 실존적 문제들, 정신성, 종교적 신념, 개인적 의미 도출에 대한 논의를 초래한다(Harvey, 1996; Herman, 1992b). 내담자들은 자기 자신, 타인들, 세상에 대한 핵심 신념들과 삶의 의미 및 목적(Foa 외, 1999; Frank, 1983; Janoff-Bulman, 1992), 그리고 신의 존재에 대한 질문을 제기한다. 이러한 것들은 어떤 단순한 해답도 존재하지 않는 실존적/정신적 질문들이며, 치료사들은 특정 "해답"을 제공하고자(혹은 내담자들이 받아들이도록 압박하는) 시도해서는 안 된다. 가능하다 하더라도, 그리고 일반적으로 바람직하다 하더라도, 내담자들에게 있어 외상이 불러일으키는 실존적/정신적 갈등들과 관련하여 해결과 완결성을 달성하는 것은 강제되거나, 규정되어서는 안 되고, 실제로 이렇게 될 수도 없는 자발적 형태의 외상 후 성장이다. 각 내담자는 자신이 경험한 사건들과 정신적, 실존적 신념들의 더 깊은 의미(존재하는 경우)에 대해 자신만의 결론에 도달해야 한다. 치료사들은 내담자에게 이러한 질문들을 통해 생각할 기회를 제공하는 대신 자신의 신념의 관점에서 수완에 따라, 공감적으로 "간섭하지 않는 것"에 의해, 그리고 환멸과 절망에 대한 내담자의 권리를 받아들임으로써 이러한 노력을 돕는 것이 가장 좋다. 이는 가족 및 공동체와의 여러 관계들에서, 내담자 삶에 걸쳐 다양한 시기들에 중요했던 정신적, 혹은 종교적 신념들에 대해 존중하며 내담자의 주의를 환기시키는 것으로 수행될 수 있다. 이어지는 논의는 보통 종교적/정신적 신념들과 책임들에 대한 내담자의 확인 및 부인뿐 아니라, 정신적 환멸, 무심함, 절망의 감정들에 대한 솔직한 평가를 포함한다. 궁극적으로, 정신성과 삶에 대한 내담자의 결론들은 치료에서 완결되어야 하는 책의 한 장이 아니라, 진행 중인 노력으로 보는 것이 가장 좋다.

이러한 문제들과 씨름하고, 논의함에 따라, 일부 내담자들은 자살에 대한 생각들에 다시 이를 수 있다. 치료의 이 시점에서, 이것은 내담자가 자기 파괴 및 자기 처벌에 대한 자신의 바람, 혹은 타인들의 바람을 표현하는 대신, 새로운 지식으로 살아가기를 원하는지 여부에 대한 내담자의 질문으로 인해 일어날 가능성이 크다. 살아가는 것이나, 죽는 것에 대한 동기의 차이에도 불구하고, 내담자 안전을 위해 세심한 주의를 기울여야 한다.

내담자들은 또한 외상 문헌에서 "생존자 사명(survivor missions)"이라고 명명되는 다른 행동방침에 대해 고려할 수 있다. 이러한 행동 방침은 개인들이 억압과 피해에 맞서기 위해 어떤 것을 수행하고자 결심할 때 추구된다. 많은 외상 관련 프로그램들과 서비스들은 대항하는 것, 서비스 제공, 변화 촉진에 의해 경험의 의미를 도출하는 생존자들의 결정 및 의견 제시를 기반으로 한다.

치료의 끝은 치료사와 내담자에게 있어 매우 가슴 아픈 시기이다. 필연적으로 다른 상실들도 상기하게 되기 때문에, 신중한 논의와 준비를 필요로 한다. 치료사들은 치료 후 접촉들이 갖는 형태에 신중하게 주의를 기울이며, 떠나는 것에 대해 충분한 시간을 허용해야 한다. 내담자들이 "확인 및 조율"을 위해 돌아가거나, 혹은 특정 형태의 이중 관계가 발전되는 것에 대한 우려 없이 치료를 재개할 수 있도록, 치료사들이 치료 중 준비되었던 동일한 경계들을 유지하는 것이 권장된다.

사례들에 대한 적용

3단계는 복합 외상을 가진 내담자들에게 치료의 안정화와 처리 단계들에서 습득한 정서 조절, 자기 확신, 관계의 안정성에서 이득들을 지속적인 삶과 관계들로 옮길 수 있는 지침과 지원을 제공한다. **헥터**의 경우, 이전에 집단 치료, 즉, 그의 말에 따르면, "완전히 미쳐서 자신의 끔찍한 전쟁 경험들을 분출하고, 나를 더 괴롭고, 자살 충동을 느끼게 만드는 한 무리의 다른 군인들"에 대해 부정적 경험들을 가지고 있었기 때문에, 오직 개인 심리치료만 포함했다. 헥터는 2단계에서 PE를 통해 외상 기억들을 탐구할 때까지 인식하지 못했던 문제를 이해하고, 타협하는 것에 초점을 맞추었다.:

> "나는 내가 마치 죽음을 당하거나, 상처를 입은 나의 친구들을 살리지 못하고, 엉망으로 만든 것에 대해 스스로에게 지옥행을 선고한 판사, 배심원, 사형집행인 같았다는 것을 깨달을 때까지 왜 죄책감을 떨쳐낼 수 없는지 이해하지 못했다. 내가 돌아가서, 최악의 시기들을 살펴보았을 때, 나는 내가 할 수 있는 것 이상을 했었다는 것을 알게 되었다! 그리고 어렸을 때 자라면서 비하 받는다고 느꼈던 것과 똑같은 방식으로 스스로를 비하하고 있었음을 보게 되었으며, 따라서 내가 정말로 '구하지' 못했던 사람은 바로 나였다! 나는 아버지가 그랬던 것처럼, 나 자신을 비난했으며, 학대에 대해 나를 책망했다는 것을 깨달았다. 그리고 나 자신을 미워하는 것에 고정되기보다, 어린 시절부터 시작하여 스스로에 대해 일종의 자비와 존중을 느끼기 시작했다. 당신은 '죄책감'이 실제로 수치스럽고, 당황스러운 느낌을 준다는 것을 내가 알게 도와주었다. 이것은 마치 내게 항상 잘못되었던 무언가가 존재했고, 이것은 내가 비난을 받을 때 다시 나타났으며, 두렵지는 않았지만, 모든 사람들을 위해 모든 것을 바로 잡아야 한다는 엄청난 압박감을 주었고, 결국 내가 완전히 무가치하다는 것을 입증하는 것과 같았다. 나는 정서적으로 엉망인 상태임에도 불구하고, 이러한 상황들을 매우 잘 다루었으며, 남자로서, 군인으로서 잘못을 했기 때문이 아니라, 나 자신의 자기혐오를 직면할 수 없었기 때문에 정서적으로 엉망인 상태에 머물렀다는 것을 알게 되었다. 이제 나는 나의 진짜 적은 나를 다치게 할 다른 사람, 혹은 내가 아끼는 누군가가 아니라(내가 다룰 수 있는), 나에게 아무 가치도 없으니, 지옥으로 떨어지라고 말하는 내 안의 비판적 목소리라는 것을 알고 있다. 그리고 나는 사실이 아니라는 것을 알고 있기 때문에, 내가 어렸을 때 나 자신에 대해 생각하도록 듣고, 배웠던 것을 더 이상 믿지 않는다. 그것은 나의 목소리가 아니며, 나는 자기혐오가 나와 내 삶을 더 이상 망치도록 놔두지 않을 것이다."

모든 내담자가 헥터만큼 통찰력 있고, 자신의 생각을 또렷이 표현하는 것은 아니지만, 많은 내담자들이 그러하다. 헥터에게 있어, 3단계는 자신이 2단계에서 배운 것을 통합하고, 자신이 자아, 관계, 그리고 의미 있고, 만족스러운 미래 삶에 대한 전망을 어떻게 규정하는지 재고하는 것에 이러한 지식을 적용하는 것을 포함한다.

결론

2단계는 정서적 처리를 장려하도록 경험적 회피를 직접적 노출로 대체하기 위해 과거 및 최근 외상 사건들의 고통스러운 기억들을 치료적으로 다시 상기하는 것을 포함한다. EMDR을 제외하고 이 장에서 제시되는 모든 절차들에서, 외상 사건들의 객관적 특징들에 대한 상세한 기술은 기억 치료에 있어 중요하다. 이러한 기술은 객관적 반응들과 적응들에 접근하는 수단의 역할을 한다. 고통스러운 기억들이 성찰적으로 분석되고, 맥락에 놓이는 경우, 내담자는 자신의 개인적 의미에 대한 증가된 이해를 발전시키고, 더 일관되고, 논리적인 서사를 발전시킬 수 있다. 일부 수용과 해결, 가장 부담스러운 증상들의 관련된 감소 지점까지의 정서 처리는 다수 삶의 영역들과 외상 후 전향을 향한 마지막 치료 단계를 위한 기초를 닦는다. 우리는 이제 7장에서 복합 외상에 적용되는 체계 치료들(집단, 커플, 가족)을 검토할 것이다. 이러한 것들은 치료의 모든 단계들에서 사용될 수 있지만, 보통 2단계와 3단계에서 적용된다.

7장

단계들에 걸친 체계 치료들

집단, 커플, 가족 양상들

치료사들은 복합 외상을 다루는데 있어 고려해야 할 다른 치료 선택들, 즉, 집단, 커플, 혹은 가족 치료 양상들로 제공되는 체계 중재 선택들을 갖는다. 체계 중재들은 보통 1단계 후반부, 2단계와 3단계 초기 및 전체에 걸쳐, 종종 개인 치료에 대한 부속 치료로서 도입된다. 이 장에서 논의되는 바와 같이, 개인 치료사는 개인 치료사와 집단의 공동치료사로서 이중 역할을 수행할 수 있으며(이러한 것들을 가정하고, 내담자와 미리 논의하기 전에 잠재적 이중 역할들이 주의 깊게 평가되어야 한다), 혹은 체계 치료가 다른 치료사나 공동 치료 팀에 의해 제공될 수 있다("내담자"는 더 큰 집단의 또 다른 구성원으로서 대우하는 집단 치료와 다른 방식으로, 배우자/파트너 및 다른 가족구성원들의 추가로 변화하기 때문에, 커플 및 가족 치료의 관점에서 이러한 것이 바람직하다). 새로운 치료 양상을 추가하는 것에 대한 엄격한 규칙들은 존재하지 않는다. 그러나 내담자가 다른 환경에서 동일한 치료사와 만나는 것에 대해 어떻게 반응하는지, 혹은 추가 치료에 또 다른 치료사를 포함시키는 것이 더 나은지 여부에 특별한 주의를 기울여야 한다. 대부분의 경우, 개인 치료는 추가 치료로 대체되기보다 보완되기 때문에, 1차 치료사와의 유대관계를 약화시키지 않는 것이 고려되어야 한다. 그러나 이러한 양상들은 치료사의 관점에서 구성되며, 목표는 신뢰와 관계 안정성에서의 이득들을 지속하고, 강화하는 것이며, 또한 개인 치료에서 달성되는 증상 완화와 기능 개선으로, 이중 역할이나 나누어지는 충성심을 만들어냄으로써 이러한 성취들을 의도치 않게 약화시키지 않는 것이다.

본문 전체에 걸쳐 강조되듯이, 복합 대인관계 외상이 관계에 끼치는 영향은 심각하며,

그 자체로 복합적이다. 관계의 전체 스펙트럼에 걸쳐 배우자/파트너, 가족, 친구, 동료에 대한 불신, 고립, 갈등, 혹은 보살핌은 지속적인 관계 방식들이다. 따라서 개인 심리치료가 가장 일반적으로 사용되는 접근이기는 하지만, 이러한 내담자들을 서로 함께(즉, 집단 치료), 혹은 주요 파트너(즉, 파트너/커플 치료) 및 가족 구성원들(즉, 개인 및 다 가족 치료)과 함께 하는 치료는 전체 치료 계획에서 고려해야 할 중요한 병행 및 부속 양상이다(Courtois, 2010; Johnson, 1989, 2002). 이러한 각 심리치료들은 전문적 훈련과 전문지식을 필요로 하며, 복합 외상을 가진 내담자들에게 잠재적으로 독자적인 장점들을 제공함에도 불구하고, 치료사에게(혹은 공동치료사에게) 여러 도전들을 제기한다.

집단 치료

특정 수준에서, 집단 치료는 전반적으로 외상 생존자들에게 있어 다수의 혜택들을 갖는다(Foy, 2008; Klein & Schermer, 2000; Young & Blake, 1999). 이는 또한 정기적으로 해리되거나, 해리성 정체감 장애(DID; Fine & Madden, 2000; International Society for the Study of Trauma & Dissociation [ISST-D], 2011)로 진단 받은 사람들을 포함하여, 알렉산더(Alexander), 니메이어(Neimeyer), 폴렛(Follette), 무어(Moore), 하터(Harter) (1989), 쿠르투아(Courtois, 1988, 2010), 포드(Ford), 팔롯(Fallot), 해리스(Harris) (2009), 하니와 하비(Harney and Harvey, 1999), 해리스(Harris, 1988), 멘델손 외(Mendelsohn 외, 2011), 파커(Parker), 폴트(Fourt), 랭뮤(Langmuir), 달튼(Dalton), 클라센(Classen) (2007), 스코트(Scott, 1999)에 의해 설명된 것처럼, 복합 외상 과거를 가진 사람들에게도 그러하다. 집단 치료는 직접적, 경험적으로 대인관계의 문제들을 다루며, "상호 교환"과 실제 상호작용 및 피드백의 고유한 기회를 제공한다. 안전, 존중, 정직성, 프라이버시, 회복에 대한 전념이 규범들로 작동하는 집단의 구성원이 되는 것은 외상을 입고, 수치스러워하는 내담자들에게 너무나 흔하게 발생하는 불안, 거부감, 배신, 부당한 이용, 유기와 싸우는(각각 자신만의 독자적인 방식으로) 동료들을 바라보고, 이야기를 듣고, 또한 이들에게 자신을 보여주고, 이야기를 들려줄 수 있는 기회를 제공한다(Leehan & Webb, 1996). 집단 치료는 과거와 현재에 끼치는 영향에 대한 관점을 얻기 위해 유사한 과거를 지닌 타인들과 함께 할 수 있는 기회, 그리고 유사한 경험들을 가진 타인들의 명백한 지원에 따라 더 진실해지고, 개인적 기억과 자아감을 되찾을 기회를 제공한다. 동료들의 집단이 신뢰성이 있고, 비 착취적이면서, 개인적 성장을 순수하게 지원할 수 있다는 발견이 중요하다.

심리적, 대인관계 성장의 중요한 특징들은 기원 가족 및 기타 피해를 입히는 맥락 및 관계들에서는 지원되지 않는 개성화와 분화를 포함한다. 이러한 것들은 개인 치료에서와 동일한 방식으로 환기시키거나, 개선시키는 것이 어려울 수 있으며, 혹은 아예 불가능할 수 있다. 개인 치료는 보통 일부 생존자들의 경우이기는 하지만, 집단에 관여하기 위한 토대를 마련하며, 내담자들은 권한을 가진 인물들을 신뢰하기보다 스스로와 유사한 타인들을 신뢰하는 경향이 있기 때문에 집단 참여는 개인의 노력에 대한 필연적 전구체이다. 일부는 두려움과 불신이 너무 상당한 나머지, 주요 손상들을 초래하기 때문에, 치료사 및 원가족들과 폐쇄적이고, 개인적인 환경에 있는 것을 상상조차 하지 못한다.

집단 치료는 많은 혜택들을 가지고 있으며, 내담자 교육의 일환이 아닌 사회적, 상호작용 기술들을 배우기 위한 전문화된 맥락을 제공한다(Courtois, 1988, 2010; Klein & Schermerl 2000; Young & Blake, 1999). 그러나 집단은 또한 일부 결점들을 가지고 있으며, 일부에게는 금기된다. 수립된 선별 기준을 바탕으로 한 선별검사가 철저히 교훈적, 교육적인 포맷보다는 개방적 과정 포맷을 가진, 더 구조화된 집단에 적용되어야 한다(표 7.1과 7.2는 외상, 특히 복합 외상에 대한 집단 치료의 혜택 및 금기사항들에 대해 기술한다). 집단 치료에서 발생하는 복합적인 개인 및 상호작용 역학들로 인해, 다양한 집단 모델들에 걸쳐 공동 치료 팀의 이용이 강하게 지지된다. 양 치료사들(최상으로는 함께)에 의해 수행되는 검사 면담은 후보 구성원들을 만나서 평가하고, 질의응답 기회를 제공하는 것이 권장된다. 공동치료사들은 이러한 경험에 준비가 되어 있지 않은, 혹은 충동 및 정서나 행동에 대한 통제 결여, 다른 구성원들과의 상호작용에서 준수와 공격성의 학습된 패턴들에 의해 집단 치료 과정을 저해할 수 있는 구성원들을 선별해야 한다. 검사 면담의 사용은 정보 및 정보에 입각한 동의로 후보 구성원들을 지원하는 치료 전 준비 시간들로 이어진다.

집단 형태

하비(Harvey 1996)는 *외상 치료의 생태학적 모델*이라고 명명했으며, 복합 외상의 개인 치료에 대한 순차적 모델을 따르는 *단계별 과제*(혹은 단계) 모델을 개발했다. 하니와 하비(Harney and Harvey, 1999)는 이후 이 모델을 집단 치료에 적용했으며, 멘델손 외 연구자들(Mendelsohn 외, 2011)은 최근 집단 환경에서 수행되는 2단계 치료를 전문으로 하는 책을 발표했다. 매사추세츠의 케임브리지 병원 폭력 희생자 프로그램(Victims of Violence Program at Cambridge Hospital in Massachusetts)의 연구 인력에 의해 개발된 생태학

표 7.1 외상 생존자들에 대한 집단 치료의 혜택들

- 교육, 동료 역할 모델링, 그리고 집단 지도자로부터의 코칭과 함께 적극적, 효과적으로 동료들과 소통하고, 이해하기 위한 기술들에 대한 연습

- 피해가 전반적이고, 이러한 경험을 한 사람이 혼자가 아니라는 개인적 경험의 공유를 통한 학습, 그리고 이에 따른 낙인과 고립감 타파.

- 생존자들과 이들의 경험들이 모두 고유하지만, 생존자들이 타인들과 많은 공통적 경험 및 딜레마들을 공유한다는 개인적 경험들의 공유를 통한 학습.

- PTSD와 복합 외상 스트레스 장애들이 작용되었지만, 이제 변화될 수 있는 적응들이라는 것에 대한 학습.

- 생존자인 것은 사실이지만, 이것이 수치심의 원천은 아니라는 것에 대한 학습.

- PTSD 및 관련 외상 스트레스 장애들은 개인이 "가지고 있는" 조건이지만, 치유 불가능한 질환이 아니며, 또한 개인 "그 자체"에 대한 규정도 아니라는 것에 대한 학습. 학대는 개인과 동일시되지 않는다.

- 다양한 정서들을 광범위한 관계 시나리오들에서 표현하고, 조절하는 경험 및 학습.

- 이러한 정서들을 확인하고, 구별하고, 명명하고, 조절하는데 있어 집단 지도자 및 다른 집단 구성원들에게서 받는 치료 지도와 동료 역할 모델링.

- 구성원들이 경험을 공유하고, 신체 자각 기술들을 연습하는 경험적 활동들을 통해 신체 각성을 조절하는 기술들의 학습 및 연습.

- 적극적인 경청과 동료 및 집단 지도자가 공감적으로 경청해주는 것을 통한 자아와 타인들에 대한 공감 발달.

- 관계 문제들의 관리와 해결에 적용할(집단 내부와 외부에서) 관계 및 사회적 문제 해결 기술들의 학습 및 연습

- 개인적 괴로움과 고통에 대해 말로 표현하는 방법의 학습 및 비난, 의존에 대한 장려 및 "아픈 사람"의 역할 유지 없이 싸움에 대한 타당성 확인 달성,

- 다른 생존자들의 회복력에 의해 영감을 받고, 가치 있고 만족스러운 삶을 달성하려는 개인적 노력이 마찬가지로 타인들에게 영감을 줄 수 있다는 것에 대한 학습.

- 집단 내에서 단지 괴로워하거나, 생존하는 것이 아니라, 복합 대인관계 역학들이 논의되고, 해결될 수 있다는 것에 대한 학습. 성인들은 어린 시절에는 이용할 수 없었지만, 사회적 상황들에서 문제 해결에 적용할 수 있는 자원, 권리, 역량들을 가지고 있다.

표 7.2 개방적 과정 집단에서 구성원에 대한 금기사항들

- 강렬한(그리고 초기에는 통제할 수 없는) 불안, 해리, 혹은 우울증 반응 및 홍수, 무감각 및 과잉 각성의 강한 외상 후 증상들(더 빈번하거나, 약한 반응과 반대되는) 없이 학대 및 외상 경험에 대해 논의하는 능력의 결여
- 정서 조절 및 자기 진정 능력의 결여
- 강한 충동 성향을 통제하는 능력의 결여
- 대인관계 공격성을 통제하는 능력의 결여
- 대인관계 요구들, 집단 참여에 필요한 공유를 용인하는 능력 결여, 혹은 집단 치료 성공 가능성에 대한 매우 부정적인 지향
- 활성화되는 정신병
- 활성화되고, 통제되지 않는 해리, 그리고 해리성 정체감 장애와 연관된 자기 상태들의 통제되지 않는 전환
- 적극적 위험 감수 및 심각한 자해
- 적극적 살해 충동 및 자살 충동
- 인정되지 않는, 혹은 치료 중인, 그리고 심각한 개인적 위험을 초래하는 적극적이고, 심각한 약물 남용 및 기타 중독 과정
- 변화 동기 결여
- 자기 공개에 대한 높은 두려움
- 타인들의 이야기를 듣는 것에 대한 높은 두려움
- 높은 정도의 부인
- 편집증, 반사회적 인격 및 높은 자기도취/경계성 인격 및 행동 패턴들
- 기타 개인적 주의사항 및 상황들

적 모델인 외상 회복 집단과 다른 유사한 집단 모델들은 동기 구축, 치료 목표 개발, 치료를 저해하는 행동들의 확인과 수정(후자는 리네한[Linehan, 1993]의 DBT 모델에서 적용됨)을 지향하는 치료 전 집단으로 시작한다.

해리스(Harris, 1998)는 만성 정신병을 가진 여성들을 집단 환경에서 치료하기 위한 외상 회복과 역량강화(Trauma Recovery and Empowerment-TREM)를 개발했다. 대부분 집단들의 지속기간은 6개월에서 1년으로 비교적 단기간이지만, 정신역동 형식의 일부 개방적 과정 집단들은 몇 년 동안 지속될 수 있다. 더 장기간의 집단들은 명백히 관계 방식들과 신념들에 대한 심층 분석의 더 많은 기회를 제공한다. 그러나 중간 범위의 지속기간을 가진 집단들이 가장 효과가 있는 것으로 확인되었다. 일부 집단들은 동질의 인구집단(예, 근친상간 피해자들, 남성 혹은 여성 생존자들, 강간 피해자들, 성직자 학대 피해자들, 청소년 피해자들, 난민 인구집단 및 문화 집단)을 치료하도록 구성되는 반면, 다른 집단들은 더 이질적으로(예, 성별이 혼합된 아동 외상의 성인 생존자들, 알코올중독자인 성인 아이들) 구성된다.

외상을 입은 개인들과 특히 복합 외상 과거를 가진 개인들에 대한 많은 집단 치료 모델들을 현재 다양한 치료 환경들(즉, 입원환자, 거주치료, 주간치료, 정신건강기관, 개업의)에서 사용하기 위해 이용할 수 있다. 집단들은 과잉 자극을 쉽게 초래하는 방식으로 내담자들의 감정들을 강하게 만들 수 있기 때문에, 치료사들이 구성원들 사이에 관계 역학과 집단의 내용 및 강조점의 관점에서 오직 관용 범위 내에 있는 집단들에 내담자들을 참여시키는 것이 중요하다.

많은 다른 연구자들과 마찬가지로(Courtois, 2010), 하니와 하비(Harney and Harvey, 1999)의 단계 지향 모델에서, 1단계 목표들을 충족시키기 위해 구성되는 집단들은 높이 구조화되며, 교육적/교훈적 형태로 제시된다. 이러한 집단들은 개방적 과정 포맷이 아니다. 구조는 어떤 정서이든 발생되는 것을 제한하고, 억제한다(그러나 억압하지는 않는다). 이러한 구조화된 집단들에서, 내담자들은 외상 및 외상 스트레스 반응들과 학습 기술들에 대해 배운다. 이들은 집단 치료시간들 사이에 평가지를 작성하고, 치료 과제들에 참여하도록 요청받을 수 있다. 이러한 것은 다음 치료시간에 보고하게 되며, 이후 다른 구성원들과 논의하거나, 기술들을 연습하고, 혹은 집단 환경에서 역할극에 참여한다. 집단 논의는 또한 주제와 쟁점들을 중심으로 구성될 수 있다(간혹 강연, 관련 주제에 대한 독서, 혹은 집단 구성원들에 의해 제안되는 주제에 대한 반응으로).

일단 내담자들이 정서 조절 능력을 갖게 되고, 이들의 삶이 점차 안전해지고, 안정되는 경우, 집단에서 이들의 참여는 더욱 개방형이 되며, 보통 지향되는 과정이 뒷받침된다. 개방적 과정 집단은 최소한의 구조와 개방적 논의 포맷에 의해, 일반적으로 과도하게 자극을 주며, 조절되지 않는 내담자의 관용 능력을 넘어선다. 개인 치료와 마찬가지로, 일부 내담자들은 빠르게 완수하거나, 전체적으로 기술 구축을 생략하고, 직접 처리 과정 집단으로 옮길 만큼 충분한 기술과 자원들을 가지고 있다. 더 조직화된 일부 치료 프로그램들(토론토 여성 병원의 여성 학대 회복 프로그램(Women Recovering from Abuse Program-WRAP)과 같은, 이후에 논의됨)은 매우 구조화되어 있기 때문에, 내담자는 다음 치료 단계로 이동하기 전에 입문 기술 구축 집단을 숙달하고, 완수해야 한다. 내담자들이 원래 집단에 남아 있든, 혹은 다른 구성원들이 있는 완전히 새로운 개방적 과정 및 구조화된 집단으로 들어가든, 모든 내담자들은 교훈적 초점을 넘어서지만, 이를 완전히 버리지는 않는 포맷에서 서로와 상호작용하는 더 많은 기회를 갖게 된다(일부 처리 집단들은 주제와 집단 구성원들에게 적용되는 방식, 구성원들의 관계, 이들의 삶을 중심으로 조직되며, 일부는 기술 구축과 역할 연기에 지속적으로 초점을 맞춘다). 개방적 과정은 상호작용의 더 많은 기회를 허용하고, 구성원들 사이에, 그리고 구성원들과 공동 치료사들 사이에 관계 역학 및 패턴들에 증가된 주의를 기울인다. 시간이 지남에 따라, 개인 치료에서와 마찬가지로, 2단계에서 집단들은 공동 치료사 팀 및 다른 집단 구성원들의 도움과 지원을 받아, 외상 경험에 대한 기술, 처리, 해결을 지향하게 된다. 모든 구성원들은 서로 주고받는 것이 불편할 때조차, 집단 상호작용의 일환으로 "상호 교환(주고받기)"을 장려 받는다. 구성원들은 보통 받는 입장에 있기보다 주는 역할 및 지원적 역할에 있는 것을 더 익숙해 한다. 관련된 맥락에서, 보통 대가로 받는 것보다 타인들에 대한 친절과 이해를 확대하는 것이 훨씬 더 쉬우며, 이에 따라 이러한 불균형이 관찰되고, 질의되고, 논의될 수 있다.

3단계 집단들은 개인 치료와 병행하여, 외상 후 삶의 조직과 관계에 초점을 맞추며, 단순히 2단계 집단의 연장이 되거나, 혹은 다른 강조점 및 과제들을 가진 전체적으로 새로운 집단으로 조직될 수 있다. 2단계 집단들과 마찬가지로, 3단계 문제들을 다루는 집단들은 일반적으로 더 개방된 포맷을 포함하는 반면, 일부는 주제 및 쟁점들, 혹은 특정 치료 과제들 및 기술들을 중심으로 구조화된다. 일부 프로그램들의 경우, 이 치료의 시점에는 더 이질적 치료 집단들에 참여하는 것이 권장된다.

예상과 기본 원칙

처음부터(그리고 새로운 구성원들을 포함하게 되는 매 치료시간마다), 치료사들은 프라이버시와 고유 경험들 및 관점들이 보호되고, 타인들에 의해 존중될 것이라고 내담자들이 안심하는 집단에 대한 기대를 명확히 밝혀야 한다. 프라이버시와 비밀보장은 필수적이지만, 비난으로부터 자유로운 것 또한 동등하게 중요하며, 불행히도 이것은 일부 집단들에서는 규범이 아니다. 개인 구성원들은 타인들과 상충되는 다른 의견이나 신념들을 가질 수 있지만, 이러한 갈등은 특정 개인이나, 개인의 경험 및 관점이 열등하거나, 잘못된 것으로 다루어지고, 혹은 인신공격 식으로 공격을 받는 갈등이 아니라, 항상 타당한(그리고 유익한) 개인적 차이들의 갈등이 되어야 한다. 구성원들은 피드백, 비판, 조언 제공, 그리고 피드백과 주장으로 터득한 기술들을 구별하는 법을 배워야 한다. 또한 자신의 회복에 책임을 지는 집단 구성원들의 규범이 권장되며, 집단 구성원들은 감정들 및 집단 과정에 초점을 맞추는 대신 서로 문제 해결에 참여하고, 조언을 제공하지 않도록 해야 한다(표 7.3 참고).

이 점에 부합하여, 신뢰는 집단 치료에서 경험적으로 다루어질 수 있는 중요하고, 보편적인 쟁점이다. 지도자들이 일관되게 매우 타당한 논의 주제로 강조하는 것이 중요하지만, 부정적이거나(예, "어떤 사람도 신뢰받을 수 없다"), 긍정적(예, "모든 사람은 무조건적으로 타인들을 신뢰해야 한다") 방향으로 앞서가는 결론을 강조해서는 안 된다. 실제로, 구성원들이 이러한 결론들 중 어느 쪽으로 갈지, 그리고 특정 상황들에서는 양쪽 관점들이 맞을 수 있지만, 다른 상황들에서는 그렇지 않을 수 있다는 것에 대한 논의는 집단이 과정에 걸쳐 빈번하게 다시 논의할 수 있는 중심적이고, 매우 생산적인 초점이 될 수 있다.

논의된 바와 같이, 복합 대인관계 외상은 권한을 가진 인물들에 대한 깊은 불신을 초래하며, 이러한 입장은 이러한 인물들에 의해 구제되고 싶고, 부모처럼 살아야 하는 것에 대한 부담에서 벗어나고 싶다는 갈망과 동시에 함께 발생할 수 있다. 집단 치료에서, 공동 치료사들은 구성원들이 형제들에 대한 대리인이 됨에 따라 갖게 되는 부모들에 대한 역전이 반응들과 이러한 부모에 관한 전 범위의 감정들(9장 참고)을 대두시키는 역할을 할 수 있다. 일부 내담자들의 경우 다른 동료들의 지원적 존재 하에서 부모 및 다른 가족구성원들과 관련된 문제들을 헤쳐 나가는 것이 별로 두렵지 않은 일일 수 있다. 다른 내담자들의 경우, 개인 치료의 프라이버시 내에서 이러한 문제들을 처리하는 것을 선호할 수 있다.

공동 치료사들은 집단에서 구성원들 사이에 역학들을 분석하고, 구성원들이 이러한 역학들을 이해도록 돕는 책임을 가지고 있다. 예를 들어, 부모화된 내담자는 의도적으로, 혹은 무심코 보살피는 사람, 보호자, 혹은 타인들에 대한 구원자의 익숙한 역할을 가정함으로써 개인적 문제들을 다루는 것을 회피할 수 있다. 간혹, 이러한 행동은 "제 3의 지도자"(즉, 지도자와 경쟁하는 입장을 발전시키며, 높이 연마된 부모의 역할과 일치하도록 상징적으로

표 7.3 집단 기본 원칙 샘플

이 집단의 구성원이 된 것을 환영하며, 귀하와 함께 협력하게 되길 기대하고 있습니다. 집단들은 "참여 규칙들", 혹은 기본 원칙들이 명시될 때 최상으로 기능할 수 있습니다. 다음은 이 집단의 요건으로, 집단이 이러한 요건들을 변경하고자 결정힐 때가지 효력을 갖습니다. 우리는 귀하가 구성원으로 있는 동안 이러한 요건들을 준수하는 것에 합의할 것을 요청 드립니다. 일정 시간이 흐른 후, 귀하 및 다른 집단 구성원들이 집단의 특정 필요들에 따라, 그리고 귀하와 다른 구성원들이 집단의 기능 방식에 대해 더 소유 의식을 갖게 됨에 따라, 이러한 원칙들의 변경을 원할 수 있을 것입니다. 그러나 이러한 지침들 중 일부는 주 법, 혹은 기타 전문 표준들로 인해 협상이 불가능하다는 것에 주의하십시오. 이 집단의 공동 지도자로서, 우리는 이러한 문제들이 논의 될 때 요건들에 대해 알려 드리겠습니다.

비밀보장. 프라이버시와 비밀보장은 이러한 집단에서 매우 중요한 문제입니다. 집단 이외에, 선택한 사람 누구와도 자신의 경험들에 대해 논의할 수 있지만, 어떤 논의도 *다른 집단 구성원들의 프라이버시와 정체성을 완벽하게 보호해야 합니다.* __________주 법은 이에 대해 명확한 입장을 가지고 있습니다. 집단 환경 외부에서 또 다른 구성원을 마주하게 되는 경우, 역시 비밀보장을 존중해야 합니다. 예를 들어, 누군가 다른 사람과 함께 있을 때, 상호 집단 구성원이 자시 소개를 하더라도(그러나 동료 집단 구성원이라는 소개가 아닌), 비밀보장을 위협할 수 있으므로 그에 대해 언급하거나, 소개하지 않아야 합니다.

참석. 지속적인 참석은 안정성과 안전을 발전시키며, 구성원들 사이에 신뢰를 강화합니다. 규칙적이지 않은 참석과 불참은 보통 포기, 혹은 회복 노력의 중요한 요소들인 안정성과 일관성에 대한 무시 및 반대의 징후로 해석됩니다. 본 집단에 들어가는 조건으로, 귀하는 지속적인 참석을 위해 헌신한다는 것에 합의해야 합니다. 수행이 어렵다 하더라도(정서적으로, 혹은 기타 이유에 의해), 모든 치료시간들에 참석하기 위해 노력을 기울여 주십시오. 본 집단 모델의 구조는 논의 참여가 더 쉽도록 만들기 위해 개인적 의미를 논의하기 전, 먼저 소재에 대한 지적 이해를 얻는 것을 허용하도록 설계됩니다. 하나의 치료 시간에 소재는 지난주의 소재를 바탕으로 하며, 치료시간들을 놓칠 경우, 소재의 순서와 집단 포맷이 구축되는 구조를 놓치게 될 것입니다. 또한 다른 집단 구성원들과의 "맥락도 끊기게" 될 것입니다. 우리는 무단으로, 혹은 과도하게 참석하지 않는 것에 대해 귀하와 후속 논의를 하게 될 것입니다. 특정 외부 상황들로 인해 이러한 책무를 유지하기 어렵거나, 불가능한 경우, 이러한 상황들을 우리와 논의하고, 집단 논의를 위해 제기하십시오. 참석하지 못하는 것이나, 집단 치료 중단에 대한 타당하고, 피할 수 없는 이유들이 있더라도, 모든 치료시간들에 대해 지불이 청구되고, 지불을 해야 할 의무가 있다는 것에 유의하십시오.

본 집단 구조에 대한 추가사항

참여와 소통. 최대한의 능력으로 참여하고, 수행이 불편할 때조차 집단에서 소통하기 위해 노력하십시오. 쉽게 말로 표현할 수 없다고 느끼는 경우, 이 사실일 집단에 알리십시오. 공동 지도자들과 다른 집단 구성원들이 집단 과정의 일환으로 귀하의 의견과 감정들을 정기적으로 서술하도록 격려할 것입니다. 이는 귀하의 가족 및 기타 환경에서 소통이 다루어지는 방식과 매우 모순될 수 있으며, 처음에는 낯설거나, 모순된다고 느낄 수 있습니다. 편안해질 때까지 말할 기회를 거부할 수 있지만, 언어적으로 참여하기 위해 초과 시간을 들이도록 장려 받게 될 것입니다.

집단은 피드백의 상호 교환을 위한 장소로 설계됩니다. 문제 해결과 조언 제공은 보통 문제들과 논의를 피하기 위한 방법들입니다. 피드백은 사려 깊고, 적극적이며, 비공격적인 방식으로 개인적 성찰과

표 7.3 *(계속)*

탐구를 하기 위한 정보 제공을 포함합니다. 조언 제공은 보통 사람들에게 문제를 해결하는 방법에 대해 이야기하는 것을 포함하며, 보통 탐구를 중단시키는 영향을 끼칩니다. 조언 제공에서 방향을 돌려, 피드백과 반응을 주고, 받는 것에 참여하는 것이 권장됩니다.

분노의 감정은 때때로 특별한 소통 문제를 제기합니다. 공격적이지 않고 분노를 표현하는 것은 가능합니다. 구성원들이 자신이 이야기하는 것이 분노, 비난의 반응 및 판단 없이 받아들여지리라는 것을 알고 있는 경우, 참여는 강화됩니다. 집단 지도자들은 소통이 적대적이고, 공격적인 경우에 중재할 것이며, 다른 구성원들에게 피드백을 제시하도록 요청할 것입니다. 적대감, 수동적인 공격성, 혹은 보복 없이, 상호작용할 수 없다는 것이 명백해지는 경우, 집단을 떠나도록 요청 받거나, 혹은 외부 부속 훈련(분노 및 공격성 관리)에 참여하는 것을 요청 받을 수 있습니다.

귀하가 압도되는 것을 발견하는 경우, 우리는 먼저 집단에서 지원을 받는 소통을 하고자 노력하거나, 강도를 명확히 하거나, 혹은 초점을 변화시키도록 요청합니다. 방에 머무를 수 없다고 느끼는 경우, 우선 나가야 한다는 것을 집단에 이야기하고, 대기실이나, 화장실로 가거나, 그렇지 않을 경우 방 주변에 머무릅니다. 일단 다시 편안해지면, 집단 시간이 끝나기 전에 집단으로 돌아가십시오. 그냥 떠나서는 안 됩니다. 소통 없이, 갑자기 나가는 것은 다른 구성원들에게 불안과 포기의 감정들을 초래하게 됩니다.

유머는 다루어지는 주제의 무거움을 가볍게 하기 위한 수단으로 권장됩니다. 그러나 때때로 유머는 말을 자르거나, 빈정대는 방식으로 사용될 수 있습니다. 우리는 따뜻하고, 지원적인 유머를 권장합니다.

학대 경험에 대한 생생한 논의와 정서 배출. 집단 치료의 일환으로 귀하의 학대 경험들을 상세하게 논의하는 것이 권장됩니다. *그러나 학대와 피해에 대해 이렇듯 상세하게 들을 수 있는 능력, 준비, 혹은 의지와 관련하여 다른 구성원들로부터 허가를 받을 때까지 생생한 회상은 삼가주십시오.* 생생한 묘사는 때때로 압도적인 영향을 끼칠 수 있으므로, 누군가 상세하게 묘사하고, 학대 경험을 상기하면서 강렬한 감정을 표출하기 전에 생생한 묘사를 듣는 것에 대해 다른 구성원들에게 동의를 구해야 합니다. 우리는 집단 과정의 일환으로 학대 경험의 묘사와 정서적 표출을 권장하지만, 이와 함께 조절과 계획을 권장합니다. 공동 지도자들은 정서적 표현과 정서 관리 기술들에 대해 가르칠 것입니다.

경계. 특히 학대를 수반하는 외상은 개인적, 정서적 경계들에 대한 침해입니다. 따라서 경계들의 확인과 유지는 중요한 통제 문제입니다. 다음은 경계들과 관련된 기본 원칙들입니다.:

신체적 접촉. 신체적 손길이나 접촉은 외상/학대 생존자들에게 있어 어려운 문제가 될 수 있습니다. 접촉이 절대적으로 금지되는 것은 아니지만, 허가를 받은 후에만 일반적으로 안심시키는 손길을 내밀어야 하며, 이것은 짧은 시간 동안으로 제한되어야 합니다. 이해 가능한 일이지만, 일부 구성원들은 특정 신체적 접촉에 대해 불편함을 느낄 것이며, 접촉을 거부할 것입니다. 이것은 이들의 특권입니다(귀하의 특권이기도 합니다). 또한 집단 내에서 타인들의 신체적 경계들에 대한 인식을 유지해주시고, 타인들의 "개인적 봉인(personal envelopes)"을 침해하지 않고자 노력해 주십시오.

집단 외부에서의 접촉. 여기에서 사용되는 집단 모델 내에서, 집단[허용되지 않는]과 별도로 외부에서의 우정 및 관계들의 발전은 허용되지만 몇 가지 경고사항들이 있습니다.:

표 7.3 *(계속)*

1. 초기에 집단 환경 외부에서 상호 지원을 제공하도록 이루어지는 접촉들과 외부 접촉을 갖는 개인들에 의해 삶과 치료 문제들에 관한 직접적 논의가 이루어지는 것은 권장되거나, 혹은 권장되지 않습니다.
2. 외부 접촉을 갖는 사람들은 제한적인 방식으로 이를 수행해야 합니다(즉, 집단 외부에서 과도하게 관계를 맺거나, 혹은 특별하거나, 배타적인 우정을 발전시켜서는 안 됩니다). 구성원들 사이에서 친밀하고, 특히 성적인 접촉의 발전은 명확히 금지됩니다.
3. 외부 접촉들은 다른 구성원들에게 비밀이 되지 않도록 집단 내에서 공개됩니다.
4. 집단 외에서 다른 구성원들의 문제에 관한 논의는 금지됩니다.
5. 모든 집단 구성원은 집단 외부에서 타인들과의 접촉을 거부할 권리가 있습니다.
6. 공동 지도자들은 자신들의 의견에 따라, 이러한 외부 접촉이 집단 과정을 저해한다고 생각되는 경우 이러한 기본 원칙을 변경시킬 권리를 가지고 있으며, 집단 구성원들은 이러한 변경을 준수하는데 동의해야 합니다. 구성원들은 자살 충동 및 생각들, 혹은 자해 행동과 같이 또 다른 집단 구성원의 안전이 우려되는 경우, 공동 지도자들에게 알려야 합니다. 이러한 치료사에 대한 전달은 배신의 행위가 아니라, 또 다른 구성원에 대한 적절한 관심과 안전 유지에 해당하는 것입니다. 모든 구성원들이 이에 동의해야 합니다.

모임들 사이에 구성원들 간에 소통. 또 다른 문제는 치료시간들 사이에 전화 및 이 메일, 혹은 메시지 접촉을 갖는 구성원들과 관련됩니다. 이는 구성원들 사이에서 이러한 정보의 자발적 교환인 경우에 허용되며[그렇지 않은 경우 허용되지 않으며], 위에 언급된 제한들을 준수해야 합니다. 구성원들은 모든 종류의 외부 접촉에 참여하는 것을 거부할 권리가 있습니다. 이 메일 및 문자 메시지의 비밀은 보장되지 않으며, 따라서 소통에 대한 재량이 요구된다는 것에 유의하십시오. 공동 치료사들은 모든 집단 이 메일 서신에 포함되어야 합니다.

구성원들 사이에, 혹은 구성원들과 공동 지도자(들) 사이에 대립. 모든 관계들은 의견불일치, 강한 감정들, 대립의 가능성을 가지고 있습니다. 가장 중요한 문제는 대립을 회피하지 않고, 대신 일부 공통적인 집단 해결에 도달될 때까지 존중하며 소통하는 것입니다(잠재적으로 대립이 가열되는 방식이라 할지라도). 이 집단 모델의 구조는 논의 주제들 및 정서들의 포함을 제공하도록 설계됩니다. 책임의 일환으로, 공동 지도자들은 문제들이 발생할 때 소통을 촉진하고, 존중하는 갈등 해결을 추구할 것입니다.

집단 규범으로서 생존 기술들의 인정. 여러분 각자는 다양한 대처 및 생존 기술들을 사용하여 매우 힘든, 학대 상황들에서 살아남았습니다. 우리가 대처 전략들의 변화들을 제안할 수 있지만, 그럼에도 우리는 이러한 것들과 각 구성원의 강점을 인정하고, 지원하는 것을 권장합니다. 우리는 또한 긍정적인 경험, 관계, 정서들을 당연한 것으로 지원할 것입니다.

문제 대처. 귀하 및 귀하와 가까운 누군가가 예를 들어, 자해 행동, 약물, 음주, 섭식 장애, 공격성, 구역화(zoning) 및 거리두기, 혹은 무분별한 성적 행동과 같이, 오래된 부정적 대처 방식들로 귀하가 되돌아가는 것을 인식한 경우, 귀하가 지원을 받을 수 있도록, 귀하, 혹은 귀하의 지인들은 가능한 빨리 치료사, 집단의 공동 지도자들, 그리고 집단에게 알려야 합니다. 공동 지도자들은 이러한 행동의

표 7.3 *(계속)*

촉진 요인들을 판단하고, 부적응 대처를 대체 행동들로 바꿀 것을 요청할 것입니다. 이들은 또한 확인과 지원의 기회를 제공할 것입니다.

집단 공동 치료사의 역할과 책임. 우리의 책임은 정보 제공 소통 및 그룹 과정의 촉진, 구성원들에게 피드백 제공을 포함합니다. 우리는 또한 정서적, 신체적 안전을 모니터하고(이는 공동 치료사들뿐 아니라 모두의 책임입니다), 간혹 공격적이 되거나, 달리 안전해보이지 않는 경우, 집단 과정 및 논의를 중단시킬 것입니다. 우리는 우리와 구성원들 사이에 개방적 소통을 장려하며, 명확하고, 개방적이며, 존중하는 소통을 모델로 보여주고자 시도할 것입니다.

공동 치료사의 부재. 간혹, 한 명, 혹은 다른 공동 지도자가 예정된 모임에 불참할 수 있습니다. 우리는 사전에 이에 대해 통보할 것이며, 구성원들은 단 한 명의 집단 지도자가 참석 하게 될 치료 시작에 나올 것인지 여부를 결정할 수 있습니다. 우리는 단 한 명의 치료사가 참석하더라도, 집단의 연속성을 위해 집단 치료시간이 열리기를 바랍니다. 그러나 두 명의 공동 지도자들이 모두 참석하는 것이 주요한 경우들이 존재할 수 있습니다.

1차 치료사, 심리학자 및 다른 협력 전문가에게 정보 공개. *귀하의 1차 치료사, 심리학자 및 기타 관련된 협력 전문가에 대한 정보 공개 양식은 이 집단 참여에 대한 조건입니다.* 우리는 오직 응급 상황의 경우에만, 혹은 우리가 치료 협력이 필요하다고 간주하는 경우에만 외부 치료사에게 연락할 것입니다. 허가를 철회하는 것은 귀하의 권리입니다. 철회하기로 선택하는 경우, 우리는 귀하의 집단 치료 참여를 종료할 선택권을 가지고 있습니다.

형제 "세대"에서 성인 "세대로 옮겨가는")의 가 되며, 집단 지도자와 대립하는 위치에 놓을 수 있으며, 혹은 다른 구성원들 사이에 불화를 조장하고, 지도자의 역량 및 권한에 도전할 수 있다. 확인되고, 논의될 때, 이러한 역학은 해당 내담자와 다른 집단 구성원들이 자신들의 애착 방식과 습관적 역할들(그리고 권한을 가진 인물들에 대한 이들의 불신)이 현재 관계에서도 어떻게 지속되는지 인식하게 되는 기회가 될 수 있다. 이러한 종류의 논의들은 부분적으로 불신하는 구성원이 모든 구성원들의 안전을 보장하려는 시도, 즉, 치료사들에게 지속적인 시험들을 초래하는 입장을 무비판적으로 확인하는 공동 치료사의 능력에 달려있다. 이러한 재구성을 사용함으로써, 구성원들이 다른 역할들을 경험하도록 내버려두고(예, 항상 책임지는 입장이 아니라, 다른 사람들의 보살핌과 보호를 받는 입장이 되는 것), 실제로 반응적이고, 신뢰를 받아 마땅한 권한을 가진 인물과의 상호작용이 이루어지도록 하려는 특정 의도에 따라, 집단 과정은 불신하는 구성원의 적응적 목표들에 초점을 맞출 수 있으며, 모든

구성원들이 외상 후 역할과 재현들을 인식하고, 재평가하도록 도울 수 있다.

복합 외상에 대한 집단 치료는 집단 상호작용 내에서 종종 간접적, 혹은 상징적 형태로, 외상 경험들, 적응들, 관계들의 많은 재현들을 포함한다. 논의가 특정 기억의 처리를 포함하지 않을 때조차, 공동 치료사들은 집단 구성원들이 집단 논의과정에서 하게 되는 노출의 강도와 다른 사람들의 이야기를 듣는 것에 따른 반응을 적절한 수준으로 맞추고, 현재에 출현하는 것들에 대한 과거의 가능성 있는 선행사건을 확인하도록 유의하고, 도와줄 준비가 되어 있어야 한다. 집단 치료에서 특정 외상 기억들을 다시 이야기하도록 명확하게 장려할 것인지 여부에 대한 확실하고, 견고한 판단이 존재하지 않는다 하더라도, 모든 구성원들(공개하는 사람 혹은 듣는 사람/증인)이 정서적인 홍수 상태가 되는 것을 피하도록 집단 지도자들이 도와주는 것이 중요하다. 집단에서의 공개와 논의는 6장에서 설명된 홍수의 치료 절차와 동일하지 않다.

집단 치료는 일반적으로 외상 사건들에 대한 강렬한 카타르시스를 제공하는 노출들에 대해 설계되지 않지만(앞서 주목된 바와 같이, 비록 이러한 일이 자발적으로 발생할 수 있고, 노출하는 내담자가 분출하고, 확인을 받는 것이 가능하도록 집단 구성원들의 지원이 중요할 수 있지만), 외상 처리 활동들을 포함하는 더 새로운 집단 모델들이 개발되었다(특정 초점이 최근 발표된 치료 서적들에서 논의된다. Lubin과 Johnson, 2008; Mendelsohn 외, 2011). 그러나 집단에서는, 신중한 계획 및 정보에 입각한 모든 구성원들의 동의에 따라 공개 활동이 착수되지 않는 한, 공동 치료사들은 공개하는 구성원이나 다른 구성원들에게 PE의 본질적 구성요소이자, 개인 치료에서 수행되는 홍수 프로토콜인 신중한 1대1 지도 및 지원을 제공하는데 애를 먹을 수 있다. 집단 구성원들은 자신이 공개하는 사람이든, 혹은 듣는 사람이든, 강렬한 외상 기억의 공개에 따라 압도되고, 부담을 갖게 되고, 포기하게 되거나 침해될 수 있다. 따라서 집단의 기본 원칙들은 외상에 대한 생생한 묘사가 사전에 합의되어야 하며, 노출과 그에 따른 정서적 반응이 가능한 정도로 조절되어야 한다는 것을 명시해야 한다.

생생한 소재는 오직 다른 구성원들의 허가에 따라 제시되어야 하며, 특정 구성원이 정서적으로 압도되는 경우, 적절하게 중단되어야 한다. 우리의 경험상, 세부 내용에 대한 설명 전에 허가를 구하는 것은 보통 구성원들이 이를 견디기에 충분하다. 기억 노출과 정서 반응을 비롯하여, 과정의 필수적 부분으로 PE를 도입하는 집단 모델들(Mendelsohn 외, 2007, 2011)과 이러한 접근을 조사하는 연구들의 예비 임상 발견들(Ready 외, 2008)은 가능성을 보여준다. 이러한 발견은 PE가 과정 내 문제 해결 접근보다 더 효과적이지 않다는 것을 보여준 이전의 대규모 연구 결과(Schurr 외 2003)와 대조된다. 레디(Ready)와 동료들(2008)은 외상 기억 노출 작업이 집단 논의의 부분이라기보다, 주로 집단 구성원들 중 개인 기반으로 이루어지는 치료법을 설계했다. 집단 구성원들은 차례로 돌아가면서 과거 외상 사건에 대한 상세한 설명을 공유했으며, 이러한 설명들은 녹음된 후, 치료시간들 사이에 반복적으로 들려주었다(각 녹음은 오직 해당 내담자의 것만 녹음한다). 집단 치료시간들은 집단 구성원들이 자신의 외상 경험들 및 다른 사람들의 경험에 대한 안전한 정서 처리를 위한 기술들을 습득하도록 돕는 교육에 초점을 맞추었으며, 이에 따라 이들이 가정 기반 노출 치료 활동들을 수행하는데 있어 서로를 지원하는 것을 가능하게 했다. 멘델손(Mendelsohn) 외 연구자들(2011)의 모델은 다른 접근을 이용했다. 이것은 매우 개인화된 목표 수립과 전체 집단의 관계 맥락 내에서 외상 서술의 처리를 포함했다.

토론토 여성 병원의 여성 학대 회복 프로그램(Women Recovering from Abuse Program-WRAP)의 연구 정보는 또 다른 관련 모델에 대해 예비 연구 뒷받침을 제공한다. 이 모델은 순차적, 위계적으로 적용되는 다양한 유형의 과제 지향 집단들을 포함하는 고도로 조직화된 6주간(매일 참석을 요구하는)의 외래환자 집단 치료 프로그램이다. 연구자들은 외상 후 증상들의 변화와 매우 중요하게, 집단 구성원들의 애착 방식 변화들(불안정한 것에서 "안정을 확보한" 것으로)을 기록할 수 있었다. 이러한 전문적 치료 프로그램에 대한 설명은 파커(Parker) 외 연구자들(2007)의 연구에서 볼 수 있으며, 이 모델에 대한 추가 연구들이 현재 진행 중이다.

집단이 어떻게 수행되든, 종료에 대한 규범은 수반된 손실과 달성한 이득들을 논의하는데 시간을 보내는 것이다. 개방형 집단들에서, 치료시간은 떠나는 집단 구성원이 집단 치료와 자신의 참여에 관한 감상을 표현하고, 답례로 피드백과 작별 인사를 받을 수 있도록 준비된다. 일부 구성원들은 이러한 작별 시간들과 상실 및 유기의 감정들이 표면화되는 것을 회피하고 싶어 하는 경향이 있기 때문에, 작별인사를 하는 것은 중요하며, 권장된다. 개인 치료와 마찬가지로, 집단 치료 계약(사례로 그림 7.1 참고)은 통지 없이 갑자기 떠나지 않는 것과 결론과 마무리 기회를 제공하도록 마지막 치료시간에 참석하는 것에 대한 내담자의 합의를 포함한다. 일부 구성원들은 사망, 이혼, 사산 등과 같은 의미 있는 상실들에 대한 묵살, 불인정 및 비 논의가 규범이었던 기원 가정에서 결코 끝맺음을 배우지 못했다. 이러한 회피에 반대하고, 대신 지원적 맥락 내에서 상실이나 유기의 감정들을 경험하는 것은 전체 치료 목표와 계약을 준수하는 것이다.

이러한 집단들의 구성원들은 더 높은 내적 명확성, 희망, 역량강화, 자존감, 그리고 유사한 경험을 가진 타인들에 의해 받아들여지는 것과 연관된 소속감을 발전시키기 위해 동료들이 모이는 것을 존중하고, 확인하는 맥락 내에서 일관적으로 "자신의 목소리를 발견하고", "자신의 이야기를 들려줄 수" 있는 것에 대한 중요성을 지지한다(Courtois, 2010; Fallot & Harris, 2002; Mendelsohn 외, 2007, 2011). 상호 지원 및 이해의 맥락 내에서 현재 행동 및 관계들에 끼치는 과거의 영향에 대한 논의들과 함께, 핵심 기억들에 대해 신중하게 공개하고, 성찰하는 기회는 "관용의 범위" 내에서 수행될 때 더 큰 효과를 갖게 된다. 공동 치료사들은 "스토리에 대해 이야기하는 것" 만큼 성찰적 과정을 장려함으로써, 정서적 처리에 대한 집단 초점을 유지할 책임이 있다(6장 참고). 개인 치료에서와 마찬가지로, 듣는 사람들(이 경우에는 공동 치료사들과 다른 구성원들)이 공개하는 구성원이 자아 보호를 위해 분열되었다는 정서들을 느끼는 것은 일반적이다. 집단에서, 이러한 감정들은 공개하는 구성원이 고려하도록 다시 반영될 수 있으며, 더 심화된 수준에서 새로운 감정의 채널들을 열 수 있다.

이 장에서 제시되는 모의 집단 치료시간의 상호작용들에서 묘사되는 것처럼, 구성원들이 집단 참여의 정서적 강도를 적정으로 유지하도록 돕는 여러 잠재적 접근들이 존재한다. 한 가지 방법은 치료의 안정화 단계에서 시작하여, 2단계의 기억 처리까지 지속적으로(Ford 외, 2005), 정서 조절 기술들을 가르치고, 이에 대한 모형을 만든다(예, Bradley & Gollingstad, 2003; Ford & Russo, 2006; Wolsdorf & Zlotnick, 2001; Zlotnick 외, 2009). 또 다른 방법은 외상 경험들을 제한 없이 포함하여, 전체 개인적 삶의 이야기 및 서사를 구축하는 맥락에서 기억 처리에 내포된다(Fallot & Harris, 2002; Ford & Russo, 2006; Lubin, Loris, Burt, & Johnson, 1998; Mendelsohn 외, 2007). 세 번째 접근은 구성원들에게 이전에 회피했던 불안감이나 두려움(Ready 외, 2008), 그리고 슬픔과 수치심(Ford & Russo, 2006; Mendelsohn 외, 2007, 2011)에 대해 숙달의 느낌을 경험하도록 허용하기 위해 치료시간들 내부 및 외부에서 충분한 연습을 포함하는 기억 처리의 상세한 구조를 제공한다.

앞서 주목된 바와 같이, 집단 치료는 모든 사람을 위한 것이 아니며, 신중한 선별검사가 필요하다. 심각하게 정서가 조절되지 않는 외상 생존자는 집단 치료에 적합하지 않다. 외상 슬픔을 가진 성인들을 위한 지원적, 혹은 해석적 집단들(Piper, Ogrodniczuk, Joyce, Weideman, & Rosie, 2007)과 아동 학대에 따른 만성 PTSD를 가진 여성들을 위한 대인관계 치료 집단들에서(Cloitre & Koenen, 2001; Courtois, 2010), 좋지 못한 객관적 관계들과 경계성 인격 특징들을 가진 한 구성원의 존재는 모든 집단 구성원들의 감소되는 결과들과 연관되었다. 이 외에, 클루아트르와 쾨넨(Cloitre & Koenen, 2001)은 경계성 인격을 가진 것으로 진단된 한 명의 구성원이 있는 모든 집단 구성원들이 집단 치료 이후 증가된 분

그림 7.1 남성 생존자 주간 치료 집단에 대한 집단 치료 계약서 샘플

집단 치료의 후보 환자들 및 진행 중인 환자들에 대한 일반 정보 및 비용 정책

다음 정보는 우리 치료 관계의 전문적, 비즈니스 측면들에 대한 명확한 상호 이해를 수립하기 위해 제공됩니다. 이 정보를 주의 깊게 읽고, 확실하지 않은 것에 대해 언제든 질문하고, 추가 정보 및 이러한 문제들에 대한 우려를 언제든 공유하십시오. 논의를 위해 다음 치료시간에 본 정책 준칙을 가져오십시오. 문서에 서명하는 경우, 우리 사이에 구속력 있는 합의를 대표하게 될 것입니다.

일반 정보

A. 심리 및 정신 건강 서비스. 개인 및 집단 심리 치료는 치료사와 내담자(들)의 인격들, 다루어지는 특정 문제 및 쟁점들, 치료 기간, 선택되는 전략 및 방법들에 따라 달라질 수 있습니다. 간혹 위험은 불편한 감정들의 경험, 불편한 피드백의 주고받기, 혹은 불쾌한 생활 사건들 다루기 등을 포함합니다. 심리 치료는 보통 고통의 상당한 감소, 더 나은 관계, 특정 문제들의 해결로 이끕니다. 가장 성공적이기 위해, 우리 치료시간들 동안과 치료시간들 사이에, 그리고 공동 치료사들을 포함한 모든 구성원들의 측에서 성실한 노력이 필요합니다.

B. 접수와 평가. 그룹 전에 참여하는 선별검사 면담 이외에, 처음 몇 번의 치료시간들이 내담자의 요구와 치료 목표들을 이 집단이 충족시킬 수 있는지 여부를 평가하기 위한 시간을 제공합니다. 이 초기 치료시간들 동안, 우리는 일반적으로 다른 구성원들과 논의하게 될 다음 질문들을 하게 됩니다.: (1) 집단에 일원이 되고 싶은 이유와 달성하기를 희망하는 것, (2) 현재의 문제(들)와 증상(들), 현재와 과거의 성격 및 대인관계 기능, 과거/현재 개인 및 집단 치료 여부(그리고 현재, 혹은 과거에 양 집단 공동 지도자들과 개인 치료에 참여한 적이 있는지 여부-이러한 지속적인 관계들은 기존 관계를 구성하며, 집단 역학에 일부 영향을 끼칠 수 있기 때문에 논의되어야 한다), (3) 집단에 지속적으로 참여하는 것에 영향을 끼칠 수 있는 특수한 상황들, 예를 들어, 시간 제약, 직장 및 출장 일정 등. 이러한 처음의 소수 만남들은 집단 구성원들과 치료 주제들이 자신에게 적합한지 여부를 평가할 기회를 가능하게 할 것입니다. 적합하다고 평가하는 경우, 우리는 정기적으로 집단에 참석하기 위해 노력할 것인지 물을 것입니다(집단이 해체되거나, 달리 일정이 변경되지 않는 한).

정보를 언어로 교환하는 것 이외에, 우리는 현재 개인 치료사와 이야기하거나, 이전 치료의 요약 기록들을 요청하기 위한 정보 공개서와 함께, 1페이지짜리 접수 양식과 약 12페이지의 개인 이력 질문지 작성을 요청할 것입니다.

C. 비밀보장. 일반적으로 환자와 심리치료사 사이에 모든 소통들에 대한 비밀보장은 법에 의해 보호되며, 우리는 오직 내담자의 허가서가 있는 경우에만 다른 사람들에게 우리 치료에 관한 정보를 공개할 수 있습니다. DC 법 아래에서, 우리는 심지어 보험 회사들일지라도, 공개될 수 있는 정보에 있어 제한을 받습니다. 일단 정보가 공개되는 경우, 우리는 비밀로 유지될 것이라고 보장할 수 없다는 점에 유의하십시오. 추가적으로, DC 법은 집단 심리 치료에 참여하는 구성원들의 비밀보장에 대해 매우 명확히 하고 있습니다. 집단 참여와 관련된 DC 법 사본이 귀하의 정보에 첨부됩니다. 우리가 공동 지도자들로서 동일한 정보 기반으로 운영하기 위해 집단의 한 공동 지도자에게 이루어진 소통은 다른 지도자와 공유될 것입니다.

그림 7.1 *(계속)*

대부분의 사법권 절차들에서, 귀하는 우리가 귀하의 치료에 관한 특정 정보를 제공하지 않도록 금지할 권리를 가지고 있습니다. 그러나 아동 양육권 소송 및 귀하의 정신 상태가 중요 요소인 절차들과 같이 일부 상황들에서, 판사는 특권이 없는지, 혹은 권리가 포기되었는지 여부를 판단하는 경우 우리의 증언을 요구할 수 있습니다.

환자의 치료에 관한 정보 공개를 요구하는 경우일지라도, 면허를 가진 심리학자와 사회복지사로서, 우리는 피해를 입지 않도록 다른 사람들을 보호하기 위한 조치를 취해야 하는 일부 상황들이 존재합니다.:

- 우리가 치료 중 아동, 노인, 혹은 장애인(이름을 대고)이 학대당하고 있다는 것을 알게 되는 경우, 우리는 적합한 보호 기관에 보고를 제출해야 합니다.
- 우리가 내담자가 또 다른 사람에게 심각한 신체적 위협을 가하고 있다는 것을 알게 되는 경우, 우리는 보호 조치들을 취해야 하며, 이는 잠재적 피해자에게 알리고, 경찰에 통보하거나, 혹은 입원을 추진하는 것을 포함합니다.
- 내담자가 자해 및 자살 위험을 보이거나, 이러한 행동에 관여하는 경우, 우리는 입원을 추진하거나, 혹은 가족 구성원 및 보호를 제공하는데 도움을 줄 수 있는 중요한 타인들에게 연락을 해야 할 수 있습니다.

D. 전문적 기록. 우리는 전문적 의무로서, 치료 전략 및 진전과 관련된 기록을 유지합니다. 우리는 귀하가 서명한 정보 공개 양식에 따라, 귀하의 치료에 관한 기록 및 정보를 다른 문자들에게 공개할 것입니다. 우리는 또한 귀하의 요청에 따라 귀하의 기록들을 검토할 것입니다.

E. 환자의 권리. 귀하는 치료에서 다음 권리들을 갖게 됩니다.: (1) 우리의 치료 철학, 당면한 문제에 대한 우리의 경험, 귀하의 치료 계획, 사용되는 절차들에 관해 질문을 한다. (2) 귀하의 치료와 관련하여 또 다른 인가 받은 전문가에게 자문을 추구한다(우리는 귀하가 이러한 자문을 추진하기 전에 우리와 이에 대해 논의해 줄 것을 요청 드립니다. 간혹, 컨설턴트와 우리 모두가 참석하는 회의가 바람직하고, 도움이 될 수 있습니다). (3) 언제든 윤리적, 법적, 혹은 완료된 치료시간들에 대해 지불해야 하는 지불들을 넘어서는 재정적 의무 없이, 치료를 종료한다(그러나 우리는 이 집단에 대해 ___개월의 치료 의무를 요청할 것입니다). 치료시간들 사이에 치료를 그만두기로 결정하는 경우, 귀하는 우리 및 다른 집단 구성원들과 함께 이유들에 대해 논의할 수 있도록 최소한 한 번의 추가 치료시간에 참석하는 것에 동의할 것입니다. 치료 중단은 때때로 잘못된 해석, 잘못된 소통, 그리고 논의 중인 소재의 고통스러움에 따른 결과일 수 있으며, 갑작스러운 중단은 집단 구성원으로서 노력하고, 기능하고 있는 각각의 다른 구성원들을 버리는 것과 같은 느낌을 줄 수 있습니다. 우리는 최종 결정이 이루어지기 전에 개방적 소통을 장려합니다.

F. 기타. 특정 유형의 문제(예, 재정, 일정, 치료 접근, 소통)가 치료 과정 중 발생하는 경우, 논의를 위해 제기하십시오.

우리와 함께 치료를 한다는 조건으로, *논의와 상호 의사 결정을 위해 먼저 제기하는 일 없이* 다른 형태의 동시 치료에 착수하지 마십시오. 특정 종류의 추가 치료는 귀하의 주요 치료와 조정되어야 합니다. *치료 제공자들 사이에 소통을 촉진하기 위해 서명된 정보 공개서는 본 집단 참여의 조건입니다.*

그림 7.1 *(계속)*

우리와 치료를 하기 위한 또 다른 조건은 계획되지 않은 *주요 공개, 대립 및 가족 구성원 및 다른 중요한 개인들의 차단*을 포함하지 않는 것입니다. 이러한 행동은 부작용을 최소화하고, 이에 따라 충동적으로 착수되지 않도록 논의되고, 이에 따라 결정되고, 준비되어야 합니다.

이 심리 치료 방식은 어린 시절 학대를 당한 성인들의 치료와 외상 후 상태의 치료에 전문화되어 있습니다. 귀하의 치료가 지연된, 혹은 회복된 기억들의 문제들을 포함하는 경우, 우리는 귀하에게 외상 상황들에 대한 기억과 관련된 주의사항 및 전략과 함께, 이러한 주제들에 대한 추가 문서 및 언어 정보를 제공할 것입니다. 이러한 주제들을 둘러싼 상당한 논쟁이 존재하며, 이는 우리가 이러한 문제들이 치료에서 어떻게 다루어질 것인지에 관한 상호 이해를 갖는 것을 매우 중요하게 만들고 있습니다.

비용 정보와 일정

집단은 매주 화요일 저녁 5;00~6:30 P.M에 만날 것입니다.

A. 초기 치료시간. 50분 당 ________ .

B. 집단 치료. 5명 이상의 구성원들에 대해 치료시간별로 지급되는 90분 치료시간 당 __________ , 5명 미만의 구성원들에 대해 치료시간 당 ________ .

C. 인하되는 시간 당 비용. 우리는 필요에 따라 일부 비용 인하에 대해 협상할 수 있습니다.

D. 기타. 보고서 작성, 10분 이상 지속되는 전화 대화, 귀하가 허가한 다른 전문가들과의 모임 및 자문, 기록 및 치료 요약들의 준비, 혹은 기타 서비스를 수행하는데 필요한 시간과 같이, 귀하가 요구할 수 있는 기타 전문 서비스들은 우리의 개인 치료비용에 따라 비례 배분되는 방식으로 청구될 것입니다.

특별한 상황들에서, 귀하는 우리의 참여를 필요로 할 수 있는 소송에 연루될 수 있을 것입니다. 그러나 우리는 특정 소송에서 전문가 증인과 치료하는 치료사의 양쪽 역할을 수행할 수 없습니다. 우리가 귀하를 대신하여 참여해야 하는 경우, 우리가 또 다른 상대방에 의해 증언하도록 강제되는 경우라 할지라도, 우리의 전문 시간에 대해 청구될 것입니다. 이러한 서비스들에 대한 비용은 별도로 협상될 것입니다. 우리의 증언 비용은 이러한 일의 특성상 부과되는 추가 요구들로 인해 심리 치료보다 더 높습니다.

E. 진료별 비용 지불. 우리의 수행들은 진료별 비용 지불(fee for service)이며, 이는 우리가 보험을 받아들이거나, 관리되는 의료보험에 속하지도 않는다는 것을 뜻합니다. 귀하는 계약되지 않은 병원(out-of-network) 지불에 대해 보험회사에 우리 청구서를 제출할 수 있습니다.

F. 지불. 모든 비용은 서비스 시점에 지불됩니다. 매달 말에 개인 명세서를 받게 될 것입니다. 우리는 전문적, 개인적 이유들로 인해, 환급은 허용할 수 없습니다. 재정적 상황으로 인해 주마다 청구서를

그림 7.1 *(계속)*

지불하는 것이 어려운 경우, 이 문제를 우리와 논의하십시오.

계좌가 60일 이상 연체되고, 적합한 지불 수단들이 만들어지지 않은 경우, 우리는 치료를 보류하거나, 중단하는 선택권을 가질 수 있습니다. 이자는 60일 이후 지불되지 않은 잔액에 대해 연간 18%, 매달 11/2%의 이자율로 발생될 것입니다.

지불되지 않은 청구서의 경우, 징수 기관 및 소액재판소를 포함하여, 지불을 확보하기 위해 법적 수단들이 사용될 수 있습니다(이러한 법적 소송이 필요한 경우, 변호사 비용을 포함하여 해당 소송을 제기하는데 드는 비용이 청구에 포함될 것입니다). 대부분의 경우, 공개되는 유일한 정보는 환자의 이름, 제공되는 서비스의 특성과 지불해야 하는 금액입니다.

G. 일정. 비용은 다음을 제외하고, 부재 이유와 상관없이 모든 놓친 치료시간들에 대해 청구될 것입니다.: (1) 충분한 사전 경고를 제시하는 경우, 비 응급 상황에서 최소 24시간. (2) 역년 당 세 번의 치료시간들은 휴가, 출장, 질병 등의 경우에 사용할 수 있습니다. 이 세 번의 치료시간 제한은 지속적인 질병, 혹은 치료 관련 부재의 경우, 논의에 의해 포기될 것입니다. (3) 우리의 상호 통제를 벗어나는 "폭설로 인한 휴일" 및 다른 상황들.

종종, 정기적으로 예정된 치료시간들 사이에 문제들이 나타나거나, 위기가 발생하는 경우 전화 연락이 필요합니다. 우리는 보통 즉각적으로 답을 할 수는 없지만, 음성 매일을 빈번하게 모니터 합니다. 우리는 늦은 밤, 주말, 휴일을 제외하고, 전화를 한 동일한 날에 답을 하기 위해 모든 노력을 다할 것입니다. 귀하가 우리에게 연락을 할 수 없는 경우, 그리고 응답을 기다릴 수 없다고 느끼는 경우, 지역 핫라인이나 가까운 병원의 응급실로 전화해서, 심리학자 및 정신과의사와의 통화를 요청해야 합니다.

10분 이상 지속되는 전화 통화는 우리의 정상적인 개인 치료 시간당 요율에 비례하여 청구됩니다. 비용은 50분의 시간이 발생할 때 귀하의 청구서에 추가됩니다. 전화 연락은 보통 위기의 순간에 있거나, 미리 전화를 통한 치료시간이 예정된 경우가 아닌 이상, 짧게 유지됩니다. 전화를 건 이유에 집단 문제 및 역학이 포함되는 경우, 우리는 지원을 제공할 것이지만, 이를 논의하기 위해 집단에 다시 언급해야 합니다.

H. 휴가. 우리의 일정들은 매년 사무실을 비우는 전문 출장과 휴가 시간을 포함합니다. 우리는 예정된 부재들에 대해 집단 구성원들과 논의할 것이며, 집단이 한 명의 공동 치료사에 대해 어떤 일정을 잡게 될지 여부에 따라 결정할 것입니다. 종종, 우리는 전문적 의무 및 개인적 이유들로 인해 다시 일정을 잡거나, 혹은 짧은 통지로 약속을 취소해야 합니다. 우리는 가능할 때마다 변경사항들에 대해 통지를 할 것입니다.

우리 중 한 명이 없는 경우, 백업 치료사인 다른 사람에게 언제든 연락할 수 있습니다. 우리 각각은 휴가와 다른 부재들 동안 추가 백업 보장을 유지합니다.

치료에 대한 동의

나는 "후보 환자들 및 진행 중인 환자들에 대한 일반 정보와 비용 정책"을 받았고, 읽었으며, 이해했음을 인정한다. 나는 이 시점에 나의 질문들에 대해 적절한 답을 받았다. 나는 내가 이 집단의 치료

그림 7.1 *(계속)*

과정 내내 질문을 할 권리가 있으며, 외부 자문을 요청할 수 있다는 것을 알고 있다(나는 또한 치료사가 치료 과정 동안 필요할 때마다 나에게 특정 치료 문제들 및 치료 방법들에 관한 추가 정보를 제공할 수 있으며, 나는 이러한 치료에 동의하거나, 거부할 권리를 가지고 있다는 것을 알고 있다). 또한 공동 치료사들은 외부 자문을 추진하거나, 제시할 수 있다.

나는 치료 목표들이 충족되는지 여부를 판단하기 위해 정기적 치료 검토를 기대할 수 있다는 것을 알고 있다. 나는 치료 및 검토 과정에 적극적으로 참여하는 것에 동의한다. 본 치료의 결과들 및 치료 내에서 이용되는 특정 절차들에 대해 어떤 약속들도 이루어지지 않았다.

나는 또한 언제든 치료를 중단할 수 있다는 것을 알고 있으며 이러한 결정에 대해 먼저 공동 치료사들 및 다른 집단 구성원들과 함께 논의하는 것에 동의한다. 나의 유일한 의무는 치료를 중단하고자 결정하는 경우, 내가 이미 받은 서비스들에 대해 지불하고, 중단하는 이유들에 대해 논의하며, 다른 구성원들과 작별을 하기 위해 마지막 집단 모임에 참석하는 것이다.

나는 약속을 취소하는 경우 24시간 전에 통지를 해야 하며, 취소하지 않거나, 예정된 집단 모임에 나타나지 않는 경우 청구된다는 것에 관한 정보를 받았다.

나는 공동 치료사들에게 나의 치료에 관한 정보를 공개하는 것을 문서로 허가해야 하지만, 나 자신이나 타인들에 대한 특정 위험 상황들 하에서 비밀보장이 깨질 수 있다는 것을 알고 있다. 나는 일단 정보가 보험 회사 및 기타 특정 제 3자에게 공개되는 경우, 나의 공동 치료사들은 비밀로 유지되는 것을 보장할 수 없다는 것을 이해한다.

나의 서명은 이러한 문제들 및 이 진술서에서 전달되는 추가 정보에 대한 나의 이해와 동의를 의미한다.

환자 서명 ____________________ 날짜 ____________

성명: ______________________

주소: ____

공동 치료사 서명: ________________ 날짜 ____________

공동 치료사 서명: ________________ 날짜 ____________

노를 보고하는 "분노 전염" 현상에 대해 설명했다. 이러한 발견들은 성적 학대 과거를 가진 여성들 중 더 심각한 성폭행을 경험했거나 더 높은 초기 수준의 심리적 고통 및 우울증을 가졌던 여성들은 지원적인 개방적 포맷과 구조화된 다이애드 논의 집단 양족에서 다른 구성

원들보다 더 낮은 결과들을 보였다고 보고한 폴렛(Follette), 알렉산더(Alexander)와 폴렛(Follette) (1991)의 발견들과 일치한다.

리네한(Linehan, 1993)은 이와 같은 행동을 "치료를 방해하는" 행동으로 설명하며, 그녀의 DBT는 집단 내 복합 외상 생존자들에게 가치 있는(아동 성 학대와 관련된 PTSD에 대한 치료에서 여성들을 위한 개인치료에서 나타났던 것처럼; Cloitre 외, 2010) 새로운 기술 및 상호작용 방식들을 집단 구성원들에게 명확하게 가르친다. 이러한 환경에서 발생하는 스트레스와 촉발요인들을 다루는 내담자들의 준비성을 판단하기 위해, 집단 지도자들이 사전에 후보 구성원들의 선별 검사를 진행하는 것이 중요하다(잠재적 선별검사 질문들의 경우 표 7.4 참고). 기준선 자기 조절 및 대인관계 기술들이 없는 개인이 포함되는 경우, 이는 잠재적 후보자에게 좋은 일이 아니다(다른 집단 구성원들과 마찬가지이다). 이러한 개인의 경우, 교육 및 기술 구축 초점을 갖는 집단들에 대한 참여 및 개인 치료에서 준비 과정은 필요한 전구체일 수 있다. 공동 치료사들은 일부 내담자들의 경우 자기 조절에서 겪는 어려움 이외에, 타인들과 시간을 공유하거나, 타인의 이야기를 들을 수 없으므로, 참여를 추진하는 모든 사람들에게 집단 참여가 가능하지 않다는 것을 고려하는 것이 바람직하다. 이러한 사람들은 최소한 초기에, 그리고 잠재적으로는 영구적으로, 개인 치료만 인내할 수 있으며, 강도가 치료사에 의해 주의 깊게 모니터 되지 않는 한(예, 공감적 확인; 주로 교육적, 혹은 지원적 중재의 비교적 중립적인 정서 접근을 사용하는), 정서적으로 억제된 형태의 개인 치료조차 압도적이라고 발견할 수 있다. 다른 한편으로, 이들은 과거 외상 경험들에 대한 기술에 초점을 맞추지 않거나, 혹은 심지어 허가하지 않는 DBT 기술 집단과 같은 집단 포맷에서 구조화된 심리 교육으로 혜택을 얻을 수 있다(Wagner 외, 2007).

해리와 관련된 심각한 문제들은 집단 참여를 어렵게 만들 수 있다. 그러나 정서 강도가 공동 지도자들에 의해 주의 깊게 조절되는 경우, 집단 치료는 해리 장애를 가진 많은 사람들을 위해 적용되는 중재이다(DID를 포함하여; ISSTD, 2011; Fine & Madden, 2000). 울스도르프(Wolsdorf)와 즐로트닉(Zlotnick) (2001)이 자신들의 정서 관리 집단 치료에서 발견했던 것처럼, 그리고 분(Boon), 스틸(Steele), 반 데르 하트(Van der Hart) (2011)에 의해 논의되었던 것처럼, 클라센(Classen), 쿠프먼(Koopman), 네빌-매닝(Nevill-Manning), 스피겔(Spiegel) (2000)은 어린 시절 성적 학대를 당한 여성 생존자들에 대한 집단 치료에 있어 기억 처리와 현재 중심의 접근 양쪽이 해리에서 개선과 연관되었다는 것을 발견했다. 공동 지도자들은 모든 구성원들이 해리 반응들을 이해하고, 한 구성원이 해리될 때 발생할 수 있는 일부 관찰 가능한 변화들, 즉, "멍한 상태"로 나타나는 경미한 해리, 멍한 응시, 혹은 신체적 정지에서부터 방식, 행동, 눈 맞춤, 목소리 톤, 기억 등에서 더 뚜렷한 변화들로 나타나는 자아 상태의 해리성 전환에 이르는 변화들을 확인하도록 도와야 한다. 해리는 또한 모든 구성원들이 더 높은 정도로, 혹은 더 낮은 정도로 경험하는 복합 외상 반응의 조건으로 설명될 수 있다. 공동 지도자들은 해리된 구성원들을 접지(그라운드)시키고, 다시 방향을 잡도록 돕고, 이러한 방해와 중재 형태들을 모든 구성원들에게 가르칠 준비가 되어 있어야 한다. 이는 심각한 위기가 되거나, 혹은 일시적 불편함 이상을 초래하는 일 없이, 해리가 인식되고, 관리될 수 있다는 것을 경험적으로 입증하며, 긍정적인 학습 경험이 될 수 있다.

이러한 생각들은 심각하게 해리되는 구성원들이 있는 집단 중재들에서 효과적인 참여와 연대 형성 및 유지를 위한 다음 권장사항들과 맥락을 같이 한다.: (1) 인식 및 인격에서 미묘하면서, 명백한 해리 변화들의 발생들을 확인하는 방법에 대한 지식(Steele & Van der Hart, 2009), (2) 구성원들이나 다른 집단 구성원들이 상당한 해리 증상을 보일 때 이러한 구성원들을 접지시키는 기술들, 예를 들어, 내담자가 즉각적인 안전감과 안전, 상황들, 그리고 타인들에 대한 인식을 되찾도록 지원하기 위한 감각운동 전략들(Fisher & Ogden, 2009). (3) 해리 방어들을 "온화하게 직면하는" 능력과 이러한 구조적 분열들이 나타날 때, 예를 들어, 해리성 플래시백이나 침투성 기억들, 더 명백하게는(예, DID) 자아 상태의 변화들처럼, 인격의 해리된 부분들에 문제를 제기하는 대신 인정하면서 다른 구성원과 공감적으로 관계 맺기(Schwartz, Schwartz, & Galperin, 2009; Van der Hart & Steele, 2009).

함께 발생하는 약물 남용 장애 및 심각한 정신 질환을 가진 집단 구성원들은 행동, 정서, 혹은 대인관계 조절장애 및 자신의 안전에 위협을 가하고, 다른 집단 구성원들에게는 스트레스를 주는 위기(예, 재발, 자살 시도, 자해)의 시기들을 경험할 수 있다. 이들에 대한 전체적 보살핌과 집단 참여를 위해, 이러한 경우들에서는 세분화된 접근보다 통합된 접근이 필수적이다. 이는 구성원들이 별도의 중재들, 혹은 여러 제공자들에 의해 전달되었던 핵심 서비스들을 받았던 것(Morrissey 외, 2005)에 비해, 포괄적, 통합적, 외상 정보에 입각한 서비스 중재들(외상 회복과 역량강화[TREM], 안전 추구, 중독 및 외상 회복[ATRIUM], 그리고 유사한 모델들; Versey & Clark, 2004)을 받은 이후 더 높은 효과에 대해 보고했던 여성, 이중 장애 및 폭력 다점 연구(Women, Co-Occurring Disorders and Violence multisite study; Versey & Clark, 2004)의 발견들에서 나타난다. 자기 조절 기술들을 가르치는 집단 치료는 PTSD 및 중독 문제들을 가진 성인들과 청소년들에게 효과가 있는 것으로 밝혀졌으며, 이들 중 대부분이 복합 외상 관련 고통에 시달리고 있었다(Ford & Smith, 2008; Najavits 외, 2006).

표 7.4 처리 집단의 잠재적 구성원에 대한 선별검사 질문들 샘플

공동 지도자들은 선별검사 치료시간으로 도입하는 것에 의해, 다음 언급들 전체, 혹은 일부를 할 수 있다.: 올바른 해답은 존재하지 않으며, 잠재적 구성원은 가능한 정직하고, 완전하게 답하도록 노력해야 한다. 잠재적 구성원은 공동 치료사들이 집단 포함 및 참여에 대한 준비성을 평가하기 때문에 답을 하는 것이 바람직함에도 불구하고, 답을 하지 않기로 선택할 수 있다. 잠재적 구성원은 질문들이 확실치 않거나, 이해되지 않는 경우 설명을 요청하는 것이 권장된다. 면담은 잠재적 구성원이 너무 스트레스를 받는다거나, 혹은 현재 올바른 선택이 아니라고 판단하는 경우, 재정비한 후 다시 재개하던, 혹은 완료되지 않던, 언제든 중단될 수 있다. 공동 치료사들은 집단 경험과 공동 치료사 및 이들의 접근이 적합한지 여부를 판단하는데 도움이 되기 위해, 잠재적 구성원들이 질문을 하도록 권장한다.

- "이 집단에 참여하고 싶은 이유가 무엇입니까? 집단 치료에서 무엇을 얻고 싶습니까?
- 집단에 대해 무엇을 들었습니까? 이러한 종류의 집단 경험을 한 적이 있습니까? 혹은 경험을 한 사람을 알고 있습니까? 그 경험은 어땠습니까?
- "오늘 여기에 있으면서 어떤 느낌이 드나요?"
- "당신 자신과 현재의 삶, 즉, 가족, 학교, 직장, 친구들에 대해 얘기해 보십시오. 현재 당신의 삶은 어떻습니까? 어떻게 기능하고 있습니까? 완벽하게 잘 진행되는 분야들이 있나요? 문제 분야들이나, 혹은 위기들이 있나요?"
- "가족에서 성장하는 것은 어땠습니까? 현재 가족들과 연락을 주고받나요? 가족에 대해 어떤 느낌이 드나요?"
- "전에 학대 및 기타 외상을 누군가와 논의한 적이 있습니까? 무슨 일이 일어났나요? 반응은 어땠습니까? 당신은 어떻게 반응했습니까?"
- "당신의 외상 경험을 집단에서 공개하고, 다른 사람들이 이러한 것들에 대해 논의하는 것을 듣는 것을 어떻게 생각합니까?"
- "당신이 할 수 있는 정도와 비교적 편안한 정도까지, 학대 및 외상 경험에 대해 전반적으로 이야기해 보세요. 누가 당신을 학대했나요? 학대가 어떻게 시작되었고, 어떻게 끝났습니까? 당신은 그때 몇 살이었나요? 얼마나 오래, 얼마나 자주 일어났습니까? 어떤 종류의 활동들이 관여되었나요? 가해자에 의해 어떤 것을 들었나요? 당신을 협박했습니까? 뇌물을 주었나요? 속였나요? 무력이 사용되었나요? 어떻게 대처했습니까? 발생하고 있는 동안, 누군가에게 말했거나, 혹은 누군가가 학대 및 외상에 대해 발견한 적이 있습니까? 그들의 반응은 어땠나요? 하나 이상의 학대 경험 및 다른 형태의 외상들을 가지고 있습니까?"
- "오늘 우리가 이러한 것들에 대해 질문하고, 이러한 것들에 대해 우리와 이야기를 나누게 된 것이 어땠습니까?"
- "발생하던 당시에 학대나 외상이 당신에게 어떤 영향을 끼쳤다고 생각합니까? 오늘날 당신에게 영향을 끼친다고 생각합니까?"
- "다른 학대 및 외상 생존자들과 한 집단에 있는 것에 대해 어떤 느낌이 드나요? 당신의 과거를 다른 사람들과 다루는 것에 대해 특정 두려움이나 걱정거리가 있습니까? 추구하거나, 혹은 흥미를 느끼는 특정일들이 있습니까?"

표 7.4 *(계속)*

- "개인 치료 및 집단 치료를 받은 적이 있습니까, 혹은 현재 받고 있습니까? 해당 치료에 대해 이야기해보세요.-어떤 것을 다루고 있는지(혹은 다루었는지), 치료 관계, 치료와 관계에 대해 어떻게 느끼는지(혹은 느꼈는지) 등. [과거 및 현재의 개인 치료에서:] 우리가 당신의 치료사에게 연락을 해도 괜찮습니까? 집단의 지속기간에 대해 우리와 당신의 치료사 사이에 정보 공개서 양식을 공개 상태로 유지할 의향이 있습니까?"
- "당신의 의료 기록과 또한 약물 남용 문제들에 대해 이야기해주십시오. 현재 특정 의료 및 중독 문제들에 대한 치료에 참여 중입니까? 그리고 현재 특정 약물을 복용 중인가요? 어떤 약을 얼마나 복용합니까? 현재 심리전문가 및 1차 진료의의 치료를 받고 있습니까? 집단 치료 지속기간 동안 우리와 당신의 심리전문가 및 진료의 사이에 정보 공개서 양식을 공개 상태로 유지할 의향이 있습니까?"
- "당신의 안전 정도에 대해 말해보세요. 현재 당신 자신이나 타인들로부터 안전에 대한 위협이 존재합니까? 가정 폭력은 어떻습니까? 자살 충동 느낌들이나 관념화, 혹은 계획은 어떻습니까? 과거 시도들은 어땠습니까? 언제, 어디에서, 얼마나 심각했나요? 준비된 안전 계획이 있습니까? 집단 치료시간 동안이나, 혹은 이후에 자살 충동에 대한 감정들이 나타나는 경우, 이러한 감정들을 어떻게 처리하겠습니까?"
- "당신은 일반적으로 강한 감정들, 특히 분노와 수치심을 어떻게 다루는지 얘기해보세요. 자신을 진정시키고, 안전하게 머무르기 위한 방법들을 가지고 있습니까?"
- "당신의 지지 체계에 대해 말해보세요. 당신이 지지나 위로를 필요로 할 때 누구를 찾아갑니까?"

참고. 쿠르투아 (Courtois, 2010)에서 채택됨. 저작권 2010 by Christine A. Courtois. W. W. Norton Company, Inc로부터 허가를 받아 채택됨.

집단 치료 삽화

이 삽화는 사전에 선별검사를 받았으며, 현재 관계 문제들과 과거 외상과의 연결 문제들(1단계 후반기와 3단계 문제들)에 대해 치료 중인 구성원들을 포함한다.

지도자 1: 지난 주 우리는 신뢰의 문제에 대해 다루었습니다. 그리고 나는 구성원들이 제게 보여준 매우 개방적이고, 직접적인 피드백에 공감했습니다. 여러분은 또한 제가 어떻게 반응했는지에 대해, 그리고 과거 경험들에서 어떻게 신뢰가 배반당했는지를 고려하는 것에 대해 열린 자세를 보여주었습니다. 지난주에 있었던 치료시간에 대해 생각할 기회를 가진 후 어떤 생각이나, 반응들을 갖게 된 분이 있나요?

구성원 1(**도리스**): 나는 지난주에 제가 무례하지 않았기를 바랍니다. 내가 당신에게 너무 힘든 시련을 안겨 주었던 것은 아닌지 생각이 드네요. 그건 정말 나의 아버지와의 오래된 일이 튀어나온 것뿐이었어요.

지도자 1: 얘기해줘서 고마워요, 도리스. 나는 우리가 지난주에 논의했던 것처럼, 다시 한 번 당신의 자비와 진실성을 보여준다는 생각이 드네요. 하지만 나는 또한 당신이 스스로에게 너무 엄격하고, 내게는 너무 관대하다는 생각이 드네요. 그리고 내가 다른 집단 구성원들에게 너무 엄격한 것은 아니었는지에 대한 중요한 우려들을 제기했네요. 이 점은 정말로 이 집단이 모두를 위한 안전한 장소가 되도록 보장하기 위해 내가 돌아봐야 할 점입니다. 따라서 당신은 아버지와의 몇 가지 문제들을 살펴볼 수 있었을 뿐 아니라, 또한 스스로와 전체 집단에 자신 있게 의견을 내세우는 방법을 보여주었습니다. 이것은 정말 우리 모두에게 소중한 것입니다.

구성원 2(캐롤): 나는 도리스가 실제로는 박사님 당신에게 엄격했고, 당신은 그녀에게 너무 관대하다는 생각이 들어요. 나는 누군가가 집단 내에 있는 사람을 공격할 경우 안전하지 않다는 느낌을 받아요, 그리고 지난주에 그녀는 실제로 당신을 공격했어요.

구성원 3(젠): 이제는 당신이 도리스를 공격하고 있네요, 캐롤. 그리고 당신은 마치 박사한테 잘 보여서, 신임이라도 받으려는 것처럼 보이네요.

구성원 4(산드라): *(갑자기 울음을 터뜨리며)* 이건 정말 구제불능인 우리 가족을 다시 보는 것 같아요!

지도자 2: 우리 모두는 안전과 신뢰가 얼마나 중요한지, 그리고 이러한 것들이 실제로 우리 각자에게 어떻게 깊은 정서적 문제들을 가져오는지 보고 있습니다. (구성원 4를 향하며) 산드라, 우리는 당신이 성장해왔던 곳과는 다른 건강한 방식으로 이 집단을 만들고 싶어 한다는 것을 당신이 알았으면 좋겠어요, 하지만 우리가 오래된 패턴들을 이해하고자 노력하고, 반복하지 않기 위해 노력할 때조차, 이러한 패턴들이 나타나는 경우들이 있답니다. 그러나 이것이 바로 우리가 노력해가는 과정이고, 당신은 정말 용감하게 우리가 올바른 길을 가도록 돕고 있어요.

구성원 4: 고마워요, 나는 정말 아기처럼 굴고 싶지 않지만, 우리 가족 사이에서 자라며 겪었던 일을 더 이상 참을 수 없어요. 그리고 당신을 비난하려던 것은 아니었어요, 젠.

지도자 1: 이 얘기에 대해 어떤 생각이 드나요, 젠? 나는 산드라가 당신이 말한 것과 매우 유사한 것을 말하고 있는 것 같네요, 하지만 당신 생각은 어떤가요?

구성원 3: 글쎄요, 내가 좀 가혹했었다는 생각이 드네요, 하지만 캐롤이 도리스를 나쁜 사람처럼 만들고 있는 것이 정말로 기분 좋지 않았어요. 이건 마치 우리 엄마가 나한테 했던 것, 그리고 나의 남편, 이제는 나의 딸까지 나한테 하는 것과 똑같았어요. 나는 이런 것을 더 이상 겪고 싶지 않아요.

지도자 2: 그렇다면, 박사님이 말한 것처럼, 당신은 정말로 산드라의 말에 동의하는 것처럼 들리네요, 젠.

구성원 2: 나는 그냥 집단에서 일어난 일들을 가려버리지 않기 위해 정직하고자 했던 것뿐이었어요. 나는 도리스와 산드라를 공격하려던 것이 아니었지만, 당신의 이야기와 젠의 이야기를 듣고 나니 왜 당신이 도리스를 배려하고, 이 점에 대해 나에게 도움을 요청했는지 알겠네요. 도리스, 내가 당신을 비난했던 점에 대해 사과할게요, 당신은 그런 비난을 받아서는 안 됐어요.

지도자 1: 도리스, 캐롤이 이야기하는 것에 대해 어떤 느낌이 들었나요? 그리고 아마도 우리는 다시 돌아가서 당신이 왜 스스로에게 엄격한지에 대해 이야기해 볼 수 있을 것 같네요. 나는 이러한 논의가 캐롤이 당신에게 준 피드백이 다소 가혹했다고 젠이 이야기했던 것처럼, 다른 사람들이 직접적이라기보다 다소 가혹한 방식으로 당신을 비난하는 것으로 시작되었을 수 있다는 생각이 드네요. 캐롤에게 말하고 싶은 것이 있나요?

구성원 1: 나는 캐롤이 단지 나와 경쟁하는 것에 사로잡혔던 것이라고 생각해요, 하지만 내가 당신을 나를 학대했던 아버지와 나를 비난했던 내 자매들처럼 대했다는 그녀의 말은 옳아요.

지도자 2: 우리 모두 잠시 물러나서, 집단으로서 여러분이 취하고 있는 중요한 단계에 대해 돌아봅시다. 여러분이 촉발되었다고 느끼고, 오래된 패턴으로 다시 빠져들었을 때조차 여러분은 문제들에 대해 논의하고, 다른 사람을 지원하고 있습니다. 하지만 무엇이 이처럼 다르게 만들었으며, 이 집단이 자신이 겪은 불운한 가족 경험들처럼 되지 않도록 만들고, 또한 이러한 역학들로 여러분이 다시 빠져들 때 벗어나는 것에 대해 여러분이 책임을 지는 동안 다른 사람에게 얼마나 정직한지 생각해봅시다.

지도자 1: 나도 전적으로 동의합니다. 나는 여러분이 갈등을 일으키는 방식으로 지도자나 또 다른 구성원과 상대한다는 것을 의미하는 것임에도 불구하고, 자신의 관점을 기꺼이 옹호하려고 하기 때문에 이 집단이 안전해지고 있다고 생각한다는 점을 덧붙이고 싶네요. 하지만 이와 동일하게 중요한 점은, 이것이 나와 지도자 2를 포함한 우리 모두가 이러한 일들이 일어날 때 벗어날 책임을 갖는다는 점을 뜻한다는 것입니다. 우리는 또한 서로와 열린 마음으로 갈등을 다루고 있으며, 직접적이지만, 공격적이지 않은 방식으로 이를 수행하는 법을 배우고 있습니다.

구성원 4: 나는 정말로 그러한 방식으로 상황을 바라보는 것이 좋아요. 우리 모두는 단지 인간일 뿐이고, 우리 삶에 많은 나쁜 영향들을 끼쳤기 때문에 모든 일이 만만하지는 않겠지만, 누군가 그릇된 행동을 하는 경우 모르는 척 하거나, 비밀로 할 필요는 없다고 생각해요.

구성원 1: 네, 그리고 나처럼 상스런 말을 쓰는 사람들은 단지 입을 다물고, 나쁜 일들이 일어나게 놔두지 않는 경우, 더 친절해지는 법을 배울 수 있어요.

구성원 2: 나도 당신과 같은 것 같네요, 당신은 혼자가 아니에요, 도리스. 나쁜 일이 일어날 때 단지 물러서지 않는 것에 대해서는 당신과 동일하지만, 나는 더 형편없는 일이 일어나는 것은 원하지 않아요.

구성원 3: 우리 셋 모두 생각이 같은 것 같네요, 캐롤. 나는 좋지 않은 일을 너무 많이 겪어서, 때때로 다른 사람들에게 퍼붓지 않으면 참을 수 없다는 것을 알고 있지만, 여기에서는 그렇지 않도록 노력할 수 있어요.

구성원 4: 여러분이 알고 있다시피, 나도 항상 친절한 사람이 될 수는 없어요. 나는 갇혀 있으며, 막다른 길에 몰렸다는 느낌이 들면 그랬던 것처럼, 이 집단에 있는 어떤 사람보다 더 비열해질 수 있어요. 나는 오늘 그런 느낌이 들기 시작했지만, 박사님과 지도자 2가 우리의 파열을 차분하게 다루는 방식으로 인해 분출할 필요가 없다는 생각이 들었어요. 따라서 나는 화가 나는 대신, 단지 슬픈 생각이 들었고, 눈물이 났어요.

지도자 2: 하지만 나는 당신이 슬픔 감정을 숨기지 않았다는 것을 알아차렸어요, 젠. 이건 모든 사람들이 노력하고 있는 중요한 단계에요. 감정들을 보여줄 수 있다는 것은 이 집단을 당신의 가족과 다르게 만드는 중요한 부분입니다. 그리고 우리가 간혹 실수를 할 때, 우리는 이에 대해 논의할 수 있을 것입니다.

지도자 1: 그리고 이점에 주목하여, 나는 오늘 지금까지 조용했던 두 분에게 확인을 하고 싶네요. 나는 여러분 각자가 매우 신중하게 관찰을 하고 있었다는 것을 알고 있고, 여러분이 특정 관찰들이나 여러분이 가진 반응들을 공유할 수 있는 경우 도움이 될 것이라고 생각합니다.

해설

지도자들은 구성원들 자신의 자기 조절 능력부터 시작하여, 이들이 안정된 애착 관계들의 특징들을 모형화함으로써, 정서 조절을 되찾을 수 있도록 도왔다. 두 지도자들은 공동 치료 팀으로서 차분함과 협력을 유지했으며, 구성원들이 자신의 주요 목표들과 가치들을 확인하고, 이들의 어린 시절에서 비롯된 타당한 우려들에 대해 이러한 것들에 다시 초점을 맞춤으로써 신뢰감을 회복하도록 도왔다. 이들은 이전 치료시간에 일어났으며, 이번 치료시간 초기에 새로운 형태로 다시 나타난(집단 지도자를 이상화함으로써 이전에 대립했던 입장을 부인하려는 한 구성원의 시도를 포함하여) 재현에 대한 논의로 시작했다. 지도자는 스스로 불화(이상화와 평가절하)에 동참하지 않았지만, 대신 구성원들이 공유되는 목표의 맥락 내에서 자신의 강점과 다른 구성원들의 강점을 다시 확인하도록 도왔다. 지도자들은 또한 우선 가장 괴로워했으며, 인내 가능한 정도의 각성을 유지할 수 없었던 구성원(구성원 4)을 돕고, 이후 이어서 다른 구성원들이 정서적 균형을 되찾도록 돕는 것으로 순차적으로 움직이며, 구성원들의 정서 상태와 고통에 주의를 기울였다. 이들은 또한 적극적으로 참여하지 않으며, 자신들이 잊히지 않았거나, 무시되지 않았다는 것을 전달하고, 예리한 관찰자로서 자신의 참여를 재구성한 구성원들에게 주의를 기울였다.

지도자들 중 한 명, 혹은 둘 다는 과도하게 조용한 것으로 관찰되고, 해리되거나, 정서적 무감각 및 고립의 상태(각성저하)로 옮겨갔을 가능성이 있는 특정 구성원들을 돕고자 개입했을 것이다. 이 삽화는 오직 짧은 스냅샷에 불과하지만, 복합 외상에 대한 집단 치료에서 얼마나 많은 것이 달성될 수 있으며, 이는 종종 초기에 "치료를 방해하는 행동들"을 보이는 구성원들과의 매우 역기능적 상호작용들로 나타나는 상황에서도 일어날 수 있다(Linehanm 1993). 이러한 행동들은 신중하게 모니터 되며, 상호작용을 단순히 전문적 통제 및 제한 설정이라기보다 교정적 정서 경험으로 만들기 위해 치료사들에 의해 직접 다루어진다. 이는 복합 외상 내담자들의 핵심 문제들 및 필요들에 부합하여, 치료사들이 정서 조절 및 애착 안정성에 대한 초점을 가지고 개입하는 경우이다.

커플 치료

많은 생존자들은 의도치 않게, 혹은 더 의도적으로, 자신의 애착 방식과 일치하는(유사성, 혹은 유사하지 않음에 의해) 개인들을 자신의 로맨틱한/성적 파트너들이나 배우자들로 선택한다. 스펙트럼의 한쪽 끝에서, 이들은 정서적으로 소원한 파트너들이지만(그리고 따라서 안전하지만, 정서적으로 파트너에게 도움을 줄 수 없는 방식으로 정서적으로 격리된), 견고하고, 충성하며, 믿을 수 있는 파트너들이다. 스펙트럼의 반대쪽 끝에서, 이들은 궁핍하고, 미성숙하며, 신뢰할 수 없고, 반응적이지 않으며, 혹은 과도하게 학대하는 파트너들로, 이는 종종 생존자가 과거에 관계를 가졌던 사람들을 반영한다. 그러나 생존자가 의존할 수 있고, 사랑하며, 책임감 있는(안정된 애착 방식을 가진) 파트너를 발견하게 되는 경우, 관계는 생존자에게 개선된 자기 개념, 자기 가치, 관계 기술 및 차후 "안정성이 획득된" 애착 방식의 발전에 대한 기반을 제공하는 "안전한 천국"을 제공할 수 있다. 슬프게도, 일부 경우들에, 생존자들은 자신들이 이러한 건강한 관계를 마땅히 가질 수 있고, 혹은 신뢰할 수 있다는 사실을 믿지 못하며, 관계에 전념하지 못하거나, 혹은 어떤 식으로든 관계를 파괴하게 된다. 가까워지는 것은 취약해지는 것을 수반하기 때문에, 건강한 관계를 밀어내거나, 끝내는 것은 가장 안전하고, 가장 자기 보호적 과정으로 나타날 수 있다.

이와 관련하여, 생존자들은 보통 자신의 경험들이 세부적으로 알려지는 경우 낙인찍히거나, 혹은 거부되는 것을 두려워하며, 자신의 과거 외상 및 그 존재, 그리고 자신의 친밀성에 끼치는 영향을 공개하지 못한다. 내담자의 예상과 두려움은 부당한 이용, 부정, 혹은 거부 및 유기에 대한 것일 수 있다(특히, 파트너나 배우자가 과거에 무슨 일이 일어났는지 알게 되고, 생존자의 주요 "죄"를 발견하게 된 후). 버려지는 사람이 되는 것보다 떠나는 사람이 되는 것이 더 쉬울 수 있다. 물론, 이러한 회피, 비공개 전략과 필연적인 유기에 대한 예상은 파트너에게 비밀로 숨기게 되며, 이는 과거가 나타나는 경우 추가적인 문제들을 초래하게 된다. 일부 파트너들은 자신의 파트너들이 자신에게 정직하지 않았다는 사실에 화를 낸다. 일부는 자신의 파트너를 결함이 있는 사람으로 간주하고, 지원하기보다 멀리할 수 있다. 그리고 다른 사람들은 무슨 일이 일어났는지 알게 되어서 안도하며, 공감하는 지원적 반응을 보일 수 있다.

이러한 힘든, 심신을 지치게 만드는, 그리고 다소 고유한 둘 사이에 관계 문제들을 고려할 때, 커플 치료는 주요 관계들이 곤란을 겪지만, 지속 가능한 것으로 나타나고, 필요한 정서적 지원을 제공할 가능성을 가진 복합 외상 내담자들에 대해 고려되어야 한다. 과거에, 치료사들은 매우 지속적으로 주요 관계의 맥락 내에서 이러한 내담자들을 고려하지 못했으며, 이에 따라 사랑하는 사람들에 대한 영향과 상관없이 내담자를 별도로 치료하는 경향을 보였다. 이러한 입장은 일찍이 더 통합적인 치료를 요구했던 존슨(Johnson 1989)에 의해 비판되었다. 치료사들은 또한 이용할 수 있었던 중요한 지지의 원천을 이용하지 못했을 수 있으며, 어떤 경우에는 둘 중 버려진 구성원이 신뢰를 받는 동안에도 분노를 느끼게 되면서 파트너들 사이에 소원함이 초래되었을 것이다. 그러나 가정 폭력이 진행되고 있는 경우, 커플 치료는 금기된다. 이러한 인구집단에 적용되는 다수의 커플 치료 모델들을 최근에 이용할 수 있게 되었으며, 모두 애착 역학들에 대한 이해를 기반으로 한다(Basham & Miehls, 2004; Catherall, 2004; Johnson, 2002, 2004; Monson & Fredman, 2012; Solomon, 2003; Solomon & Tatkin, 2010). 이러한 치료 모델들은 최근 한 명 이상의 파트너들이 전투 경험과 다수의 전투 배치들로 인해 외상을 입은 군인 부부들을 전문으로 한 연구들에 의해 보충되었다(Everson & Figley, 2011; Herzog & Everson, 2007; Sneath & Rheam, 2011 Snyder & Monson, 2012).

매우 종종, 커플 치료는 개인 치료를 대체하지 못하며, 개인 양상은 커플 치료에 대한 중요한 대비 및 지원을 제공할 수 있다. 그러나 커플 치료가 개인 치료에 대한 더 강한 결속을 촉진할 수 있는 것도 동등하게 가능하다. 소통과 친밀함의 문제들을 해결하는데 있어 지도와 적극적 역할을 제공하는 것은 파트너와 생존자가 외상 과거가 자신들에게 어떤 영향을 끼쳤는지 개인들로서, 그리고 커플로서 더 잘 이해하고, 또한 자신들이 커플로서, 그리고 전체 가족을 위한 토대로서 안정된 애착의 발전에 대해 어떻게 협력할 수 있는지 더 잘 이해하도록 도울 수 있다. 커플 치료는 양 파트너들이 부정적인 자아 및 타인들에 대한 모델들과 자신의 삶에서 중요한 사람들과 관계를 맺는 것에 있어 자기 패배적 패턴들을 명확히 밝히고, 개선할 수 있는 이상적인 *실제* 기회를 제공한다.

이러한 인구집단을 다룰 때, 치료사는 정서 조절로 커플을 돕고, 한 명뿐 아니라 둘 다에 의해 표현될 수 있는(그러나 폭력의 지점까지는 향하지 않은) 강렬한 분노 및 무망감과 같이 혼란스럽고, 조절되지 않는, 압도적 정서적 반응들을 억제하며, 커플의 전형적 관계 역학을 확인하도록 도와야 할 수 있다(Johnson, 2002; Johnson & Courtois, 2009). 플래시백과 정서적 둔마와 같은 외상 반응들이 또한 고려되어야 한다. 치료사는 개인으로서, 그리고 함께, 커플들이 외상과 외상 후 반응들의 정의를 이해하는지 여부를 판단해야 한다. 그렇지 않은 경우, 교육이 우선되어야 한다. 그리고 커플은 반응, 진정, 억제에 대한 전략 및 기술들을 배울 수 있다. 교육과 기술 훈련은 외상 스트레스 반응들이 너무 위험하고, 통제되지 않기 때문에 안전하게 경험될 수 없고, 혹은 예상되고, 방지되고, 통제될 수 없다는 한 명, 혹은 두 명의 파트너들에 의한 결론을 제거한다. 치료사는 파트너들이 왜 생존자가 신뢰하거나, 지원을 받아들이는데 있어 어려움을 겪을 수 있는지 이해하고, 둘 다 받아들일 수 있으며, 인내할 수 있는 방법들을 공동으로 발전시키도록 도와야 한다. 자비 반응 및 위로는 반복적 외상 후 정서 및 반응들에 대한 중요 해독제의 역할을 할 수 있다.

개인적 양상으로써, 커플 치료가 치료 과제들의 계층적 진전을 포함하는 단계들에서 진전을 보이는 것이 유용하다. 간혹 파트너들 사이에서, 혹은 자녀들을 향해 지속적인 가정 폭력 및 다른 공격성의 형태들이 발생할 수 있다는 것을 주목해야 한다. 개인 치료의 안전 및 안정화에 대한 초점과 유사한 1단계 커플 치료에서, 치료사는 공식적인 폭력 및 위험 평가를 수행한다. 초기 치료의 목표는 개인 치료와 마찬가지로, 모든 공격 및 폭력을 끝내고, 모든 가족 구성원들의 기본적 안전을 보장하는 것이다. 가정 폭력 및 아동 학대를 다루기 위한 전문적 자원들을 현재 이용할 수 있다(이 책에 대한 온라인 보충에서 자조 자료 및 교재 참고). 또한 일부 관계들은 매우 역기능적이거나, 고통스러워서 구조될 수 없다는 것을 인정해야 한다. 폭력 및 정서적 학대가 진행 중이고, 지속적인 경우, 커플 치료는 선택할 수 없다. 이보다 격하지 않은 상황들에서, 치료 과제는 관련된 모든 사람들에게 가장 건강하고, 가장 피해를 끼치지 않는 방식으로 커플에게 별도로 도움을 줄 수 있다.

일단 안전하다고 판단되면, 치료사는 상호작용의 부정적 악순환을 확인하고, 감소시키며, 기본적인 감정 및 희망들에 접근하고자 추진한다. 파트너들은 자신들의 상호작용이 어떻게 비롯되었는지, 한 명, 혹은 둘 다의 파트너들에게서 외상 스트레스 증상들의 표현과 이에 따른 대처 기제들로 나타날 가능성이 높은 "요구하고-철수하는"(Johnson, 2002; Johnson & Williams-Keeler, 1998) 것과 같은 악순환을 어떻게 영속화하고 있는지 인식하는 법을 배운다. 이러한 확인 전략은 추가적으로 파트너들이 서로에게 목소리 내고, 행동으로 표현하는 명백한 정서적 고통에 내포된(그러나 종종 모호해지는) 핵심 정서들을 인식하도록 돕는다. 예를 들어, 상처, 두려움, 수치심, 혹은 죄책감이 이들이 싸우고 있는 기본 정서들인 경우, 커플은 보통 센 강도와 분노로 싸우거나, 혹은 냉담한 침묵으로 후퇴한다. 치료사는 보통 상처 및 비통함의 감정들과 추가적으로 거부되거나, 버려지는 것에 대한 두려움을 수반하는 서로와의 유도되는 상호작용들에 따라, 커플이 이러한 주요 정서들을 확인하고, 공유하는 실험을 하도록 장려한다. 각 파트너가 더 깊어진 정서들과 이해(연관된 희망, 가치, 목표 및 의무들과 함께)를 기반으로 다른 파트너와 기꺼이 상호작용하고자 하고, 할 수 있게 됨에 따라, 관계의 안전과 안정감은 외상에 대해 이들이 더 상세하게 소통하고, 외상 관련 정서 처리에 참여할 수 있을 만큼 충분히 증가하는 경향을 보인다. 개인 치료에서와 마찬가지로, 1단계는 기본적 기술 발전(의사소통 기술과 각 파트너의 요구를 인식하는 수준을 증가시키는 능력, 그리고 증대되는 신뢰와 친밀함-성적 상호작용 및 성 기능을 포함하여)에 할애되는 가장 긴 단계일 수 있다.

2단계는 커플 치료와 개인 치료에서 유사한 과제들을 갖는다. 초점은 커플이 한쪽(혹은 양쪽) 파트너의 경험 및 외상 후 적응들이 어떻게 자신들의 관계에 영향을 끼쳤는지에 대해 더 많이 직접적으로 이야기하도록 돕는 것으로 이동한다. 주로 수치심과 두려움(혹은 해리성 망각과 같은 다른 이유들로 인해)으로 인해 상세하게 공개되지 않은 외상 과거를 양쪽이 다 가지고 있는 경우는 드문 일이 아니기 때문에, 치료사는 파트너들이 서로와 이야기하고, 점진적으로 자신들이 비밀로 숨겨온 것을 공개하도록 지원해야 한다. 종종, 일단 파트너가 더 많은 정보를 갖게 되면, 이러한 파트너는 다른 파트너의 증상들을 더 잘 이해하고, 받아들이게 된다. 커플들은 사건(들)과 이러한 것들이 관계에 행사한 영향에 대한 상호 이해를 얻도록 돕는 공유되는 서사를 발전시키기 위한 수단으로, 한쪽, 혹은 양쪽이 경험한 특정 외상 사건들에 대해 논의할 수 있다. 또한 커플은 서로 관계에서 외상 사건들의 재현을 뒷받침하는 외상 후 대처 패턴들을 인식하고, 방지하고, 변경하도록 도움으로써 덜 직접적인 방식으로 외상을 처리하는데 있어 도움을 받는다. 이런 식으로, 이전에 무력함을 느꼈던 파트너는 이제 필요한 지원과 합의된 특정 중재들을 제공하고, 위로하는데 있어 도움이 된다는 느낌을 받을 수 있다.

언어적, 정서적, 신체적 발현들에서 공격성은 또 다른 주요 중재 분야를 구성한다. 치료사는 공격성이 보통 학습된 행동이자, 학대 및 기타 과거 피해 경험들의 재현이며, 간혹 부정적 행동에 대한 역할 모델이었던 가해자와 동일시되는 것에 따른 결과라는 것을 인식하도록 돕는다. 치료사는 분노하고, 비판적이거나, 달리 위협적인 파트너가 공격적 행동을 확인하고, 책망을 표면화하는 입장에서 책임을 받아들이고, 이를 자기주장과 대체시키는 입장으로 변화하도록 돕는다. 이러한 파트너가 더 책임을 갖게 되고, 태도와 행동을 변화시킴에 따라, 치료사는 물러난 파트너를 다시 참여시킨다. 해당 파트너는 보통 자기주장의 기술 발전에 따라, 자신이 커플 중에서 피해를 입은, 후퇴한 구성원의 입장이 되는 것에서 벗어날 수 있는 혜택을 얻는다.

3단계에서, 커플은 새로운 지식을 갖고, 공동으로 외상 스트레스 반응이 자신들의 애착 안정성을 저해하고, 양육 및 다른 (학대하는 구성원을 포함한) 가족 구성원들과의 관계로 확장되는 것을 막기 위한 방법들을 논의하도록 장려 받는다. 외상 후 반응 및 관계에 끼치는 연관된 영향들에 대한 자신들의 공유된 이해를 이용하여, 이들은 과거에 대립의 고조 및 후퇴를 초래했던 상호작용을 개조하고, 이러한 상호작용들을 반응적이고, 서로를 멀리하는 것보다 서로를 향하는 움직임을 육성하는 상호작용들로 대체할 수 있다. 또한 커플들은 자신들의 경험에 대해 자녀들에게 언제, 어떻게 얘기할지, 여전히 학대하는 것으로 남아 있는 가족구성원들과의 관계를 어떻게 관리할지 배우는데 있어 도움을 받을 수 있다. 이는 둘 다 벅찬 과제들일 수 있으며, 광범위한 논의와 계획을 필요로 할 수 있다.

결여되어 왔던 경우, 또한 커플들은 위로하는 손길부터 시작하여, 편안하면서, 각 파트너가 통제권을 갖도록 도움이 되는 속도에 따라 신체적 접촉을 늘려가는 방식으로, 신체적, 성적 친밀함을 다시 수립하도록 장려 받는다. 이들은 외상 후 반응들과 대처 기제들이 성적 상호작용들에 문제들을 일으키도록 행사한 역할들을 인식하도록 장려 받는다. 간혹, 성 전문 치료사에 대한 의뢰가 타당할 수 있으며, 파트너들이 독자적으로 착수할 수 있는 다양한 활동들을 포함하는 몰츠(Maltz, 2012)의 *성적 치유 여정*(Sexual Healing Journey)과 같이, 커플 치료의 일환으로 도입될 수 있는 특정 자료들을 이용할 수 있다. 이 책 또한 *치유의 협력자들*(Allies in Healing; Davis, 1991) 및 기타 자료들(Courtois, 2005)처럼, 파트너들에게 사랑하는 사람의 성적 및 기타 반응들에 대한 다량의 정보를 제공한다. 약물 및 알코올 중독(Najavits, 2002), 상호의존성(Black, 1981), 성 중독(Canning, 2008; Carnes, 1991; Carnes & Celmonico, 1996) 및 포르노그래피 중독(Maltz & Maltz, 2008)과 같이, 외상 과거와 관련된 특정 주제들에 대한 전문 자료들 또한 현재 이용할 수 있으며, 각 파트너가 각자가 마주한 다양한 어려움들을 어느 정도 정상화하도록 도울 수 있다.

이 단계의 일환으로, 그리고 앞서 두 단계들에서, 또한 나타나는 양육 및 다른 가족의 문제들에 주의를 기울이게 된다. 양육 기술 훈련이 타당할 수 있으며, 현재 부모들이 활용할 수 있는 특정 제안 및 전략들(예, *내면을 돌보는 양육*[Parenting from the Insde Out; Siegel & Hartzell, 2003], *애착 초점 가족 치료*[Attachment-focused family therapy; Hughes, 2007])을 제공하는 책들을 이용할 수 있다. 핵심 요점은 바로 모든 구성원들에게 안전한, 건강하고, 존중하는 가족 환경의 발전이다.

한쪽, 혹은 양쪽 파트너들이 자신의 기원 가족들과 지속적인 관계를 갖는지 여부는 이들의 양쪽, 혹은 한쪽 부모들이 문제가 되거나, 혹은 부모로서 부적합하고, 중독되었거나, 원래 학대가해자이거나, 조력자들이었던 경우, 또 다른 관심 분야이다. 이러한 개인들 및 다른 가족 구성원들의 역기능 및 건강 정도와 현재에 위험한 상호작용들의 가능성이 다루어져야 한다. 대부분의 경우, 커플이 기원 가족 구성원들과 접촉을 유지하는지 여부를 판단하는 것은 치료사이 몫이 아니며, 이를 결정하고, 모두에게 안전한 접촉을 계획하는 것은 커플의 몫이다. 물론, 특히 아이들을 향해 현재에도 지속되는 폭력은 예외사항으로, 이는 치료사에 의해 아동 보호 서비스들에 보고하는 것을 요구한다. 이러한 경우, 커플은 또한 비밀과 가족 폭력의 고리를 끊기 위해 자신들의 역량을 강화하는 수단으로서 스스로 보고하는 것이 장려될 수 있다.

공개와 논의, 대립, 당국에 대한 신고, 가능한 조치들(가족구성원들과의 영구적 결별, 부모 및 다른 가족 구성원들과 책임 있는 인물들에 대한 범죄 신고, 법적 소송 등)에 관한 추가 정보는 바레트(Barrett, 2003), 쿠르투아(Courtois, 2010), 데이비스(Davis, 1991, 2002)에서 찾아볼 수 있다. 어떤 상황이든, 어떤 방침이 선택되든, 커플은 자신들이 함께 예상하고, 계획할 수 있도록, 잠재적 결과들에 대해 자문을 받고, 준비되어 있어야 한다. 안전을 수립하고, 서로를 지원하는데 있어 이들의 공동 노력은 이들을 우한 새로운 관계의 틀을 창출한다.

커플 치료 삽화

조이스는 37살의 여성으로, 세 번째 아이(딸)를 출산한 후 공황 발작이 찾아오기 시작했기 때문에 1년 전 치료를 받으러 왔다. 그녀는 자신의 어머니가 어린 동생을 임신하고 있던 7살 때부터 삼촌으로부터 성추행을 당했다. 이는 그녀가 교사에게 학대 사실에 대해 털어놓고, 교사가 사회 기관에 이를 신고했을 때 중단되었다. 그녀의 아버지는 자신의 동생을 옹호했으며, "이야기를 지어내는 거짓말쟁이"라고 조이스를 비난했다. 그녀의 어머니가 조이스를 옹호하자, 부모는 소원해졌으며, 조이스의 아버지는 어머니를 떠나, 재혼을 했으며, 또 다른 가정을 꾸렸다. 조이스의 어머니는 삼촌이 조이스보다 나이가 많은 두 사촌들까지 추행했다는 사실이 밝혀지면서, 이어진 재판에서 확고하게 그녀를 지지했지만, 그녀의 어머니 또한 "가족이 붕괴된 것에 대해 결코 자신을 용서하지 않았으며", "동생의 삶과 내 결혼을 망가뜨린 것"에 대해 자신을 책망했다. 그녀는 동생을 부양하는 것에 자신의 삶을 바치며, 다시는 남성과 관계를 맺지 않았던 외로운 여성이었다.

조이스는 자신이 성적인 것뿐만이 아니라, 또한 정서적으로도 자신의 남편인 사이먼과 친밀해지는 것을 견딜 수 없어 한다는 것을 알았을 때 치료사에게 도움을 청했다. 이러한 거리두기는 약을 복용하고, EMDR 치료시간들을 가진 후에 그녀에게 더 이상 공황 발작이 나타나지 않았을 때에도 지속되었다. 그녀의 개인 치료사는 한쪽, 혹은 양쪽이 외상 생존자인 커플들을 치료하는 경험을 가지고 있는 것으로 알고 있던 치료사에게 이들을 의뢰했다. 다음 삽화는 커플 치료가 3개월 지난 후의 치료시간으로, 조이스는 딸의 출산이 성추행과 사실을 폭로한 것에 대한 어머니의 분노에 대한 단편적 플래시백들로 나타났던 침투성 재 경험 반응들을 촉발했다는 것을 인식하게 되었다.

치료사: 사이먼, 당신의 아내는 자신이 당신을 깊이 사랑하며, 당신을 필요로 한다고 얘기했어요. 당신은 눈길을 돌리면서, 그녀에게 당신은 더 이상 그러한 모습을 보여주지 않고 있으며, 자신이 그저 자녀들을 보살피고, 청구서를 지불하는 집 안의 "하숙인"이 되길 원하는 것 같다고 말했습니다. 당신은 조이스가 그녀의 삼촌과 부모에게서 겪은 상처가 된 경험들을 고통스럽게 헤쳐 오는 동안 그녀에게 매우 지원적이었으며, 그녀 곁에 가까이 다가가는 것을 자신이 얼마나 그리워하는지 그녀에게 알리는데 있어 매우 확고한 입장이었습니다. 그런데 당신은 이제 외면하며 다른 메시지를 보내는 것 같군요. 마치 포기한 것처럼 보이네요. (조이스가 눈물 가득한 얼굴로 고개를 끄덕인다) 당신이 어떻게 느끼고 있으며, 무엇이 변했는지 조이스와 이야기해볼 수 있나요?

사이먼: 나도 욕구를 가지고 있습니다. 그런데 우리가 여기에서 말하는 것은 전부 조이스의 학대에 관한 것과 그녀가 내게서 필요로 하는 것뿐이에요. 마치 나는 아무런 상관이 없는 것처럼, 여러분 둘 다 오직 그녀의 욕구에만 관심이 있죠.

조이스: 내가 당신을 실망시켰다는 것을 알고 있어요, 그리고 당신에게서 그렇게 많은 것을 바라면서, 당신이 필요로 하는 것은 아무것도 주지 않는 내가 정말 끔찍하게 이기적인 인간인 것처럼 느껴져요, 사이먼. 나는 우리 사이에 놓여있다고 느껴지는 이 정서적 장벽을 어떻게 허물어야 할지 모르겠어요. 이것이 내 잘못이고, 내가 당신에게 상처를 주고 있다는 것을 잘 알고 있어요. (흐느낀다)

치료사: 조이스, 당신이 얼마나 사이먼에게 다시 가까이 가고 싶은지, 그리고 정서적으로 갇혀 있다고 느낄 때 스스로를 탓하지 않는 것이 얼마나 힘든 것인지 잘 알고 있습니다. 하지만 사이먼이 용기를 내서 이야기하는 것은, 그가 돕기를 원하고, 당신을 사랑하지만, 자신에게도 관심이 필요하다는 생각 사이에 자신이 갇혀 있다는 것입니다. 그는 당신과 멀어졌다고 느끼고 싶어 하지 않으며, 그의 요구가 당신에게 얼마나 중요한 것인지 알고 싶어 합니다.

조이스: 나는 내가 그를 끔찍하게 실망시켰다는 것을 알고 있어요. 나는 정말 아내로서

실패한 것 같아요. 우리 부모님의 결혼을 망쳐놓고, 이제는 내가 나 자신의 결혼을 망치고 있어요!

치료사: 조이스, 당신이 관계를 망치고 있다는 이러한 자기 비난과 두려움은 우리가 여태껏 치료해 오던 문제이고, 당신의 치료에서 스스로 다루었던 것입니다. 하지만 나는 사이먼이 이 문제를 다룰 또 다른 방법을 제시하고 있다고 생각합니다. 이것은 당신 혼자에게만 속하는 것이 아니고, 당신을 탓할 필요도 없지만, 당신은 실제로 다른 누구도 할 수 없는 방식으로 그를 도와줄 힘을 가지고 있습니다. 사이먼, 당신이 조이스에게 전달하려는 것은, 그녀가 당신에게 중요한 사람이기 때문에, 그녀가 당신을 밀어내려 한다고 느낄 때 당신이 고통스럽다는 것입니다. 나는 이 메시지가 조이스에게 전달되었다고 생각하지 않으며, 아마도 그녀는 당신이 그녀의 요구는 제쳐두고, 자신의 요구를 충족시키고 싶어 한다고 생각할 수 있을 것입니다. 이에 따라, 조이스는 당신이나 그녀가 무언가를 잘못했기 때문이 아니라, 당신이 의도하는 메시지를 그녀에게 보내지 않고 있기 때문에, 그리고 그녀는 당신을 잃을까봐 너무 두려운 나머지, 자신을 아끼는 당신에 사랑에 대해 알고 있던 것을 놓쳐버렸기 때문에, 당신이 그녀를 얼마나 많이 사랑하는지 느끼는데 힘든 시간을 보냈던 것입니다.

사이먼: 그렇다면 당신이 말하고 있는 것은, 조이스가 과거 학대에 관한 자신의 감정들을 극복할 때까지 *나의* 요구들은 계속 제쳐두어야 한다는 것인가요? 나는 이제 그렇게 할 수 없습니다. 누군가에게 그렇게 해주기를 요구하는 것은 너무 지나친 것입니다! 그리고 나는 내가 남자라는 이유로 학대 가해자처럼 보이는 것에 지쳐버렸습니다.

치료사: 바로 그것이 문제입니다. 조이스는 자신이 어린 시절부터 지속되었던 상처들을 치유하기 위해 자신의 요구를 제쳐둘 수 없다는 것을 발견했고, 당신은 매우 지원적이었지만, 이제 조이스의 관심이 당신에게 주었던 정서적 토대의 상실을 느끼고 있습니다. 내게는 당신이 그녀의 요구들을 제쳐두고, 단지 자신의 요구들만을 신경 써주기를 바란다고 말하는 것이 아니라, 당신이 조이스의 정서적 존재를 매우 그리워한다고 말하는 것처럼 들립니다. 차이점을 아시겠습니까? 당신은 조이스가 당신에게 중요한 것은 당신에 대한 그녀의 사랑이라는 것을 알 수 있도록, 왜 자신이 그녀를 그리워하는지 말해줄 수 있습니까?

사이먼: 이렇게까지 했는데도, 내가 사랑한다는 것을 그녀가 모른다는 것을 믿을 수 없

어요! (조이스를 향하며) 내가 당신을 사랑한다는 것을 증명하기 위해 무엇을 해야 하는 거야, 내 요구는 영원히 제쳐두고, 오직 당신 요구만 신경 써야 한다는 거야?

조이스: 아냐, 그건 내가 바라는 게 아냐! 나는 단지 이걸 어떻게 극복해야 할지 모르겠어, 그리고 나는 당신 없이는 할 수 없어. 하지만 내가 그렇게 이기적이고, 힘들다고 해서 당신의 삶을 망치고 싶지는 않아!

치료사: 조이스, 내가 생각하기에 사이먼도 당신을 위해 정확히 동일한 것을 원한다고 말하는 것 같군요. 그리고 그는 여러분 둘 모두를 위해 이를 원하고 있습니다. 따라서 두 분 모두 이 오래된 장애물에서 벗어날 수 있습니다. 단지 잠깐 동안 멈추어서, 사이먼을 바라보세요. 실제로 그를 쳐다보고, 있는 그대로 그를 바라보세요. 다른 사람이 아닌, 당신이 결혼했던 남자, 그리고 당신이 절대 잃고 싶지 않은 남자를 바라보세요. (잠시 멈춘다) 비난받는다고 느껴지나요? 아니면, 부당하게 이용당하거나, 혹은 그에게 버려진다는 느낌이 드나요?

조이스: (사이먼을 바라본다. 그리고 다시 치료사를 향한 후, 치료사에게 말하기 시작한다) 나는 ...

치료사: (매우 부드럽지만 단호한 목소리로) 잠시 기다려보세요, 다시 사이먼을 향하고, 정말로 그를 바라볼 수 있나요? 책망이나 요구, 혹은 상실과 사랑이 보이나요? (멈추고 사이먼을 바라본다) 사이먼, 조이스가 당신을 바라보고 있듯이, 정말로 당신을 바라보고 있는 것에 초점을 맞추어보세요. 나는 이것이 정확히 여러분이 이야기해 왔던 것이고, 여러분이 놓쳐왔던 것이라고 생각합니다. 조이스는 정말로 당신을 바라보고 있습니다. 그녀가 이렇게 함에 따라, 당신이 얼마나 그녀를 사랑하는지, 그녀가 얼마나 당신을 사랑하는지 알게 될 것입니다. 그녀가 어린 시절의 학대로부터 치유되고 있는 동안, 정서적으로 당신에게서 멀어진다고 느끼는 것이 얼마나 상처가 되는지와 상관없이, 그녀 눈 속에 담긴 당신을 향한 사랑을 볼 수 있나요?

사이먼: (울음을 멈추고, 강렬하게 사이먼을 바라보고 있는 조이스를 쳐다본다. 이후 그의 얼굴이 분노에서 슬픔으로 변하고, 그는 다시 치료사를 향한다)

치료사: 나는 당신이 강해지고, 모든 문제를 해결하고자 노력하는 것을 멈추고, 잠시 동안만이라도 조이스를 바라보며, 그녀가 당신에게 보여주는 당신을 향한 감정들을 받아들일 것을 부탁하고 싶습니다. 조이스는 자신이 당신을 향해 느끼는 것

을 당신이 바라보도록 놔두는 것을 제외하고, 아무것도 하지 않아도 됩니다. 그냥 당신을 향한 그녀의 감정들을 받아들여보세요. (잠시 멈춘다) 나는 여러분이 각자 서로에 대한 헌신과 큰 용기를 가지고, 오래된 상처들을 치유하기 위해 열심히 노력해오면서, 오랫동안 이 점을 놓쳐왔다고 생각합니다. 당신은 그녀를 깊이 아끼고, 여러분 사이에 사랑은 각자에게 너무나 소중한 것이기 때문에, 누군가의 요구를 충족시키기 위해 노력할 필요가 없는 경우, 서로를 위해 무엇을 해야 하는지 길을 잃기 쉽습니다.

조이스: 나는 사이먼에게 줄 것이 아무것도 없다고 느꼈어요. (치료사가 사이먼의 방향을 보며 고개를 끄덕인다) 좋아요. (사이먼을 향하며) 나는 당신에게 줄 것이 아무것도 없다고 느꼈어, 사이먼. 나는 너무 이기적이어서 나 자신의 과거에 집착한 나머지, 당신을 버렸고, 내가 사랑하고, 항상 함께 있기 원하는 남자를 마치 학대 가해자처럼 대했어.

사이먼: 나는 잘 알고 있었지만, (눈에 눈물이 차며) 당신이 스스로의 안에서 너무 멀리 가버려서, 나는 당신을 찾을 수가 없었어, 마치 나를 버리고 가버린 것처럼. 나는 왜 당신이 가야만 하는지 모르겠어!

치료사: (부드럽게) 당신의 아내는 이제 여기에 있는 것 같군요, 내 말은 정서적으로 당신을 향해 있다는 뜻입니다. 사이먼?

사이먼: (묻는 표정으로 조이스를 다시 바라본 후, 부드러워진다) 네, 아마도 그런 것 같군요...

치료사: 어떤 느낌이 드나요, 사이먼? 당신에게 어떤 의미인가요?

사이먼: 이게 바로 내가 원하던 것이에요, 나는 조이스만큼 강해질 수 있어요... (치료사는 사이먼에게서 조이스를 향하며, 그에게 그녀에게 초점을 맞추라고 신호를 보낸다. 사이먼은 조이스에게로 향한다) ... 당신이 필요로 한 것처럼, 나는 단지 나와 함께 있는 당신을 느끼고 싶었어, 당신이 나를 사랑한다는 것을 보여줄 수 있다면, 나는 우리가 이 일을 헤쳐 나가는 동안 외롭다고 느끼지 않을 거야.

조이스: 나는 할 수 있어. 나는 당신을 사랑하기 때문에, 그리고 당신이 나를 사랑하고 있다는 것을 알고 있기 때문에, 그건 바로 당신을 위해 내가 하고 싶은 것이야. 우리 딸이 태어난 뒤로 해결해야 할 일이 너무 많았어. 우리 아이들 역시 우리 둘을 필요로 해.

해설

사이먼과 조이스는 부당한 학대와 책망에 대한 의식이 무기력하게 피해를 당한 것과 의지했던 관계들을 망쳤다는 잘못에 대한 오래된 감정들을 활성화시키고, 이에 따라 그녀의 자신감이 약화되는 순간들을 반복적으로 상기했다. 그녀를 잃는 것에 대한 사이먼의 두려움은 약하다는 느낌과 힘들게 만든다는 느낌 없이 그녀에게 확인하는 것을 어렵게 만들었다. 그는 외상 그 자체를 기반으로 한 것이 아니라, 그의 부모님이 근 위축증을 가지고 태어난 어린 동생을 보살피는 것에 집착했을 때 경험했던 어려웠던 가족 상황을 기반으로 한 오래된 두려움을 가지고 있다는 것을 깨달았다. 사이먼 또한 관심을 필요로 하는 오래 된 정서적 상처들을 가지고 있음을 조이스가 알게 됨에 따라, 그녀는 결함이 있고, 부족한 파트너라는 느낌을 덜 갖게 되었으며, 그가 그녀에게 그러한 것처럼 사랑과 연민이 중요한 의미를 갖는 사이먼에게 더 동등한 느낌을 갖게 될 수 있었다. 치료사는 서로의 요구를 충족시키기 위해 열심히 노력하는 것보다, 서로에 대한 자신들의 헌신을 인정하는 것에 함께 다시 초점을 맞추는 방식으로 직접적인 상호작용에 대한 이들의 경험을 이용함으로써, 양쪽 파트너들이 상호간의 사랑을 바탕으로 한 안정감을 다시 찾도록 돕는 것에 의해, 관계의 잠재적 위기를 막는 중재를 했다. 이 치료시간은 각 파트너가 관계에서 전이시켰던 다수의 오해들을 해결하는데 있어 전환점이 되었다.

차후 치료시간들은 둘의 고통스러운 기억들을 처리하는 것에 할애되었다. 이러한 기억들의 대부분은 치료사가 이러한 기억들을 이들이 어떻게 재현하고 있는지 보도록 도왔을 때에만 중요한 것으로 인식했다. 과거와 현재 사이에 이러한 연결은 커플이 현재에서 자신들의 실제 감정들과 관계에 다시 초점을 맞추고, 서로에게 침투를 유발하는 대신 과거로부터 침투를 막을 수 있는 기반을 제공했다.

가족 치료

외상(어떤 형태이든, 그러나 특히 복합 및 누적 외상) 생존자인 가족 구성원은 심오한 방식으로 가족 체계를 변화시키며, 일부는 가족 구성원들의 직접적 보고 없이는 쉽게 확인될 수 없다. 이러한 인구집단에 적용되는 가족 치료는 비교적 최근의 혁신으로, 유사한 인구집단, 즉, 구성원이 전투에서 외상을 입은 군인 가족들, 혹은 사고, 자연재해 및 죽음이나 중요한 상실 등으로 외상을 입은 구성원이 있는 가족들에서 전개되는 것에 부합한다(Catherall,

1992, 2004, 2005; Everson & Figley, 2011; Figley, 1989; Matsakis, 1998; Zayfert & DeViva, 2011). 가족 치료는 외상을 입은 구성원과의 관계들을 제한 없이 포함하여, 모든 구성원들 사이에 관계를 회복하도록 돕는다. 이는 구성원들이 더 효과적으로 생존자 구성원의 회복과 전체 가족의 기능에 기여할 수 있도록(그리고 무심코 약화시키지 않도록) 가족에 정보와 지원을 제공할 수 있다. 복합 외상 스트레스 장애는 그 자체로 "전염"이 되는 것은 아니지만, 가족 구성원들은 단 한 명의 구성원일지라도 심각한 정서 조절장애, 외상 스트레스 반응들, 애착 혼란과 싸우고 있는 경우, 심각하게 영향을 받게 된다. 가족 과정 및 역학들(1장과 2장에서 설명된)은 행동에 의해, 그리고 모든 가족 구성원들에 대한 메시지와 경고들을 통해 세대에서 세대로 전달될 수 있다. 정의상, 외상 사건이 구성원들의 행위에 따라 가족 내에서 발생하는 경우(예, 근친상간, 가정 폭력), 모든 가족 구성원은 직접적이든, 혹은 대리에 의한 것이든, 잠재적으로 외상을 입게 된다.

가족 구성원들에 대한 부정적 영향들은 특히 복합 외상이 어린 시절에 시작되는 경우 심각할 수 있다. 이 외에, 개별 가족 구성원들은 잠재적으로 외상 사건들에 대해 서로 다른 수준의 실제 노출을 받았을 수 있으며, 다른 형태 및 정도의 외상 후 반응들을 경험했을 수 있다(Ford & Saltzman, 2009). 자신의 외상에 대한 개인의 반응들은 확실히 다른 구성원들이 경험하는 외상에 대한 반응 및 지속과 지원의 제공에 영향을 끼친다.

외상 반응들은 또한 자녀를 성공적으로 양육하는 능력에 영향을 끼친다. 불안정한 애착 방식과 과정들이 방지되지 않는 경우, 이러한 것들은 자녀 양육에서 이용되고, 자녀에게 전염될 가능성이 높다. 이에 따라, 외상을 입은 개인이 도움과 보호를 요청하는 가족 구성원들은 외상을 입은 가족 구성원과 함께 살아가는 것과 연관된 것들을 포함하여, 자신들의 직접적, 혹은 대리적 스트레스 반응들과 관련하여 서로 다른 요구들을 가질 수 있다. 이러한 스트레스 반응들은 소통의 중요한 단절, 요구들의 상충, 불화, 차후 가족 상호작용들에서 외상의 재현을 초래할 수 있다. 이러한 반응들은 또한 불행히도 외상을 입은 개인 및 가족 중 다른 사람들이 대처하기 위해, 혹은 폭력적이거나, 정서적, 성적으로 학대를 하기 위해 중독되고, 약물을 찾는 경우 악화될 수 있다. 부모의 학대가 이미 가족 내에서 발생하고 있는 경우, 가족 역학은 편향되고, 구성원들 사이에 역할 및 관계들은 왜곡된다(Courtois, 2010). 괴롭히지 않는 보호자(들)와 다른 가족 구성원들(즉, 형제들)은 학대 사건 및 그 여파를 목격할 때 외상에 노출된다. 이들은 또한 애초에 학대를 막지 못했다고 느끼거나, 다른 가족 구성원들을 영향으로부터 적절히 보호하지 못했다고 느낄 수 있다. 아이러니한 사실은 가족에 대한 충성심으로 인해, 학대가 가족 내에서 가해지는 경우, 외부에 있는 누군가에 의해 저질러지는 경우보다 가족 구성원들의 반응과 보호가 적어진다는 것이다(Courtois, 2010).

한 명, 혹은 양쪽 부모들이 외상 스트레스 반응의 고통에 시달리는 경우, 적절하게 자녀들을 양육하고, 가족의 일상과 역할들을 유지하는 능력이 감소된다(Jordan 외, 1992; Ruscio, Weathers, King & King, 2002). 이는 아이들이 외상 사건에 의해 직접 피해를 당한 경우(Nadar, Pynoos, Fairbanks, & Frederick, 1990), 가족 구성원의 폭력 및 외상 경험에 대해 간접적으로 알게 된 경우(Pine, Costello, & Masten, 2005), 부모들이 자신의 과거 외상으로 인해 고통을 겪는 비 외상 자녀들의 경우(Brand, Engel, canfield, & Yehuda, 2006)에 그러하다. 부모의 침잠, 과보호, 외상에 대한 과도한 집착, 혹은 지속적인 불안 및 우울증, 노골적인 외상 후 증상들은 직접적, 혹은 간접적으로 아동의 외상 스트레스 증상들을 악화시킬 수 있다(Meiser-Stedman, Yule, Dalgleish, Smith, & Glucksman, 2006; Scheeringa & Zeanah, 2001). 역으로, 아동의 외상 스트레스 반응들은 과거에 외상에 노출된 적이 없는 부모들에게서 외상 후 스트레스 증상들을 유발할 수 있다(Cohen, 2008; Pat-Horenczyk, Rabinowitz, Rice, & Tucker-Livin, 2008).

긍정적인 측면에서, 가족 관계들은 동시에 정서적 안정성, 신체적 안전 및 희망의 회복을 위한 필수적 지원을 제공하기 때문에, 또한 외상을 입은 개인의 회복에 있어 필수적이다. 당연하게도, 아동들, 청소년들, 그리고 심지어 어른들까지 보통 다양한 잠재적, 혹은 실제 외상 상황들 동안 자신의 부모, 형제 및 다른 성인 친척들을 지원의 원천으로 본다. 이러한 상황에서, 조화롭고, 보살피며, 정서적으로 관계를 맺는 가정의 아이들은 더 잘 회복되는 경향을 보인다(Fairbank, Putnam, & Harris, 2007). 부모들과 다른 애착 인물들이 제공하는 지원과 보호는 회복에 필요한 안정과 안전에 있어 필수적이다.

심리 치료에 대한 가족 체계 접근들은 단지 개별 가족 구성원들뿐 아니라, 건강한 가족 관계를 재구성하고, 재건하고, 회복하는 것을 목표로 한다. PTSD에 대한 가족 치료는 가족이 이용할 수 있는 사회적 지원을 강화하기 위해 가족 "체계"의 회복을 목표로 하는 것으로 설명되어 왔다(Catherall, 1992, 1998, 204, 2005; Fegley, 1989; Riggs, 2000). 가족 체계 모델들은 지속적인 정서적 연결을 뒷받침하는 가족 관계의 여러 특징들을 발전시키는 것을 촉진한다. 이러한 것들은 다음을 포함한다.: 가족 내 모든 구성원들의 안전(주로 부모뿐 아니라 모든 구성원들의 책임으로); 가족 구성원들의 더 건강한 역할들; 서로에 대한 명확하고, 합당한 기대들; 과거를 다루는데 있어 "비밀" 및 기타 형태의 회피를 대신하여, 괴로운 과거 경험들에 대한 개방적이고, 민감한 논의; 개인성과 함께 있는 것 사이의 균형(부모에 의한 강력하지만 포용적인 리더십을 포함하는 개인 구성원들 사이에, 그리고 세대들 사이에

"관계의 경계들", 가족 내에서 성인과 아이들의 역할과 책임들 사이에 명확한 구분); 정서와 소통에 대한 개방적이고, 존중하는 접근들; 그리고 효과적인 가족 문제 해결.

가족 치료는 구성원들이 자신의 개별적 인격, 선호들과 목표들을 포함하여, 존중, 정서, 포용 및 지원을 전달하며, 서로와 상호작용하고, 서로를 이해하는 방식들을 발전시키도록 돕기 위해 설계된다. 이러한 형태의 치료는 하나의 집단 내에 다수의 가족들이 모이거나(복수 집단들; Kiser, Donohue, Hodgkinson, Medoff, & Black, 2010), 혹은 개별 가족 구성원들의 하위 집단들에 따라(예, 형제들이 모이는 하나의 모임, 부모들이 모이는 또 다른 모임; 한쪽 및 다른 한쪽 부모와 한 명의 자녀가 함께), 가족의 모든 구성원들을 포함하는 모임들(합동 가족 치료)에서 수행될 수 있다. 일반적으로, 화합을 육성하기 위해 동시에 가족 구성원들을 포함하는 것이 가장 효율적이고, 효과적이다. 또한 모든 가족 구성원들을 동등하게 포함하는 도전으로 치료 문제들을 재 정의하고, 문제가 되는 가족들에서 일부 구성원들을 문제로 보거나("확인된 환자"), 혹은 "고쳐야" 하는 문제의 원인으로 보는("희생양") 경향에 대응하는 것이 필수적이다. 대신, 가족 치료는 서로와 함께 지내고, 서로를 지원하는데 어려움을 겪는 모든 구성원들에게 속하는 것으로 "문제를" 규정한다. 모든 구성원들은 이러한 "공유되는 문제"를 다루는데 있어 건설적인 역할을 행사하도록 도움을 받는다. 이에 대한 예외는 가해자가 주요 책임을 져야 하는 근친상간에 대한 일부 가족 접근들에서 발생한다(Courtois, 2010).

가족 치료에서 공유되는 문제들에 대한 공유되는 해결책을 발전시키는 것에 대한 강조는 가족 구성원(들)이 복합 외상을 경험한 경우, 자신의 외상 후 증상들로 인해 자신을 책망하게 되고, 가족 내 타인들에 의해 하찮게 여겨지거나, 심지어 공격당하도록 초래할 수 있기 때문에, 특히 중요하다. 다음 언급들은 몇 가지 사례들을 제시한다.: "그의 플래시백/밤의 악몽들과 과민성은 모든 사람에게 문제가 돼요. 우리는 그가 속상하지 않도록 살금살금 다니거나, 눈치를 봐야 해요."; "그는 항상 너무 우울하고, 우리가 하는 일이나, 가족으로서 우리와 함께 있는 것에 아무런 관심이 없으며, 항상 침대에 누워 있어요."; "술을 마시는 것은 정말로 최악이에요, 언제든 무언가가 그를 촉발시킬 경우, 우리는 악화될 것이라고 확신하죠."; 혹은 "그녀가 할아버지가 자신을 추행했다고 이야기했을 때, 할아버지의 삶은 무너졌고, 나머지 모든 가족이 힘들어했어요. 이제 아무도 서로에게 이야기를 하지 않아요." 가족 치료는 구성원들이 어떻게 교착 상태를 타파할 수 있을지 발견하는 것을 돕고, 타인들이 피해자로서, 혹은 증인으로서 직접 외상을 입었든, 혹은 가족 내 타인들이 고통 받는 외상들에 따라 간접적으로 영향을 받았든, 외상으로 초래된 두려움, 상처, 수치심, 죄책감에서 회복되도록 건설적으로 기여하기 위해 설계된다.

가족 치료 삽화

다음 모의 사례 삽화는 산드라(어린 시절 복합 외상의 과거를 가지고 있으며, 성인 시절 여러 번 재 외상을 입었던), 그녀의 어머니, 그녀의 계부를 포함하는 가족 치료의 샘플을 제공한다. 산드라의 어머니는 끊임없이 독립적인 거주 및 직업을 유지하는데 어려움을 겪었던 산드라를 위한 보호자이자, 사실상 사례 관리자로서 지속적으로 밀접한 관계를 맺고 있었다. 산드라와 그녀의 어머니는 산드라가 치료에서 배우고 있던 지식과 기술을 강화하는 것에 어머니를 참여시키기 위해 산드라의 개인 치료사와 정기적으로 만났다(양쪽의 요청에 따라). 그러나 산드라가 갑상선 약으로 인한 부작용에 의해 촉발된 위기를 경험했을 때, 그녀는 의학적, 정신적 치료를 받기 위해 몇 달간 병원에 입원해야 했다. 그녀는 장애를 가진 성인들을 위한 그룹 홈에서 생활해 왔지만, 홈의 관리자는 의료 인력이 관리하기에 산드라의 증상들이 너무 불안정하고, 심각하다고 느꼈기 때문에, 그녀가 돌아가는 것을 꺼려했다. 결국 산드라가 돌아갈 수 있는 유일한 대안으로 대두된 것이 그녀의 부모님과 함께 살거나, 혹은 만성 정신병 환자를 위한 주립 정신병원에 머무르는 것이었기 때문에, 이는 가족의 위기를 초래했다. 산드라는 어떤 대안도 받아들이고 싶어 하지 않았으며, 그녀의 어머니가 자신을 데리고 장애 연금을 타려 하고 있고, 자신을 가족의 집에 죄수로 두려 하고 있으며, 병원으로 가는 것은 자살하는 것 밖에는 선택이 남지 않는 사형 선고를 받게 되는 것이라는 망상적 신념이 생겼다. 동시에, 산드라의 "목소리"(환청과 플래시백의 결합)가 돌아왔으며, 목소리는 그녀에게 자해를 하거나, 자살할 것을 강요했다.

산드라의 어머니는 자신의 딸을 위한 유일한 안전 계획은 집으로 돌아가는 것이라는 생각이 확고했다. 그러나 그녀의 계부는 어머니를 향한 산드라의 태도에 화가 나 있었으며, 현재 "우리 자신을 위한 삶을 갖는 것"보다 산드라가 우선시 되어야 하는 끊임없는 가능성이 나타나는 것에 대해 부담을 느끼고 있었다. 둘을 위한 변함없는 지원을 하며 수년을 보낸 후, 그는 이제 산드라를 "구원하는 것"을 그만 두어야 한다고 주장했다. 입원해 있는 동안, 산드라는 처음에 치료사나 부모님을 보려하지 않았으며, 약물과 정신 치료가 더 이성적으로 생각하도록 그녀를 도운 이후가 되어서야 만나는 것에 동의했다. 이 시점에 이르러 그녀는 퇴원이 가까워오고 있었으며, 중요한 거주 및 치료 결정들이 이루어져야 했다.

치료사: 정말 스트레스가 심했던 시기가 지난 후 여러분 모두를 다시 만나게 되니 기쁘네요.

어머니: (한숨을 쉰 후, 미소를 지으며, 그러나 눈물이 글썽한 얼굴로 산드라를 쳐다본다) 나는 산드라가 갑상선 약을 먹는 것으로 인해 자살 충동을 갖게 되고, 과다 복용했을 때, 정말로 그녀를 잃을지도 모른다고 생각했어요. 그리고 그녀가 병원에 있으면서, 우리와 어떤 것도 하지 않으려 할 때도 그랬죠.

산드라: (의도적으로 어머니를 쳐다보며) 죄송해요, 엄마. 나는 내가 무슨 말을 하는지 몰랐어요. 엄마에게 상처를 주고 싶지는 않았어요. 나는 절대로 엄마를 잃고 싶지 않아요, 그건 알고 있죠?

어머니: 물론 알고 있어. 그냥 네가 나를 못 알아보는 것이 두렵고, 상처가 되었어. 항상 네가 자살을 시도한 후에 그랬지만, 이번에도 너를 잃는 줄 알았어.

산드라: 아니에요! 엄마는 나를 절대 잃지 않을 거예요, 하지만 나는 엄마가 나를 통제하려 한다고 생각했고, 더 이상 엄마를 믿을 수가 없었어요. 그건 실제 나의 본심이 아니라, 그냥 약 때문이었어요. 나한테 화내지 마세요, 엄마가 나한테 화내면, 난 정말 견딜 수 없어요!

치료사: (계부를 쳐다보며) R 씨, 당신도 산드라를 잃을까봐 두려웠나요? [산드라의 엄마를 향한 강한 초점을 완화시키면서, 부모들이 함께 참여하도록 돕는다]

계 부: 나도 그랬어요, 하지만 그녀의 엄마가 더 그랬죠. 그녀는 바로 그 자리에서, 응급구조대원이 CPR을 할 때까지 산드라의 숨이 멈춘 것을 보았으니까요. 나는 아내가 계속 이런 일을 겪게 하고 싶지 않아요. 이런 일은 그녀의 건강과 우리의 관계에 큰 타격을 주고 있어요.

치료사: 그렇다면 당신은 당신의 아내와 딸 둘에 대해 매우 염려하고 있고, 둘 다 잃고 싶지 않은 거군요.

계 부: 우리 모두에게 힘든 일이었어요. 나는 산드라가 안전하기를 원하지만, 계속해서 그녀를 돌보는 것에 우리의 삶을 바쳐야 한다고 생각하지 않아요. 그녀는 스스로 자신의 삶을 살아야 해요.

어머니: 산드라가 안전하기 위해서라면 내가 무슨 일이든 할 수 있다는 것을 당신도 알고 있잖아요, 마틴. 나는 병원에서 딸을 데리고 나오고, 이 모든 세월 동안 살아 있게 한 유일한 사람이에요. 그리고 나는 딸이 나를 가장 원할 때 그만두지 않을 거예요.

치료사: 당신은 산드라가 어렸을 때, 그녀의 친아버지가 술을 마시고, 폭력을 휘둘렀을 때부터 산드라를 보호했고, 산드라가 독립적인 삶을 살아가도록 돕기 위해 노력하는 것을 결코 멈추지 않았죠, R 부인. 딸을 향한 당신의 헌신과 노력은 오해의 여지가 없으며, 나는 그것이 산드라에게 얼마나 큰 의미가 되는지 알고 있습니다. 그녀는 당신을 정말로 아끼지만, 그녀는 당신의 딸이고, 당신은 그녀의 어머니이기 때문에, 산드라는 결코 당신의 지지 체계가 될 수 없습니다. 방금 우리가 당신의 남편에게서 들은 것처럼, 그는 당신이 보살피는 것의 중요성을 인식하고 있으며, 당신을 지원하기 위해 열심히 노력했습니다. 하지만 여러분 모두 산드라의 증상들이 나빠질 경우 악순환에 갇혀버리고, 이 우울증이 언제 돌아올 것인지, 돌아오기는 하는 것인지, 혹은 시간이 흐르고, 더 많은 치료를 받으면 개선이 될 수 있는 것인지 확신할 수 없기 때문에 정말 힘들 것입니다. 이것은 여러분 모두에게 큰 부담이 되어 왔으며, 어머니가 이 일에 대해 자신에게 화를 낼까봐 두려워하는 산드라의 말을 들었지만, 이건 누구의 잘못도 아니죠.

산드라: 나는 부모님에게 내가 짐이 되어 왔다는 것을 알고 있고, 부모님은 내가 보상할 수 없을 만큼 많은 일들을 나를 위해 해주셨어요. 나는 엄마를 아프게 만들고, 엄마는 나에 대해 지쳐가기 때문에 엄마를 잃을지도 모른다는 생각에 두려워요. 엄마는 아마 내가 아니었으면, 암에 걸리지 않았을지도 몰라요. 그리고 엄마가 아파서 돌아가신다면, 그건 내 잘못 때문이에요. 그리고 난 엄마 없이는 살 수 없어요.

어머니: 수술과 항암 치료를 받은 후에 내가 완전히 회복된 것을 알고 있잖니, 산드라. 그리고 내가 아파서, 치료를 받았을 때, 너는 나와 계부에게 큰 도움이 되었어. 너는 나를 아프게 만들지 않았어, 너를 돌보는 것은 내게 중요한 일이야. 나는 네가 행복한 삶을 살았으면 좋겠고, 너를 계속해서 지원할 거야. 그리고 나는 정말 오래오래 살 생각이야!

치료사: 산드라, 지금 어머니가 당신에게 말하고 있는 것을 믿나요? 그녀는 당신과의 관계가 그녀에게 계속해서 중요하다고 매우 확신하고 있어요. 간혹 스트레스를 주기는 하지만, 그녀에게 암을 초래하는 것은 아니죠. 그녀의 말을 믿나요?

산드라: 믿고 싶어요, 그리고 진심이라는 것을 알고 있어요. 하지만 나는 엄마에게 너무 못되게 굴어왔고, 큰 걱정거리였죠. 그리고 계부 역시, 항상 나를 위해 있어줬어요.

치료사: 당신은 부모님이 자신들에게 당신이 문제가 된다고 생각하기 때문에 여기 와 있

는 거라고 생각하나요? 부모님이 당신을 지금 어떻게 바라보고 있는지 바라보면, 좌절이나, 분노, 혹은 다른 것이 보이나요?

산드라: 부모님은 화를 낼 권리가 있어요, 나는 계부가 나 때문에 좌절했다고 생각해요.

치료사: (계부를 향하며) R 씨, 산드라에게 화가 난 건가요, 아니면 다른 것이 있나요?

계 부: 나는 좌절했지만, 그건 내가 둘 모두를 정말 많이 사랑하기 때문이에요.

치료사: 그리고 둘 모두를 잃고 싶지 않군요?

계 부: 맞아요, 물론이죠. (한쪽 눈에서 빠르게 눈물을 훔치며) 나는 이 여성들이 없다면 어떻게 살아야 할지 몰라요.

치료사: R 부인, 단지 암 때문이 아니라, 허리에 수술을 받았을 때, 잘 회복할 수 있도록 도왔던 것은 정서적 지원이었나요?

어머니: 네, 맞아요. 마틴은 나와 전체 가족에게 있어 든든한 바위와 같았어요. 나는 그도 행복하기를 원해요. 그는 많은 것을 포기해야 했어요.

치료사: R 씨, 산드라와 또한 의붓 아들, 그리고 다른 딸의 공동 부모가 된다는 것은 당신에게 어떤 의미였나요?

계 부: 나에게 정말 큰 의미였어요. 나는 이 말을 자주 하지는 않지만, 아버지가 되는 것을 어떤 것과도 바꾸지 않을 거예요. 산드라와 내가 함께 쇼핑몰을 산책하고, 밀크쉐이크를 마셨던 시간들은... 아내는 살찐다고 걱정했지만, 그건 우리만의 시간이었죠... 계속해도 결코 싫증나지 않는 것이에요.

치료사: 당신이 계부에게 어떤 의미인지 들리나요, 산드라? 그리고 그의 얼굴에 그것이 보이나요?

산드라: (불안한 표정이다가, 계부를 바라보며 점차 차분해진다) 볼 수 있어요.

치료사: 그리고 그와 당신의 어머니가 또한 스스로를 돌보고, 부부로서 행복한 삶을 살아야 한다는 것에 동의하나요? 여러분 모두 스스로를 위해, 그리고 전체 가족을 위해 행복한 삶을 꾸려나가는 동안, 당신에게서 떠나는 것이 아니라, 정확히 그 반대로, 당신과 함께 있을 수 있어요.

산드라: (불안하게 어머니를 쳐다보며) 엄마와 아빠가 나를 돌보는 것을 멈추고, 스스로의 삶을 살기 위해, 나와 함께 살고 싶지 않다는 뜻인가요?

어머니: F 박사님이 말한 것은 그런 뜻이 아니야. 나는 단지 네가 가능한 행복하고, 독립적이기를 원해, 그리고 이를 가능하게 하기 위해 내가 할 수 있는 일을 결코 멈추지 않을 거야. 아버지와 나는 함께 할 시간이 필요하지만, 이건 양자택일의 문제

가 아니야. 이제 네가 더 회복되고, 집에 돌아와서 정착하게 되면, 우리가 계획했던 대로 플로리다에 여행을 가는 동안 너와 고모가 함께 집을 지킬 수 있을 거야.

치료사: 그렇다면 집에 돌아가는 것이 이 가족의 모두를 위한 다음 단계가 되겠군요. 최근의 어려움에도 불구하고, 이를 가능하게 하기 위해 여러분 모두 열심히 노력했습니다.

해설

치료사는 가족 구성원들이 공유되는 안정감을 촉진하는 상호작용의 방식들을 수립하도록(혹은 되찾도록) 돕는다. 산드라와 그녀의 증상들이 "문제"라는 계부의 의견을 지지하기보다, 치료사는 그가 그녀와의 관계 안정성을 증가시키기 위한 기반으로 공유되는 애착을 경험하도록 도왔으며, 이에 따라 그녀의 고통은 감소되었다. 이는 결국 그의 아내에게 독립적인 활동들을 계획하는 "휴식 시간"을 가질 수 있도록 만들었다. 이것은 계부의 좌절을 감소하는 효과도 끼쳤다. 삽화는 또한 위기의 시기들, 혹은 가족 유대관계가 손상되거나, 갈등하게 될 때, 가족 치료가 어떻게 개인 치료를 보완하고, 외상 스트레스 증상들로 저해되는 소통과 관계들을 회복시킬 수 있는지를 보여준다. 가족 치료는 자살 충동과 자해에 대한 산드라의 문제들을 완전히 해결하지는 않았다. 대신 전체 가족은 과거에 통제할 수 없었던 증상들을 고려하고, 예방하고, 이에 대응하기 위한 방식을 얻었다. 산드라의 경우처럼 심각한 정신적, 의학적 증상들을 포괄적으로 해결하기 위해 다른 치료 중재들(예, 약물요법, 개인 및 집단 치료)이 필요할 수 있지만, 외상 정보에 입각한 가족 치료는 더 안정되고, 정서적으로 조절되는 관계들을 발전시키는데 전체 가족을 결집시킴으로써, 잠재적으로 증상들을 더 관리 가능하게 만들 수 있다.

결론

피글리(Figley, 1985)가 매우 설득력 있게 언급한 것처럼, 외상은 "흔적"을 갖는다. 개별 피해자만 영향을 받는 것이 아니라, 피해자가 사랑하는 사람들도 영향을 받게 된다. 이러한 사실은 외상 내담자들의 치료에서 적절하게 인식되지 않았으며, 존슨(Johnson, 1989)은 병행되는 개인 및 커플 상담의 적용과 관계 속에 있는 내담자에게 더 주의를 기울이는 것에 대해 주장했다. 전체적 치료들은 복합 외상이 관계에 끼친 효과를 치료하는데 있어 많은 것을 제공한다. 관계 발전과 애착 방식의 변경으로 얻는 이득들은 다른 주요한 관계들에서 변화를 위한 모델로 작용할 수 있다. 생존자의 외상 스트레스 반응들에 대한 해결은 자신의 친밀한 관계와 전체 가족 구성원들에게 상당한 영향을 끼칠 수 있으며, 그 반대의 경우에도 마찬가지이다.

복합 외상에 대한 단계 지향 모델의 치료 과제들과 병행하여, 다양한 강도와 지속기간들을 가진 전체적 치료들의 모델들이 제시되어 왔다. 이러한 모델들 대부분이 최근에 개발되었으며, 다른 모델들은 개발 중이거나, 결과를 테스트 중이다. 집단들은 현재 많은 다양한 포맷들로 이용되고 있으며, 치료의 여러 단계들에서 다양한 형태들이 사용될 수 있다. 예를 들어, 구조화된, 교육적 집단들은 타인들과의 역할극 및 피드백의 기회를 제공하는 정보 및 기술 발전 집단들을 제공함으로써 1단계의 과제들을 지원한다. 커플과 가족 치료는 내담자의 배우자 및 파트너, 다른 가족 구성원들의 중요성과 외상 스트레스 반응들이 이들에게 끼칠 수 있는 영향을 명확하게 인식한다. 이러한 양상들은 치료의 모든 단계들에 걸쳐 시행될 수 있으며, 개인 치료에서 이루어지는 이득들을 보완하고, 강화할 수 있다.

전체적 치료들은 대인관계 외상 생존자들에게 고유한 포럼을 제공한다. 블룸(Bloom, 1997)은 "관계 상처에 대한 관계 치유"를 주장했으며, 치료 및 다른 대인관계 치료 접근들은 사회적 접촉의 개선을 시작하는 맥락을 제공한다(Scott, 1999). 전체적 치료들은 과거의 학대 및 방임 맥락들 내에서 역기능적 역학들을 기반으로 한 애착/관계 방식들 및 역할들을 분석하고, 더 상호적인 역할과 상호작용 방식들을 실험하며, 이러한 것들로 대체할 기회를 제공한다. 모든 것은 더 자기 참조적이며, 만족스러운 현재와 미래 삶의 선택들을 발전시키기 위한 것이다.

Ⅲ 부

발전된 치료 고려사항과 관계 문제

8장

틈 속으로 들어가기

공허함, 부재, 그리고 외상 후/해리 관계 환경

이 장과 다음 두 장들에 걸쳐, 우리는 치료의 특정 요소들에서 복합 외상 치료의 미묘하고, 복잡한 문제들을 보여주는 것으로 초점을 전환할 것이다. 이러한 문제들 및 요소들은 비 외상 인구집단에 대한 치료에서는 일반적으로 발견되지 않으며, 이러한 것들에 익숙하지 않은 치료사들은 깨닫지 못하는 사이에 갇혀버릴 수 있다. 우리는 치료사들이 이러한 문제들을 예상하도록 돕고, 이러한 문제들의 관리를 위한 권장사항들을 제공하기 위한 정보로서 이 장들을 제시할 것이다.

"틈 속으로 들어가기"라는 제목은 무엇을 의미하는 것인가? 복합 외상 과거를 가진 많은 내담자들은 단지 손상되었다는 느낌 뿐 아니라, 공허함 혹은 부재를 느낀다고 설명한다. 이것은 명상으로 발생하는 기분 좋은 공허함이나, 바쁜 삶에서 휴식을 취하는 것으로 인해 초래되는 부재의 종류가 아니다. 대신, 우리가 이 글의 다른 지점들에서 논의했듯이, 생존자들은 자기 자신 안에서 정서, 생각 및 개인적 정체성, 그리고 세상에 "실재한다는" 느낌을 발견할 수 없는 고통스러운 의식에 대해 설명한다. 심리적으로 살아가는 이러한 내담자를 충족시키기 위해, 치료사들은 이러한 내부의 공허함, 혹은 "틈"으로 들어가고, 이를 인식해야 한다. 그리고 이는 내담자의 가장 내적인 프라이버시를 침해함으로써 그의 정신적 고통을 더하지 않도록, 세심한 주의를 기울여 수행되어야 한다. 이 장에서, 우리는 치료사들이 적막한, 혹은 격동의 내적 심리 환경에서 내담자들을 충족시키는 방식들, 그리고 이들이 잃어버린 자아감, 정서, 생각, 신념들을 공허함에서 구축하고, 되찾거나, 회복하도록 돕는 방법들에 대해 논의할 것이다. 우리는 또한 치료가 이루어지는 외상 후/해리 관계 환경에 대해 논의할 것이다.

복합 외상 생존자들에 의해 설명되는 내적 공허함

자아의 공허함

많은 복합 외상 내담자들은 자신의 내부에 닿을 수 있는 누군가, 구원될 수 있는 인간, 발전되거나, 발전된 적이 있는 정신이 존재하지 않는다고 인식하기 때문에, 닿을 수 없다고 느낀다. 그러나 자신의 개인적, 정서적 공허함에 대한 이들의 설명은 실제 공허함에 대한 사실적 기술이라기보다는 어떤 것이 상실되었다는 생생한 인식을 보여준다. 일시적, 혹은 일상적 기준으로(생각이나 백일몽에 사로잡힌 경우, 혹은 뇌 손상 및 치매를 초래하는 질환들 같은 비극적 경우들에), 개인이 실제로 존재하지 않는 경우, 해당 개인은 자신의 공허함에 대해 인식하지 않는다. 실제로, 일부 복합 외상 생존자들은 자기 자신의 부재에 대해 인식하지 못한다. 그러나 빈번하게, 이들은 체념하고 받아들임에도 불구하고, 이를 절실히 인식하고, 이러한 인식으로 인해 고통을 느낀다. 따라서 이들 대부분은 이러한 부재를 심리적으로 인식하고, 오래 전에 타인들에게 잊혀진, 이에 따라 사라져버린 것 같은 "나"를 찾을 수 있게 되기를 갈망하기에 충분할 정도로 현재에 존재하고 있으면서, 동시에 부재, 상실, 보이지 않는 것을 느낀다. 호웰(Howell, 2005)은 이러한 식으로 해리 상태의 마음을 설명했다.

치료사들은 많은 외상 생존자들이 공허함에 대한 고통스러운 느낌에 대해 설명하는 표면상 사실적인 방식을 마주하게 될 때, 이를 액면 그대로 받아들이는 실수를 저지를 수 있다. 이는 사라진 정신을 찾고, 구조하려는 잘못된 지도들로 이끌며, 이는 자신의 부재와 자아를 되찾을 수 없다는 불가능성에 대한 생존자의 믿음을 확인시켜주는 경향이 있다. 혹은 이는 내담자가 자기 발전 및 관련된 희망, 동기, 통찰, 혹은 심지어 합리적 생각에 대한 능력이 결여되어 있다는 잘못된 가정을 바탕으로, 치료에서 성취하는 것에 대해 잘못된 비관주의를 초래할 수 있다. 실제로, 내담자는 영구적으로 행동 및 AWOL에서 사라지는 것이 아니다. 대부분의 경우, 느끼고, 생각하고, 동기 부여되는 내담자의 능력에는 어떤 실제 결핍도 존재하지 않는다. 내담자는 지속적인 스트레스 반응들을 경험하고, 이에 대처하기에는 너무 바쁘며, 따라서 자기 인식에 필요한 생물학적, 인지적 자원들을 할당할 수 없는 것이다(Lanius 외, 2010; Lanuis & Freeven 2013; Porges, 2013, Schore, 2003a). 이러한 내담자는 외상 스트레스 반응들에 의해 압도되고, 이러한 반응들로 만들어진 혼란과 믿음들을 넘어 앞을 바라보는(혹은 바라보게 되는) 방법을 알지 못하며, 이에 따라 정서적으로 살아있을 수 있다는 것을 인식하지 못한다. 또한 생존자는 보통 보호자에 의한 반응, 자아의 발달을 지원하는

데 필요한 상호작용의 결여로 인해 보통 결핍된 위치에서 작동한다. 보호자들의 동조, 반응, 동기화의 결여는 자기가치에 대한 것은 말할 것도 없이, 아동의 정체성의 발전을 격려하도록 반영되거나, 성찰하도록 만들지 못한다. 자아의 공허함은 부분적으로 이러한 비 동조와 무반응에서 비롯된다. 우리의 여러 내담자들은 다음과 같이 질문했다. "아무도 나를 보지 못하고, 보살피지 않고, 혹은 단지 내가 자신들을 귀찮게 하지 말고, 조용히 있기만을 원하는데, 나는 어떻게 자아를 가질 수 있나요?", "아무것도 존재하지 않는 경우에도 나는 여전히 자아를 가질 수 있나요?", "아무도 나를 눈치 채지 못하고, 혹은 나 자신이 되도록 나를 도와줄 수 없어요." 이러한 이유로 인해, 지연되고, 잠재된 발전이 다루어지고, 재개되어야 한다.

따라서 치료 과정의 초기와 중간에, 내담자가 특히 내적 공허함과 관련하여 자신의 자아감에 대해 어떻게 설명하는지 주의 깊게 듣는 것이 중요하다. 각 개인이 사용하는 고유한 단어와 구절들은 자아감과 의미 있는 내적, 외적 삶을 회복하기 위해 무엇이 필요한지에 대한 중요한 단서들을 제공한다. 치료 분석을 위해 이들이 제시하는 일반적 진술들과 방향을 고려해야 한다(탐색적 유도들은 이탤릭체로 제시되어 있다).

- "내 영혼에 구멍이 있어요."–*"여전히 남아 있는 당신의 나머지 영혼은 어떻게 느끼나요?"*
- "내 안에서 본질적인 것이 사라지고 있어요."–*"당신이 다시 찾게 된다면, 무엇이 달라질까요?"*
- "나는 내가 원하던 사람이 되지 못했어요."–*"어떤 사람이 되기를 희망하고, 꿈꾸었나요?"*
- "이것은 내가 의도하던 삶이 아니에요. 나는 마치 다른 사람의 삶을 살고 있는 것 같아요."–*"만일 당신이 꿈꾸던 스스로의 삶을 살게 된다면, 당신의 삶은 어떻게 달라질까요?"*
- "나는 내가 누구인지 모르겠어요." "나는 지속적으로 멍해지고, 내가 무엇을 느끼는지 모르겠어요."–*"무감감이 완전하지 않은 경우, 혹은 실제로 어떤 것도 느낄 수 없지만 뒤에 무엇이 있는지 몰 수 있는 경우들이 존재하나요?"*
- "나는 나 자신에 대해 자꾸 기억을 놓쳐요. 나는 시간을 잃어버리고, 매일 나의 삶에 대해 기억할 수 있는 것 사이에 큰 틈이 있어요."–*"이러한 틈이 일어나기 직전과 직후에 무슨 일이 일어나나요?"*

- "나는 파편들로 쪼개지는 것 같아요."–*"이러한 파편들에 대해 설명할 만큼 충분히 이러한 파편들을 보거나, 느낄 수 있나요?"*
- "내 안에서 나는 이미 죽어있기 때문에 죽는 게 더 나을지도 몰라요."– *"당신의 내부에서 당신이 죽어있다는 느낌을 언제 처음 깨달았나요? 어떤 일로 인해 이런 깨달음이 초래되었나요? 살아있다고 느끼는 경우들이 존재하나요? 언제, 어디에서 그랬나요?"*
- "나는 스스로에게 상처를 줄 때, 혹은 다른 사람이 나에게 상처를 줄 때에만 살아있어요."–*"이러한 경우들에 어떤 느낌을 받나요? 당신을 이것을 어떻게 해석하나요?"*
- "신은 나를 버렸어요."–*"당신이 여전히 신의 존재를 느낄 수 있다면 무엇이 달라질까요? 아마도 신에 관한 것은 다른 사람들에 관한 것보다 덜하겠죠?"*
- "나는 투명인간이에요, 아무도 나를 보지 못하는 내 삶에서 유령처럼 걷고 있어요."–*"사람들이 당신을 볼 수 있다면, 그들은 무엇을 보게 될까요? 다른 사람들이 당신을 보는 것을 받아들일 수 있나요?"*
- "고통과 분노는 내가 알고 있는 모든 것이에요. 나는 다른 감정들은 느낄 수 없어요."–*"당신의 고통과 분노가 전달하고자 하는 것은 무엇일까요? 이러한 감정들이 당신이나 다른 사람들이 이해해주기를 바라는 것은 무엇일까요? 당신이 다른 감정들은 느끼지 못한다는 것은 의심스럽군요."*

때때로, 공허함은 내담자의 침묵 및 거의 무음에 가까운 양상으로 발현된다. 이러한 입장은 소통과 반응을 이끌어내고자 노력하는 치료사들을 크게 당황시키고, 좌절시킬 수 있다(심지어 분노하게 만들 수 있다). 이러한 경우, 치료사가 침묵을 공허함 및 관련된 고립, 자기 보호를 위한 타인들과의 단절을 전달하려는 역설적 수단으로 이해하는 것이 유용하다. 또한 이는 내담자가 어린 시절 동안, 혹은 외상 동안이나 그 후에 자신이 어땠는지를 전달하는 방식일 수 있다.

정서적 공허함

내담자들은 스스로를 무감각한 것으로 설명하며, 많은 내담자들이 감정표현불능증(alexithymia), 정서의 부재, 혹은 감정들을 인식하는 능력의 부재를 경험한다. 이들은 자신의 감정들과의 접촉이 전혀 없으며, 이에 따라 자아와 자아 인식의 중요한 기제를 상실한다. 논의된 바와 같이, 이러한 무감각은 정서적 홍수와 조절장애로 상쇄될 수 있다. 따라서 정서들은 자아에 관한 정보라기보다는 고통의 원천이다. 이러한 문제들은 정서 신경과학 분야의 발전에 따라 점차 인식되고, 다루어지고 있다.

신체적 공허함

내담자들은 보통 스스로를 비인간화되고, 신체를 벗어난 것으로 설명한다. 신체형 해리는 매우 지배적이어서, 내담자들은 자신이 신체가 없고, 신체적 감각을 경험할 수 없는 것처럼 느껴진다고 보고한다. 이들은 또한 자신과 자신의 신체가 하는 것을 전혀 통제할 수 없는 느낌을 받는다고 설명한다. 이는 자아의 다른 부분들이 수행 통제를 갖게 될 때, DID에서 뚜렷하게 나타나는 현상이다. 내담자들은 "내부에서부터 자신에게 발생하는" 일들에 대해 보고할 수 있다. 이로 인해 내담자들은 자신을 로봇처럼, 그리고 마치 외계인이 자신의 몸을 침범한 것처럼 느끼며, 또는 자신을 벌주거나, 상처 입히려는, 간혹 "자신을 말하지 못하도록 차단"하려는 부분적 자기들에 의해 휘둘린다고 느끼게 된다. 해리 치료의 본질은 내담자가 스스로와 "다시 접촉"하게 되는 것으로, 이는 오직 시간이 흐름에 따라 전문적 중재들과 프로토콜, 그리고 내담자와 치료사의 큰 의도성과 인내를 통해서만 이루어질 수 있는 과정이다(이 점에 관해 가장 유용한 내담자 교재의 경우 Boon, Steele, & Van der Hart, 2011 참고).

끝내지 못한 일에 대한 공허함

복합 외상은 또한 또 다른 공허함을 남길 수 있다.: 바로 외상 자체가 멈춘 뒤 오랜 후에, 심지어 수 십 년이 흐른 뒤에 지연된 형태로 모습을 드러내는, 끝내지 못한, 그리고 해결되지 못한 정서적 과제에 대한 공허함이다. 생존자들은 보통 자신과 타인들 사이에 메울 수 없는 거리를 만들어내는 것으로, 그리고 간혹 스스로에게서 완전히 멀어지는 것으로 경험되는 압도적이고, 분열된 기억들이나, 분산되고, 혼란스러운 정서적 반응 및 상태들이 홍수처럼 밀려드는 것을 느낀다고 보고한다. 생존자와 자아, 그리고 모든 사람 및 모든 것들 사이에 놓인 틈이나 간격은 많은 방식들로 표현된다. 여기에서도 마찬가지로, 생존자가 사용하는 단어들은 치료사가 갈망과 결정의 메시지, 그리고 더 뚜렷한 절망감의 메시지로 들을 수 있는 경우, 치료 대화의 시작을 제공할 수 있다.:

- "나는 마치 내가 또 다른 행성에 있는 것처럼, 내 삶에서 모든 사람 및 모든 것들과 매우 분리되어 있는 느낌을 받아요."–*"당신이 그렇게 분리되어 있지 않다면, 그리고 다*

른 사람들과 가깝게 느낄 수 있다면, 무슨 일이 일어날까요? 그 행성은 당신이 살아가길 원하는, 혹은 안전하게 살 수 있는 것인가요?"

- "나는 학대를 기억하기 시작한 이후, 모든 것이 텅 비어버렸어요."–*"당신이 준비될 경우, 반드시 지금은 아니더라도 우리 치료에서 특정 시점에, 당신의 마음과 정서들이 텅 비게 되기 전에 무엇을 기억하는지 말해주세요. 우리는 당신이 무엇을 알아야하는지, 혹은 당신의 마음이 텅 비어 있는 것으로 당신을 보호할 필요 없이 충분히 안전하게 만들기 위해 무엇을 해야 하는지 생각해 낼 수 있을 거예요. 그 때까지, 당신의 마음과 정서는 당신을 보호하기 위한 업무를 수행할 것입니다."*
- "나는 5살이 된 것 같아요. 너무 춥고 외로워서, 도와달라고 외치고 싶어요. 하지만 나는 너무 무가치하고, 나쁘기 때문에 아무도 나를 도와주지 않는다는 것을 알고 있어요."–*"5살인 당신이 필요로 하는 것과 지원받고, 충분히 가치 있다는 느낌을 받을 수 있기 위해 여전히 필요로 하는 것은 무엇인가요?"*
- "나는 누군가 나와 접촉할 때 아무것도 느끼지 못하거나, 혹은 너무 아파서 소리를 지르고 싶어져요."–*"당신이 상처를 입히는 방식으로 접촉하는 것에 대처해야 할 필요가 없도록, 그리고 접촉하게 되는 것은 오직 당신의 동의를 통해서만 이루어지고, 당신에게 편안하다고 느껴지는 방식으로만 이루어질 수 있도록, 다른 사람이 무엇을 이해하고, 수행하길 바라나요?"*
- "나는 너무 작고, 하찮아서, 아무도 내가 존재하는지 몰라요."–*"실제로, 나는 당신이 존재한다는 것을 알고 있지만, 당신이 보이지 않고, 무가치한 것처럼 느껴진다는 것을 이해해요. 이러한 인식을 조금 놓아볼 수 있나요? 나와 다른 사람들에게 당신이 더 많이 보이게 되기 위해 무엇이 도움이 될까요?"*

이러한 가슴 아픈 진술들과 치료사 반응들이 보여주는 것처럼, 공허함은 내부의 실제 공허함이 아니라, 종종 필요한 반응, 성찰, 지원 및 설명 없이, 외롭고, 고립되어 있는 압도적인 외상 유발 고통 및 무시에 대처하는 생산물이다. 복합 외상이 만들어낸 "틈"은 극단적 정서적 혼란과 타인들로부터의 지원과 위로가 부재한 상태에서 혼란에 대한 인식을 폐쇄해버리는 자기 보호적 방어의 결합이다. 치료사가 외상 내담자들과 만나게 되는 이러한 "틈"은 이용할 수 있었던 유일한 대처 선택들이었을 폐쇄와 해리로 관리되는 정서 조절장애로서 이해될 수 있다. 볼라스(Bollas, 1987)와 다른 분석가들은 이러한 공허함에 대해 "공식화되지 않은 경험"으로, 그리고 개인의 의식적 자각의 외부에 있으며, 종종 인식의 틈을 형성하는 암묵적으로 암호화된 정보를 포함하는 것으로 이야기했다. 쇼어(Schore, 2013)는 암묵적 자아와 이러한 암묵적, 혹은 잠재적 자아를 더 명시적, 의식적으로 만드는 수단들에 대해 논의했다. 이러한 상실된 정보는 더 통합적이고, 일관된 자아감 및 개인적 서사를 만들어내기 위해, 회수되고, 의식적 자각으로 가져올 수 있다.

타인들과의 단절

많은 생존자들이 타인들과의 고통스러운 단절 및 소원함에 대해 설명한다. 이들은 종종 다른 "더 정상적인" 사람들처럼 되지 못하고, 다른 사람들과 어울리지 못하며, 자신의 낮은 자존감과 자기혐오로 강화되는 감정들에 대해 설명한다. 이들은 기원 가족들에게서 대인관계 및 사회 기술들을 배우지 못했을 수 있으며(이들은 또한 원 가정에서 소외되었거나, 지속적이고, 불만족스러운 상호작용 및 충족되지 않는 기대들에 관여했을 수 있다), 이러한 부족함은 이들이 관계를 맺는 능력이나, 타인들과의 친밀함을 달성하는 능력에 영향을 끼친다. 이들이 어울리는 것을 원하지 않는다 하더라도, 이들은 과거의 착취 및 배신들, 그리고 방임, 협박, 무반응의 영향으로 괴로워한다. 일부 내담자들은 "명백히 정상적인" 방식으로 기능할 수 있고, 타인들과의 상호작용에 표면적으로 순응할 수 있다. 어떤 경우에, 이들은 적대적이고, 수동적-공격적 행동과 타인들의 학대로 분노를 행동화한다. 때때로, 타인들과의 단절은 의지에 따르는 것으로, 간혹 극단적으로 나아가기도 한다. 예를 들어, 일부 생존자들은 관계에서 너무 큰 상처를 입은 나머지, 은둔하게 되며, 종종 다른 사람들보다 애완동물을 동반자로 선호한다. 이들은 오직 해야 하는 정도로만 다른 사람들과 상호작용할 수 있다. 혹은 너무 단절되고, 소원해지면서, 자살이 주요 선택이 될 수 있다.

복합 외상으로 초래되는 내적 공허함에 대한 이해

감정의 폐쇄

이 외에, 많은 생존자들은 필요한 반응 및 중재 없이 만성 외상 노출을 경험하는 과정에서, 자신들이 어떻게 해리의 수단을 통해 감정(감정표현불능증), 혹은 신체적 반응들을 느끼지 않도록 습득하게 되었는지에 대해 설명한다. 대신, 이들은 대안적 자기와 시나리오들에 대한 환상을 갖는 것을 배운다(예, 부모들 사이에 고조되는 가정 폭력을 다루기 위해, 한 내담자는 자신이 감정들을 폐쇄하고, 영웅이 되는 자신을 상상할 수 있다는 것을 발견했다고 설명했다). 이러한 매우 공통적으로 습득되는 반응은 처음에는 의도적이면서, 생명을 구하는 것이었을 수 있다. 시간이 흐름에 따라, 특히 고통스러운 외상 삽화들과 연관된 정서적 반응들을 회피하고, 폐쇄하는 자동적 방식이 된다. 불행히도, 이러한 폐쇄는 나중에 내담자들이 휘둘리고, 통제를 벗어난다고 느끼는 산발적이고, 예측 불가능한 방식들로 발생할 수 있다. 극단적으로, 일부 생존자들은 독방에 감금된 삶을 살아가는 것처럼 느끼게 되며, 운명에 따르는 것으로 받아들이고, 자신의 반응들을 이해하고자 한다. 또 다른 일부는 스스로에 대해 간혹 완전히 떠올릴 수는 없지만, 절대 사라지지 않는 악몽 같은 기억들(혹은 그 파편들)에 사로잡히는 것을 느끼는 것 외에는 완전히 고립되고, 무감각한 것으로 설명한다. 이들은 세상에 있는 정상적이고, 통합적인 사람들과 달리, 자신들이 분열되고, 부서지고, 전체가 아닌 것으로 느낀다.

분열과 구획화

또 다른 형태의 틈은 외상과 외상에 대한 인식, 기억, 신체적 감각들의 분열과 구획화를 포함한다. 이러한 형태의 해리 대처는 보통 생존자가 자신의 심각한 고통을 "덮고", 혹은 "알지 못하는 것"에 의존하기 위해 습득한 보상 기술 및 개인적 자원들에 의해 모호해진다.

- "나는 실제로 무슨 일이 일어났는지 나 자신이 모르게 할 거예요, 그렇지 않으면 나는 충격으로 죽게 될 거예요."
- "나는 힘든 시절의 기억 및 감정이 다시는 일어나지 않도록 지워버렸어요.
- "나는 어떤 것도 느끼거나, 기억하지 못하도록 일에 몰두해요, 그리고 내가 완전히 지쳐서 쓰러져 자고, 망각 속으로 탈출 할 때까지 일을 멈추지 않아요."
- "나는 내가 자랐던 끔찍한 가정에 대해 절대 생각하지 않기 위해, 나의 아내와 자녀들에게 헌신해요."
- "나는 8살 때가 기억나요, 그 때 우리 가족은 최악이었기 때문에, 나는 단지 느끼는 것을 멈추고, 환상의 나라로 들어가서, 내가 모두를 구할 수 있는 영웅이 되는 것을 상상했어요. 나는 내가 원하지 않는 경우 그곳에 머무를 필요가 없다는 것을 배웠어요."
- "나는 신체 감각들을 어떻게 멈추는지 습득했어요. 신체적/성적 학대를 당하는 동안, 나는 아무것도 느끼지 않는 것을 배웠어요. 가해자는 내가 어떤 것도 느끼게 만들지 못했고, 이렇게 나는 일부 통제를 가질 수 있었어요. 완전히 모든 신체적 반응들을 폐쇄하는 것은 내게 그리 힘들지 않았고, 이후 나는 감정들도 차단할 수 있게 되었어요,"

- "나는 대화에서, 직장에서, 삶에서 항상 주제를 바꿔요, 그러면 정말로 아무것도 느낄 필요가 없고, 누구도 실제 나에 대해 알지 못하죠."

생존자의 의식적 자각과 외상 기억 및 연관된 정서들에 대한 어떤 것도 알지 못하거나, 느끼지 못하는 것 사이에 이러한 틈은 추가적으로 외상이나 학대 및 그 영향을 합리화하거나, 축소하는 것으로 달성될 수 있다.

- "나는 그 점에 대해 생각해 본적이 없어요. 나는 단지 해야 할 일을 했을 뿐이에요."
- "학대는 내게 도전이었어요. 나는 이를 통해 성장했고, 역경에 어떻게 대처해야 할지, 어떻게 성공해야 할지 배우게 되었어요,"
- "나는 결코 과거를 돌아보지 않고, 단지 미래를 목표로 했어요."
- "그 일은 그냥 그렇게 될 수밖에 없었던 거예요. 모든 사람들이 고난을 겪어요."
- "나를 인도할 수 있는 사람은 아무도 없기 때문에, 나는 주로 스스로에게 의지해요."
- "나는 나 자신 말고는 아무도 신뢰하지 않아요, 내가 왜 그래야 하죠?"

양쪽의 외상 후 반응 형태들(침투성 재 경험과 무감각)은 경험적 공허함을 포함하며, 새로운 공허함이 발달할 기회들을 만들어낼 수 있다. 이러한 상황 아래에서, "투쟁-도피"의 스트레스 반응은 방어적 행위와 회피의 형태를 띠게 되며, "얼어붙기와 무운동" 반응은 느껴지는 것과 감정들이 비롯되는 원천에 대한 자각을 봉쇄하는 효과를 갖는다. 생존자들은 전적으로 자신의 자각과 통제를 벗어나 발생하는 이러한 반응-폐쇄의 악순환에 휘둘리는 느낌을 받게 된다. 이들은 외부 세상을 상대할 때, 겉모습을 유지하고, "가면"을 유지하며, "명백히 정상적"으로 보이기 위해 노력하면서, 자신의 환경과 내적 반응에 대해 과민해지는 것으로 반응한다(Van der Hart 외, 2006).

우리는 압도되는 삶을 살고 있거나, 대처 자원들이 고갈될 위험에 처한 복합 외상 내담자들의 다음 삽화들을 통해 이러한 공허함과 부재가 어떻게 이어질 수 있는지 보여주고자 한다.

자넷

자넷은 폭력적이고, 근친상간을 일삼는 아버지와 알코올 중독인 어머니를 피해, 16살 때 집을 나왔다. 12살이 되었을 때, 그녀는 성폭행, 어머니의 부재, 고통스러운 감정들에 대한 기억을 막기 위해 과도하게 술을 마시는 것으로 어머니를 모방하기 시작했다. 일단 집을 떠난 후, 그녀는 거리에서 마약을 사는 것으로 커져 버린 중독으로 인해 직업을 구할 수가 없었다. 그녀는 생활 보호를 받게 되었고, 간혹 매춘에 의존했다. 21살 무렵, 그녀는 세 명의 다른 남성들에게서(모두 폭력적이고, 그녀를 학대했으며, 아무도 관계를 유지하지 않았다) 세 명의 자녀들을 갖게 되었다. 새로운 남자와 살지 않을 때, 그녀는 간혹 노숙을 하거나, 거리에서 살았으며, 임시 보호소, 혹은 자녀들과 함께 폭력을 당한 여성을 위한 프로그램에서 제공하는 가정에서 살았다. 그녀는 세 번째 임신을 하는 동안 맨 정신을 유지할 수 있었으며, 양육 교육과정을 다니게 되었고, 쉼터에서 제공하는 프로그램을 통해 GED(고졸 학력 인증)를 위해 공부할 수 있게 되었다.

쉼터에 있는 동안, 그녀는 지역사회 프로그램의 일환으로 제공되는 식품 구매 쿠폰을 받는 대가로 AIDS 혈액 검사를 받는 것에 합의했다. 검사를 통해, 그녀는 자신이 HIV 양성이라는 사실을 알게 되었다. 이러한 발견으로 인해 그녀는 우울증에 빠졌으며, 다시 중독되었고, 집을 떠나 거리로 돌아가게 되었다. 그녀의 아이들은 사회 복지 기관이 데려갔으며, 위탁 가정에 보내졌다. 이후 그녀는 아이들이 입양되도록 양육을 포기했다. 이후 보건부와 사회복지부는 그녀와의 연락이 끊겼고, 몇 년 뒤 그녀는 완전히 발병해버린 AIDS로 인해 의료 서비스를 찾게 되었다. 20대 후반이었음에도 불구하고, 자넷은 질병으로 망가져버렸고, 훨씬 더 나이가 들어보였다. 그녀의 예후는 좋지 못했으며, 지역사회 호스피스 프로그램에 들어간 직후, 사망했다.

미쉘

그녀는 병원과 주거 프로그램을 번갈아 들락거리는 삶을 보낸 후 40대 초반에 치료를 받으러 왔다. 미쉘은 정신병 특징들과 함께 재발성 주 우울증 삽화들을 가지고 있었으며, 이로 인해 다수의 병행되는 향정신성 약물들과 전기 충격 요법(ECT)으로 치료를 받아 왔지만, 모두 제한적인 성공만을 가져왔다. 그녀는 또한 불안 장애, 인격 장애, 조현병을 비롯한 다수의 진단들을 가지고 있었다. 그녀는 최근 기분과 신체적으로 스스로를 유지하는 능력이 저하되는 것을 우려한 친구에 의해 지역사회 정신보건 센터로 오게 되었다. 그녀는 명백히 매우 우울했으며, 단정하지 못하고, 씻지도 못했으며, 정신운동 지체의 징후들을 보였다. 그녀는 절망적인 상태였으며, 정서적 고통에서 벗어나기 위해 자살하고 싶어 했지만, "성공적으로 끝내버리기에" 충분한 에너지를 가지지도 못했다는 불만을 가지고 있었다. 그녀는 자살 시도를 했다가 망쳐 버린 후, 그 결과를 안고 살아야 할지 모른다는 것을 두려워했다. 그녀가 집중적인 사후 프로그램을 받기 전, 예비 안정화를 위해 입원이 필요했다. 이곳에서 그녀는 난치성 우울증에 대해 집중적인 치료를 받았다. 그녀는 청소년 시절에 당했던 폭력적인 집단 성폭행의 과거와 이 일을 신고한 뒤 경찰로부터 받은 부당한 경험을 공개했다. 그녀는 "묻어두고, 이제 떨쳐버려"라고 말한 한 명의 친구를 제외하고, 이전에 누구에게도 이러한 과거를 밝히지 않았었다. 그녀는 떨쳐버리려고 노력했지만, 그렇게 할 수 없었다.

스펙트럼의 다른 쪽 끝에 있는 내담자들은 보상적 생존 기술을 가지고 있으며, 이는 극단적으로 성공적이면서, 자기만족의 상태를 가져온다. 이러한 기술들과 적응들은 특히 직업적 성공, 사회적 지위, 경제적 자원 등과 같은 외적 기준에 따라, 상당한 삶의 성취를 달성하도록 이끌었을 수 있다. 주요 대처 기제로서 과도하게 일하는 경향은 이러한 인구집단을 치료하는 많은 치료사들에 의해 확인되어왔다. "일중독"은 다른 중독들(알코올 중독과 성, 섭식, 쇼핑 등의 중독)과 동시에 작용할 수 있으며, 혹은 개인이 또 다른 중독에서 회복되는 과정 이후에 생겨날 수 있다. 과로는 과도하게 바쁜 삶을 유지하거나, 혹은 성취 및 이와 관련하여 타인들로부터 받는 인정과 칭송을 수집함으로써, 고통스러운 정서들을 억제하고, 방어적으로 회피하는 것을 동시에 가능하게 한다. 이러한 패턴은 빈번하게 직업 및 다른 삶의 영역들에서 성공과 재정적 독립성을 수립하고, 의미하는 성취들을 가져오며, 동시에 자존감과 역량에 대한 느낌들을 강화한다. 그러나 이 장의 나머지 부분에서 논의되는 것처럼, 이러한 성공은 통합된 내적 삶에 대한 충분한 토대 없이 "모래 위에 지어진 집"이 될 수 있다. 인정되지 않고, 다루어지지 않은 외상 과거를 가진 생존자들은 항상 뚜렷하게 나타나지 않을 수 있는, 매우 이질적인 방식들에서 촉발되는 광범위한 심리생리학적 반응들을 갖는 것에 취약한 상태로 남게 된다. 즉, 이들은 다음 사례들이 보여주는 것처럼, 휴면 상태였지만, 다시 표면화될 수 있는 끝내지 못한 정서적 과제를 가지고 있는 것이다.

제프리

매우 성공적인 정신 건강 전문가인 제프리는 성적 만남들로 지불된 다수의 신용카드 청구서들에 대해 아내가 알게 된 후 치료를 받으러 왔다. 전적으로 온라인 활동에서 시작했던 것은 최근 몇 개월 간 온라인에서 만난 사람들과의 실제 성적 만남으로 고조되었다. 이러한 만남들은 빈도와 강도가 증가했으며, 점점 더 많은 그의 시간, 관심, 에너지를 차지하며, 정상적인 행동과 방식에 변화를 초래했고, 그의 아내는 무슨 일이 일어나고 있는 것인지 의문을 품게 되었다. 그의 성적 교제들은 남성과 여성 양쪽과 이루어졌으며, 이는 그의 아내가 양성애나, 혹은 동성애자가 아닌지 그와 대립하도록 만들었다. 제프리는 자신의 포르노 이용 및 매춘부들과의 성행위가 밝혀진 것에 대해 매우 당황스러워 했다. 그는 자신이 그토록 무절제했고, 자신의 아내를 심각하게 배신하며, 결혼 생활을 위협했다는 사실에 충격을 받았다. 그는 아내와 가족을 깊이 사랑한다고 주장했다.

그의 과거에 대한 검토를 통해, 그가 자기 자신의 과거를 결코 다룬 적 없는 "상처 입은 치유자"인 것이 드러났다. 그의 아동기와 청소년기 대부분 동안, 그는 자제하지 못하는 알코올 중독자였던 어머니에 의해 신체적으로 학대를 당하고, 비하되었으며, 부재했던 아버지로부터 보호를 받지 못했다(그는 어머니와 함께 있는 것을 회피했으며, 결코 그녀의 알코올 중독에 맞서지 않았다). 고등학교에 다니는 동안, 그는 여성 교사로부터 성적 학대를 당했으며, 나이 많은 여성에 의해 성적으로 유혹 당하고, 세뇌 당한 것을 동성 친구들에게 자랑스럽게 떠벌렸다. 성적 접촉은 교사가 별다른 통보 없이 다른 주로 이사한 직후 자신의 어린 시절 연인과 결혼하면서 갑작스럽게 끝이 났다. 제프리는 그녀를 매우 그리워했고, 갑작스럽게 관계를 저버린 것으로 인해 혼란스럽고, 당황스러워 했으며(그는 이 관계를 "진정한 사랑"으로 내재화했다), 크게 거부당하는 느낌을 받았다. 이후 그는 아내를 포함하여 어느 누구에게도 유혹과 학대에 대해 얘기하지 않았다. 그는 20대에 결혼을 했으며, 다른 사람들의 말에 따르면 행복한 결혼생활을 했고, 이제는 성인이 된 두 자녀의 성공적인 부모였다. 그리고 대규모의 수익성이 높은 집단 심리 치료 진료실을 운영했다.

지난 해 동안, 난소암과 유방암을 앓던 그의 어머니가 사망했으며, 그의 아버지는 알츠하이머를 진단 받았다. 제프리와 형제들은 어머니가 병을 앓는 동안 돌아가면서 그녀를 간호해야 했으며, 이제는 필요한 교대를 얻는 대신, 아버지를 위한 재정적 지원 및 기타 치료 형태들을 제공해야 했다. 부모를 돌봐야 하는 스트레스 이외에, 제프리는 최근 고등학교 시절 여교사와 둘 사이에 일어났던 일을 떠올리는 여성 내담자를 평가하게 되었다. 제프리는 여전히 이 관계를 로맨틱하고, 이상적인 방식으로 보았으며, 자신이 그녀와 특히 가정 상황이 좋지 않았던 고등학교 시절 그녀가 제공했던 안락함과 피난처를 그리워했다는 것을 발견했다.

제프리가 치료를 추진하게 되었을 때, 그의 결혼 생활은 "겨우 살아있었으며", 그의 배신과 그 심각성으로 인해 황폐해진 그의 아내는 그를 즉시 떠나지 않는 조건으로 치료를 고집했다. 제프리는 과거와 현재 사이에 "연결이 존재할 것"이라고 알고 있었으며, 마지못해 심리 치료를 시작하기로 합의했다(과거 임상 훈련 동안에도 회피 했던 것으로, 항상 전문적 치료는 시간이 걸리기 때문에 "너무 바쁘다고" 주장했으며, 성공적 치료사가 되기 위해 필요했던 지식으로 충분히 스스로를 분석했다고 주장했다). 그는 또한 그가 평상시 접근하던 포르노 및 기타 성적 사이트들에 대한 접근을 차단하기 위해 그의 모든 컴퓨터와 휴대폰에 프로그램을 설치하는 것에 합의했으며, 그의 아내에게 그의 통신, 신용카드, 재정상태, 일정을 모니터할 수 있도록 접근권과 허가를 제공했다(환자들에 대한 기록을 제외하고). 그리고 12단계의 섹스 및 사랑 중독자 치료 모임(Sex and Love Addicts Anonymous-SLAA), 알코올 중독자의 성인 자녀(Adult Children of Alcoholics-ACOA), Al-Anon(알코올 중독자 구제회) 모임들에 정기적으로 참석하는 것에 합의했다. 그는 또한 자신의 성적 충동을 통제하지 못하고, 재발하는 경우, 그리고 공동 중독들이 발병하는 경우, 혹은 그의 아내가 주장하는 경우(그녀가 진전 부족으로 인식하는 것으로 인해, 그리고 치료사와의 협의에 따라), 그는 더 집중적이고, 전문화된, 한 달간 지속되는 거주 치료 프로그램에 등록하는 것에 합의했다.

줄리

줄리는 두 자녀를 둔 결혼한 여성으로, "자신이 미쳐가고 있다고 느끼지만", 그 이유를 알지 못하는 것으로 인해 치료를 추진했다. 세심한 접수 면담은 그녀가 수년간 자신을 성적, 신체적으로 학대했던 외할아버지가 최근 사망한 직후, 다수의 우울증 및 외상 후 증상들이 생겼다고 판단했다. 그녀는 어머니를 보호하기 위해 발생 당시 학대에 대해 누구에게도 말하지 않았다. 그녀는 이 일을 잊기로 결심했으며, 자신의 삶을 잘 이어왔다. 이후, 그녀는 이 일을 거의 잊어버렸으며, 자신의 남편을 비롯한 누구에게도 공개하지 않았다. 그녀는 정서적으로 열려 있거나, 도움이 될 수 있는 상태가 아니었지만, 남편이 "착하고, 예측 가능하며, 매우 충실했기 때문에" 결혼을 결심했다. 이들은 대학을 졸업한 후 바로 결혼했고, 직후 자녀들을 낳았으며, 부모로서 성공적이었다.

줄리는 집안일을 좋아하는 전업주부였으며, 그녀의 아들들이 고등학교에 들어갔을 때가 되어서야 일을 시작했다. 그녀의 우울증은 정상적인 삶의 이행에 따라 이들이 대학을 떠난 이후에 시작되었으며, 이러한 삶의 이행은 목적 없이, 그녀에게 상실감을 남겼다. 그녀는 자신의 결혼에 의문을 품었으며, 남편과 매우 소원해지는 것을 느꼈다. 외할아버지가 죽었을 때, 그녀의 우울증은 불가해할 정도로 심화되었으며, 극도로 실의에 빠지게 되면서 자살 충동을 느끼는 지점에 이르게 되었다. 그녀의 남편이 그녀에게 "기운을 내, 당신과 당신의 외조부는 어쨌든 좋은 사이는 아니었잖아"라고 말하며 격려하려 했을 때, 그녀는 분노하게 되었다. 이후, 그녀는 과도하게 술을 마시기 시작했으며, 자신이 가진 증상과 감정들을 멈추기 위해 자해를 하기 시작했다. 그녀는 치료를 받으러 온 시점에 압도된 상태로, 혼란스러하며, 절망적이었고, 이는 그녀의 가족과 친구들도 마찬가지였다.

사례들에서 볼 수 있는 것처럼, 고된 일과 집중, 일중독 및 기타 표면화되는 행동들, 극도의 자급자족, 방어적 회피와 격리는 과거에 외상을 입은 개인들에게 값비싼 대가를 가져올 수 있으며, 이러한 지배적 방어들은 삶에서 어떤 식으로든 촉발시키는 스트레스를 받는 시기 동안 붕괴될 수 있다. 특정 시점에 특정 촉발 요인을 구성하는 것은 매우 예측 불가능하며, 매우 자발적일 수 있다. 회피하는, 혹은 무시하는 내담자는 특히 이러한 유형의 붕괴 위험에 놓여 있다. 헥터의 사례는 이러한 대처 패턴을 전형적으로 보여준다.

헥터

헥터는 그의 부대가 전투 지역에 배치되었을 때, 모르는 사이에 강하게 연마해 온 자립성 및 대처 능력들을 넘어서게 되었다. 도착한 직후, 그는 자신이 몇 명의 적군들을 죽였을 것이라고 여기는 포격전에 휘말리게 되었고, 그는 몇 명의 동료들이 죽거나, 심하게 부상을 입는 것을 보게 되었다. 군용 차량으로 정찰 임무를 수행하던 중, 그는 사제폭발물(IED)의 폭발을 겪었으며, 이는 그에게 불특정 상처를 입혔던 청소년기에 대한 기억을 촉발시켰으며, 또한 군인에 의한 지역 여성의 강간을 포함하여 다수의 잔혹행위들에 노출되었다.

몇 개월 후, 최전선에서 휴가를 보내고 있을 때, 그는 유럽에서 밝혀진 성직자 성 추문 스캔들에 관한 뉴스를 듣게 되었다. 기사는 베네딕트 교황이 독일에서 주교로 있었을 때, 성적 학대를 저지른 성직자들을 다시 발령 냈던 것에 연루되어 있음을 시사했다. 헥터는 항상 지구상에 있는 신의 대리인으로서 교황을 숭배했기 때문에 이 기사로 인해 크게 혼란스러워 했다. 그는 교황이 그토록 냉담하고, 아이들을 보호하지 않는 사람일 수 있다는 것을 믿기 어려워했다. 유럽 성직자의 성 학대 스캔들 소식은 과거에 억제하며, 봉인했던 주임사제가 자신에게 저지른 학대의 기억들이 떠오르도록 초래한 2차 촉발요인이었다. 그는 학대의 세부 기억들과 함께, 원치 않는 신부의 이미지들로 홍수를 겪게 되었고, “그렇게 오랫동안 계속되도록 놔두었으며, 정말 멍청했던” 자기 자신에게 혐오감을 느끼게 되었다. 그는 자신이 학대를 당할 만 했거나, 즐겼음에 틀림없으며, 이는 자신이 정말로 동성애자이거나, 혹은 그의 표현대로, 자신을 추행하도록 신부를 유혹한 더 최악의 “변태”였다는 것을 뜻했다. 그는 악몽을 비롯하여, 신부와의 성행위에 관한 야간 공포들을 경험하기 시작했으며, 이는 전투 지역에서 가까스로 가능했던 적은 수면 시간마저 방해했다. 그는 점차 통제를 잃게 되었으며, 분노하게 되었고, 이러한 분노는 적을 향하게 되었다. 그의 배치가 끝나고, 다시 귀국하게 되었을 때, 그는 대처하기 위해 이용할 수 있는 정서적, 혹은 사회적 자원들이 거의 없었기 때문에, 지속적으로 주요 증상들과 고통을 겪었다. 그의 분노와 타인들을 향한 폭력은 계속되었으며, 약물 및 알코올 남용과 자살 충동 또한 그러했다.

이 사례들은 해리로 인해 인식과 기억 및 정서들의 통합에 생긴 다양한 종류의 틈들을 보여준다. 심리 치료가 효과적이기 위해서는 이러한 것들이 직접적으로, 민감하게 다루어져야 한다. 근본적 목표는 내담자들이 자신이 폐쇄했던 기억 및 정서들, 연관된 신념과 행동 패턴들을 확인하고, 살펴보도록 돕는 것이다. 해리는 부인했던, 혹은 강하게 대립했던 외상 후 기억 및 증상들, 고통스러운 정서들, 외상으로 왜곡된 신념들과 인지들, 이러한 기억, 감정, 신념들을 실연하기 위한 강박적이고, 충동적인 행동 전략들에 대한 일종의 저장소를 제공할 수 있다. 5장과 6장에서 논의된 바와 같이, *해리성 구획화와 공허함에 대한 심리 치료의 대안은 시간이 흐르고, 반복적 노출 및 증가되는 관용을 통해, 과거에 대처와 생존을 위해 차단했던 것의 재통합을 가능하게 하는 자기 조절 기술들의 발전이다(Ford 외, 2005).* 자기 조절 능력들이 발전되고, 내담자들이 자신을 조절할 수 있게 될 때까지, 특히 누적된 삶의 스트레스 요인들, 외부 정서적 지원의 결여, 외상의 상기 요인들, 이전까지 유지했던 해리의 혼란과 직면할 때 필요한 개인적 자원들이 없는 상태이다. 심각한 해리는 여기에서 설명된 것들을 넘어서는 몇 가지 문제들을 제기한다. 이것은 이 장의 나머지 부분이 제시하게 될 초점이다.

해결되지 않은 외상과 상실:
자아, 자각, 경험, 지식의 단절인 해리

웹스터(Webster) 사전에 따르면, 접두사인 dis는 "~의 반대로 수행하는 것; ~이 없는; ~의 박탈/~로부터의 제거; 제외하다, 혹은 쫓아내다; ~의 반대 및 부재; ~이 아닌"을 뜻한다. 심리학자이자, 해리 권위자인 리처드 셰페츠(Richard Chefetz)는 이러한 내담자들이 해리되는 것으로, 혹은 부인, 단절, 분열, 은폐의 기타 형태들을 이용함으로써, 그리고 개인적 비하와 무력화를 통해, 자신의 지속적인 고통을 다루는 과정을 설명하기 위해 "자기 무시"라는 구절을 창의적으로 만들어냈다(개인 통신, 2009). 해리의 능력은 아동기와 청소년기 동안 더 확연하게 나타나며, 이에 따라 특히 대응 및 도움이 부재한 상태에서 대처와 자기보호의 주요 수단이 되는 것으로 발견되었다. 이는 자아의 파열을 초래하는 과정이자 방어로, 특히 학대 및 외상에 대한 반복적 노출이 규범이며, 적합한 대응 및 보호가 결여되어 있는 갇혀 있는 상황들에서 이용 가능하다. 투쟁-혹은-도피의 방어적 반응들이 불가능하거나, 비효과적인 경우, 지속적인 위협과 관련된 공포와 맞서도록 유기체를 준비시키고, 신체적 공격 동안 통각 상실과 무감각화를 제공하기 위해 해리 붕괴 및 긴장성 무운동이 발생한다. 지속적인 위험의 상황들에서, 아이들은 의지 없이, 자동적으로 이러한 신체적, 정서적으로 얼어붙는 상태와 무운동 상태로 들어가게 된다. 이러한 반응들은 당시에는 자신을 보호하지만, 이러한 아이들이 성인이 되었을 때 보통 발생하는 것처럼 과용되거나, 맥락 없이 사용되는 경우 문제가 되는 극단적 대처 반응들이다(Putnnam, 1989, 1997)

주요 *단절*들과 개인적 *방향상실*은 이러한 많은 내담자들의 삶을 특징지으며, 이들 중 대부분은 연속체의 한쪽 끝에서 경미하게 해리를 겪거나, 혹은 반대쪽 끝에서 DID를 포함하는 해리 장애의 기준을 충족할 정도로 해리를 겪는다. 일반적인 개인적 단절들은 개인적 인식(시간 상실과 시간, 장소, 행동, 정서 상태에 관한 혼란을 포함하여), 개인적 과거(자전적, 그리고 외상 기억들을 포함하여), 기본적 지식과 능력, 신체적 감각 및 능력에서의 틈이나 상실, 그리고 자아 상태(자각되는 수행 기능의 소재)와 인격 상태의 전환까지 포함한다.

개인적 단절은 매우 흔하며, 실제로, 라니어스(Lanius)와 동료들(2010, 2012)은 PTSD를 가진 일부 개인들에게서 해리의 광범위한 사용과 관련된 자신들의 신경학적 연구들의 발견들을 바탕으로, 해리가 다른 외상 증상들보다 지배적인 PTSD의 아형에 대해 제시했다. 이들은 또한 PTSD의 진단 기준에 포함되는 해리의 일반적으로 인식되지 않는 정도에 대해 주목했다. 실제로, *침투와 무감각 증상들 사이에 교차*, 모든 외상 스트레스 장애들의 주요 변증법(Horowtz & Smit, 2008)은 마치 외상 사건들이 일어난 것처럼, 혹은 막 일어나려는 것처럼, 통제장애 삽화들 사이에 교차, 외상 기억을 회피하려는 강박, 정서적 차단을 수반하는 *해리 과정*으로 확인되었다(Nijenhuis & Van der Hart, 2011). 이것은 단지 고통스러울 뿐 아니라, 대부분의 복합 외상을 가진 사람들에게 있어, 마치 자신들의 정서, 생각, 행동들이 자신의 정상적 자아와는 매우 다른 사람들의 것인 것처럼, 이것은 확실히 별개의 마음 상태이다. 이러한 과정은 정상적 자기와 생존 자기의 해리로 이해될 수 있다.

프랑스 정신의학자인 피에르 자네(Pierre Janet)는 당시의 가장 저명한 임상 연구자였으며, 심리적으로 대처하고, 통합된 상태를 유지하는 개인의 능력을 압도하는 "격렬한 정서들"을 유발하는 극단적 경험 및 상실들에 대처하는 수단인 해리에 대한 상세한 통찰을 발전시켰다. 자네(1889/1973)는 압도되는 정서들을 관리하는 책임을 분배하는 하위체계들로의 인격 "분화"가 존재한다고 상정했다. 자네는 이러한 분화는 통합된 자기가 반응하는 방식에 해당되는(Van der Hart 외, 2006) "현존화(presentification)"(즉, 실시간으로 정서를 갖고, 이를 기원과 연관 짓는 것–"내가 지금 가지고 있는 이 반응은 나에게 일어난 것, 그리고 당시 내가 느끼지 못했거나, 처리하지 못했던 것과 연관되는 거야.")와 함께, 자신이 "의인화

(personification)"(예, "이 일이 나에게 있어났어."; "내가 더 이상 유지할 수 없어, 이것은 나의 일부분에만 영향을 끼쳐.")라고 부르는 것, 혹은 경험에 대한 소유 의식을 개인이 달성할 수 없게 만드는 것이라고 여겼다. 자네는 정서적으로 생존하기 위해, 외상을 입은 개인은 해리되고, 이 과정에서 온전하고, 통합된 자기를 유지하는 능력을 상실하게 된다고 이해했다. 이러한 적응의 대가는 단지 분열되고, 자기 자신과 단절된 느낌뿐 아니라, 또한 부분 자기에서 또 다른 부분 자기로 전환됨으로써 해리되고, 통제되지 않으며, 예측할 수 없는 침투성, 무감각적 외상 후 증상들에 휘둘리게 되는 것이다.

이에 따라 기억은 자기의 일부만 접근할 수 있는 일부 지식만 남긴 채 분열되며, 이는 생존자에게 문제를 제기하는 주요 공백들을 초래한다. 이러한 문제는 최종적으로 치료사와 공유된다. 치료사는 내담자 자아의 어떤 부분과 상호작용하고 있는 것인지, 혹은 치료시간에 걸쳐 기억하게 될 단절된 부분 자기들의 집합 내에서 "누구"와 상호작용하고 있는 것인지 모를 수 있다. 외상으로 유발되는 고통으로부터 살아남기 위한 수단으로 발전된 자기의 해리된 분열은 치료사와 내담자가 종종 자기를 "찾지" 못하는 일종의 심리적 블랙홀이 될 수 있다. 이는 내담자가 인식하지 못하기 때문이다. 즉, 주어진 특정 순간에 의도치 않게 오직 부분적으로, 그리고 일시적, 심리적으로 나타나기 때문이다. 이것은 자기 내부의 "틈"이며, 볼라스(Bollas, 1987)가 "공식화되지 않은 경험"이라고 부른 것이자, 브롬버그(Bromberg, 2003)가 해리된 내담자가 살고 있는 "공간들"이라고 부른 것이다. 브롬버그(Bromberg)에 따르면, 치료사들은 "공간들에 있어야 하며", 내담자들이 분열된 것을 내재화하고, 이 과정에서 통합된 자기감을 되찾을 수 있도록 과거와 현재 사이에 만들어지지 않았던 연결들을 만들도록 도와야 한다. 또 다시 우리는 이러한 과정을 들여다보기 위해 헥터의 사례를 보고자 한다.

헥터

헥터의 양쪽 부모는 자신들의 배경에 외상 상황들이 존재했다. 헥터의 어머니는 몇 년 동안에 걸쳐 삼촌에게 성적 학대를 당했으며, 이는 그녀가 누구에게도 밝히지 못하는 것이었다. 그의 아버지는 온전하고, 사랑이 충만한 가정에서 자랐지만, 청년 시절 가졌던 정치적 신념으로 인해 고문을 받았다. 미국으로의 이주는 계획된 것이었고, 조국의 정치 상황에서 탈출할 수 있는 기회였지만, 헥터의 부모는 이민으로 직면하게 되는 변화의 정도와 경제적 문제들에 준비가 되어 있지 않았다. 양쪽 모두 자신의 가족과 익숙한 공동체 및 지원을 그리워했다. 이들은 헥터의 아버지인 알바레즈의 PTSD 증상들을 이해하지 못하고, 어떤 일이 있어도 피해야 하는 "권위"를 포함한다는 이유로 도움을 청하지도 못한 채, 이러한 증상들을 견뎌야 했다. 알바레즈는 증상들에 대처하기 위해 점차 술에 의존하게 되었고, 아내와 어린 아들에게 폭력을 휘두르기 시작했다. 알바레즈 부인은 달리 갈 곳도 없었고, 남편을 사랑하며, 그에게 충실했기 때문에 이러한 추가 학대를 견뎠다. 그러나 그녀는 점차 우울해지고, 시간이 흐름에 따라 내성적이 되어 갔다. 그녀는 이를 해소하는 출구로 자신의 종교적 신념과 교회를 이용했다. 그녀는 일하러 가고, 교회를 가는 것 이외에는 다른 것을 할 수 없었고, 보호와 양육의 짐을 헥터에게 떠안겼다.

어린 시절부터, 헥터는 해리로 이에 대처했다. 그는 학교에 있는 동안 어떻게 백일몽을 꾸었는지, 다른 가족에 속하는 걸 꿈꾸었는지에 대해 설명했다. 그는 이러한 "공백"과 착한 태도로 인해 친구들에게 놀림을 받았으며, 이러한 경험은 그가 자신의 일상적 삶과 매우 다른 환상의 세계 속으로 더 후퇴하도록 만들었다. 시간이 흐름에 따라, 헥터의 해리로 인한 심리적 분열은 DID의 기준을 충족시킬 정도로 심각해졌다는 것이 분명해졌다. 그는 수행 기능 중 다른 헥터들(예, 투명인간처럼 숨어있는 소년, 행복하고, 걱정이 없는 자유로운 아이, 공격적인 아버지처럼 분노하는 전투원, 어머니의 사랑스러운 보호자, 학대가해자인 신부의 "특별한 친구") 사이에서 비자발적으로 전환되는 것을 경험했으며, 이러한 각 자기들은 다른 자기에 대해 알고 있는 것이 없었다(즉, 여러 자기 상태들 사이의 기억상실). 치료의 첫 번째 단계에서 그의 치료사가 직면한 주요 문제는 헥터가 이러한 여러 자기 상태들을 인식하고, 이들 모두가 개별적 부분 자기들인 여러 역할들을 맡음으로써 아이로서 대처해야 했던 한 명의 헥터에게서 확장된 것들이라는 점을 그가 이해하도록 돕는 것이었다.

복합 외상 생존자들에게서 "명백한 정상상태"의 시기들을 찾음으로써 해리 과정을 다루는 것은 도움이 된다. 우리는 내담자가 어떻게 동시에 "이곳에 있으면서, 이곳에 없을 수" 있는지에 대해, 그리고 상실된 것처럼 보이거나, 혹은 전이-역전이, 실연, 투사적 동일시와 같은 대인관계 기제들(9장과 10장에서 설명되는)을 통해서만 명백해 질 수 있는 정서들의 미묘한 징후들에 대해 물어보고, 찾아보는 것을 배웠다. 이는 치료사가 내담자가 정서 없이 외상 장면을 관련시킴에 따라 느끼게 되는 것을 확인하고, 반응으로 이러한 감정들을 공유하는 것을 의미할 수 있다. 이는 또한 불확실한 언급들의 사용이 매우 흔할 수 있기 때문에, 내담자가 더 직접적이고, 구체적이 되도록 "유도하는 것"을 포함한다. 관련된 치료 전략은 더 큰 범위의 반응과 연상들을 장려하기 위해 정서적 부조화의 상황들을 만들어내는 것이다. 예를 들면. 다음과 같다.:

"당신에게 일어난 일이 당신이 알고 있는 누군가에게 일어난다면, 당신은 어떻게 느낄까요? 당신이 그러한 느낌을 허용할 수 없다면 어떨까요?

"아이로서 당신이 어떻게 느끼는지 확인할 수 있나요?"

"당신은 방금 자신의 아이에게 "그것"을 하게 되는 것이 두렵다고 말했습니다. 당신이 언급한 "그것"은 무엇입니까?"

"당신은 이 집단의 특정 구성원들에게 학대를 당한 것에 대해 결코 비난을 가하지 않으며, 공감할 수 있습니다. 하지만 스스로에게 동일한 피드백은 허용하지 못합니다. 이것은 어떤 것을 의미합니까?"

본질적으로, 내담자들은 정신화(Allen, 2012; Fonagy 외, 2002), 전략적 질문(Kluft, 1999, 2000), 관계(Howell 외, 2002)의 과정을 사용하여, "학습하는 뇌"(Ford, 2009a)를 장려하고, 이를 이용함으로써, 회피해왔던 것과 무의식에 있었던 것을 탐구해보도록 격려받는다. 내담자들은 자신들이 보통 느끼지 않는 것을 느끼고, 이러한 것이 일어나는 동안 이 과정을 관찰하고, 이에 대해 생각해보도록 권유 받을 수 있다(지원 및 격려와 함께). 해리 언어의 사용에 관한 관찰들이 이루어질 수 있으며, 내담자들은 더 개인화된, 1인칭 언어를 시도해보도록 권유 받을 수 있다. 예를 들면, 다음과 같다.:

"나는 방금 당신이 자신의 신체를 "그 신체"라고 언급하는 것을 들었습니다. 당신이 설명하는 그 신체가 당신의 몸이라는 것을 인정할 수 있습니까?"

"당신의 어머니를 언급하면서, 그녀를 그 어머니라고 확인하는 것을 알아차리게 되었습니다. 당신은 이를 의식했나요? 왜 그녀는 3인칭으로 언급했는지 논의해볼 수 있을까요?"

"당신은 자기 자신과 자신의 반응들을 설명하면서 마치 자신에게 속해 있지 않은 것처럼, 1인칭에서 2인칭으로 계속해서 바꾸었습니다. 당신이 이러고 있다는 것을 알고 있었나요? 이것에 대해 어떻게 생각하나요? 당신의 더 많은 반응과 감정들을 소유할 수 있나요?"

이러한 질문들은 회피와 은폐를 조금씩 벗겨내기 위해 설계된다(이 과정에서, "생존 두뇌"와 단절하고, "학습하는 두뇌"와 다시 결속한다). 그리고 내담자들이 2인칭이나 3인칭으로 서술하기보다, 1인칭 관점에서 사물들을 서술함으로써 더 소유의식을 갖도록 장려하기 위해 설계된다.

격려 및 지원과 함께, 치료사에 대한 내담자의 애착 안정성은 개인적 탐구와 자신이 의식하지 못했거나, 회피했던 정서 및 정보들의 소유 기회를 제공한다. 성찰적 조율의 이 과정은 말 그대로 두뇌로의 더 많은 에너지와 정보의 흐름을 가능하게 하고, 더 높은 신경적, 개인적 통합(즉, 분열이 존재했던 구조 구축) 및 관련되고, 통합된 자기감(Cozolino, 2002; Schore, 2003a; Seigel, 2007, 2012)을 초래하는 새로운 신경망들을 구축하는 과정에서, 내담자가 스스로에 대해 성찰하도록 만든다고 여겨진다. 앞서 논의된 바와 같이, "학습하는 두뇌"(두뇌의 전두엽과 내측 부분)는 "생존하는 두뇌", 혹은 변연(limbic) 및 정서적 두뇌 구조들을 저하시키는 방식으로 발달한다. 시간이 흐름에 따라, 내담자는 과도하게 활성화되는 생존 두뇌와 관련된 외상 스트레스 반응들에 의해 생리적, 심리적으로 압도될 가능성이 낮아지며, 따라서 더 많은 통제를 갖게 된다.

영역의 지도:
해리에 대한 몇 가지 모델들

BASK 모델

브라운(Braun, 1988a, 1988b)은 자네(Janet)의 초기 공식화에 일치하도록 해리를 개념화했으며, 어떻게 분열된 정서 및 신체적 내용이 정보를 전달하는 암묵적 행동(Behavioral), 정서(Affective), 감각(Sensation), 지식(Knowledge) 형태들로 돌아갈 수 있는지 설명하는 BASK라고 불리는 모델을 발전시켰다. 기원 및 의미와 관련하여 재구성되고, 해석될 때, 이러한 소재는 개인 및 타인들에게 명확히 알려지게 되며, 이에 따라 별도로 유지되기보다 통합될 수 있다. 중요하게, 해리된 소재 의미의 탐구, 해독, 통합은 치료사가 억누르거나 제시하는 것이 아니라, 내담자가 이루어야 하는 것이다(Courtois, 1999). 치료사의 역할은 내담자를 지원하고, 내담자가 이전에 정서적, 인지적으로 참을 수 없었고, 무의식으로 유지했던 것에 대해 자신의 지식을 증가시킬 수 있도록, 행동, 정서, 감각들에 대한 충분한 성찰을 제공하는 것이다. 치료사는 내담자의 자율성과 통제에 적합하지 않게 의미를 만들어내는 것이 아니라, 가이드의 역할을 해야 한다.

도리스

우리는 도리스의 사례에서, 초기에 치료사와의 혼란스러웠던 재현에 BASK 모델을 적용할 수 있다. 독자는 도리스가 첫 번째 치료시간에 표면상 만족스러운 모습을 보였지만, 두 번째 치료시간에 그녀의 *행동*은 혐오감과 분노의 *정서*, 그리고 위에서 단단하고, 아프게 느껴지는 신체적 *감각*들로 인해 치료를 그만두어야 한다는 주장으로 변화되었던 것을 기억할 것이다. 이러한 반응들은 그 기원과 의미에 대한 그녀의 무의식에서 암묵적으로 발생했으며, 치료사가 도리스에 대한 자신의 혼란을 성찰하고, 도리스에게 이전에 유사한 행동이 있었는지, 이러한 행동이 언제 시작되었으며, 왜 시작되었는지 알고 있는지, 그리고 다른 발생 상황들이 있었는지 물어봄으로써, 이러한 반응들 모두 치료사에 의해 해석되고, 인식될 수 있었다. 시간이 흐르면서, 논의를 통해, 도리스는 자신이 알게 되는 것을 허용하기 시작했으며, 타인들과 연결되는 것, 그리고 항상 나중에 거부와 유기를 초래했던 타인들의 친절한 대우에 대한 (어머니와의 경험부터 시작하여) 자신의 감정들이 어떤지 논의하게 되었다. 그녀는 자신에게 친절한 누군가를 신뢰하지 않는 것을 습득했으며, 자신이 다시 상처받을 수 있게 만들었다는 이유로 긍정적인 상호작용 뒤에는 스스로에 대해 혐오감을 갖게 되었다. 따라서 그녀의 분노와 혐오감은 스스로를 보호하기 위해 설계된 예방적 정서들이었지만, 이 과정에서, 그녀는 자신이 갈망하고, 필요로 하던 것을 얻지 못하게 되었다. 치료사에 의해 제시된 이러한 새로운 관점은 도리스에게 새로운 지식과 자기 이해를 가져왔으며, 그녀의 방어적 공격성과 거부는 시간이 흐름에 따라 감소되었다.

구조적 해리

앞선 장들에서 논의된 바와 같이, 반 데르 하트(Van der Hart) 외 연구자들(2006)은 인격 해리의 세 가지 수준들에 대해 제시했으며, 각각은 외상의 더 높은 정도와 연관되었고, 이에 따라 해리의 더 높은 사용과 연관되었으며, 또한 내담자의 애착 과거 및 방식과 관련되었다. 첫 번째 수준은 자기의 정상적으로 통합된 측면과 개인적 경험들을 구분하는 것을 포함하며, 이는 외상 정서들이 회피되는 한, 다양한 삶의 영역들과 과제들에서 정상적으로 기능할 수 있는 "외관상 정상 인격(ANP)"을 만들어낸다. 이러한 것들은 하나의 "정서적(혹은 외상) 인격(EP)"으로 유지되며, 이러한 구분은 PTSD의 특징이다. 이것은 **메리 제인**의 사례에서 잘 나타난다. 그녀는 안정된 애착 과거를 가진 여성으로, 대학에서 친분이 있던 사람에게 강간을 당했으며, 이 일에 대한 그녀의 당황스러움과 자기 비난으로 인해 누구에게도 말하지 않았고, 마치 아무런 일도 일어나지 않은 것처럼 즉시 자신의 삶을 이어나갔다. 그녀는 간혹 이유 없이 약간 불안하고, 우울함을 느꼈지만, 아무렇지 않게 삶을 이어나가는데 있어 꽤 성공적이었다. 그녀의 잠재된 PTSD는 수년 동안 휴면상태였으며, 강간을 상기시키는 역할을 한 성적 교제 동안 지연된 방식으로 갑자기 나타났다. 그녀는 이 일이 있은 후 매우 높은 증상을 보이게 되었으며, 반응들의 강도로 인해 자신이 미쳐가고 있다는 생각이 들었다.

구조적 해리의 두 번째 수준은 복합 PTSD와 연관되는 것으로, 잘 기능하는(때때로 모범적인 방식으로) ANP의 발달과 하나 이상의 분열된 EP를 포함하게 된다. **제프리**(앞서 소개된)는 이러한 유형의 사례를 제공한다. 형성기 동안 다수의 외상에도 불구하고, 그는 가족의 혼란을 봉쇄하고(그는 집을 떠난 후 오랜 기간 동안 자신의 부모와 소원함을 유지했다), 고등학교 교사의 성 학대를 "잊어버리고", 타인들과 극도로 거리를 두며 자족하는 것(회피/무시되는 방식)에 의해, 잘 해나가며, 성공할 수 있었다. 그의 일중독 생활방식은 그가 이러한 억제를 유지하도록 도왔으며, 그는 자신의 자존감을 강화시킨 전문적 지위와 경제적 성공으로 보상을 받았다. 이처럼 조심스럽게 유지되었던 외부 세계는 그가 암에 걸린 어머니를 돌보게 되고, 이후 그녀가 사망하게 되면서 균열이 나타나기 시작했다. 그는 어머니의 중독에 대해, 그리고 자신의 어린 시절 양육에도 불구하고 자신의 자녀들에게는 제공할 수 있었던 근심 없는 어린 시절을 자신이 가질 수 없었던 것에 대한 분노를 포함하여, 광범위한 반응들을 느끼는 자신을 발견했다. 그는 점차 무기력함과 우울함을 느끼기 시작했으며, 그의 아버지가 높은 보호와 관찰을 필요로 하는 알츠하이머 초기 단계의 진단을 받게 되면서 이러한 감정들은 고조되었다. 제프리가 간혹 즐기던 포르노는 이 때부터 변화하고, 증가하기 시작했다. 그는 자신이 직면한 추가 스트레스들로 인해 약간 머리를 식히고, 안도감을 찾는 것이 필요하다는 것으로 합리화했다. 상황이 점차 고조되고, 그가 복잡한 부모님의 사별과 연관된 감정들의 과잉을 다룰 수 없게 됨에 따라, 포르노로의 후퇴 역시 증가하게 되었다. 그는 실제 성적 만남을 위해 처음으로 온라인 접촉을 하기로 합의했을 때 스스로에게 충격을 받았다. 이것은 그의 성적 행동의 또 다른 고조를 촉발시켰으며, 그는 자신이 여성뿐 아니라 남성과의 섹스에도 끌린다는 것을 발견했다. 그의 아내가 이러한 그를 직면하게 되었을 때, 그는 정서적으로 압도되고, 통제를 벗어났으며, 수치스럽다는 느낌을 받게 되었다.

구조적 해리의 세 번째 수준은 DID와 연관되며, 높은 정도의 변동성과 하나 이상의 ANP 및 다수의 EP들이 발현되는 향연을 포함하게 된다. 이러한 정도의 해리는 수년 동안, 혹은 수 십 년 동안 잠재되고, 보이지 않게 유지될 수 있으며, 충분한 촉발이 발생한 이후, 클루프트(Kluft, 1995)가 "진단 가능 범위(windows of diagnosibility)"로 확인한 것이 열리는 동안 자발적으로 나타났다가 다시 수면 아래로 잠수하거나, 사라지게 될 수 있다. 이 대신에, 정확하게 확인되든, 혹은 그렇지 않든, 지속적으로 발생하며, 지속적인 증거로 나타날 수 있다. 많은 가족 구성원들은 DID를 가진 내담자에 대해 기분 변화가 심하거나, 혹은 다양한 시기마다 달라지는 것으로(간혹 "이상하고", "미친" 것으로) 설명하지만, 이들은 보통 무슨 일이 일어나고 있는지 아는데 필요한 정보를 가지고 있지 않다.

수지는 바로 이러한 내담자이다. 그녀는 삼촌에 의해 성적으로 학대를 받아왔다. 청소년기 동안, 그녀는 여러 차례 강간을 당했으며, 한 번은 잔인한 집단 강간이었다. 그녀는 약물과 알코올에 중독되었으며, 주요 섭식 장애가 있었고, 빈번하게 자신에게 화상을 입혔고, 몇 번의 경미한 자살 시도들을 했으며, 몇 번의 친밀한 관계에서 폭행을 당하기도 했다. 그녀는 자신의 다양한 장애들로 인해 다수의 요양시설들에서 치료를 받았다. 그녀는 경계성 인격 장애, 양극성 장애, 주요 우울장애(재발성), 불안 장애, 달리 규정되지 않는(NOS) 약물 남용, NOS 섭식 장애, 조현병으로 진단을 받았다. 그녀는 많은 향정신성 약물들을 복용했으며, 이들 중 어떤 것도 효과가 오래 지속되지 않았다. 그녀의 외상 과거는 알려져 있었지만, 그녀는 이에 관해 어떤 질문도 받지 않았으며, PTSD, 혹은 해리 장애로 평가되지 않았다. 그녀의 해리는 그녀가 처음으로 명료한 맨 정신을 갖게 되었을 때 나타나기 시작했다. 치료사는 그녀가 어린이 같은 상태로 전환하는 것을 관찰했고, DID에 대한 평가를 시작했다. 수지는 여러 개의 주요 ANP를 가진 것으로 발견되었다. 바로 "학생 자기", "직장 자기", "치료 약속을 지키는 부분 자기"였다. EP들은 여러 세대와 정신 상태들 및 기능들로 이루어진 부분자기들이었다. 바로 "나를 보호하거나, 벌주기 위해 나에게 화상을 입히는 부분자기"와 "어린 소녀"(이 부분자기를 설명하면서, 그녀는 자연스럽게 3인칭으로 그녀에 대해 얘기했으며, "나는 그녀가 미워! 이 모든 것은 그녀의 잘못이야"라고 말했다), "분노한 청소년", "나를 보살피는 사람", "술을 마시는 나", "섹스를 좋아하고, 남자들을 통제하고 싶어 하는 사람", "섹스를 싫어하는 사람" 등이었다. 수지가 한동안 "내 머리 속에 목소리들"을 인식하는 동안은 그녀가 이러한 부분자기들을 확인하기 시작한 유일한 진단시점이었다. 그녀가 시간이 흐름에 따라 이들을 탐구해나가면서, 그녀는 이들을 자신의 세부적인 경험과 정서들을 보유한 분열된 부분들로 이해하게 되었다. 이들은 처음에 지속적인 신체적, 정신적 위험의 맥락에서 자기 보호로 생겨났다.

나와 내가 아닌 나(me-not-me)

최근 들어, 셰페즈(Chefetz)와 브롬버그(Bromberg)는 이러한 많은 내담자들의 자기를 특징짓는 단절과 부인의 과정을 보여주기 위해 설계된 "나와 내가 아닌 나(me-not-me)" 사이에 대화들에 관한 워크숍을 개발했다. 이들의 목표는 자기의 분열 위치에서 더 통합되고, 기능적인 자기로 이동하도록 해리된 내담자들을 돕는데 있어 치료사들을 인도하는 것이다. "나와 내가 아닌 나"의 부분자기들 사이에 이러한 대화는 단절되고, 무관한 자기 상태들로 자기가 분리되는 것을 확인하기 위해 개발되었다. 이러한 자기 상태들은 "공간에 서 있는"(Bromberg, 1998) 치료사의 도움을 통해 정서적, 생리적으로 연결되어야 하는 개인의 공허함을 만들어낸다. 신경발달 측면에서, 이러한 연결로 만들어지는 뇌의 신경가소성 과정과 새로운 신경망들의 발달은 통합이 발생할 수 있도록 만든다. 슈왈츠(Schwartz, 2000)는 자신의 책 "*잊힌 목소리들과의 대화(Dialogues with Forgotten Voices)*"에서 다음과 같이 해리를 설명한다.:

> 해리는 고통, 불안, 공포와 수치심을 관리하기 위한 자기를 구성함으로써(예를 들어, 부인, 구획화, 분산), 삶과 온전한 정신을 보존하기 위한 필사적 노력이다. 이것은 정신적 배제들(내가 아닌/그가 아닌/일어나지 않은)...에 뿌리를 둔 자기와 다른 모습들의 생성을 포함한다. 외상 동안, 그리고 외상 후, 아이는 모방하고, 가장하고, 자신의 주의를 돌리며, 의식의 변경된 상태들로 들어간다. 이후 삶에서, 해리 생존은 회피, 중독, 위장 전략들이라는 무기를 통해 지속적으로 강화되어야 한다(p. 5; 이탤릭체는 저자가 사용함).

슈왈츠는 내담자가 자기를 회복하고, 통합하기 위해, 무엇을 잃어버리고 있는지, 무엇이 불신되고, 부인되었는지 탐구하고, 발견하도록 장려하는 상호 주관적 과정으로 치료를 제시한다(또한 Howell, 2008, 2011; Kinsler, 1992; Kohlenberg & Tsai, 1998과 같은 연구자들에 의해 설명됨). 그는 이것을 외상에 의해 필요해진 해리의 과정을 통한 상실과 자기의 연속성과 경험을 장려하는 성찰적 존재를 기반으로 한 회복, 즉, "자기를 잃어버리고, 발견하는" 과정으로 설명한다. 우리가 예상 가능한 반응 및 감정들의 부재와 관련하여 앞서 주목한 것처럼, 성찰적 치료사는 공간 안에 무엇이 있는지, 그리고 공간 안에 무엇이 없는지, 즉, 내담자가 제시하는 것만큼 무엇이 배제되어왔고, 금지되어 왔는지에 동조되어야 한다. 치료사는 일반적 생존 기제이자, 정서의 대체인 자기의 부인과 불신의 일반적 사용에 대해 유념해야 한다. 우리는 간혹 "무엇이 버려졌는가?" 혹은 "지금 무엇이 여기에 없는가?"와 같은 질문들을 하며, 간혹 그 대답들에 놀라게 된다.

요약과 종합: 정서 조절장애에 대한 대처 형태로서 해리

외상 후 해리에 대한 이러한 공식화들을 관통하는 공통적 맥락은 이것이 극단적 정서들과 생리적 반응들에 대해 과도하게 학습된, 주로 비자발적인 형태의 대처라는 것이다. 포드(Ford, 2009a)는 다음과 같이 설명했다.:

> 극단적 정서 반응과 혼란스러운 애착은 작동하는 기억과 삽화적/자전적 기억 사이에 상호작용을 변화시킨다...; 이러한 왜곡은 구조화된 해리로서 자체적으로 발현된다. 극단적 정서 반응은 중요한 스트레스 요인들 및 특정 인격 성향들(예, 과민성, 억제, 혹은 불안 민감성...)에서 초래될 수 있다. 정서적 반응만으로는 해리를 초래하지 않는다. 대신 이것은 자살 충동, 정서적 무감각, 둔주상태(fugue) 없는 분노, 탈인격화, 혹은 개인의 평상시 자기와 매우 다르다는 느낌을 초래할 수 있다. 유사하게, 친밀한 관계에서 신뢰, 친밀성, 상호성을 지속하는데 있어 어려움이나 혼란은 주요 관계에서의 중요 지장들에 따라 일어날 수 있다... 그러나 심각한 관계 문제들만으로 해리를 초래하지는 않는다. 다른 한편으로, 개인이 극단적이고, 예측 불가능하며, 관리되지 않는 정서와 주요 관계를 경험하는 경우, 이러한 개인은 일관되게 구성되는 자기감을 지속하는데 있어 큰 어려움을 겪을 가능성이 높다. 극단적 정서는 개인이 순간마다 크게 달라지는 것을 느끼도록 초래할 수 있으며, 이에 따라 일관된 "내"가 없는 것처럼 나타날 수 있다. 혹은 너무 다른 정서들을 가지고 있어서, 동일한 사람으로 보이지 않는 여러 명의 "내"가 존재할 수 있다. 혼란스러운 애착을 가진 개인들은 타인들을 끊임없이, 예측 불가능하게 변화하는 것으로 인식할 수 있다. 이러한 일이 발생하는 경우, 관계는 안정성이나 의존보다, 갈등과 고통의 원천이 된다. 이는 정서를 조절하도록 도와줄(예, 타인들과의 접촉으로 위로를 받는) 어떤 외부 체계가 없는 사람을 초래한다...
> 극단적 정서 반응과 혼란스러운 애착이 발생하는 경우, *나는 신체의 지배적 운영 방식을 자기 조절에서 자기 보존으로 전환시킴으로써 신체적 완결성을 회복하려는 자동적(의식적으로 통합되고, 통제되는 것에 비해) 시도로 해리가 발달한다고 상정한다*(p. 472; 이탤릭체는 저자의 표현).

최근, 연구자들은 자기 보존의 주로 자동적인 과정들이 보통 어떻게 통합적 자기 조절 능력들과 일관된 자기감, 즉, 감각운동 신체 인식, 메타 인지 감지(이를 통해 개인은 자신의 생각과 사고방식들을 관찰하고, 개선한다)의 발달을 지원하는지에 대해 논의했다. 이러한 자기 보존의 과정들은 암묵적/신체적이면서, 정신적이다(예, 예상, 평가, 동기). 극단적 정서 조절장애와 애착 혼란이 자기 조절 과정들을 신체적 완결성을 회복하기에 불충분하게 만드는 경우, 해리는 추가적인 심리생리학적 해체를 막기 위한 방어적 시도로 일어난다. 이러한 일이 발생하는 경우, 자기 보존과 자기 조절의 통합된 기능은 신체적 완결성을 위해 버려진다. 결과적으로, 해리 분열은 심리생리학적 생존을 위해, 자기 보존의 조숙한/자동적 방식들을 자기 조절의 의식적 방식들과 분리한다.

이러한 관점에서, 치료의 과제는 내담자가 과거에 참을 수 없었던 정서, 생각, 기억들에 대한 관용을 증가시키도록, "자기 보존과 자기 조절의 통합된 기능"을 되찾는 것이다. 따라서 외상 후 해리를 다루는 것은 단순히 내담자의 불안 관리 기술들을 강화하거나, 건강한 정서들의 유용성과 중요성에 대해 내담자를 교육시키는 것보다 훨씬 더 많은 것을 포함한다. 또한 해리는 외상 기억 처리 치료들의 필수 조건, 즉, 기억과 그 의미에 대해 알고, 이러한 것의 전체적 정서적 영향에 대해 느끼는 것에 대한 보호이기 때문에, 외상 기억들의 재건보다 훨씬 더 많은 것을 포함한다. 외상 후 해리를 다루는 것은 극단적 정서 상태들을 경험하고, 조절하는 능력의 회복, 혹은 새로운 창조를 필요로 한다. 우리는 이제 이러한 치료가 이루어지는 관계 환경에 대해 논의하고자 한다.

틈에서 치료하기: 외상 후와 해리 현장

이 책의 첫 번째 섹션에서부터 전반에 걸쳐, 우리의 사례 기술과 임상 삽화들에서, 우리는 복합 외상에 대한 일부 전형적이면서, 더 특이하고, 개인화된 외상 후, 해리 및 발달 반응들과 적응들에 대해 설명하고자 했다. 지금까지, 우리는 특히 해리 현상과 자아 및 경험에서의 단절에 초점을 맞추었다. 가장 경험이 많은 치료사들조차 조절이 되지 않는 외상 후 반응들과 행동들의 고통에 시달리며, 반응들을 진정시키거나, 관리하는 제한된 능력 및 제한된 자아감을 가진 내담자들과 마주할 때 압도되는 느낌을 받는다. 고통스러운 외상 삽화들의 너무 많은 플래시백을 경험하는 내담자, 그리고 현재 순간에 멍한 모습으로, 전혀 반응하지 않는 내담자, 태도와 언어 사용, 보이는 연령이 크게 변화하는 내담자, 치료사의 노력들을 무시하며, 매우 경멸하는 내담자, 인식이 매우 왜곡되어 있고, 맥락 없이 외상 반응들을 재 경험하는 내담자, 어떤 식으로든 외상 경험들이나 반응들을 재현하는 내담자, 혹은 치료사가 숨이 막히고, 갇혀 있다는 느낌을 받게 되는 관계를 잃지 않는 것에 집착하는 내담자와 함께 있는 경우, 자신의 자세를 잃게 되기 쉽다. 로웬스타인(Lowenstein, 1993)은 DID의 치료에서 전이와 역전이의 외상 후 및 해리 측면들에 관한 중요한 책을 발표했으며, 이는 지금 우리의 논의와 크게 관련된다. 전이와 역전이는 10장에서 더 공식적으로 제시되겠지만, 우리는 치료가 이루어지는 해리/외상 후 전이 관계 현장(혹은 매트릭스)에 대한 로웬스타인의 개념들을 소개하고자 한다. 그는 다음과 같이 말했다.:

> 학대와 관련된 트랜스(혼미상태) 기반 현상은 보편적이다[이러한 관계 현장에서]...나는 전이"현장 효과"에 초점을 맞출 것이다...단순함을 위해, 전이 현장의 해리와 외상 후 측면들은 별도로 논의될 것이다. 실제로, *이러한 과정들은 치료 상황에서 동시적이고, 상호적이며, 더 고전적 형태의 전이와 혼합된다...* 대부분, 이러한 전이/역전이의 문제들은 피할 수 없다. 이러한 문제들을 다소간 성공적으로 관리하는 것은 장기간에 걸쳐 최종 해결을 가져온다(1993, p. 62; 구절에 이탤릭체가 추가됨; 마지막 문장은 저자의 이탤릭체).

치료에서 발생하는 외상 후 주제들

로웬스타인(Lowenstein, 1993)은 치료에서 반응을 유발하며, 학대 받고, 외상을 입은 내담자들의 치료에서 반복되는 다섯 개의 주요 외상 후 주제들을 확인했다.: (1) 경계와 한계 수립 관리, (2) 사랑과 돌봄을 통한 치유에 대한 바람, (3) 전이에서 명시적이고, 은밀한 플래시백, (4) 학대 의도에 대한 예상과 신뢰의 결여, (5) 반응성과 충동성. 관계 양식을 훨씬 더 복잡하고, 다루기 힘들게 만드는 것은, 이 다섯 가지 주제들이 해리 과정에 더 관련된 것들과 뒤얽히는 것이다. 이 중에 일부가 여기에서 논의될 것이다. 이러한 것들은 또한 외상 기반, 혹은 더 주관적인 것은 제외하고, 다른 전이 주제들(10장에서 더 자세히 설명됨)과 나란히 발생한다. 이러한 주제들과 문제들이 이 책의 여러 지점들에서 제시되어 왔지만, 이러한 것들은 치료가 이루어지는 관계 매트릭스의 일부이자, 이러한 매트릭스와 연관된 "현장 문제들"의 부분으로서, 여기에서는 다른 방식으로 논의될 것이다. 이러한 것들의 확인과 관리는 성공적 치료에 있어 매우 중요하다.

경계 관리와 한계 설정

지속적으로 모니터링을 필요로 하는 관계의 측면은 특히 경계들이 정기적으로 무시되고, 넘어서고, 혹은 흐릿해지는 내담자들에게 있어 특히 중요한, 적합한 경계들의 유지이다. 결과적으로, 내담자들은 내적, 외적 경계들과 관련하여 하나 이상의 적응 및 패턴들을 보여주며,

이는 치료 경계들의 수립과 유지를 특히 어렵게 만들 수 있다. 한편으로, 내담자는 신체적, 성적 학대와 개인적 침해의 기타 형태들, 융통성 없고, 가혹한 가족 상호작용들, 혹은 둘 다를 포함하여, 이중 관계를 초래하는 가족 구성원들 사이에 과도하게 느슨해진 경계들에 맞서 *자기 보호의 과도하게 견고한 내적 경계들*을 발전시키게 된다. 또 다른 한편으로, 내담자는 *내적 경계가 결여되어 있으며, 자신과 타인들 사이에 외적 경계가 거의 존재하지 않는다.* 이러한 패턴은 일반적으로 차별화와 개인화가 육성되지 않고, 세대 간 역할의 반전과 "협상 가능한", 이중적인, 그리고 흐릿해진 경계들이 규범인 가족에서 생긴다. 견고한 과민성, 자신 및 타인들에 대한 통제, 자족을 통해 추가 학대와 외상을 막는 내담자, 혹은 타인들을 보살피고, 타인들의 요구에 예민하고, 주의를 기울이는 것에 의해 애착 요구들을 충족시키고자 하는 내담자들은 무의식적으로 치료에서 동일한 역할들을 추구할 것이다. 양쪽 유형들의 경우, 얼마나 잘 정의되고, 설명되었는지에 상관없이, 치료 경계들은 매우 이질적으로 느껴질 수 있다. 과도하게 통제되고, 자족적인 내담자의 경우, 더 결속되는 것을 권유하고, 자기 보호적 익숙함은 지양하는 것이 최소한 처음에는 위협적일 수 있다. 자신과 타인들 사이에 경계들에 익숙하지 않은 내담자의 경우, 치료사의 제한들이 가혹하고, 불공정하거나, 고통스럽다고 느낄 수 있다. 이러한 내담자는 차별화되고, 자족적이며, 따라서 보살핌을 필요로 하지 않고, 치료 환경 외부에서 친구가 되는 것을 꺼리는(그리고 이와 관련하여, 더 의존적이거나, 요구하는 보호자들 및 타인들과 매우 다른) 치료사로 인해 거부당하거나, 위협받는다고 느낄 수 있다. 치료사들은 자신의 경계를 유지하는 능력을 갖추어야 하지만, 이러한 것을 적용하는데 있어 어느 정도의 유연성도 가지고 있어야 한다. 요구들을 적극적으로 협상하고(개인적 역량강화), 개인적 경계들을 유지하는 능력을 얻는 것은 이 치료의 목표이며, 따라서 내담자의 요구들이 고려되어야 하고, 논의되어야 한다. 그러나 적합한 경계들과 프라이버시의 수립과 유지는 자기 발전에 있어 필수적이다. 이러한 방식과 기대에서의 차이들은 내담자에게 다른 역할과 상호작용 방식들을 실험하도록 제기한다.

사랑과 돌봄을 통한 치유에 대한 바람

특히 집착적이고, 혼란스러운 방식들을 가진 내담자들은 치료사의 특별한 관심과 보살핌을 얻기 위해 다양한 활동들에 관여할 수 있다. 이에 대해 셰페즈(Chefetz)와 다른 연구자들은 "색정화 전이(erotized transference)"와 "색정화 모성 전이(erotized maternal transference)"라고 명명했다. 내담자들은 치료사가 보살피는지, 어떻게 보살피는지에 대해 이의를 제기할 수 있다. 이들은 자신의 특별함을 증명하거나, 유혹하고자 노력함으로써

(선물, 서비스 제공, 혹은 노골적인 성적 접근을 통해) 치료사가 타인들처럼 행동하게 유발할 수 있다는 것을 증명하는 치료사로부터의 추가 관심을 추구할 수 있다. 이러한 식으로, 이들은 자신의 부정적인 자존감을 외부에서, 그리고 치료사의 과도한 개입 및 구제를 통해 강화하고자 추구할 수 있다. 이러한 행동은 별로 뚜렷하지 않지만, 거부하거나, 학대하는 원래의 주요 애착 인물들을 향한 적대감을 포함하는 흔한 동기가 치료사에게 재현된 것일 수 있다. 그리고 치료사에게 모든 것을 제공하는 "좋은 어머니, 혹은 아버지"의 역할을 강압적으로 권유한다. 이러한 식으로, 내담자는 과거의 상실을 다루는 것을 회피하거나, 혹은 그 대신에 어떤 경우에는 관계를 맺는 것의 "대가"로 성적인 관계를 맺게 되는 것을 포함하는, 이중 역할을 재현함으로써, 과거 학대적, 착취적 관계들에서 자신이 얻은 특별한 지위를 복제하고자 추구한다.

치료사는 이러한 문제들을 예상하고, 붕괴나 문제들이 발생하는 경우(예, 내담자가 치료시간 중 접촉 및 포옹, 혹은 개인적 노출, 특혜, 혹은 치료시간 연장을 요구하는 경우; 치료 밖에서 우정을 요구하는 경우; 전화나 이 메일 접촉을 과용하는 경우; 반복적으로 취소하거나, 적대감으로 치료사를 대하거나, 치료를 경멸하는 경우; 혹은 특혜 및 선물을 제공하거나, 치료사와 성적으로 관계를 맺으려 하는 경우; 추가 논의는 3장, 9장, 10장 참고) 돌아올 수 있는 명확하게 구분된 경계들과 제한들에 대해 전달하는 것으로 치료를 시작해야 한다. 마찬가지로, 부당하게 이용하지 않는, 그리고 내담자의 안전과 요구에 초점을 맞추는 다른 애착 방식의 사용을 통해 이러한 기대들을 좌절시키는 것은 치료사의 신뢰성을 보여준다.

전이에서 명시적이고, 은밀한 플래시백

치료시간들 내부와 외부에서 발생하는 자발적 플래시백 현상들(의식적, 무의식적)은 치료 과정과 관계 양식을 심각하게 저해할 수 있다. 이러한 것들은 내담자와 치료사에게 두려움을 유발하고, 불안하게 만들 수 있다. 시간이 흐르고, 연습을 통한 정서 조절의 기술 구축과 그라운딩 기법들은 이러한 경험들에 대한 해독제로서 효과적이다. 여기에서 우리는 치료시간 중 플래시백이 발생한 두 개의 삽화들을 제시하고자 한다.

릴리

릴리는 어린 시절 성 학대와 성인 시절 두 번의 강간을 당한 과거에서 회복되기 위해 몇 달간 치료를 받아왔다. 그녀는 치료시간에 도착해서, 문을 열고 들어가며 머리를 새로 자른 치료사를 쳐다보았다. 그리고는 뒤로 물러서며, 몸을 떨면서 말하기 시작했다.: "저리 가, 저리

가란 말이야." 릴리는 눈을 감고, 약하게 호흡하며, 소파로 이동했으며, 소파에서 몸을 요동치고, 신음 소리를 내더니, 이제는 빌기 시작했다.: "제발, 그러지 마세요." 말할 필요 없이, 그녀의 치료사는 깜짝 놀랐으며, 그가 플래시백으로 빠르게 확인한 이 행동을 무엇이 촉발시킨 것인지 전혀 알지 못했다. 그는 릴리의 눈을 뜨게 하고, 그녀의 호흡을 깊게 만들고, 방 안에 있는 색깔들을 탐색하고, 확인하게 하며, 천천히 자신과 눈을 맞추도록 함으로써 그녀가 현재와 다시 연결되도록 대응했다. 동시에 그는 그녀에게 단호하지만, 차분한 어조로, 그녀가 안전하며, 현재 진료실 안에 있고, 과거에 일어났던 일에 대한 플래시백을 갖게 된 것이지만, 현재에 일어난 것이 아니라는 것을 이야기했다. 잠시 후, 릴리는 안정되었으며, 똑바로 앉아 무슨 일이 일어났는지 이야기할 수 있었다. 촉발요인은 치료사의 새로운 헤어스타일과 그녀의 학대 가해자들 중 한명이 입었던 것과 유사한 그의 재킷이었음이 드러났다.

제프리(계속됨)

제프리의 여성 내담자는 고등학교 시절 그와 성적으로 관계를 맺었던 여교사를 떠올리게 만들었다. 내담자와의 치료시간 이후, 그는 온라인에서 예전 여교사와 닮은 여성과의 섹스를 추구하면서, 무의식적으로 외상을 재현했다. 그는 과거 그의 삶이 가족의 일과 부모의 책임들로 인해 매우 스트레스를 받던 시기에, 여교사와의 관계에서 얻었던 돌봄과 인정을 추구하고 있었다. 이것이 문제가 되는 대처이기는 하지만, 그는 대신 그의 내담자를 유혹하고, 성적으로 관계를 맺고자 시도했을 수 있다. 이 경우, 그는 다른 곳에서 대처를 찾을 만큼 충분한 통제를 가지고 있었다. 치료시간에, 그의 치료사가 그의 행동의 선행사건이 된 것에 대해 질문했을 때, 그는 조각을 맞출 수 있었으며, 성적 학대의 일환으로 그가 경험했던 안락함에 대한 갈망을 인식할 수 있었다.

학대 의도에 대한 예상과 신뢰의 결여

외상 후 전이 양식은 또한 치료사에 대한 두려움과 과거 경험들이 재현에서 특히 보호자 및 권한을 가진 인물들에 의해 남용되고, 학대되고, 부당하게 이용되거나, 무시되는 것에 대한 예상으로 특징지어진다. 이러한 두려움과 예상들은 미묘한 방식으로 표현되며, 내담자의 내성적이고, 피해를 입은 자아에 가깝게 나타나지만, 일부는 다음 삽화들에서 보이는 것처럼, 노골적으로 공격적이거나, 의도적으로 통제하려 한다. 치료사들은 이러한 부정적 예상들과 이들이 행동으로 실연하게 될 가능성에 대해, 보복과 적대감으로 반응하지 않도록, 어느 정도의 탈감작화를 달성해야 한다. 대신, 어떤 경우에 치료사들은 이러한 상황 하에서 치료를 지속하는 자신의 능력을 고려해야 하며, 내담자가 의식적으로 자신의 동기 및 행동을 자각하도록 격려하면서 치료가 가능한 경계들을 수립해야 한다.

프랑코

프랑코는 바지의 지퍼를 올리지 못한 채, 멍한 눈길로 치료시간에 왔다. 그가 소파에 앉아서 다리를 펼치자, 치료사는 발기된 음경을 부분적으로 볼 수 있었다. 치료사는 망연자실해지는 느낌을 받았으며, 무엇을 해야 할지 확실치 않았지만, 프랑코에게 조용히 바지의 지퍼를 올리도록 요청했다. 그리고 그는 무슨 일이 일어났다고 생각하는지 물었다. 그는 “그것”이 어떻게든 일어나고 있으니, 그냥 해치워버리자고 대답했다. 다른 교사나 상담자는 모두 자신을 “범했으니”, 이 치료사라고 무엇이 다르겠는가? 치료사는 자신들의 관계에서 성관계가 일어나서는 안 되며, 어떤 식으로든 프랑코와 성적 관계를 맺지 않을 것이라고 재차 확인시켜주었다. 프랑코는 치료실을 뛰쳐나가버렸지만, 다음 치료시간에 멋쩍은 모습으로 돌아왔고, 치료사가 도덕심과 경계를 가지고 있다는 것에 안도감을 표현했다. 치료사는 프랑코가 돌아온 것인지 확실치 않았지만, 교정적 경험으로서, 그리고 자신들 관계에 신뢰를 구축하는 경험으로서, 그와의 성관계를 거부하는 경험을 했다는 것을 알게 되었다. 그와 프랑코는 이 사건에 대해 빈번하게 논의했으며, 그가 너무 자주 재 피해를 입었기 때문에, 발생이 예상되는 사건을 그가 통제하려 했던 것에 대해서도 논의했다. 치료사는 그가 원치 않거나, 강압적인 성 접촉을 거부하는 자기주장 기술을 발전시키도록 도왔다.

반응성과 충동

이 삽화는 사전 숙고, 주의보다는 반응성과 충동, 그리고 한편으로는 계획 및 수동성, 다른 한편으로는 개인적 권리와 선호들에 대해 주장하는 능력에 대한 외상 후 관계 현장의 또 다른 측면을 보여준다. 개인적 경계를 관리하지 못하는 것과 정서 조절장애는 종종 재 피해와 연루되는 충동/무모함, 혹은 수동성/복종의 근원이다. **도리스**는 반응적이고, 충동적인 방식들로 작용하는 내담자의 사례를 제공한다. 내담자가 감정들과 자동적 행동들을 구별하고, 행동하기 전에 행동의 결과를 예상하도록 돕고, 요구와 선호들과 관련하여 자기주장을 가르치는 치료는 정서 조절장애가 위험에 빠트릴 수 있는 무책임하거나, 순응하는 행동을 초래하는 경우에 특히 중요하다. 과정은 또한 두뇌 기능을 변연계에서 전두엽으로 변화시키며, 이는 더 많은 숙고, 준비, 행동의 결과들에 대한 인식을 가능하게 한다.

치료에서 발생하는 해리 주제들

로웬스타인(Loewenstein, 1993)에 따르면,

> 전이 양식의 해리 측면들은 (1) 몰두와 초점 주의, (2) 기억상실과 기억증진, (3) 자아의 모순과 개인적 담론, (4) 변경되는 인식 및 치료사의 "무아지경(entrancement)"을 비롯한 트랜스와 같은 현상, (5) 비논리와 모순[또한 트랜스 논리라고 알려진]의 관용 및 합리화, 실제성과 같은 인지 왜곡을 포함하여, 최면 현상과 연관된 특징들을 갖는다(p. 62)

매우 최면성이 높은 사람, 혹은 몰입성이 높은 사람을 다루지 않는 이상, 치료사는 비 외상, 혹은 비 해리 내담자들의 특징들과 유사한 특징들을 볼 가능성이 없다. 해리 측면들과 주제들은 자체적으로 방향을 상실할 수 있지만, 논의되는 외상 후 반응들의 일부와 결합되고, 뒤얽히게 될 때 특히 그러하다.

초점 주의

해리를 가진 내담자들은 정의상, 회피하며, 선택적으로 주의를 기울인다. 이들은 동시에 다른 것들에 주의를 기울이지 않으면서(예, 어떤 것을 "아는 것과 모르는 것"; 안전한 상황들에서 위험에 과민해지지만, 위험이 가득한 상황들에서는 민감성이 저하되고, 수동적인 것), 경험의 특정 측면들에 주의를 기울이는 방식으로 자신의 주의에 초점을 맞출 수 있다. 이러한 행동은 매우 역설적이다. 이는 이러한 역학과 과정에 대해 알지 못하는 치료사들을 완전히 혼란스럽게 만들 수 있으며, 트랜스의 "비논리적 논리"의 과정에 쉽게 빠지거나, 들어가도록 만들 수 있다. 이러한 관계 현장에서 치료를 할 때, 치료사들은 스스로 방향을 잃고, 두렵고, 혼란스럽고, "단순화되는 것"을 느낄 수 있으며, 또한 해리 상태에 빠질 수 있다. 이들은 "자신에게 이러한 일을 하는" 내담자에게 상당한 짜증과 분노를 느낄 수 있으며, 내담자가 특정 의도를 가지고 그렇게 하지 않았다는 인식으로 이러한 감정에 맞서야 할 수 있다. 오히려, 전이와 관계 양식을 통해, 치료사들이 내담자의 세계로 "초대를 받거나, 들어가게 되는" 과정은 확인되는 경우, 치료사들이 내담자의 세상이 어떠한지 이해하고, 공감하도록 도움을 줄 수 있다. 이러한 과정을 이해하는 치료사는 이러한 일이 발생할 때 별로 당황하지 않게 되며, 다시 접지되고, 정서적으로 조절되는 상태를 유지함으로써, 더 빠르게 회복될 수 있다. 이들은 이를 내담자에 관한 정보로서 이용해야 한다. 회피는 내담자가 더 고

통을 초래하지 않기를 원하는 경우 권장할 수 있지만, 이것이 반드시 치료 효과를 갖는 것은 아니다. 다음 사례 삽화가 보여주는 것처럼, 치료사의 회피는 내담자의 세상과 내담자 스토리의 고통을 경험하고 싶어 하지 않거나, 더 이상 이런 것에 대해 듣고 싶어 하지 않는 치료사에게서 비롯될 수 있다.

보니

보니는 자신의 안전 및 치료사의 신뢰성과 관련하여 치료 시간에 과민반응을 보이지만, 재피해의 과거를 가지고 있다. 그녀가 자신의 사교 및 데이트 활동들에 대해 이야기함에 따라, 치료사에게는 그녀에게 적합한 조심성이 결여되어 있으며, 자신의 개인적 안전과 관련하여 느슨하다는 것이 분명해 보였다. 그녀는 좋지 못한 장소들에서 사교 관계를 맺었으며, 술을 너무 많이 마시고, 계속해서 추파를 던졌다. 그녀는 정기적으로 방금 만난 남자들과 이러한 장소를 떠나, 빈번하게 안전하지 않은 성관계를 가졌으며, 나중에 이것에 대해 그녀는 수치심과 후회를 표현했다. 치료사가 보니의 안전하지 않은 행동에 대해 논의하고자 시도했을 때, 그녀는 자신이 피해를 입은 것에 대해, 그리고 수치심을 심화시키고, 얌전한 척하며, 성관계를 원하지 않는 것에 대해 그가 자신을 비난하고 있다고 소리 높였다. 한 반응 시나리오에서, 그는 그녀를 더욱 불쾌하게 만들까봐 두려워하며, 뒤로 물러났다. 그녀는 문을 쾅 닫으며, 진료실을 뛰쳐나갔다. 그러나 이 장면의 다른 엔딩을 고려해보자.: 치료사는 그녀에 대한 자신의 우려를 확고하게 말하면서, 그녀가 스스로를 위험에 빠트리는 동안 자신은 "수동적 방관자"가 되는 것을 거부한다고 말했다. 그는 그녀가 자신의 행동에 속상해한다는 것을 알 수 있었으며, 다른 방식의 사회적 접촉을 발전시키고, 안전을 유지하도록 도와주고 싶었다. 그가 이렇게 말했을 때, 그녀는 부드러워졌으며, 가족 중 아무도 자신의 안전에 대해 조금도 관심을 기울이지 않았다고 말하며 울기 시작했다.

기억상실과 기억증진

치료사들은 내담자의 기억상실 및 기억증진에 빠지게 되는 자신을 발견하게 될 수 있다. 이들은 내담자가 치료시간마다 보고하는 것을 기억하지 못할 때, 다른 중요한 임상 소재를 잊어버리거나, 하겠다고 말한 것을 하지 않고 잊어버렸을 때(예, 내담자가 고통에 빠져 있을 때 약속한 외부 전화 접촉을 잊어버리는 것), 혹은 자신의 정상적 치료 기술들을 전혀 가지고 있지 않다고 느낄 때, 기억상실을 경험할 수 있다. 기억증진과 몰입은 자신들이 치료 맥락 외에서조차 내담자의 기억 및 경험에 완전히 몰두하고 있다는 것을 깨닫게 될 때, 그리고 자기 자신과 내담자 사이에 정신적, 정서적 경계들을 유지하는데 어려움을 겪을 때, 치료사에 의해 파악될 수 있다. 다음 삽화는 이러한 패턴을 보여준다.

보니(계속됨)
치료사는 치료시간들 사이에 자신이 계속해서 보니에 대해 염려하고 있으며, 특히 그녀가 사교 관계를 맺는 금요일과 토요일 밤에 그녀로부터의 문자나 전화 메시지를 계속해서 확인한다는 것을 발견했다. 그는 불편함을 느끼거나 위협받는 경우, 자신에게 연락하라고 그녀에게 제안했으며, 그녀는 주말마다 종종 연락을 했다. 그는 나쁜 상황들에서 벗어나는 방법과 집에 안전하게 오는 방법에 대해 "그녀에게 코치했다." 치료시간들에, 이들은 종종 다른 관련 문제들은 배제한 채 사건들에 대해 논의했다. 시간이 흐름에 따라, 치료사는 금요일과 토요일 밤을 두려워하고, 자신도 모르는 사이에 "매니저"의 역할에 갇혀 버렸다고 느낀다는 것을 인식하게 되었다. 보니는 점차 그가 회피할 수 있었던 상황이었다는 것을 깨닫게 되곤 하는 위험한 상황에 빠졌을 때 구조를 위해 그에게 의존했다. 그는 경계들을 다시 설정하고, 보니가 자신의 안전을 유지하는 것에 대해 책임을 지는 안전 계획을 발전시키도록 만들기 위해 자문을 추구했다. 그는 더 이상 그녀의 메시지에 응답하지 않았으며, 그녀가 자신의 계획을 적용할 때 그녀를 강화시키기 위한 모든 기회를 이용했다.

자아의 모순과 개인적 담론

매우 높은 해리 상태에 있으며, 혼란스러운/방향을 상실한 애착 방식을 가진 내담자들은 빈번하게 자기표현, 자전적 정보에 대해 이야기하는 능력, 전이 반응들에서 모순적이거나, 능숙하지 못하다(Crittenden & Landini, 2011; Main & Hesse, 1990). 치료사들은 말하고 있는 것의 맥락을 잃거나, 방향이 바뀌고 대체되는 것에 의해 다른 스토리라인으로 가게 되는 내담자의 이야기를 들으면서 혼란스러워지는 자신을 발견하게 될 것이다. 예를 들어, 고통스러운 사건에 대한 질문은 조화를 이루지 못하는 웃음소리와 몸짓 언어(예, 학대나 고통을 논의할 때 미소를 짓는 것), 그리고 주제와 기준의 다수 변화들을 초래할 수 있다. 감정들에 대해 묻는 것은 주제나 시나리오의 변화, 그리고 감정이 없는 지적 논의로의 전환을 가져올 수 있다. 내담자가 이전에 논의했던 것에 대한 언급은 기억되거나, 기억되지 않을 수 있다. 관계 애착의 밀고 당기기와 혼란스러운/해리된 내담자의 거리두기와 함께 모순은 반응과 "정상 상태"를 유지하고, 내담자가 의식적 자각과 소유 의식을 갖도록 분리와 은폐들을 지적하기 위해 노력해야 하는 치료사의 방향을 상실하게 만든다. 목표는 더 완전한 서사가 발전하는 것을 가능하게 하는 통합이다(White, 2011).

제리

제리는 불쾌한 것을 논의할 때마다, 미소를 지었다. 그가 치료사의 피드백을 통해 이러한 패턴을 더 인식하게 됨에 따라, 그는 "재미있지는 않지만, 내가 미소를 짓고 있기 때문에 나는 어떤 것을 느낄 수 있는 거예요,"라고 말했다. 시간이 흐르고, 수행을 통해, 그는 자신이 느끼는 고통스러운 감정과 훨씬 더 조화를 이루는 표정을 할 수 있게 되었다(한 내담자가 "나의 얼굴은 나의 나머지 부분을 포착하고 있어요."라고 말한 것처럼). 한 번은, 제리가 눈에 눈물이 고이고, 슬픈 표정을 하고 있는 것을 치료사가 알아차렸다. 치료사가 그에게 이러한 관찰들을 이야기해주었을 때, 제리는 눈에 무언가가 들어가는 바람에 "물이 샌 것이라고" 말하며, 눈물을 부인했다. 그는 나중에 자신의 아버지가 종종 "더 심하게 야단치겠다고" 위협했으며, 다시는 무슨 일이 있더라도 눈물과 연관된 약한 모습을 보이지 않을 것이라고 맹세했기 때문에, 눈물을 보이는 것을 두려워했다고 인정했다(이 사례에서는 해리의 언어에 주목할 수 있다: 제리는 울고 있지 않았다. 그의 눈에서 나오는 것은 새는 물이었다).

모니크

그녀가 처음으로 치료를 시작했을 때, 치료사는 영어로 이야기하는 모니크의 말을 들으면서, 종종 그녀의 이야기를 따라가지 못하며, 무엇을 전달하고 있는지 전혀 모른다는 것을 깨달았다. 그녀는 매우 주제를 벗어났으며, "단어의 장벽"으로 스스로를 보호했다. 이는 치료사가 "모순"이라는 단어를 생각해낼 때까지 매우 당황스러운 일이었다. 이후, 그는 모니크가 스스로를 어떻게 표현하는지에 의해 너무 휩쓸리지 않게 되었으며, 그녀가 천천히 이야기하도록 만들며, 그녀가 어떻게 표면상 무작위적 방식으로 이 주제에서 저 주제로 뛰어다니는지에 대한 피드백을 제공하고, 그녀가 더 일관적으로 담론을 구성하도록 도울 수 있었다. 이러한 패턴은 **도리스**의 사례에서 잘 나타난다.

변화된 인식 및 치료사의 "무아지경"을 포함하는 트랜스와 유사한 현상

변화된 인식 및 트랜스와 유사한 현상을 다루어야 하는 해리 전이 양식의 또 다른 측면은 환각 및 유사 환각들을 포함한다. 물론, 이러한 것들은 또한 치료사에게 이질적이고, 당황스러운 것이며, 치료사는 내담자를 정신병으로 진단하거나, 치료할 수 있으며, 혹은 내담자가 무엇을, 어떻게 표현하는지에 따라, 그리고 또한 치료사 자신의 과거와 능력에 따라, 매료되거나, 혐오감을 갖는 방식으로 대응할 수 있다. 예를 들어, 성행위의 생생한 묘사를 포함하는 플래시백을 갖는 내담자는 일부 치료사들에게는 흥분을 제공할 수 있으며, 다른 치료사들은 혐오감을 느끼게 만들 수 있다. 혹은 스스로를 인간의 모습을 한 악마라고 자각하는 한 내담자가 치료사에게 "그를(내담자) 놔주고, 추가적으로 훼손할 수 있도록 그가(악마가) 내담자의 영혼을 갖게 하라고" 소리를 지르는 것은 매우 당황스러울 수 있지만, 또한 매료시킬 수 있다.

내담자들은 *양성* 정신형장애, 혹은 신체형장애 발현들, 즉, 내용, 정서, 신체 감각들, 행동들의 측면에서 보통 암묵적인 침투와 중독(들)을 포함하는 발현들(내담자의 의식적 자각을 벗어나며, 여러 부분들의 존재에서 비롯되는)로 해리될 수 있다(혹은 환각을 갖게 될 수 있다). 이는 사타구니가 타는 것 같은 통증에 대해 호소하며, 자리에서 괴로워하다가, 나중에는 진료실 바닥에서 몸부림치게 된 **앤**의 사례에서 볼 수 있다. 그녀는 또한 타인들에게 도움을 요청하면서, 가해자를 자신에게서 떼어달라고 소리 지르고, 밀거나, 발로 차는 모습을 보였다. 이는 그녀가 자신의 오빠와 그의 친구들에게 당했던 다수의 강간을 회상하기 시작하는 방식이었다. 또 다른 사례는 **수지**에 관한 것으로, 그녀는 가해자에 의해 금지되었던 것을 생각해보라고 권유 받은 후, 복부를 잡고 문지르기 시작했다. 그녀는 나중에 치료사에게 자신이 "가해자의 편을 들며, '규칙을 어기고', 이야기한 것에 대해 그녀에게 화가 난 사람들에 의해 내부에서 발길질을 당했다고" 이야기했다.

해리나 환각의 음성 형태들의 정 반대 패턴은 과거에 정신형 및 신체형 발현들로 이용할 수 있었던 내용, 정서, 행동, 감각의 추출, 제거, 상실을 포함한다. 이에 대한 사례로, 앤은 앞서 서술된 치료시간 이후 치료시간에 기억상실 상태였다. 치료사가 이전 치료시간의 내용에 대해 언급했을 때, 앤은 충격을 받은 표정이었으며, 자신이 무슨 말을 했는지 물었다(치료사가 자기 자신의 기억 및 온전한 정신에 대해 질문을 하도록 만들었다-그녀는 "무지의 상태로 들어가고 있었다"). 해리되었던 것으로의 귀환은 다시 기억하게 되는 것이었으며, 치료사의 질문은 앤이 치료시간들 사이에 돌아갔던 "무지"의 항상성을 저해하고 있었다. 치료사가 이전 치료시간의 사건들에 대해 계속해서 얘기함에 따라, 내담자는 그녀를 쳐다보며, "내가 당신 말을 들을 수 없는 걸 보니, 무언가 중요한 말을 하고 있는 것 같군요."라고 말했다. 그녀의 기억하지 못하고, 듣지 못하는 것은 정신형과 신체형 해리의 사례들이다. 이러한 경험들은 치료사를 혼란스럽고, 불안하게 만든다.

인지 왜곡

슈왈츠(Schwartz, 2000)에 의한 다음 글은 치료사와 해리된 내담자가 인지 왜곡을 치료할 때 겪을 수 있는 것에 대해 설명하고 있다.:

> 해리 체계는 거울과 작은 문들의 미로와 같으며, 해리 과정은 정신 내부에 있는 최고의 사기꾼과 같다. 이것은 원인과 결과, 자아와 다른 구성들을 뒤바꾸며, 자신의 과거에 대한 개인의 연결을 모호하게 만든다(혹은 거짓말을 한다). 시간을 잃고, 정체성이 분열되고, 표면상 모든 형태의 재앙들에 대해 보호하면서 노출 가능성에 과민하고, 아닌 척하는 것을 통해 모든 관계에서 실제로 혼란스러워지는 해리 생존자들은 자기 자신의 해리 롤러코스터의 피해자가 된다. 비극적으로, 인상-감정, 기억, 감지들의 관리와 회피를 수반하는 악순환은 빈번하게 사람들이(전문가들을 포함하여) 심각하게 해리된 외상 생존자들이 말하는 모든 것을 의심하고, 불신하게 만든다. 그리고 이것은 추가적으로 생존자들의 자기의심과 무효화를 초래한다(p. 17).

앞서 주목된 바와 같이, 치료사들은 모든 모순과 논리적 불일치들이 존재하는 이러한 관계 현장에 있을 때, 자기 자신의 그라운딩과 평정심을 유지하는 능력이 필요하다.

플래시백

플래시백은 본질적으로 해리이며, 외상 후 증상이다. 다음 세 개의 사례들은 치료시간들에 더 많은 발현의 모습들을 보여준다.

루리

매우 어렸을 때, 루리는 외할아버지에 의해 성적으로 학대를 받았으며, 그는 그녀가 누구에게라도 이야기를 하면 죽이겠다고 위협했다. 그녀는 이후부터 이 사실을 비밀로 유지했다. 그녀의 할아버지는 현재 돌아가셨으며, 그녀는 여러 증상들에 대해 도움을 구하고 있었다. 그녀는 첫 번째 치료시간에 치료사에게 상당히 상세하게 학대에 대해 공개했다. 이후, 루리의 눈이 돌아가고, 눈꺼풀이 떨리면서, 그녀는 침묵하고, 반응을 보이지 않게 되었다. 그녀는 무운동을 수반하는 공포 상태로 들어간 것이었다. 치료사는 그녀를 접지시키고, 그녀의 무의식적 플래시백을 차단해야 했으며, 그러는 동안 무엇을 해야 할지 확신을 하지 못했고, 내담자가 공개로 인해 크게 손상을 받은 것은 아닌지 두려워했다.

피에르
치료사가 피에르의 치료시간에 그를 맞이하기 위해 대기실로 갔을 때, 그녀는 그가 구석에서 몸을 구부린 채, 앞에서 뒤로 왔다 갔다 하며, 눈을 감고 엄지손가락을 빨고 있는 것을 발견했다. 말할 것도 없이, 대기실에 있는 다른 내담자들은 그녀가 도착했을 때 안도했다. 피에르는 다시 시간과 장소의 방향을 전환하고, 그녀의 사무실로 걸어갈 수 있게 되기 전까지, 치료사가 그를 현재로 다시 불러오기 위해 노력한 15분 동안 무반응 상태를 유지했다. 그는 자신에게 폭력적으로 성적 학대를 했으며, 이후 연락을 끊었던 형의 예기지 못한 전화로 인해 두려워졌다고 보고했다. 이들의 어머니는 형이 마을을 방문하자, 형에게 그의 전화번호를 주었으며, 피에르와 함께 머무르길 원했다. 피에르는 대기실에 있는 동안 그의 전화를 받았으며, 그는 겁에 질린 어린 아이로 되돌아갔다.

미리엄
독실한 무슬림 여성으로서, 미리엄은 단정하게 머리 두건을 두르고, 하루에 다섯 번씩 기도했다. 그녀의 사무실은 이러한 그녀를 수용해야 했지만, 일부 사무실 동료들은 너그럽지 못했으며, 그녀를 조롱하거나, 질책했다. 이 일을 치료사에게 설명하는 동안, 그녀는 자신이 10대였을 때 고향 마을에서 한 무리의 병사들에 의해 조롱을 당하고, 집단 성폭행에서 가까스로 탈출했던 삽화의 플래시백을 갖게 되었다. 그녀는 숨이 막혔으며, 바닥에 쓰러졌고, 자신을 다치게 하지 말라고 빌기 시작했다. 나중에 그녀는 그 일이 다시 시작되는 것처럼 느꼈다고 말했다.

치료사에 대한 영향

치료 관계 양식에서 이러한 유형의 외상 후 및 해리 행동들(전이-역전이와 실연 및 재현들과 함께, 이러한 것들은 다음 두 장에서 추가적으로 설명된다)을 직면하게 되는 치료사들은 빈번하게 반응으로 혼란스러움, 두려움, 불안정함을 느낀다고 보고했다. 이들은 자신들이 외상 후/해리 증상을 보이는 내담자의 세상으로 끌려 들어가는 것처럼 느낀다. 이는 다수의 다른 강함 감정 및 반응들과 함께, 극단적인 개인적 방향상실의 경험이다. 또한, 이들은 이러한 내담자들과의 경험으로 인해, 종종 자신들이 무엇을 다루고 있고, 무엇을 하고 있으며, 왜 하고 있는지 무력해지고, 분열되고, “단순화되는” 느낌을 받는다고 보고한다. 그러나 또 다른 관점에서 보면, 이처럼 이러한 세계에 몰두하는 것은 치료사들이 내담자들의 과거와 현재의 경험들을 확인하고, 이해하고, 공감하는 중요한 정보와 기회들을 얻을 수 있는 고유하고, 직접적인 실제의 기회를 제공한다. 이들이 이러한 특별하고, 이질적인 관계 양식에서 내담자들과 관계를 맺음에 따라, 치료사들은 신체적, 정서적으로 접지되고, 조절되는 것을 유지하면서, 동시에 동조하고, 반응해야 하는 어려운 과제를 갖는다. *치료사들은 이러한 과정을 통해 내담자에게 해체와 분리보다 통합을 장려하는 다르고, 교정적인 관계 및 반응 경험을 제시하게 된다.* 브롬버그(Bromberg)는 내담자가 완전성과 연속성을 위해 이러한 소재를 확인하고, 동화되도록 돕기 위해 치료사는 방어적으로 분열되고, 해리 및 외상 후 증상들로 돌아가는 "공간들에 서 있는 다고" 썼다.

치료사들은 이러한 어려운 관계 현장에서 많은 요인들에 의해 접지되고, 반응적으로 머무르는데 있어 지원을 받는다.: 바로 자신들의 지식 기반, 경험 수준, 기술들; 자기 자신의 정신 건강; 치료의 구조와 순서; 치료 프레임 요소들과 치료 원칙에 대한 지속적 관심이다. 논의된 바와 같이, 이러한 것들은 내담자의 막대한 고통에 의해, 혹은 내담자와 관계 문제들로 인해 혼란스럽고, 압도될 때 토대의 역할을 한다. 이 외에, 외상 참조된 자문과 감독의 정기적인 기회들은 치료사들이 방향을 상실하고, 혼란스러운 경험들(역전이와 대리 외상 반응들을 포함하여)에 대해 내담자와 탐구하고, 논의하도록 도우며, 이들이 자신의 관점과 치료의 기반을 유지하도록(혹은 되찾도록) 돕는다(다음 두 장들에서 이 점에 대해 더 많은 정보가 제시된다).

결론

복합 외상 스트레스 장애를 치료하는 치료사들은 말 그대로 내담자와 자신들도 사용하는 관계 현장에 "존재하는 것"과 "존재하지 않는 것"에 대해 치료해야 한다. 역설적으로, 이들은 내담자 자아의 공허함들로 들어가고, 내담자의 "공허함을 통한 회피"의 입장을 지지하기보다 접근함으로써 경험한다. 이들은 틈에 들어가야 하지만, 이렇게 들어갈 때, 외상 후 및 해리 주제들과 문제들이 가득한 관계 매트릭스에 들어가게 된다.: 즉, 과거의 역할들을 맡는 것에 대한 권유, 트랜스와 최면 상태들, 의식적, 무의식적 플래시백, 구제에 대한 권유들, "논리적 비논리", 혹은 트랜스 논리의 보유와 무아지경 및 내담자가 주로 무의식적이거나, 인식하지 못하는 다른 과정들. 치료사의 업무는 자신의 현실에서 정상 상태와 자기 조절 능력을 유지하고, 내담자가 질의와 지원의 입장에서 적극적으로 회피해왔던, 혹은 해리되었던 것을 알고, 느끼도록 권유하고, 현재의 현실에서 내담자를 접지시키며, 내담자를 위해 현실에 머무르는 것이다. 치료사 측에서 안정된 애착과 반응에 이러한 것들을 포함시키는 것을 통해, 내담자는 치유에 기여하는 자아와 경험의 해체되고, 단절된 부분들을 확인하고, 통합할 기회를 갖는다.

9장

행동으로 보여주기

치료 관계

지난 수십 년에 걸쳐 심리적 외상과 그 치료에 대한 증가된 연구의 한 결과는 외상 스트레스가 종종 피해자들과 생존자들뿐 아니라, 직접적이라기보다 간접적 노출을 갖는 가족 구성원들, 친구들, 동료들, 도움을 주는 전문가들에게도 부정적 영향을 끼친다는 인식이 고조되었다는 것이다(Devilly, Wright, & Varker, 2009; Jenkins & Baird, 2002; Way, VanDeusen, & Cottrell, 2007; Way, Van Deusen, Martin, Applegate, & Jandie, 2004). 외상 내담자들을 다루는 치료사들은 무섭고, 끔찍한 사건들에 대해 들으며, 자신들이 경험해보지 않은 것, 혹은 가능할 것이라고 상상조차 하지 않았던 것의 범위와 영역에 들어갈 가능성이 높은 것을 경험한다. 이들은 말에서(간혹 끔찍한 사건들과 고난들에 대한 매우 생생한 묘사들을 포함하는), 신체적 반응 및 행동들에서, 그리고 심리 치료 내외의 재현들과 같은 상호작용 패턴들을 포함하는 관계 매트릭스에서, 내담자들의 외상 경험(들)과 이들의 초기 및 장기간의 영향(이차적 정교화를 포함하여)에 정기적으로 노출된다. 이러한 외상으로 영향을 받는 관계 패턴들과 예상들은 가장 헌신적이고, 차분한 치료사조차 인내력을 시험하는 지점까지 끊임없이 지속될 수 있으며, 이러한 과정에서 개인적, 전문적 자세의 상실을 초래하기도 한다.

이 장에서, 우리는 외상 후 및 해리 상태들과 관계 매트릭스(8장)에 의해 제시되는 특정 문제들 이외에, 관계의 문제들과 이러한 것들이 제시하는 기회들에 대해 논의할 것이다. 문제들과 잠재적 위험들이 사전에 알려지는 경우, 이들은 예상되고, 계획될 수 있으며(Chum 1988), 심지어 완전히 피할 수도 있을 것이다. 우리는 복합 외상을 경험한 것으로 인해 겪게 되는 정서적 고통을 듣고, 느끼는 치료사에게 끼치는 영향을 고려함으로써 시작할 것이다. 이러한 영향은 *대리 외상, 이차 외상, 혹은 자비 피로*라고 명명되어 왔다. 이후 우리는 다시 진실성과 확실한 전문적 경계들의 균형에 대한 중요성을 강조하며, *치료사의 자아 사용*에 대해 논의할 것이다. 자아의 사용은 외상 내담자와 연결되려는 의지, 즉, 단지 "말만 잘하는 것"이 아니라, 실제 "행동으로 보여주는 것"을 포함한다. 앞선 장에서 논의된 바와 같이, 이러한 관계 매트릭스는 치료사들을 혼란시키고, 당혹스럽게 만들고, 분노하게 만드는 많은 해리 및 외상 후 지뢰밭들을 포함한다. 이러한 것들은 치료 궤도와 성공 및 실패를 크게 변화시킬 수 있다(Lowenstein, 1993).

"위험한 연결(Risking Connection)"은 사크비트네(Saakvitne), 펄먼(Pearlman) 및 동료들(Saakvitne, Gamble, Pearlman, & Lev, 2000; www.riskingconnection.com)에 의해 개발된 외상 정보에 입각한 서비스 커리큘럼의 이름이자, 치료에서 관계 결속, 혹은 피해자에 대한 사회적, 인간적 서비스 제공의 양날의 검에 대한 적절한 묘사이다. "위험한 연결"은 외상 내담자와 도움을 주는 전문가 양쪽과 관련된다.: *양쪽은 내담자가 공포, 무력감, 외상 사건들에서 살아남는 것에 대한 공포와 후유증을 극복하도록 내담자에게 도움을 주는 것을 목표로 하는 관계(연결)를 형성할 때 개인적으로 위험을 감수하게 된다.* 우리가 이러한 개인적 영향을 논의하게 됨에 따라, 우리는 동료들과의 결속, 가족 및 친구들과의 연결, 스트레스를 해소할 충분한 시간, 개인적 요구에 대한 관심 등을 포함하는 적극적이고, 지속적인 자기 관리 전략들을 통해, 자기 자신의 정신적, 신체적 건강에 주의를 기울여야 하는 치료사의 필요를 강조할 것이다. "도움을 주는 사람이여, 먼저 자기 자신부터 고쳐라"(그리고 스스로를 건강하게 유지하라)는 여기에서 적용 가능한 지침이다.

이 장의 마지막 섹션에서, 우리는 내담자의 애착 방식 및 이러한 것이 제기하는 문제들에 대해 논의할 것이다. 치료사들이 내담자 방식들을 인식할 수 있도록 하기 때문에, 자기 자신의 애착 방식과 내담자의 애착 방식들 사이에 "조화"(혹은 조화의 결여)에 주의를 기울이는 것이 중요하다. 복합 외상 생존자들의 애착 작동 모델들은 불안정한 경향이 있기 때문에, 이들은 내담자들이 자신의 삶에서, 혹은 심리 치료에서 스트레스를 주는 문제들과 마주할 때 변동할 가능성이 크다. 이에 따라, 내담자와 치료사 애착 방식들 사이에 조화는 여러 지점들에서 변화할 수 있다. 내담자의 안전과 진전을 보장하기 위해, 치료사는 내담자의 애착 방식 및 내담자-치료사 간 조화가 혼란스러워질 때, 자신의 입장 및 치료의 강도를 유연하게 조절할 준비가 되어 있어야 한다.

대리 외상과 전문적 성장

대리 외상은 처음에 내담자의 이야기들을 듣고, 이들의 외상 후 반응 및 손상들에 대해 알게 되는 것에서, 그리고 외상 내담자와 상호작용하는 것에서 초래되는 치료사의 외상 후 스트레스 반응으로 설명되고, 정의되었다(McCann & Pearlman, 1990; Pearlman & Maclan, 1995; Pearlman & Saakvitne, 1995). 외상 생존자들에 대한 치료의 심리적 영향을 설명하기 위해 *자비 피로*(Figley, 1995, 2002b), *이차 외상*(Elwood, Mott, Lohr, & Galovski, 2011), *공감적 긴장*(Berger, 1984; Wilson & Lindy, 1994)을 비롯한 여러 관련 용어들이 사용되었다. 각 용어는 초점에서 약간 다르기는 하지만, 외상 생존자들과의 관계 결속 및 이들에 대한 서비스 제공에 따른, *도움을 주는 전문가의 변화, 혹은 변환의 과정*(개인적, 그리고 전문적)을 뜻한다. 펄먼(Pearlman)과 사크비트네(Saakvitne) (1995)는 변환을 필연적인 것으로 보았다. 그러나 다른 저자들 및 연구자들은 이러한 입장을 취하는데 있어 그리 명확하지 않다. 실제로, 구성체 및 경험적 문헌에 대한 최근 검토(Elwood 외, 2011)는 혼합된 결과들을 보여주었다. 치료사들은 드물게 외상 초점 치료와 고유하게 연관된 "임상적으로 중요한" 수준의 증상들을 경험하는 것으로 보고했다.

필연성에 대한 이들의 관점이 어떤 것이든, 사실상 모든 임상 전문가들은 대리 외상 반응들이 치료사의 경력 과정에서 발생하는 경우, 치료사에게 상당한 고통을 초래할 수 있으며, 따라서 이를 예상하고, 준비해야 한다는 의견을 보였다. 확인되지 않고, 관리되지 않는 경우, 대리 외상은 전문적 판단과 효과적으로 기능하는 능력에 손상을 끼치는 것으로 발견되었으며, 개인의 정신적 건강과 건강 상태, 그리고 개인적 관계들에 해를 끼칠 수 있다. 외상은 유해 물질과 비교될 수 있다. 이는 추가적인 손상을 초래하지 않도록, 노출과 독성을 제한하고, 억제하기 위한 방법들의 주의 깊은 적용을 필요로 한다.

치료사들이 내담자가 의도적으로 "외상을 초래하거나", 달리 자신들에게 이러한 종류의 반응을 갖도록 초래하지 않으며(Pearlman & Saakvitne 1995), 대리 외상의 경험들이 반드시 치료, 혹은 치료사(혹은 내담자)의 건강을 위협하지는 않는다는 것을 인식하는 것이 중요하다. 우리는 치료사들이 어떤 것을 두려워하거나, 회피하기보다 적극적으로 관리하는 긍정적 도전으로서, 공감적 결속으로 초래되는 감지할 수 있는 정서적 반응들의 경험이라는 틀을 구성하는 것을 선호한다. 이러한 관점을 유지하기 위해, 대리 외상이 내담자들이 직면하는 정상적 생활을 불가능하게 하는 외상 후 고통보다 덜 힘든 것이라는 점을 상기하는 것이 중요하다. 그럼에도 불구하고, 대리 외상 반응들이 민감하고, 효과적인 치료를 제공하는 치료사의 능력, 혹은 개인적 삶의 질을 위협하지 않도록 세심한 주의가 필요하다. 이러한 경고의 심각성은 일부 경우들에서, 관리되지 않은 대리 외상 스트레스 반응들이 치료사들에게서 완전한 이차 PTSD를 초래할 수 있으며, 이에 따라 치료의 궤도를 이탈하도록 만들 수 있다는 사실로 뒷받침된다.

대리 외상은 심리 치료의 본질적인 관계 특성의 맥락 내에서 가장 잘 이해된다. 우리가 논의했듯이, 이러한 내담자들은 자신의 "학대 교훈들"과 자기 및 타인들에 대한 학습된(5장과 10장에서 설명되는) 인지 및 신념들(도식)을 전이로 이동시키며("외상 전이"로 알려진), 자신의 치료사에게 보완적, 혹은 대비되는 역전이 입장 및 실연들을 "권유한다(의식적 의도를 가지고, 혹은 이러한 의도 없이)." 소통의 대부분은 암묵적이며, 암호화되고, 따라서 항상 언어적 형태로 이루어지는 것이 아니기 때문에, 치료사들은 시간이 흐름에 따라 내담자의 간접적 소통들을 해석하고, 알게 될 만큼 충분히 내담자를 알아가야 한다. 때때로, 이는 특히 동정심을 유지하는 치료사의 능력에 과중한 부담을 안기며("동정 피로"), 좌절하고, 소진되게 만들 수 있다. 예를 들어, **헥터**의 치료사는 헥터가 고립되거나, 외로움을 느끼는 경우 도움을 요청할 때, 약속들을 회피하는 오래된 습관으로 돌아가는 것에 의해("잊어버렸다거나", 교통수단이 없었다는 변명들을 사용하여) 이를 간접적으로(그리고 매우 역설적으로!) 전달한다는 것을 알게 되었다. 회피가 예외라기보다는 점점 더 규칙이 되어감에 따라, 치료사는 화가 나기 시작했고, 치료를 고수하려는 헥터의 전념과 의지, 그의 정직성을 의심하게 되었다. 그는 이러한 딜레마를 헥터의 알려진 대처방식(즉, 필요한 것을 묻기보다, 그는 거부되고, 버려지는 것에 대한 두려움으로 인해 자기 보호로 타인들을 밀어냈다)의 재현으로 재구성함으로써, 차분하게 문제에 접근하고, 치료 관점을 다시 찾을 수 있었다.

대리 외상의 다른 측면: 외상 후 회복력

복합 외상 치료는 많은 시험들과 "치료의 함정들"(Chu, 1988, 1998, 1999, 2011)을 가지고 있으며, 이는 추(Chu, 1992)에 의해 "치료의 롤러코스터"로 적절히 설명되어 왔지만, 또한 치료사에게 큰 보상을 제공할 수 있다. 이러한 것들은 내담자의 고유한 개인적 언어와 세상에 대한 관점을 알아가는 것에서 비롯되는 연결과 성취감, 그리고 치료 대화의 치유력과 성장 잠재력을 목격하는 것에서 오는 만족감을 포함한다. 내담자들의 소통을 해독하는 것은 내담자가 자신이 이해되었으며, 개인적 발전이 초래되었다는 것을 보여줄 때 큰 기쁨을 줄 수 있으며, 보상을 제공할 수 있다. 치료사가 "공허함에 들어가려는 노력"을 지속하고, 순수한 관계를 연마하도록 동기 부여하는 자비심은 낙담과 피로의 필연적 시기들을 상쇄시키는 재개와 재현의 원천이 될 수 있다.

*외상 후 성장*이라고 명명된 과정에 따라(Joseph, 2011; Joseph & Linley, 2008; Tedeschi & Calhoun, 1995; Werdel & Wicks, 2012), 생존자들이 성장하고, 외상의 여파에서 발전하는 것과 마찬가지로, 이들을 치료하는 전문가들도 그러할 수 있다(Sanness, 2011). 치료사들과 다른 전문가들은 내담자들과 이들이 외상의 시기와 그 이후에 보여준 회복력을 다루는 것에서 얻는 경외감과 영감에 대해 설명한다. 또한 많은 사람들이 내담자들의 도덕심 및 이들이 타인들과 공감하는 능력, 치료 받았던 모습과 극명한 대조를 이루는 자질들과 관련하여 갖게 되는 경외감에 대해 언급한다.

"외상 후 회복력"이라는 용어는 이러한 형태의 대리 외상을 경험하는 전문가에 대한 잠재적 혜택들에 대해 설명하기 위해 만들어졌다(Hermendez, Gangsei, & Engstrom, 2007). 이러한 혜택들은 개인적, 전문적 문제들을 더 잘 직면하고, 극복할 수 있다는 느낌, 사람들과 세상의 잠재적 선함에 대해 증가되는 희망과 신뢰를 포함한다. 따라서 악의를 직면하는 경우에 결연함과 도덕성을 포함하여, 외상에 대한 반응들은 세상에 대한 관점을 변화시키며, 개인적 회복력과 겸손함을 증가시킨다. 이러한 것들은 이러한 일이 갖는 스트레스에 대한 중요한 상쇄균형을 제공한다.

전문적 훈련과 도움 체계에 대한 영향

이 책의 다른 지점들에서 논의된 바와 같이, 훈련 프로그램들은 커리큘럼에 외상을 지속적으로 포함시키지 않았으며, 또한 학업 과정에서, 교육생들에게 자신들이 부정적인 영향을 받을 수 있다는 점을 전달하지도 않았다. 심리치료, 상담, 사회복지 및 기타 사회적, 휴먼 서비스들은 그 특성상, 전문가에게 시간이 흐름에 따라 누적될 수 있는 중압감과 위험을 만들어내는 많은 특징들을 가지고 있으며, 이는 내담자의 고난에 대한 환멸 및 심지어 무관심을 초래할 수 있으며, 또한 전문가에게 절망과 소진을 가져다 줄 수 있다. 도움을 주는 사람에게 있어 외상 스트레스 반응들로부터 회복하는 문제가 서비스를 복잡하게 만드는 경우, 전문적 소진은 이차, 혹은 대리 외상 반응들(Adams, Boscarino, & Figley, 2006)에 의해 악화될 수 있다. 다행히도, 최근 들어 일반적으로, 그리고 특히 외상 내담자들에게 심리 치료를 제공하는 경우 윤리적 필수조건인 전문적 자기관리의 주제를 다룬 소수의 책들이 발표되었다(Baker, 2003; Cozolino, 2004; Norcross & Guy, 2007; Pearlman, 1999;

Rothschild, 2006; Saakvitne 외, 2000; Saakvitne & Pearlman, 1996; Weiss, 2004; Wicks, 2008).

자비 피로와 이차, 혹은 대리 외상을 초래하는 것은 내담자-전문가 관계뿐만이 아니다. 도움 체계에서 조직적, 관료적, 경제적 압박들에 의해 만들어지는 스트레스 요인들을 확인하기 위해서는 개별 전문가보다 더 광범위한 관점이 필요하다(Bloom, 1997, 2010; Bloom & Farragher, 2010; Harris & Fallot, 2001). 과거 수십 년에 걸쳐(과거 몇 년 동안 크게 가속화된 경제 불황과 함께), 줄어드는 자금조달과 상환 제약들, 인력 감축, 증가되는 관리의료 서류 요건들, 서비스 제공자에 대한 요구들(예, 담당 사례 문서화에 대한 규모와 복잡함)을 증가시키면서, 기관들과 개업의들이 제공되는 서비스들을 줄이도록 초래하는 보험 보장에 대한 제약들을 포함한 불안한 추세가 있어왔다. 이것은 본질적으로 소진의 원인이다.

최근 책에서, 블룸(Bloom)과 파러거(Farragher) (2010)는 이러한 체계적 문제들을 기록하며, 이러한 추가적 부담들이 내담자들에게 제공되는 서비스뿐 아니라, "위태롭게, 전면에 있는" 전문가들의 건강과 효과를 위협하지 않도록 방지하거나, 막기 위해 전체적으로 의료/정신보건/사회복지 체계에서의 급진적 변화를 요구한다. 충분한 증거는 내담자들이 경험하는 피해를 방지하거나, 약화시켜야 하는 기관들 내에서(그리고 이러한 기관들 내에 있는 전문가들에 의해) 발생하는 우발적, 혹은 의도적인 신체적, 정신적 피해의 사례들을 입증한다. 정기적으로 우울해지는 것과 함께, 전체적 문제(전문가들뿐 아니라, 라인 인력 및 행정관들에 의해 부주의하고, 둔감하며, 무례하고, 혹은 부적합한 내담자 치료를 허용하거나, 심지어 장려하는 정책과 절차 같은)는 외상 스트레스 증상들을 악화시킨다. 전체 도움 기관들이 외상 정보에 입각하는 정도를 증가시키는 것에 대한 옹호 이외에(Adults Surviving Child Abuse, 2012; Fallot & Harris, 2008; Harris & Fallot, 2001; Saakvitne 외, 2000), 안식처 모델(Bloom, 197; Bloom & Farragher, 2010) 및 관련 접근들은 외상에 대한 정보와 지속적인 자기관리 노력들의 필요성을 교육에 포함시킴으로써 적합하게 학생들을 준비시키도록, 교육자들의 추가적인 노력을 요구한다. 이러한 제안들은 *내담자(특히 복합 외상 과거를 가진)와 치료사 및 다른 보호자를 보호하려는 의도*로 이루어져왔다.

치료사의 자아 사용: 정신적, 신체적 차원들

사실상 모든 심리 치료 학회들에서, 치료사와 내담자 사이에 관계는 경험적으로 지지되는 치료 전략으로서 높은 정도의 지지를 받고 있으며, "치료 방법들과 치료 관계 사이에 깊은 시너지"(Norcross & Lambert, 2011. p. 5)가 인정되고 있다(증거 기반 심리 치료 관계들에 대한 일련의 기사들의 경우 심리 치료 저널의 Vol. 48, Nos.1과 4[2011] 참고). 연구 전반에 걸쳐, 관계 요소들은 다른 치료 기법들과 중재들을 가능하게 하는 요인들을 구성한다. 이는 클로이트르(Cloitre)와 동료들에 의한 연구가 입증했듯이, 특히 대인관계 외상 내담자들의 경우에 그러하다(Cloitre, Stovall-McClough, Miranda, & Chemtob, 2004). 관계의 특정 *개인적 차원들*과 치료사의 *마음챙김*은 특히 중요하다(Fosha, Siegel, & Solomon, 2009). 최근, 내담자의 개인적 발달의 새로운 길들을 열어주기 위한 수단으로 마음챙김과 자아 및 내담자에 대한 치료사의 특정 신체 기반 인식을 포함하는 신체적 차원들이 장려되어 왔으며(Ogden 외, 2006; Ogden & Fisher, 2009, 2012; Rothschild, 2006; Schore, 2003b; Siegel, 2010, 2012a, 2012b), 이는 애착과 정서들에 대한 변화된 역량과 자기의 변화된 경험 및 고려를 가져온다(Cozolino, 2004; Siegel, 2007, 2012; Schore, 2003b).

치료사의 "자기" 이해

안전 기저

치료사는 복합 외상 생존자에게 대안 애착 모델을 제공하도록 요청 받는다(Farber, Lippert, & Nevas, 1995). 이것은 내담자의 부모, 및 다른 보호자들과의 관계와 유사하지만, 또한 중요한 측면들에서 차이를 갖는다. 도지어와 티렐(Dozier and Tyrrell, 1997)은 이 문제에 대해 다음과 같이 말했다.:

> 애착 이론 관점에서, 치료사가 내담자를 다루는 것은 어머니가 유아를 다루는 것과 유사하지만, 더 차이를 보인다. 어떤 경우에, 1차 과제는 안전한 탐구를 증진하는 안전 기저를 제공하는 것이다. 어머니의 과제는 다른 애착 인물들의 실패에 대해 보상할 필요가 없기 때문에 치료사의 과제보다 더 쉽다... 치료사의 과제는 보통 내담자의 도움을 받을 수 없었던, 혹은 거부하는 보호자들에 대한 과거 경험들로 인해 훨씬 더 어려워진다. 내담자의 작동 모델들은 도움을 받을 수 있을 때, 빈번하게 융통성이 없고, 현실과 모순되는 예상들을 초래하며, 공감적 치료사는 비판적이고, 거부하는 것으로 인식된다. 내담자는 치료사를 안전 기저로 수립할 수 있도록, 모델을 개조해야 한다. 따라서 과거 작동 모델들에 대한 탐구는 안전 기저가 수립될 때까지 기다릴 수 없다. 오히려 과정들은 동시에 이루어져야 한다. 볼비(Bowlby, 1988)에 따르면, 치료사에 대한 자신의 모델을 내담자가 탐구하는 것은 치료의 중요한 과제이다... 우리는 치료사, 애착 인물들, 그리고 중요한 타인들에 대한 내담자 작동 모델의 변화가 일반화된 자기

및 타인들에 대한 작동 모델의 근본적 변화를 위한 전제조건이라고 제시한다(p. 222).

애착 문제들과 방식들은 차후에 더 상세하게 설명된다. 단순히 내담자들에게 자신을 신뢰하고, 치료 관계에서 안정감을 느끼도록 장려하는 것은 치료사에게 있어 충분하지 않다는 말로 충분할 것이다. 치료가 실제로 안정된 정서 기저를 제공하기 위해, 치료사는 안정된 관계에 대한 개인적 작동 모델과 정서적으로 자기를 조절하는 관련된 능력을 가지고 있어야 한다. 이는 치료사가 완벽하거나, 불안정성이 없어야 한다고 요구하는 것이 아니다. 대신, 개인적 불안정성들을 인식하고, 다루며, 내담자에게 자신의 불안정한 작동 모델을 더 안정된 모델로 개선할 기회를 제공하는 모든 관계(내담자와의 관계를 포함하는)의 굴곡을 헤쳐 나가는 능력을 뒷받침하는 것은 치료사가 가진 자기의 힘과 자기역량들이다. 결국, 이것은 정체성과 자기개발을 촉진한다.

내담자에게 반영되는 자기의 사용: 공감적 마음챙김과 정신화

이러한 인구집단을 다루는 치료사들은 특히 동조, 공명, 동기화(정서적, 신체적: Allen, 2012; Schore, 1993b)를 통해 *내담자들이 자신을 인식하고, 성찰하는 수단으로 치료사 자신을 이용하도록* 요청 받는다. 가장 기본적인 수준에서, 치료사들은 이러한 노력에 자신의 인간성을 가져와야 하며, 자신을 불신하고, 저항할 가능성이 높은 개인들에게 인간 대 인간의 기반으로 연결되도록 노력해야 한다(Pearlman & Courtois, 2005; Kinsler 외, 2009). 최근의 신경과학 연구 발견들, 특히 모성-유아 발달과 정서 신경과학 연구는 인간의 정서적 성장(Schore, 2003a, 2003b; Siegel, 2012)과 사회적 발전(Fosha 외, 2009)에 있어 인간 간의 연결과 공감적인 개인적 반영의 중요성을 뒷받침한다.

따라서 타인들 및 자기와의 단절은 긍정적 성찰과 역 구성에 대한 확장된 인식 및 확장된 개인적, 대인관계 선택들의 기회를 제공하는 연결로 대체되어야 한다(Miller & Stiver, 1997). 치료사의 마음챙김(Fosha 외, 2009)이나 정신화(Allen, 2012; Allen, Fonagy & Bateman, 2008)는 내담자의 관계 기반 발전 과정을 촉진한다. 마음챙김 치료사(Siegel, 2010)는 결속되고, 전념하고, 보살피는 치료사이자, 스스로를 인식하고, 치유 상호작용을 가능하게 하기 위해 자기가 내담자와 어떻게 관계를 맺는지 인식하는 치료사이다. 치료사는 내담자와의 비언어 및 언어 소통에 내재되어 있는 잠재적 의미에 주의를 기울여야 한다. 이 외에, 치료사가 정신화함(혹은 내담자와의 상호작용에 관한 메타프로세싱에 관여함)에 따라, 치료사는 잠재적 의미들에 관한 가설들을 공식화하고, 시험한다. 이러한 이중 인식은 내담자들이 이해되고, 소중히 여겨진다는 느낌을 받을 뿐 아니라, 정신화를 배우면서 역할 모델과 코치를 갖게 되는 것을 허용한다(Allen, 2012). *마음챙김 치료사(Mindful Therapist)*라는 그의 책에서, 시겔(Siegel)은 치료 전략들의 설계와 시행을 돕기 위해 치료사의 자아 사용과 두뇌 기능에 대한 지식을 논의한다(Siegel, 2010).

공감적 반영과 정신화의 모델링 과정은 생애 초기에 보호자들과의 관계에서 아이들에 의한 안정된 내적 작동 모델들의 형성과 관련된 발달 과정들을 복제한다(Schore, 2003a). 이에 따라, 애착 작동 모델들이 심각하게 혼란스러워지는 경우에도, 내담자들은 서서히(예상 가능한 후퇴, 퇴행, 문제 및 저항들이 없는 것은 아니지만) 치료사가 제공하는 공감적 반영을 받아들일 수 있다. 시간이 흐름에 따라, 이러한 반응과 동조는 자기감과 개인적 가치를 발전시키고, 이에 따라, 더 건강하고, 더 반응적인 관계들에 대한 역량을 발전시키도록 돕는다. 이러한 불안정한 것에서 안정된 애착 패턴들로의 변화("획득된 안정성" 방식으로 확인되는)는 치료를 포함하여, 의미 있고, 존중하는 성인 관계들에서 발생하는 것으로 입증되었다(Dozier & Tyrell, 1997; Main & Goldwyn, 1994; Travis, Binder, Bliwise, & Horne-Mover, 2001). 치료사들은 내담자들이 스스로 긍정적인 자기감, 자존감, 타인들과 건강한 방식으로 관계를 맺는 능력을 반영하는 안정된/자율적, 혹은 "획득된 안정한" 애착 방식에서 작동하는 경우, 이러한 발달 변화를 만들도록 돕는 것이 가장 좋을 수 있다. 이러한 방식은 이들이 상호작용에서 균형 잡히고, 정서적으로 조절되도록 허용한다. 이것이 내담자에게 제공할 수 있는 혜택 이외에, 치료 시간 중, 그리고 과거 치료시간들을 검토하고, 보고를 듣거나, 다가오는 치료시간들을 계획할 때, 대리 외상과 동정 피로에 있어 마음챙김과 정신화를 사용하는 것보다 더 나은 예방은 없다. 이러한 관점에 부합하여, 최근의 한 연구는 치료사들의 자기 보고 공감과 개인적, 전문적 성장이 양의 상관관계를 보였으며, 더 높은 수준의 공감을 가진 치료사들이 또한 자신의 성장 측면에서 대리 외상의 더 낮은 부작용에 대해 보고했다는 것을 발견했다(Elwood 외, 2011). 치료사들이 대리 외상의 영향을 다루는데 있어 기관의 도움을 받는다고 느끼는 정도는 자기 보고된 개인적 성장과 관련되지 않았으며, 이는 대리 외상을 다루는데 있어 외적 지원보다는 공감의 내적 자원이 더 중요하다는 것을(그러나 외적 지원 또한 중요하다) 보여준다(Bloom & Farragher, 2010; Harris & Fallot, 2011; Saakvitne 외, 2000).

외상에 특화된 교육과 훈련의 결여에도 불구하고, 모든 치료사들이 이러한 인구집단을 치료할 수 있거나, 원하는 것은 아니다. 원하는 사람들 사이에서도, 내담자들 및 스스로와 관련하여 마음챙김의 어렵고, 끊임없는 노력을 하려는 의지와 능력을 모두가 보유한 것은 아니다. 치료사들은 자신의 수행 및 전문지식 분야들과 관련하여 자기 평가에 참여해야 할 의무가 있으며, 자신들이 기질적으로, 혹은 달리 치료에 적합하지 않은 경우(혹은 훈련을 받지 않은 경우), 환자들의 치료에서 윤리적으로 물러나야 한다. 또한 덜 까다로운 사례에 대한 바람, 높은 스트레스의 존재, 혹은 임박한 은퇴를 포함하는 특정 이유들로 인해 치료사가 더 이상 특정 인구집단을 치료하고 싶어 하지 않는 시기가 존재할 수 있다.

겸손한 인간으로서의 치료사

치료사들은 또한 인간의 위치에서 자신의 업무에 접근해야 하며, 어느 정도의 겸손함을 가져야 한다(Kinsler 외, 2009; Pearlman & Caringi, 2009; Pearlman & Courtois, 2005). 치료사가 전문적으로 전체 치료 관리에 대한 책임을 져야 하기는 하지만, 모든 해답을 가지고 있거나, 모든 내담자의 요구들을 충족시켜주는 "높은 권위"의 입장에서 내담자에게 접근하지 않는 것이 가장 좋다. 유사하게, 내담자가 치료사의 요구를 충족시켜줄 것이라는 기대를 포함하여, 자기도취적이고, 자신을 중요시 여기는 치료사의 방식(정반대의 방식이 아닌)은 일반적으로, 특히 이러한 인구집단을 다루는데 있어 잘못된 방식이다. 이는 많은 내담자들이 주요 관계에서 이미 경험한 것을 반복하는 것이며, 타인들의 요구를 충족시켜주는 외재화의 패턴을 지속시키는 것이다.

이러한 심리 치료는 공동의 노력이며, 모든 해답을 가지고 있는 것은 아니지만, 공감하고, 의도적으로 전문 지식 및 전략들을 적용할 수 있는 지지자와 가이드의 입장에 있는 치료사를 통해 자기 탐구가 이루어질 수 있는 전개 과정이다. 관계와 과정은 종종 치료시간 현재의 즉각성의 측면에서 비선형적이고, 비인과적이며, 예측 불가능하기 때문에, 시간이 흐름에 따라 "혼란스러운" 것으로 보일 수 있는 방식에서 함께 만들어진다(Boston Change Process Study Group, 2010). 그러나 새롭고, 확장된 "존재 방식"의 발전은 이러한 과정의 가장 격렬한 순간에 이루어진다. 이러한 관점에서, *내담자는 명령자나 통제자가 아닌 촉진자로서의 치료사를 통해, 자기 자신의 경험과 그 의미를 이해하게 된다.* 따라서 내담자의 개인적 경험을 탐구하는 것에 대한 관심은 내담자의 정신을 해석하거나, 외부에 누군가에 의해 행동을 통제하고, 내담자의 통제 소재를 외부에서 내부로 변화시키는 것을 대신한다.

적극적 입장과 의도성

조용히 있거나, 내담자가 참여하기를 수동적으로 기다리는 비적극적인 치료사는 무효화 및 환영받지 못하는 것을 경험할 가능성이 높으며, 혹은 내담자가 치료사의 관심과 인정을 받기 위해 노력하게 만들 수 있다. 이러한 입장은 치료사를 "수동적, 혹은 해체된 방관자", 혹은 심지어 "가해자"의 역할에 두게 되며, 내담자는 "피해자", 혹은 "구원자"의 역할에 두게 된다. 이러한 이유로, 특히 이러한 인구집단의 치료에서는 이것이 금기된다. 치료사는 기꺼이 참여하고, 종종 내담자가 두려워하고, 불신하고, 회피하는 것을 장려하는데 있어 적극적이어야 하며, 내담자가 연결되고, 단절되는 것 사이에서 왔다 갔다 하는 경우(즉, 애착과 소원함, 혹은 치료사에게 정보가 쏟아지거나, 거부하는 경우), 보이는 것이 주저함, 거부, 모면 혹은 두려움/회피이든지 여부와 상관없이, 인내와 "감내력"을 가져야 한다. 애착은 갈망되면서, 동시에 두려워하는 것이다. 관계의 긴밀함은 역설적으로 위험에 대한 촉발요인이 되며, 이에 따라 관계가 잘 이루어지고 있다고 생각하던(실제로 그럴 가능성이 높다!), 그러나 이탈의 방어적 사용에 대해 인식하지 못하던 치료사를 당황하게 만들고, 혼란스럽게 만들 수 있는 보호적, 능동적 소원함을 초래하게 된다. 이러한 관계의 주기는 시간이 흐름에 따라 지속적인 방식에서 반응적이고, 진실한(그러나 완벽하지는 않은!) 관계에서 확인되고, 해결될 때까지 지속된다.

이러한 치료를 수행하기 위해, 치료사들은 다른 애착 방식들과 연관된 관계 역학에 대해 알아야 하며, 치료에서 이러한 것들의 출현을 쫓아야 한다. 치료사와 내담자의 애착 관점에서, 기대할 수 있는 것과 대조적으로(즉, 내담자들은 동일한, 혹은 유사한 애착 방식을 가진 누군가와 가장 잘 맞았을 것이다), 다수의 치료 결과 연구들의 발견들은 치료사가 안정된 애착을 가진, 더 안정된 내적 작동 모델의 채택을 가능하게 하는 다른 방식에서 내담자에게 접근해야 할 필요성을 제시한다. 치료 연대와 유대관계의 발전은 시간과 노력을 필요로 하는 것이다(Bernier & Dozier, 2002; Farber 외, 1995; Kinsler, 1992; Obegi, 2008).

자명한 것처럼 보이겠지만, 치료사들이 자신의 직업으로 심리 치료를 선택한 개인적 동기와 외상 개인들에 대한 치료를 선택한 이유들을 이해하는 것이 권장된다. 이는 치료사의 설명이나 책임에 대해 묻거나, 이의를 제기하는 내담자들, 그리고 자신이 스스로에 대해 느끼는 것과 동일한 방식으로 타인들이 자신에 대해 느낄 것이라고 예상하고, 경험하며, 자신의 적대감, 수치심, 자기혐오를 타인들에게 투영하는 내담자들에 대한 예상에서 수행된다. 이는 자기 보호의 반복적 입장과 수단이다. 이러한 예상을 가진 내담자들이 비판적 반응이 아닌 보살핌을 받아들일 만큼, 그리고 치료사와 치료사의 동기 및 의도들을 신뢰하게 될 만큼 충분히 자신의 방어를 내려놓기에는 오랜 시간과 많은 노력이 필요할 수 있다.

헥터

앞선 장들에서 논의된 바와 같이, 헥터의 불신은 뚜렷했다. 그는 모든 기회에서 치료사에게 이의를 제기함으로써 치료를 시작했다. 그는 치료사의 동기에 대해 물었으며, 가장 악의가 없고, 신중한 질문들에 대한 반응으로 적대감을 보였다. 그는 명백히 불편해했으며, 지속적으로 치료사가 자신(헥터)에게서 원하는 것에 대해, 그리고 치료사가 다른 남자들이 그러했던 것처럼 자신을 공격하고, 학대할 것이라고 조롱했다. 치료사는 그가 모든 허세와 욕설 아래에서 얼마나 두려워하는지를 이해하고, 공감할 수 있게 될 때까지, 헥터와 함께 있는 것이 지치는 일이라는 것을 발견했다. 이러한 이해는 그가 헥터에게 방어적 입장보다는 관심과 우려로 반응할 수 있도록 만들었다. 헥터는 이것에 의해, 그리고 헥터의 이해 가능한 두려움("현실적 피해망상"), 그의 장점들, 자기 보호기제들에 대한 그의 요구들로 이해하게 된 것에 대한 치료사의 지지에 따라 깜짝 놀라게 되었다.

심리학자인 필립 브롬버그(Philip Bromberg)는 다음과 같은 말로 이러한 과정을 포착했다.: "개인이 '타인'의 영향에 의해 자신의 진실이 변경되도록 허용하는 능력은... 타인이 역설적으로 환자의 내적 현실의 타당성을 받아들이고, 모순되는 것으로 협상되는 현실을 구성하는 현재의 행위에 참여하는 누군가로 경험될 수 있는 관계의 존재에 달려 있다."(Bromberg, 1993, p. 160)

각 관계의 고유성: 상호 주관적 관점

이러한 관점은 각 내담자의 고유성과 이러한 특이성에 대해 개방적이고, 반응적이 되어야 하는 치료사의 필요성과 관련하여 3장에서 논의되었다. 치료사가 각 치료 다이애드를 과정에 걸쳐 두 명의 고유한 참여자들에 의해 일종의 공동으로 만들어지는 다이애드로 고려하는 것이 유용하다. 즉, 어떤 두 개의 치료 관계들도 동일하지 않다. 치료사는 성찰하며 조절해야 하지만, 또한 각 내담자의 요구와 "충분히 좋은" 방식으로 관계를 맺고자 시도하는 것으로 이러한 성찰을 가져와야 한다. 엄격하고, 규칙을 기반으로 한 입장에서 작동하기보다, 치료사들은 일종의 유연성을 유지해야 하며, 치료를 내담자의 요구와 맥락에 맞추면서, 협력과 문제 해결 기술들을 활용해야 한다. 그리고 이 모두는 수립된 전문적 경계와 한계들 내에서 이루어져야 한다(Briere & Lanitree, 2011; McConkin, Newman, Fogler, & Keane, 2012). 더 관대하고, 유연한 관점과 상호작용 방식은 보통 내담자가 과거에 경험한 것과 직접적으로 대조된다.

간혹 보통 제한된 시간을 기반으로, 그리고 정상적이지 않은 어떤 것으로 인해 수립된 한계와 경계 외부에서 작동하는 것에 대해 고려해야 한다. 구트헤일(Gutheil)과 브로드스키(Brodsky) (2008)에 의해 주목된 바와 같이, 경계를 교차하는 것은 경계를 위반하는 것과 동일하지 않다. 경계는 많은 이유들로 인해, 희망적으로는 숙고와 자문으로 인해 심리 치료에서 교차될 수 있다. 표준 절차에 대한 특별한 변경이 변경에 대한 근거 및 결과들과 함께, 환자의 차트에서 주목되어야 한다. 예를 들어, 우리(C. C.) 중 한 명은 30년의 임상 경력에 걸쳐, 두 명의 다른 내담자들의 두 번의 경우들에서 부인과 검사를 받았으며, 내담자의 뒤에 앉아서, 지원을 제공했다. 한 경우에, 내담자는 심각하고, 잠재적으로 생명을 위협하는 출혈에 대한 검사를 막는 끊임없는 공포증을 가지고 있었으며, 두 번째 내담자는 질과 항문에 상처를 남긴 원래 가해자의 폭력적인 현재 강간의 직접적 여파로 두려운 검사를 받아야 했다. 특이한(그리고 드문) 형태의 중재로서 확인되는 양쪽 경우에서, 이 내담자들은 안도하고, 안전해지는 느낌을 보고했다. 차후에 치료 관계는 강화되었다.

기술의 발전(예, 이 메일, 문자, Skype)과 치료에 대한 원격의료 접근들은 또한 경계들을 밀어내며, 치료 서비스를 제공하는 새로운 방식들을 수립하고 있다. 모든 주요 전문 기관들은 현재 이러한 양상들 내에서, 그리고 정상 변수들 외부에서 일하고 있는 치료사들을 위한 지침을 개발하고 있다.

공감적 조율

심리치료사는 공감하는 능력을 가져야 한다. 이는 문제를 제기하고, 혼란스럽고, 변덕스럽거나, 정서적으로 폐쇄적인 방식으로 상호작용 할 때조차, 내담자의 관점을 이해하는 개인적 관점의 확장을 포함한다. "다른 사람의 입장이 되어 보는" 능력은 이해하는데 있어 매우 유용하며, 치료사의 측에서 마음챙김과 정신화를 수반한다. 윌슨과 토마스(Wilson and Thomas, 2004)는 자신들의 책 *"외상과 PTSD의 치료에서 공감(Empathy in the Treatment of Trauma and PTSD)"*에서, 다음과 같이 썼다.:

> 외상 치료는 PTSD로 고통을 겪는 개인의 현상학적 현실과 자아 공간에 대한 치료사의 몰입을 필요로 한다. *공감적 조율*은 또 다른 사람의 존재 상태에 효율적으로, 정확하게 공명하고, 자신-타인의 이해를 일치시키고, 외상으로 고통을 겪는 또 다른 사람의 내적 심리적 자아에 대한 지식을 갖고, 외상 경험의 고유한 내적 작동 모델/도식을 이해하는 능력이다. 공감 능력은 공감적 조율의 소질이며, PTSD 환자들을 치료하는 치료사들 사이에서 큰 차이를 보인다(Dalenberg, 2000). 효과적인 외상 후 치료는 공감 능

력의 토대와 공감적 조율을 지속하는 기능에 달려 있다(p. 7; 이탤릭체는 저자의 표현).

이들은 또한 다음과 같이 썼다.:

> 바꿔 말하면, 공감적 조율은 내담자가 자신의 경험과 정신 상태에 대해 전달하는 것을 치료사가 해독할 수 있도록 하는 것이다. 내담자의 종종 간접적이거나, 무의식적인 소통들의 의미를 파악하기 위해, 치료사들은 내담자에 의해 제공되는 정보의 역동적 흐름을 주의 깊게 따라야 한다.: (1) 단어, (2) 정서, (3) 기억, (4) 생각, (5) 신체적 자세, (6) 목소리 변조, (7) 성격의 표현, (8) 통합적 의식의 두드러짐에 대한 "현재 상태의" 자아 상태 제시들(p. 10).

여기에 우리는 일련의 신체 감각 소통들을 추가할 것이다. 이는 단지 신체 자세들과 목소리 변조들뿐 아니라, 시각적(예, 응시, 얼굴 표정), 운동감각적(예, 신체 운동 및 움직임 패턴들), 촉각적(예, 접촉에 대한 접근과 회피), 고유 감각적(신체 위치), 내부 감각적(신체 상태; 예, 긴장, 온기 및 차가움, 따끔거림, 어지러움) 양상들과 애착 방식/내적 작동 모델 및 관계 능력과 자아 발달을 포함한다.

그러나 공감은 너무 적거나, 너무 많은 경우 치료사들이 내담자들과 이들의 이야기에 대해 방어하는 수단들이 될 수 있으며, 이러한 과정에서 치료에 문제를 초래할 수 있기 때문에, 완화되고, 조율되어야 한다. 윌슨과 린디(Wilson and Lindy, 1994)는 "*PTSD의 치료에서 역전이*(Countertransference in the Treatment of PTSD, 1994)"라는 선구적 저서에서, 공감의 역동적 모델과 자신들이 공감적 긴장으로 확인한 것에 대해 설명했다. 너무 적거나(유형 I), 너무 많은 경우(유형 II) 치료 실수와 내담자에게 가장 유익한 것에 대한 저해를 초래한다. 이들은 다음과 같이 썼다.: "공감적 긴장은 내담자에게 유익한 치료 반응을 약화시키고, 상처 입히거나, 혹은 합리적인 한계를 넘어서도록 강제하는 심리 치료에서의 대인관계 사건들에서 초래된다. 역전이 과정들은 공감적 긴장의 유일한 원천이지만, 우리는 PTSD, CTR들의 치료에서 [역전이 반응들]은 아마도 치료 실패의 1차 원인일 것이라고 믿는다.(p. 15)"

공감적 오류들(즉, 내담자의 의도된, 혹은 실제 소통에 대한 오해 및 잘못된 해석)은 역전이, 즉, 치료사 자신의 개인적 과거, 내담자 외상 과거의 특성, 제도적 요인들, 치료사에게 특별한 개인적 의미를 갖는 내담자 인격 및 생활사의 특정 측면들에 따라 발생할 수 있다(더 광범위한 논의의 경우 10장 참고). 특별히 관심을 두어야 할 것은, 역전이는 과도한 동일시와 구원하려는 시도, 혹은 전문적 경계의 상응하는 손실에 과도하게 몰입되는 것에 의한 것처럼, 치료사가 공감과 동정심을 혼동하게 만들 수 있다는 것이다. 공감을 동정심이 대체하는 것은 변화하거나, 치유하기에는 내담자가 너무 손상되었거나, 너무 취약하다는 가정, 따라서 치료사가 구원하거나, 제공해야 한다는 가정을 바탕으로, 치료사와 내담자에 의한 상호 의존성을 초래하는 경향이 있다. 대조적으로 너무 적은 공감은 치료사에게 무관심, 이탈, 거리두기, 혹은 후퇴, 무반응, 회피, 심지어 공격성을 초래한다. 이러한 반응은 피해자를 비난하는 형태, 혹은 흔적 및 자격으로서 내담자의 취약성과 연약함을 이용하는 것을 구성하게 될 수 있다.

거리두기-친밀함의 "무용"

심리 치료는 다이에드에서 주로 이야기되지 않는, 지속적인 민감한 협상을 포함하며, 이를 통해 양 당사자들은 "너무 가깝거나, 너무 멀지 않게" 정서적 거리를 달성한다. 베이커(Baker, 1997)는 해리된 내담자와 관련하여 이 점에 대해 썼다. 내담자와 치료사의 친밀함과 연결을 인내하는 능력은 내담자에게 가장 유용한 관계 거리의 결정인자이며, 이는 내담자의 정서적 상태가 변화함에 따라 동일한 내담자에 대한 치료시간들마다 차이를 보이게 될 것이다. 이는 또한 더 많은 공간을 필요로 하는 일부 내담자들과 적은 공간을 필요로 하는 다른 내담자들에 따라, 내담자들 사이에 차이를 보이게 된다. 시간이 흐름에 따라 요구와 신뢰 수준이 달라지고, 한계들은 도전과 변경의 적용을 받게 되기 때문에, 유연성이 요구된다.

앞서 이루어진 권장들에 대해 다시 이야기하자면, 수립되고, 전달된 경계들과 한계들이 필요하지만, 치료사는 간혹 미묘한 방식으로, 그러나 간혹 충격적일 정도로 현란한 방식으로, 이러한 것들이 질문을 받고, 시험될 것이라는 점을 인식해야 한다. 예를 들어, 더 일상적이고, 일반적인 것에서 더 충격적이고, 드문 것에 이르는 사례들을 고려해보자.: 한 내담자는 매 치료시간이 끝날 때마다 치료사에게 포옹을 요구한다. 한 내담자는 왜 자신과 치료사가 치료시간 밖에서 친구가 될 수 없는지 알고 싶어 한다. 한 내담자는 치료시간 도중, 혹은 직후에 스스로를 칼로 베고, 치료실 카펫에 피를 흘린다. 한 내담자는 치료사의 몸에 대해 성적인 방식으로 언급을 하거나, 치료사와의 성관계를 제안한다. 한 내담자는 빈번하고, "우발적으로" 치료사와 부딪히거나, 접촉하게 되는 방식으로 자리를 잡는다. 한 내담자는 치료사의 친밀한 관계들이나 가까운 가족 구성원들의 세부사항에 대해 반복적으로 묻는다. 한 여성 내담자는 속옷을 입지 않고 치료시간에 오거나, 혹은 한 남성 내담자는 "실수로 지퍼를 올리지 않은 채" 오며, 치료사 앞에서 스스로를 노출시킨다. 한 내담자는 외상을 치료하는 것으로 무엇을 얻는지, 왜 자신이 단순히 "꺼져버리거나, 죽거나, 끝내버려서는" 안 되는지 적대적으로 질문한다. 한 내담자는 반복적으로 취한 채, 혹은 약물의 영향을 받은 채로 치료시간에 온다. 혹은 한 내담자는 무기를 만들거나, 혹은 자신이 무기를 소지하고 있으며, 이 무기 없이는 치료를 포함하여, 어디에도 가지 않을 것이라고 선언한다.

이러한 내담자들이 대인관계 침해 및 폭력의 "영역에 속한다는 것"을 알면서, 이러한 상황들에 치료적으로 반응하는 것이 도전이라는 점은 말할 필요도 없다. 그러나 치료사들은 경계들과 한계들에 대해 다시 말하고, 유지할 수 있어야 하며, 치료시간을 끝내고, 단호하지만 무비판적으로 내담자가 과시적이거나, 적대적인 행동을 바꿔야 한다고 주장하고, 지원을 요청하고, 접근 금지 명령을 신청하거나, 고소하고, 입원에 착수하고(자발적, 혹은 비자발적), 내담자가 특수 치료를 받거나, 중독 행동에 대한 지원 그룹에 참여하는 것에 대한 치료 조건을 만들고, 혹은 내담자가 안전에 필요한 경계 조건들에 적응하기를 거부하거나, 적응할 수 없는 경우 치료를 중단하는 것과 같은 직접적 조치를 취할 수 있어야 한다. 치료의 지속은 특정 위협 및 상황이 감소되거나, 해결되는 경우에만 제거되는 추가적인 예방조치들(예, 치료실 문 열어두기, 치료시간 녹음 및 영상 녹화, 제 3자 참석, 치료시간이나, 접근 가능한 경우에 무기를 소지하지 않기)을 필요로 할 수 있다. 그리고 스펙트럼의 위협적이지 않은 한쪽 끝에서는, 치료사가 일부 유연성을 갖는 것이 유용하다. 예를 들어, 잡고 있거나, 포옹을 요구하는 내담자에 대해, 치료사는 치료시간이 끝날 때 악수하는 것에 대해 동의할 수 있다. 혹은 내담자와 그 의미에 대해 논의한 후에만, 포옹을 제의하거나, 받아들이는 것에 대한 개인적 편안함을 평가한 후에만, 그리고 얼마나 자주, 어떻게, 언제 제공될 것인지 논의한 후에, 포옹에 동의할 수 있다.

우리는 친밀함과 거리를 다루는 것의 사례로서, 다시 한 번 도리스의 사례로 돌아갈 것이다.

도리스

치료에 약간 더 정착된 후 몇 개월이 지나, 도리스는 그녀의 치료사에게 자신을 안심시키는 수단으로 치료시간이 끝날 때 자신에게 사랑한다고 말해달라고 부탁하기 시작했다. 치료사가 이러한 요청에 대해 그녀와 논의하고자 했을 때, 도리스는 분노하며, 비난하기 시작했다. 그녀는 치료사가 "차갑고, 무관심하며", 오직 자기 자신과 받는 돈에 대해서만 신경 쓰는 "얼음 여왕"이라고 비난했다. 치료사가 사랑한다는 말을 하지 않겠다고 도리스에게 말하는 경우, 이는 그녀가 정말로 도리스를 싫어한다는 것을 의미했다 치료사는 차분하게 대응했으며, 자신의 관점에서 전혀 그런 뜻이 아니었기 때문에 도리스가 더 많은 논의에 열린 마음을 가질 수 있는지 물었다. 도리스는 차분해졌으며, 도리스의 "요청"에 대하여 치료사가 자신의 입장을 계속해서 설명하는 것에 동의했다. 치료사는 자신이 그녀를 아끼지만, 사랑이나 다른 감정에 대해 말하는 것에 대해 압력을 받지 않는 것을 중요하게 여긴다고 도리스를 안심시켰다. 도리스는 그녀를 향한 치료사의 행동과 그녀에 대한 치료를 바탕으로, 치료사가 어떻게 느끼는지 판단해야 할 것이다. 이들은 도리스가 이들 사이에 연결을 의미하는 작은 이행 대상(조개껍질)을 치료실에서 가져가는 것에 합의했다. 도리스가 자신을 향한 치료사의 관심을 다시 확인하고 싶을 때, 그녀는 유형의 상기요인으로 조개껍질을 이용할 수 있었다.

기록과 자문

경계에 대한 도전이든, 경계의 교차이든, 치료사는 치료시간 일지에 이를 기록해야 하며, 특히 이에 대한 반응으로 이루어진 조치들을 기록해야 한다. 치료사들은 종종 자신이 어떻게든 상황을 초래했거나, 혹은 잘 관리하지 못했다는 수치심이나, 유사한 감정들로 인해 이러한 상황들을 기록하는 것을 원하지 않는 경향이 있다. 대조적으로, 기록은 상황이 어떤 식으로든 고조되는 경우 "치료사의 보호막"을 제공한다(Caudill, 1977). 기록은 치료사의 조치들과 이에 대한 추론을 입증하는 것이다. 또한 치료사가 외부 관점을 얻기 위해, 당면한 문제에 대해 자문과 지원을 구하는 것이 권장된다. 이는 또 다른 치료사, 관리자 및 책임을 맡은 행정관, 소유자 및 관리자, 외부 컨설턴트 및 공식 감독관, 책임 보험 회사의 변호사 및 치료사, 혹은 비즈니스 법률가를 의미할 수 있다. 지원을 구하는 것은 다른 전문가들의 조언과 함께, 치료사가 취해진 조치들을 검토하고, 다른 조치들을 시행하는데 있어 적극적이라는 것을 입증한다. 최악의 시나리오는 치료사가 외부 지도와 지원 없이 "혼자 힘으로 하는 것이다." 이후 치료사는 두려움과 수치심, 자비 피로, 역전이, 대리 외상과 같은 강한 감정들 및 다른 반응들의 기미를 보이는 제한된 관점을 가지고, 고립될 수 있으며, 따라서 실수에 더 취약해진다.

관계의 틈과 개선

모든 관계에서 그러하듯, 치료에는 긴장, 잘못된 소통, 잘못된 조치, 실수들의 경우들이 존재할 것이다. 이러한 것들이 사소한 것일 수 있지만, 복합 외상 내담자들은 재난과 거부의 신호, 관계의 끝으로 경험할 수 있다. 실수에 대해 예상하고, 일부 내담자들이 이러한 실수들을 관계의 "파국"으로 해석한다는 것을 알고 있는 치료사들은 역설적으로 이러한 문제들이 발생할 때 더 용이하게 처리할 수 있다(Chu, 1988). "높은 권위"의 위치를 가정하지 않는 것에 대한 주요 정당화는 치료사가 완벽하지 않고, 또한 완벽을 추구하지도 않으며, 대신 책임 있고, "충분히 우수하게" 되기 위해서 열심히 노력한다는 기대를 수립하는 것이다. 반 데르 코크(Van der Kolk)는 윌슨과 린디(Wilson and Lindy, 1994)가 저술한 역전이와 PTSD에 대한 책 서문에서, 치료사들의 전문적 훈련은 천사나 성인이 되는 훈련은 포함하지 않으며, 높은 외상을 입고, 매우 반응적인 내담자들을 다룰 때 이러한 역할들을 하지 않는 것을 힘들어한다는 유명한 언급을 했다. 관계의 실수들과 잘못된 조치들이 일어나는 것을 예상하고, 이러한 논의에 대해 열린 자세를 갖고, 이러한 것들이 빈번하게 성장에 대한 기회를 제공한다는 관점(주요 위기들로 느껴진다 하더라도)은 치료사들이 가져야 할 좋은 출발점이지만, 이는 내담자가 과거에 경험한 것과 대조되는 것이며, 따라서 예상하는 것과도 대조된다. 왈린(Wallin, 2007)은 치료사들이 적극적으로 개선에 착수해야 한다고 권장한다.: "이러한 혼란과 개선의 순서들은 특히 치료사가 개선에 착수하는 경우, 어려운 감정들을 포함하고, 이러한 것들을 해결하도록 돕기 위해 관계에 의존할 수 있다는 환자의 자신감을 강화한다. 이 과정에서, 이들은 자기 조절의 전조인 상호적 정서 조절을 이용하는 환자의 능력을 구축한다(p. 197).

관계의 틈은 다이애드의 양쪽에서 일어난다.: 간혹 이는 치료사의 행동이나 소통이 될 것이며 다른 경우에는, 내담자의 것일 수 있다. 일부 경우에는 양쪽을 포함한다. 내담자 쪽에서 틈의 심각성에 따라, 치료사는 "엄격한 사랑(tough love)"을 수행해야 할 수 있으며, 위에 논의된 바와 같이 치료 관계에서의 경계들과 다른 책임들의 유지를 주장해야 할 수 있다. 치료사가 실수를 한 경우, 치료사는 정식하게 행동을 인정하고, 실수에 대해 사과해야 한다(그러나 비굴한 수치심의 입장으로 해서는 안 된다). 진심 어린 인정과 사과는 소통과 상호존중을 바탕으로 하는, 새로운 "관계 맺기"의 방식을 모델링하는데 큰 도움이 될 수 있다. 추가적으로, 적절한 사과는 간혹 내담자가 치료사에 대해 윤리, 면허, 혹은 법적 소송을 제기하는 경우로 발생하는 고조를 미연에 방지할 수 있다. 이러한 많은 내담자의 조치들이 치료사의 행동에 의문을 제기하는 것과 이후에 자신의 행동 및 그 영향을 인정하는 것에 대한 치료사의 거부, 혹은 사과 제의에 대한 거부를 기반으로 착수된다는 것은 위험 관리 문헌에서 언급되어 왔다. 이러한 불행한 상황들은 간혹 추가적으로 손상을 입히고, 상처에 모욕을 더하는 치료사의 추가 조치들(무관심이나 적대감으로, 그리고 부족한 준비 및 소통으로 치료를 갑자기 끝내는 것과 같은)로 악화된다(Dalenberg, 2000).

현재 순간에 치료사의 정직성과 투명성

달렌버그(Dalenberg, 2000)는 가장 유용하고, 가장 유용하지 않은 것으로 보는 것을 판단하기 위해, 치료를 완료한 외상 내담자들에 대해 특별한 설문조사를 수행했다. 응답자들은 자신을 공개하지 않는 치료사들이 가장 관계를 맺기 힘들었다고 표시했다. 흥미롭게도, 이것은 치료사의 개인 사생활에 관한 프라이버시를 뜻하는 것이 아니라(간혹 문제가 되기는 하지만), 대신 특히 분노와 관련하여, 그 순간에, 관계에 대한 감정들을 공개하는 것에 대한 치료사의 불편함을 뜻했다. 응답자들은 치료사의 분노가 어떻게 수동-공격적이고, 심지어 적대적인 방식으로 나타났는지에 대한 많은 사례들을 제시했다. 실제로, 충분한 통보, 설명, 문제 해결 없이 이루어진 갑작스러운 중단, 혹은 유기 및 다른 비윤리적 행동들을 초래하는 마무리는 보통 시간이 흐르며 쌓인 치료사의 인정하지 않는 분노와 적개심으로 인한 것이다.

치료사가 분노를 인정하기 위해서는 상당한 용기가 필요할 수 있지만, 이렇게 하는 것은 다수의 쉽게 확인 가능한 혜택들을 갖는다.: 이는 분노가 폭발하거나, 피해를 입힐 필요 없이, 주장과 소통을 통해 관리될 수 있는 다른 감정과 유사한 감정이며, 이러한 감정의 해결은 수동-공격적이고, 대체되는 방식으로 가라앉히거나, 대두되지 않는다는 것을 의미한다는 점을 가르친다. 복합 외상을 가진 내담자들은 분노가 뼈아프고, 비난과 관계 단절의 촉발요인이었던 과거의 많은 경험들과 달리, 자신들이 분노할 수 있으며, *여전히 애착을 유지할 수 있다는 것*을 직접적으로 알게 됨에 따라 관계에 대한 새로운 관점을 얻게 된다.

도리스

치료의 한 시점에 이르러, 도리스의 치료사는 도리스의 지속적인 요구, 문제 제기, 결핍들에 대해 자신이 점차 화가 나고, 분노하는 것을 느끼고 있다는 것을 깨닫게 되었다. 이러한 것들은 결코 끝나지 않는 것처럼 느껴졌으며, 심지어 점점 고조된다고 느껴졌다. 치료사는 도리스에게 벗어나 자신의 감정들을 분출할 수 있고, 추가적으로 접근 전략을 세울 수 있는 외상 정보에 입각한 자문을 구했다. 그녀는 자신이 도리스가 원하는 방식으로 그녀의 모든 요구들을 충족시킬 수 없지만, 이러한 요구들의 기원을 이해하며, 도리스가 다른 도움의 출처들을 찾도록 돕겠다는 것을 도리스에게 밝히기로 결심했다. 도리스는 치료사의 불편함에 대해 알게 된 후 깜짝 놀랐다. 그녀는 치료사들은 항상 도움을 줄 수 있어야 하는 *의무*를 가지고 있으며, 이에 대해 감정들을 갖지 않는다고 생각했으며, 이는 결국 치료사들이 자신의 직업을 선택한 이유이기도 하다고 생각했기 때문이었다. 그녀는 처음에 당황했으며, 너무 요구하는 것에 대해(그래서 나쁘다고) 비난을 받는다고 느꼈지만, 이후 자신이 개인적으로 비난을 받는 것이 아니라, 행동에 대한 일부 수정을 요구 받는다는 것을 들을 수 있었다. 치료의 이 지점에서, 그녀는 치료사에 대한 충분한 신뢰와 경험을 가지고 있었으며, 개인에 관한 것과 반응들에서 더 유연할 수 있는 행동에 관한 것 사이를 구별하는 법을 배웠다.

이 사례는 단순히 치료사가 개인적 감정들을 전달하려는 의지는 치료와 관련된 것이 아니라는 것을 보여준다. 정직성과 정서적 진실성은 자발적 확인과 정서의 표현보다 그 이상을 요구한다. 대신, 치료사는 발달 심리학 문헌에서 "비계(scaffolding)"라고 설명하는 것에 더 관여해야 한다. 이 용어는 내담자의 감정, 성찰, 개인적 주체성, 동기 등에 대한 역량들과 관련하여 더 높은 수준의 복잡성, 인식, 연결로 치료 대화를 업그레이드 하는 과정을 뜻한다(Wallin, 2007). 이 과정을 통해, 치료사는 내담자를 자신의 경험을 성찰하는 것에 참여시키고, 정신화 과정을 모형으로 제공한다. 동시에, 치료사는 자신이 개인적으로, 그리고 내담자와 관련하여 갖는 정서적 반응들과 그 의미에 대해 인식하고, 유념하기 위해, 주로 치료시간 외에서("근무 중"이 아니라 자신의 개인적 시간에) 이루어지는 개인적 성찰의 병행되는 과정에 참여한다. 치료사들은 호기심을 표현하고, 내담자들에게 자기 탐구와 선택들을 확대하도록 자기 자신의 호기심을 발달시키도록 권장할 수 있다. 이 과정에서, 호기심은 변화에 대한 고려와 시행을 도출하고, 장려한다.

여러 애착 방식들(마음의 상태)과 문제들 다루기

우리는 이제 치료의 과정 및 기술적 측면들과 치료사에게 영향을 끼치는 내담자의 애착 방식, 혹은 마음의 상태에 대한 논의로 전환할 것이다. 웨스텐(Westen), 토마스(Thomas), 나카시(Nakash), 브래들리(Bradley) (2006)에 의해 설명된 것처럼, 임상 수행에 대한 애착 이론 및 연구의 관련성은 점차 명확해지고 있으며, 애착 과거는 인격 방식 및 장애들과 훨씬 더 관련된다. 우리는 앞서 내담자의 형성기 관계 경험들과 연관된 네 가지의 지배적인 애착 방식들에 대해 설명했다(이것들은 또한 기술적 변경들을 필요로 할 수 있는 하위 범주들을 갖는다.; 이러한 하위 범주들은 여기에서는 논의되지 않지만, 이 섹션에 포함된 일부 참고문헌들에서 볼 수 있다). 4장에서 논의된 바와 같이, 이러한 것들은 주로 정서 조절과 대인관계 과정들에 대한 척도인 성인 애착 면담 검사(Adult Attachment Interview-AAI; George, Kaplan, & Main, 1996), 혹은 애착 과거 질문지(Attachment History Questionnaire; Hazan & Shaver, 1987)와 같은 기타 관련된 척도들을 통해 평가된다. AAI 및 기타 애착 기반 전략들의 임상 적용에 대한 정보도 점차 증가하고 있다(Crittendon & Landini, 2011; Steele & Steele, 2008).

검토하자면: 네 개의 주요 분류들은 다음과 같다.: (1) 안정, (2) 불안정-몰두, (3) 불안정-초연함/무시/회피, (4) 불안정-혼란스러운/해결되지 않은/해리된. 여기에서 논의되는 것은 이러한 방식들이 임상적 양상 및 치료 관계, 각각을 다루는 전략들에서 대두되는 방식들이다. 앞서 주목된 바와 같이, 무엇이 가능하든, 목표는 자신과 타인들을 분석하는 치료에서 "안전 기저"를 제공함으로써, "획득된 안정성" 방식을 발전시키는데 있어 내담자를 지원하는 것이다. 치료 관계는 *즉각적인 기법*이자, 관계의 유대 및 연결이다. 이것은 내담자에게 있어 감정들과 표현의 확장된 레퍼토리를 촉진하는 관계 반응 및 억제의 모델링을 제공한다(Kinsler 외, 2009; Wachtel, 2008; Wallin, 2007). 알렉산더와 앤더슨(Alexander and Anderson, 1994)은 복합 외상 내담자들(이 경우에는 근친상간 생존자들)이 자신들의 지배적인 애착 방식에 따라 치료에서 어떤 모습을 보이는지에 대해 처음으로 묘사했으며, 이들은 애착 방식들에 따라 내담자들을 다루기 위한 전략들을 제공했다. 브리쉬(Brisch, 2002), 세이블(Sable, 2000), 스틸과 스틸(Steele and Steele, 2008), 왈린(Wallin, 2007), 윌킨슨(Wilkinson, 2009)이 발표한 최근의 글과 책들은 치료에서 나타나는 애착 방식들의 확대된 논의를 제공하며, 애착에 따른 치료 전략들, 그리고 이러한 접근을 뒷받침하는 예비 연구 발견들을 제시했다.

안정된 애착 방식

직관에 어긋나는 것으로 보일 수 있지만, 일부 복합 외상 내담자들은 형성기 동안 안정된 관계 애착을 가지고 있었으며, 이에 따라 안정된 내적 작동 모델(IWM)과 마음의 상태를 발전시켰다. 다른 내담자들은 이후 안정된 애착의 경험을 제공한 타인들(예. 다른 친척, 교사 및 멘토, 친구, 배우자 및 파트너)과의 관계를 통해 "획득된 안정성" 방식 및 하위 방식으로 확인되는 것을 발전시킬 수 있었다(Alexander & Anderson, 1994; Travis 외, 2001; Walliin, 2007). 이들이 경험하고, 노출된 외상 형태, 그 시기와 강도, 만성 여부, 그리고 덧붙여진 것에 따라, 안정된 애착을 가진 개인들은 불안정하고, 혼란스러운 애착을 가진 개인들에 비해 발달 결핍들이 더 적으며, 심리 치료에서 이용할 수 있는 더 많은 자원들을 갖는 경향을 보인다. 예를 들어, 직접적, 전체적으로 타인들에 대한 불신이 적은 편이며, 건강한 가족 관계와 지지 체계를 가지고 있고, 일반적으로 긍정적인 자기 개념과 자기가치 의식을 가지고 있으며, 자신들의 정서를 인식하고, 접촉하며, 긍정적, 부정적 기억들에 접근하고, 보호자들과 권한을 가진 인물들에 대한 긍정적이고, 솔직한 관점을 가지고 있으며, 이러한 사람들과 매우 좋은 관계를 갖는 경향이 있다. 여기에는 치료사도 포함된다. 스토벌-맥클로우(Stovall-McClough), 클로이트르(Cloitre), 맥클로우(McClough) (2008)에 따르면, 이들은 또한 자신의 증상들에 대한 이차적 정교화를 별로 갖지 않으며, 극단적 자기 위로를 필요로 하지 않는다. 이들은 최대의 협력과 최소한의 양면성을 가지고 평가 과정과 치료에 접근하며, 평가자나 치료사에게서 공감 및 자비심, 도와주고 싶다는 바람의 강한 감정들을 유발할 가능성이 높다.

안정된, 혹은 "획득된 안정성의" 애착 방식을 가진 내담자에 대한 치료 과정은 "불안정한 애착의 마음 상태를 가진 내담자들에 비해 더 짧을 수 있으며, 안정된 애착을 가진 성인은 *효과적으로,* 즉, 자신의 과거 경험을 확인시켜주는 방식으로 도움 이용할 가능성이 높다."(Stovall-McClough 외, 2008, p. 322; 이탤릭체는 저자들의 표현) 이러한 내담자는 안정화, 기술 구축 및 기타 자원조달 방식을 덜 필요로 한다. 이러한 내담자는 외상 처리에 더 직접적으로 다가가고, 특히 자기 결정 및 삶과 미래의 구축과 관련하여, 적은 어려움을 가질 가능성이 높다.

불안정-몰두 애착 방식

명칭이 함축하고 있듯이, 이러한 애착 방식을 가진 내담자들은 불안해하며, 애착과 안심에 대한 강박적 요구를 가지고 있다. 이들의 애착 방식은 *과잉 활성화되며,* 이들은 과도한 정서와 결핍을 가지고 있다. 이러한 것들은 까다롭고, 혼란스럽고, 발작적이며, 비논리적이고, 무기력한 방식으로 제시될 수 있다. 이들은 간혹 비협조적이며, 자신이 이상화하는 치료사에게 과도한 기대를 한다. 이들은 종종 자기의심의 고통에 시달리며, 버려지는 것에 대한 극도의 두려움과 함께, 타인들과의 "결합 갈망(merger hunger)"을 가지고 있다. 이들은 편안해지거나, "정착하는 것"에 매우 어려움을 겪을 수 있다. 어떤 식으로든 치료사로 인해 실망하게 되는 경우, 이들은 분노하게 되고, 앙심을 품으며, 적대적이 될 수 있으며, 결합하기를 원하던 바로 그 사람을 밀어내고, 인정하지 않는 감정들을 갖게 된다. 이들은 지속적으로 경계하고, 타인들의 무관심이나 불일치의 징후들에 기민하며, 관심을 유지하는 수단으로 정서를 고조시키는 것으로 특징지어진다. **도리스**의 사례는 이러한 애착 방식을 전형적으로 보여준다.

충동, 부족한 판단력, 낮은 자신감, 타인들의 기대에 맞추는 경향과 함께, 이들의 필사적이고, 지나친 결핍은 비윤리적이거나, 착취적인 치료사들을 포함하여 이러한 개인들을 재피해에 매우 취약하게 만들 수 있다. 알렉산더와 앤더슨(Alexander and Anderson, 1994)은 다음과 같이 썼다.:

> 내담자의 지나친 칭찬, 의존성, 버려지는 것에 대하나 두려움으로 인해 숨이 막히는 느낌을 받는 것 외에, 치료사는 끊임없는 위기들과 이러한 부류의 내담자들에게서 나타나는 자기보호의 결여로 인해 압도되는 느낌을 받을 가능성이 높다. 위험은 ... 치료사가 과도하고, 침투적인 보호를 통해 이러한 이해 가능한 우려에 과민 반응하고, 이후 좌절을 조롱하고, 멀어져가는 부모의 패턴을 재현하고, 그 이후에는 아마도 죄책감 없이, 과도하게 관계를 맺는 방식으로 다시 결속되는 것이다... 따라서 치료사는 내담자의 거부에 대한 느낌을 강화하는 양면성의 표현을 하지 않도록, 관계 내에서 자신의 경계들, 권한, 책임을 명확히 하고, 이에 익숙해져야 한다. 치료사는 자신이나 타인에 대한 위험의 관점에서 내담자의 고 위험 행동들을 고려해야 하지만, 치료사는 내담자의 행동을 통제할 수 없다. 이러한 치료 입장의 최종 목표는 내담자가 내재화된 자기 보호를 발전시키도록 돕는 것이다(p. 670).

또한 몰두하는 내담자를 다루는 치료사는 내담자가 과도하게 요구하고, 과도하게 부담을 주는 경우, 적용하도록 준비된 경계들과 한계들을 갖는 것이 권장된다는 것을 발견하게 된다. 이러한 것들은 치료사가 지치고, 약화되지 않도록 돕는데 사용될 수 있으며, 따라서 직접적으로 치료의 유지를 위한 것이다. 치료사들은 또한 내담자에게 그의 수많은 요구들을 충족하기 위해 한 명의 개인에게 과도하게 의존하지 않도록, 추가적인 지원 출처들을 찾아볼 것을 제시할 수 있다. 이 외에, 타인들을 지키게 만들거나, 타인들과 소원해지는 경향으로 인해, 내담자들은 다양한 지원 출처들을 찾고, 이들 사이에서 "교대"해야 할 수 있다(예, 친구들과 가족 구성원들에게 의존하는 것 이외에 12단계 모임들에 참석하거나, 다른 자립 집단들에 참석하는 것). 시간이 흐름에 따라, 그리고 지원과 관심의 일관성을 통해, 몰두하는 내담자는 독립성과 자족이 타인들과의 친밀함과 상호 배타적이지 않다는 것을 배우는 과정에서, 왈린(Wallin, 2007)이 "자기 자신의 마음(a mind of one's own)"이라고 부른 것을 발전시킬 수 있다. 이러한 내담자는 시간이 흐름에 따라, 그리고 테스트를 통해 과잉 애착을 불활성화시킴으로써, 자신의 애착 요구들과 전략들을 조절하는 법을 배워야 한다. 이는 부모의 집에서 오랜 고립된 기간을 보낸 후, 자원봉사에 참여할 수 있게 되고, 지원 생활 아파트에서 독립적인 거주를 수립하고, 사회관계를 맺을 수 있는 친구들의 네트워크를 발전시킬 수 있게 된 **산드라**(7장에서 설명된)의 사례에서 볼 수 있다.

이러한 많은 내담자들은 과거나 현재에 경계성 인격으로 진단받을 수 있으며, 익숙한 관계의 밀고-당기기, 혹은 융합 및 상실 패턴들과 치료사에게 특별해지고 싶은 욕구의 고조를 유발할 수 있다. 이러한 내담자들은 치료사에 대한 성애 및 색정화 전이에 관여할 가능성이 매우 높다. 이는 전적인 것은 아니지만, 특히 내담자가 여성이고, 치료사가 남성인 경우에 가능성이 높다. 앞서 주목된 바와 같이, 내담자의 애착 방식과 갈망은 치료관계에서 일어나는 것을 포함하여, 다양한 재 피해와 불운한 사고를 초래할 수 있다. 이러한 이유로, 치료사들은 심취와 성적 관계의 지점까지 과도하게 관계를 맺게 되고, 길을 잃지 않도록, 자신의 애착 방식과 요구, 자신의 삶의 질과 주요 애착들에 유념하는 상태를 유지해야 한다.

불안정-초연/무시/회피 애착 방식

이러한 내담자들은 관계의 중요성을 평가절하 하거나, 무시하는 경향이 있으며, 강박적으로 자립적이며, 이는 아이의 필요성, 특히 양육과 지원에 대한 필요성이 아닌, 아이의 자율성에 긍정적으로 반응한 부모를 둔 어린 시절에 연마된 방식이다. 이러한 부모들의 대부분은 정서적으로 태만하고, 단절되거나, 혹은 방치하는 것으로 설명될 수 있다. 결과적으로, 이들의 자녀들은 자립하고, 친밀함을 불편해 하는 것을 터득하게 되었으며, 이는 특정 정도의 친밀함이 달성되는 경우 거리감을 만들어낸다(이들의 애착 방식은 활성 저하로 설명될 수 있다). 성인이 되어, 이들은 관계에서 쉽게 좌절하며, 타인들의 도움가능성, 혹은 일관성을 확신하지 못하며, 종종 타인들에 의해 적대적이고, 비판적인 것으로 경험되고, 극도로 자립적이며, 자신이 보여주는 모습에서 매우 모순적이다. 이들은 필사적이 되고, 자신의 증상들과 삶의 스트레스 요인들에 대처할 수 없을 때까지 치료를 적극적으로 회피할 수 있다. 그럼에도 불구하고, 이들은 자신의 필요성을 최소화하고, 시작하기 전 모든 해답을 가진 채 , 그리고 치료의 유용성, 전문성, 치료사의 도움 가능성을 폄하하면서 치료를 시작한다. 이들은 " 세계 최고로 최소화하는 사람들"이며, 문제의 심각성을 부인하는데 능숙하면서, 동시에 자신들이 부인했던 높은 정도의 불안과 고통을 적극적으로 전달한다(즉, "나는 거의 매일 쉽게 이겨내지만, 괜찮아요, 이것이 바로 우리 엄마가 나를 사랑한다고 알려준 방식이에요."; "나의 부모님은 항상 술을 마시고 있었고, 우리 아이들은 스스로 자립을 해야 했어요. 하지만 우리는 개의치 않아요, 그냥 그렇게 되었던 것뿐이에요."; "나는 항암치료로 인해 완전히 지쳤지만, 그녀가 원하는 것을 해야 했어요. 아니면 달리 무엇을 해야 했을까요? 나는 매주 주말 집에서 신체적으로 힘들게 일해요."; "일주일 동안 회의에 참석하러 떠난다고요? 걱정 마세요, 나는 괜찮아요, 나는 *나 자신을 스스로 돌볼 수 있어요*"– 이것은 심각한 위기의 한 가운데에서 내담자가 한 말들이다).

초연하고/무시하는 내담자들은 자신의 외상 과거를 포함하여, 둘러대고 넘어가는 경향을 보인다. 일반적으로, 이들은 "피해자가 되기를 거부하기" 때문에, 혹은 자신이 스스로를 한심한 실패자로 보게 만드는 반응들을 가진 것을 인정해야 하기 때문에, 이러한 과거와 영향을 최소화한다. 이들은 필요성을 갖는 것이 취약성을 보여주는 것이기 때문에, 자신의 필요성을 지속적으로 무시한다(이러한 필요성과 멀어진다). 더욱이, 이들이 필요성을 표현하고, 이러한 것들에 반응을 얻지 못하는 경우, 이들은 엄청난 충격을 받게 되고, 반응하지 않고, 자신을 실망시킨 사람보다 스스로를 비난하게 될 것이다(Muller, 2010). 이것은 이러한 애착 방식에서 매우 흔하고, 예측 가능한 패턴이며, **헥터**의 사례에서 잘 나타난다. 왈린(Wallin, 2007)은 이러한 내담자들의 밀고–당기기를 "진퇴양난"으로 설명했다.

> 대개, 이러한 환자는 치료사가 거의 제공할 것이 없거나, 저지되어야 하는 위협을 나타내는 것처럼 행동하며 치료를 시작한다. 여기에서 진퇴양난은 환자의 감정에 대한 장벽이 치료사에 대해 많은 것을 느낄 수 없도록 만들면서, 동시에 환자에게 있어 치료사의 상대적 무의미함이 감정에 대한 장벽을 강화한다는 것이다. 물론, 이것은 더 광범위한 삶의 문제에 직면한 경우 무시하는 성인의 방어 전략의 본질이다. 환자의 감정에 대한 자기 보호 압박과 친밀함의 회피는 일반적으로 환자가 치료에 가져오는 정서 및 관계의 문제들을 만들어낸다(p. 212).

스토벌–맥클로우(Stovall–McClough) 외 연구자들(2008)의 연구 팀은 초연하고/무시하는 내담자들이 보이는 양상에서 너무 표면적, 정서적으로 동떨어져 있어서, 이들을 무시하기 쉽게 만들기 때문에, 이들이 평가하고, 치료하기 "가장 쉬운 내담자"라는 것을 발견했다. 치료사들은 이들이 자신의 회피를 지원하는 것으로 되어버리지 않도록(상호 과정에서), 혹은 혐오감이나 좌절, 그리고 무반응과 유기의 과거 삽화들을 반복하는 과정들로 인해 거부하지 않도록, 천천히, 주의 깊게 이들을 참여시켜야 한다. 대신, 이들은 자기 보호의 수단으로 애착을 비 활성화시키도록 습득한 폐쇄적이거나, 적대적이고, 멋대로 행동하며, 비하하는 내담자의 내부에서 상처 받고, 취약한 아이, 혹은 고통 받는 성인을 발견해야 한다. 결속을 회피하기보다, 치료사들은 적극적으로 연결되는 것이 권장되지만, 가능한 권력 싸움을 피하기 위해(그러나 이러한 싸움을 종종 소외를 초래하며 내담자가 타인들과 상호작용하는 전형적 방식으로 이해해야 한다) 비교적 중립적인 입장을 가져야 하며(내담자가 거부를 초래하는 방식으로 "치료사를 괴롭히지" 않도록), 그리고 내담자의 이러한 패턴들에 대한 호기심과 호기심 어린 탐구의 입장을 가져야 한다. 예상치 못한 말이나 반응으로 내담자를 뒤집는 리네한(Linehan)의 전략은 내담자를 깜짝 놀라게 하고, 방어적, 폐쇄적 입장에서 전환시킬 수 있다.

추(Chu, 1998, 2011)는 공감이 대립의 사용, 내담자의 주관적 감정들에 대한 치료사의 동조를 권장한다. 이러한 내담자들은 전통적 치료 공감(즉, 지원적이고, 확인시키는 말들)을 편안해하지 않는 사람들이며, 치료사가 특히 타인들에게 끼치는 영향과 관련하여 일반적 관계 행동들(예, 평가절하, 이상화, 통제)에 대해 피드백을 제공하는데 있어 적극적일 때 더 반응적이 될 수 있다. 실제로, 이러한 내담자들에 대한 공감적 이해는 이들의 준거 틀이 전직 대통령 해리 트루먼의 "나에게 보여줘" 접근과 더 유사하다는 것을 보여줄 것이며, 이들은 "감정 표현이 너무 숨김없는" 치료사에 의해 오해받는다고 느낄 것이다. 믿을 만 하지 않은 것에 대한 반응에 따라 자기 보호의 타당한 수단으로 초연함을 재구성하는 것은 이러한 내담자가 비난보다는 이해를 제공하는 경향을 갖는다는 것을 보여준다. 이러한 입장에서, 치료사는 의도적으로 내담자가 초연함과 고립에서 나오고, 이용 가능한 반응과 도움을 받아들이도록 권유하고, 제기할 수 있다(이에 따라 애착 체계에 관여하게 된다.; Muller, 2009, 2012). 치료는 또한 정서 공포증을 다루고, 이전에 인정되지 않았던 감정들, 특히 상실, 비통함, 수치심을 확인하고, 조절하고, 용인하고, 통합하기 위해 설계된다.

우리가 이전에 논의한 것처럼, 이러한 내담자들을 다루기 위한 신경생물학적 기질이 고려되어야 한다. 이들의 정서와 행동은 과도하게 발달된 뇌의 좌반구(선형 논리와 언어를 포함하는)와 발달이 덜된 우반구(비언어 및 직관적 소통과 관계 연결들을 포함하는)에 부합된다. 쇼어(Schore, 2003b)의 관점은 주로 암묵적이고, 비언어적이지만, 이러한 내담자들이 접근할 수 있는 말로 표현되고, 이들이 서서히 치료 과정에 걸쳐 정서에 접근할 수 있도록 만들어주는 우뇌에서 우뇌로의 소통을 이용하여 내담자와 관계를 맺는 것이다. 마음챙김 존재의 치료 입장은 내담자의 암묵적 비언어 소통들에 대한 동조를 지원한다.

혼란스러운/해리된/해결되지 않은 애착 방식

해리는 보살핌과 반응의 전체적 모순 및 반복된 배신과 외상을 포함하는 세대 간 가족 역학들에 따라, 다른 범주들보다 이러한 애착 방식과 상관관계를 보일 가능성이 높다(Barach, 1991; Liotti, 1992). 부모들은 자기 자신의 해결되지 않은 외상 및 상실 과거에 의해, 예측 불가능하고, 모순된 방식으로 행동하며, 자녀들에 의해 겁을 먹거나, 자녀들을 두렵게 만든다(Main & Hesse, 1990). 아이들은 "이중 구속" 애착에 놓인다. 즉, 부모는 필요한 애착의 원천이면서, 학대와 고통의 원천이다(Chefetz에 의해 창의적으로 "attack-ment(공격적 애착)"로 명명되었다). 이러한 내담자들은 신체적, 정신적으로 가장 조절되지 않는 내담자들로, 해리와 외상 후 스트레스 장애(만성적), 회피, 경계성, 자기 패배적 인격 장애들의 기준을 충족시킨다. 이들은 수치심에 매어 있으며, 스스로를 매우 부정적인 방식으로 바라보고, 자신들이 학대와 방임을 받아 마땅하다고 믿는다.

이러한 조절장애와 내담자의 분열은 치료에서 매우 명백하게 나타나며(앞선 장에서 논의된 바와 같이), 내담자들은 예측 불가능한 방식으로 행동하고, 고조된 정서적 반응들을 가지며, 자신의 감정들을 인내하거나, 자기 위로를 할 수 있는 역량을 거의 가지고 있지 않다. 이들은 자신의 고통을 외재화하고, 다양한 중독 약물과 행동들을 통해 스스로 투약을 하는데 있어 매우 취약하며, 대부분이 위험 및 자해와 연루된다. 이러한 모든 것들은 특정 마음의 상태들과 연관될 수 있다. DID를 가진 내담자의 경우, 일부 자아 상태들은 타인들의 인식을 벗어나 작동하며, 수행 통제를 맡는다. 치료사들은 스트레스를 받을 때, 혹은 과거와 성장에 대해 설명해달라고 요청 받을 때, 내담자의 추론과 담론이 소멸되는 것을 통해 혼란스럽고/해리된 방식을 확인할 수 있다. 이들은 서로 "맞지 않는", 그리고 매우 분열된 "스토리라인"과 정서적 반응을 통해, 스스로에 대해 모순된 모습을 보여줄 수 있다. 앞서 언급된 바와 같이, 고통스러운 것이나 스트레스를 주는 것에 대해 논의할 때, 이들은 웃거나, 갑자기 주제를 바꿀 수 있다. 혹은 이들은 초연하거나, 분리되는 수단으로 해리에 취약할 수 있다(혹은 DID를 가진 경우, 여러 부분자기들로 전환될 수 있다). 게다가, 다양한 방어 작동들을 통해, 이러한 내담자들은 "책임을 지고 있는", 즉, 내담자가 확인하고, 해독하고, 대사 작용을 하고, 억제하도록 돕는 치료사에게 자신의 압도적인 감정들을 투영할 수 있다.

치료사들은 인내심을 가져야 하며, 이러한 내담자들이 통합적 역량(해리되고, 분열과 흑백논리, 사고, 감정, 타인과의 관계에 대해 양자택일과 같은 "원시적" 방어들을 사용하는 높은 성향을 고려할 때, 이러한 역량의 가능성은 일반적으로 매우 낮다), 자기 구획화, 다양한 마음과 자아 상태들, 자기 조절 및 치료 관계에 대한 결속 능력의 관점에서 자꾸 바뀌는 것을 예상해야 한다. 초연한/무시하는 내담자들과 마찬가지로, 이들은 자기 보호의 수단으로 가까워지는 경우 거리를 둘 가능성이 높다. 따라서 쉽게 탈 보상화 될 수 있는 이러한 내담자들에게 과도한 부담을 주지 않도록 치료사들이 주의를 기울이며 천천히 진행하는 것이 권장된다(특히 초기 치료에서, 일부 안정성이 달성되고, 기술이 발전될 때까지).

관계 외상의 치료는 해결되지 않는 내담자 증상들의 근원을 다룬다. 이러한 내담자들의 경우, *치료 관계가 치료가 된다*(Kinsler 외, 2009; Schore, 2003b; Wallin, 2007). 이러한 내담자들의 치료는 재현, 직접적인 문제제기들(예, "왜 나는 치료에 올 때 총을 가지고 올 수 없나요?"; "나를 입원시킬 수 있으면 해봐요"; "나는 정말로 자살 충동을 느끼지만, 당신에게 내 계획에 대해 이야기하지 않을 거예요"), 위기와 자해의 반복되는 삽화들(일부는 추가 모니터링, 집중적인 안전 계획, 입원을 필요로 할 수 있다), 예측 불가능성, 신뢰하기 어려움, 계속되는 혼란, 피해 관계에 반복되는 몰두, 반복되는 재 외상 등을 통해 치료사의 반복된 테스트를 포함하기 때문에 쉽지 않다. 또한 신뢰가 발전되도록, 치료의 속도와 동조-비동조가 반복되는 경향, 관계 개선의 관점에서 치료사의 인내심이 요구된다. 이들이 신체와 신체 감각들에서 해리되는 정도와 자기무시와 자기처벌에 취약한 정도를 고려할 때, 이 모든 것이 충분하지 않은 경우, 이러한 내담자들은 다양한 만성적 스트레스 기반 신체 문제들과 의학적 상태들을 가질 가능성이 높으며, 적합하고, 보살피는 자기관리와 예방적 의학 치료에 참여할 가능성이 매우 낮다.

이러한 내담자들은 또한 완전한 3단계 치료 모델을 가장 필요로 한다(Lowenstein & Wellzant, 2010; Van der Hart 외, 2006). 이들은 또한 종종 심리 치료의 "예방 규칙" 및 "구조"를 가르치고, 치료에 대한 동기를 구축하는 치료 전 단계에서 혜택을 얻는다(Linehan, 1993 참고). 입문 단계 이후, 주요 예비 과제들은 심리 교육, 동기 강화, 정서 조절 및 삶의 안정화를 위한 관련된 기술 교육이다. 안전의 유지와 지지 체계의 구축 또한 우선순위들을 갖는다. 안정화 단계 이후 노출 기반 기법들(특히 심상 노출, Stovall-McClough 외, 2008)은 뿌리박힌 회피와 위장에 맞서기 위한 가장 효과적인 치료가 될 수 있다. 억제와 "정서 보류"를 제공하는 이들의 능력을 통해, 더 결합된 개인적 서사를 만들어내도록 궁극적으로 외상을 말로 옮기기 위해, 치료사들은 해리와 단절에 맞서고, 이 과정에서 내담자가 자기 통합과 개선된 자기가치를 발전시키도록 돕는다. 어떻게 이루어지든, 성공적 처리는 외상기억들을 놓거나, 재 외상을 입지 않고, 외상 기억들을 경험할 수 있도록 한다. 하비(Harvey, 1996)의 내담자 치료 목표는 외상 기억에 대한 권한을 가지고, 이러한 점에서 마음챙김과 정신화를 통해 스스로 기억을 떠올리는 것이다.

경고로서, 다른 불안정한 애착 작동 모델들을 가진 내담자들이 높은 스트레스를 받거나, 위기에 처한 경우, 관계와 관계성에서 더 혼란스러운 상태로 변화한다는 것은 언급할 가치가 있다. 이는 **도리스**의 사례에서 나타나며, 그녀는 치료 초기에 버려지는 것을 두려워했고, 이후 여러 번 EMDR 치료시간 동안 과거 상실 및 거부들에 대해 상기했다. 따라서 치료사들이 특정 복합 외상 내담자에게서 불안정한 것으로부터 노골적인 혼란스러운 애착으로의 변화에 기민한 것이 중요하다. 이들은 변화가 일어날 때, 기본적 안정화와 안전을 위해 증가된 지원을 통해 중재하고, 외상 및 정서 처리의 양과 강도를 적정으로 조절할 준비가 되어 있어야 한다. 관련된 맥락에서, 치료사들은 서로 다른 애착 방식들을 가질 수 있는 DID의 여러 부분자기들에 대해 인식해야 하며, 이는 치료사의 유연한 역반응들을 필요로 한다.

치료사와 내담자의 애착 방식들

치료사의 애착 방식은 복합 외상 내담자들의 치료 결과에 있어 매우 중요하다. 위에서 논의된 것처럼, 여러 저자들은 애착 안정성을 제공하기 위해, 안정된/자율적 마음의 상태, 혹은 자기 자신의 "획득된 안정성" 방식에서 작동하는 치료사들이 가장 성공적일 것이라고 제시했다(Dozier, Cue, & Barnett, 1994). 안정된 방식은 이들이 유연성을 가지고 기능하고, 일관된 "정상 상태"이며, 내담자의 지배적 애착 방식에 대한 보완은 아니지만, 내담자에게 예측 가능한 방식으로 행동할 수 있도록 한다. 치료사는 내담자의 지배적 IWM에 이의를 제기하기 시작하는 관계의 다른 모델을 제공하기 위해, 보완적이거나, 일관된 방식으로 내담자의 방식에 대응하도록 정상적 당기기에 저항해야 한다. 그러나 치료사는 또한 내담자가 이해되고, 수용될 수 있도록, 자신의 반응들을 내담자의 방식에 일치시켜야 한다(Dolan, Arnkoff, & Glass, 1993).

이러한 이유로, 초기 접근은 내담자의 방식에 "일치"해야 하지만, 이후 치료사의 반응들은 예상들과 과거 경험들에 이의를 제기하는 일치되지 않는 방식이어야 한다. 이것은 전형적인 지원과 문제제기 전략이다. *보완적이지 않은 방식과 반응은 중요하다.* 내담자의 지배적 방식과 관계에 대한 예상들이 여러 상호작용 패턴들과 반응들을 통해, 그리고 치료사의 측에서 다른 형태의 피드백들을 통해 문제 제기를 받지 않는 한, 변화에 대한 추진력은 존재하지 않는다. 치료사는 내담자의 관계에 대한 신념들과 견고한 예상들에 이의를 제기하며, 교정적 정서 경험에 대한 기회를 제공한다(Bernier & Dozier, 2002). 예를 들어, 치료사와 초연한/무시하는 내담자와의 상호작용에서, 치료사는 무시와 경멸에 반응하거나, 회피와 공모하는 것에 맞서야 하며, 대신 내담자를 이해하는 것으로 나아가야 한다. 치료사의 측에서 무시 및 공모는 내담자가 도움을 받거나, 대처 및 관계에 대한 발달된 대안 방식을 갖지 않은 채 조기에 치료를 그만두도록 초래할 가능성이 높다. 대신, 내담자의 자기 의존과 타인들을 향한 초연한/무시하는 입장은 강화될 것이다.

내담자의 지배적 작동 방식에 맞서기 위해, 치료사는 온화하게(그러나 간혹 매우 직접적으로), 지속적으로 뒷받침하는 방어들에 이의를 제기해야 하며, 동시에 더 적은 초연함과 반응의 일관성 및 예측가능성을 통한 정서적 인식의 심화를 장려한다. 치료사는 내담자의 "커버스토리"(종종 ANP를 포함하는; Van der Hart 외, 2006)를 구매하지 않음으로써, 그리고 정서, 특히 정서적 고통을 확인하고, 인정하는 것에 의해, 그러나 지원적이고, 내담자의 증력들과 관용에 대해 조절된 방식으로 돕는다. **도리스**와 **헥터**의 경우, 이들이 예상하던 것과 반대인 치료사의 반응들은 이들이 "자신의 주의를 얻는" 다른 관계 경험들을 갖도록 초래했다. 시간이 흐르고, 관계에서 차분하고, 꾸준하며, 지원적인 반응 및 관심의 반복적 경험을 통해, 도리스와 헥터는 자신의 반응들뿐 아니라, 스스로와 관계의 신뢰성에 대한 핵심 신념들(즉, 이들의 애착 작동 모델들)도 바꾸기 시작할 수 있었다.

도지어(Dozier) 외 연구자들(1994)은 치료사의 안정된 방식에 고유한 주관적 요소들이나 변동성이 없는 것은 아니라는 것을 발견했다. 이들은 치료사 자신의 안정된 방식은 무시대 몰입 차원의 관점에서 상당히 변화할 수 있다고 언급했다. 일부 치료사들은 주로 더 거리를 유지하는(무시하고/초연한 것에 가까운) 편안한 구역에서 작용하며, 일부는 내담자들을 비롯하여 타인들과의 더 친밀함(몰두하는 것에 가까운)을 발전시킨다. 이러한 차원들은 치료사가 어떻게 반응하는지에 영향을 끼칠 수 있으며, 따라서 하나의 하위방식 및 또 다른 하위방식을 향한 자신의 지배적 성향에 일부 인식을 갖는 것은 우수한 수행이다. 이러한 것들 중 하나가 치료사의 실제 애착 방식인 경우, 이는 모니터하기에 무엇보다 중요해진다. 예를 들어, 몰두하는 치료사는 몰두하는 내담자에 의해 만족하게 되고, 내담자의 발전과 독립성을 장려하기보다, 너무 많이 제공하고, 과도하게 관계를 맺게 될 위험을 무릅 쓰게 된다. 이 대신에, 일부 치료사는 이러한 방식이 너무 불만족스럽기 때문에 더 분개하게 되며, 무시하고, 인정하지 않는 내담자와의 치료를 빠르게 끝내버릴 수 있다. 다른 한편으로, 무시하는 치료사는 몰두하는 내담자의 애착 요구들에 대한 자신의 반응과 관련하여 유념하는 마음을 가져야 한다. 이러한 내담자는 치료사에 의해 더 긴밀함을 유지하는 것보다 거리를 갖는 경향을 초래하며, 비위를 맞추고, 만족시킬 수 없는 것으로 경험될 것이다. 몰입 대 초연함은 분석과 논의의 과정을 연다.

많은 치료사들은 자기 자신의 외상 과거를 가지고 있다. 이는 이들이 전문적 효력을 갖지 못하도록 방해하지는 않지만, 이렇게 되기 위해, 이들의 외상 후 적응들은 대리 외상에 취약하지 않아야 하며, 내담자들에 의해 지속적으로 촉발되지 않을 수 있도록 해결되었어야 한다(Briere, 1995; Courtois, 1988. 2010). 그러나 과거에 외상을 입은 일부 치료사들은 지배적으로 몰입되고, 무시하는 애착 방식을 가지며, 다른 치료사들은 혼란스럽고/해리되고/해결되지 않는 방식을 갖게 되고, 각각은 효과적이고, 건강한 관계 기반 치료를 제공하는 능력을 약화시킨다. 혼란스러운 관계 작동 모델들을 가진 치료사들은 특히 자신의 내담자들에게 일관되고, 신뢰 있는 방식으로 반응하는 것에 어려움을 겪을 것이다. 이들은 쉽게 촉발될 것이며, 자신의 증상들이 나타나고, 치료에서 공감과 건설적 문제제기 사이에 균형을 달성하는 능력을 저해하는 경향을 가질 것이다. 이들의 개인적 문제들은 수면 아래로 숨거나, 내담자들에 대한 인식과 상호작용을 통해 색이 더해지는 경향을 보일 것이다. 이러한 치료사들과 교육자 및 감독관들은 내담자들이 완전하게 기능하는데 필요한 지원을 얻도록 보장할 특별한 책임을 갖는다. 치료사가 발생하는 개인적 문제들을 모니터하고, 덜 까다로운 인구집단 및 문제들을 치료하는 것을 선택하도록 돕기 위해, 개인 심리 치료와 멘토로서 기능하는 치료사, 컨설턴트, 혹은 감독관으로부터의 지속적인 지도는 이러한 상황 하에서 중요하다. 치료사의 정신 건강 문제들이나 기술 부족, 혹은 능력 결여가 정서적 결속과 안정된 애착 작동 모델의 모델링을 저해하는 경우, 심리 치료는 특히 정서적으로 위협하는 보호자들에 대처하는 것과 관련된 복합 외상 과거를 가진 내담자들에게 있어 비효과적이거나, 혹은 심지어 의인성이 될 가능성이 높다.

마지막으로, 앞서 논의된 것처럼, 혼란스러운/해리되는/해결되지 않은 내담자는 애착 저하와 과잉 애착 전략들이 표면상 예측 불가능한 방식으로 혼란스럽게 사용되기 때문에, 모든 애착 방식들 중 치료사에게 있어 가장 까다로운 유형이 될 가능성이 높다. 끊임없는 양상들은 치료사를 괴롭힐 가능성이 높으며, 치료사는 외상 후 및 해리된 관계 매트릭스의 변동성들로 인해 추가적으로 문제가 제기될 것이다. 내담자의 변화 가능성에 대한 반응으로 개인적으로 안정되게 유지하는 것에 대한 치료사의 관심이 권장되며, 치료사의 마음챙김은 확실히 도움이 될 수 있다. 정신의학자 리처드 클루프트(Richard Kluft)의 이 점에 관한 주목할 만한 언급은 "그의 내담자들이 건강하게 뚫고 나가도록" 노력한다는 것으로, 이는 말 그대로(!)가 아니라, 일정, 일상, 양상, 개인적 평정심, 반응성의 관점에서 지속적이고, 변화하지 않도록 유지한다는 것을 뜻한다.

결론

복합 외상 생존자들에 대한 심리 치료에서 가장 큰 어려움은 특정 증거 기반 중재를 전달하는 것이 아니라(매우 중요할 수는 있지만), 이해와 각 내담자와의 소통 방식을 발전시키는 것으로, 이는 자기 분석과 개인적 성장의 어려움들을 받아들일 정도로 충분히 안정감을 느끼도록 돕는다. 이를 위해, 치료사들은 자신의 내담자들과 스스로에 대해 공감하며 알아가야 하고, 지체 없이 표현되고, 이러한 개인적 지식에 근거한 치료 관계를 수립해야 한다. 생존자들은 자신을 모르는 사람들(혹은 정서적으로 지적이지 않거나, 자기 자신의 내적 삶에 대해 인식하지 않는 사람들), 그리고 이에 따라 방임하고, 착취하거나, 단순히 혼란스럽게 만드는 경향이 있으며, 정서적으로 도움이 안 되고, 필요로 하는 사람들을 다루는데 익숙하다. 치료사가 공감과 애착 안정성을 이러한 행동이 크게 낯선 내담자에게 "행동으로 보여줄 수" 있을 때, 사람들, 세상, 스스로를 이해하는 내담자들의 패러다임은 타인들과 관계를 맺는 능력만큼 동일하게 급진적으로 변화할 수 있다. 이는 치료의 각 단계에 정서적 영향과 안정성을 주입하며, 이에 따라 심각하게 정신적으로 상처를 입은 개인들도 안정화되고, 안전하고, 더 효과적으로 기능할 수 있게 만들며, 의미 있게 외상 관련 기억 및 정서들을 처리하고, 만족스러운 삶을 구축해나가기 시작하게 만들 수 있다.

10장

복합 외상 치료에서 전이와 역전이

이 마지막 장에서, 우리는 피해와 그에 따른 반응들과 연관된 정신적, 대인관계 역학들이 어떻게 추가적으로 치료 관계에 영향을 끼치며, 치료사들이 이러한 문제들을 효과적으로 다루기 위해 무엇을 할 수 있을지에 대해 더 상세하게 다룰 것이다. 우리는 복합 외상이 전이와 역전이에서 어떻게 재현될 수 있으며, 치료사들이 어떻게 내담자들의 역전이 반응들을 보완하는 다수의 일반적인 외상 관련 역전이 입장들과 역할들을 맡게 되는지 설명할 것이다. 우리는 치료사들이 자신의 감정 상태들(정서적, 신체적)을 가이드로 사용하여 외상 후 재현들을 어떻게 이해하고, 반응할 수 있을지 설명하기 위해 투사적 동일시의 개념을 사용할 것이다. 이러한 반응과 과정들 중 어떤 것도 그 자체로 "나쁘거나", 문제가 되지 않으며, 오히려 내담자 외상의 소통 방식이 될 수 있는 유용한 정보로 기능한다(암묵적이고, 따라서 암호화되어 있기는 하지만). 마지막 섹션에서, 우리는 치료사와 내담자에 의해 이용되는 복합 외상 치료에서 일반적인 다양한 역할 재현들에 대해 설명하고, 이러한 것들을 생산적으로 이해하고, 이용하는 방법들을 제시할 것이다.

치료사의 태도와 자기 자신의 애착 과거 및 기타 외상 형태들, 그리고 이러한 것들이 해결되는 정도는 성공적으로 복합 외상을 치료하는 능력에 있어 중요한 역할을 한다. 사회의 태도들이 서서히 증가되는 지식과 인식으로 변화하고 있기는 하지만, 이들은 불행히도 크게 폄하하고, 부정적인 것으로 남아 있다. 치료사들은 동일한 고정관념 및 편향들의 적용을 받으며, 따라서 더 개인적인 반응들 외에 문화적 배경과 조직의 문화에 의해 영향을 받는다. 다른 문제들은 치료사들이 내담자들에게 공감을 갖고, 이러한 내담자들을 치료하는 것에 대해(특히 경계성 인격 진단을 받았거나, 매우 높이 해리되는 내담자들) 동료들로부터 질책을 받을 때 발생한다. 동시에, 그리고 명백히 이러한 폄하와 모순되게, 이들은 자신의 기관이나 공동체에서 모든 외상 사례들이 자신들에게 할당된다는 것을 발견할 수 있으며, 이러한 수행은 과부하 되고, 지치고, 분개하고, 분노하게 되는 것(자신의 내담자들의 이야기와 동료들의 행동으로 인해 대리적으로 외상을 입는 것 외에)을 초래할 수 있다. 자문과 정서적 지원을 위해 외상 정보에 입각한 동료들을 확인하는 것은 외상 정보에 입각한 서비스를 향해 나아가는 것이기 때문에, 이러한 상황에서 특히 중요하다(Bloom & Farragher, 2010; Harris & Fallot, 2001).

전이 주제, 문제, 반응들

가트너(Gartner. 1999)는 다음과 같은 간결한 정의를 제공했다.: "전이는 ... 의식적이고, 무의식적인, 실연되거나, 그렇지 않은, 현실이나 환상을 기반으로 한, 그리고 환자에게서 비롯되고, *환자에게 자리 잡고 있는* 치료사에 대한 모든 감정들과 반응들을 뜻한다."(p. 234; 이탤릭체가 추가됨) 전이 및 애착 방식들과 관련하여, 브리쉬(Brisch, 2002)는 다음과 같이 덧붙였다.: "볼비(Bowlby)는 어린 시절 상응하는 애착과 탐색 전략들에 따른 자아와 부모에 대한 재현은 전이로 재 활성화된다는 가정으로 나아간다(p. 79)." 이것은 대상관계 이론들에서 발견되는 입장이다(Fonagy 외, 2002). 전이 문제들은 자신의 형성기 시절 내재화되었던 보호자들과의 관계 경험들에서 비롯되는 개인적 반응들에서 발생하는 것으로 여겨진다. 복합 외상 내담자들이 현재 삶에서 많은 감정과 문제들을 인식하지만, 이러한 감정들과 연관된 신념들이 어린 시절 암묵적으로 발생한 관계 딜레마에서 "전이된" 것이라는 사실은 주로 이들이 인식하지 못하는 것이다. 현재 삶의 상황들과 관계들에 의해 설명될 수 있는 것보다 이러한 내담자들을 괴롭히는 무언가가 존재한다는 것은 치료사들에게 보통 명백하게 나타난다. 따라서 치료 문제의 부분은 무엇이 "전이"되는지, 그리고 무엇이 단절되었는지 내담자들이 인식하도록 돕는 가장 좋은 방법은 무엇인지를 판단하는 것이다. 복합 외상이 관계가 있는 경우, 이러한 문제는 내담자들이 외상으로 주입된 신념들과 신체 및 정서 상태들을 외상 후 상태 및 해리된 상태에 있지 않을 때 자신들이 경험하는 신념 및 감정들과 구별하도록 돕는 방식에 대한 판단을 포함한다. 이후 이것은 인지 행동 및 정서 기반 치료 전략들, 그리고 경험적, 감각운동 치료들을 통한 이들의 신체적, 본능적 감각들, 그리고 개인 치료, 집단, 커플, 가족 양상들에 대한 대인관계 접근을 통한 이들의 관계를 통해, 자기 자신, 타인들, 그리고 세상에 대해 생각하고, 느끼는 방식들을 확인하고, 변경하는 과정을 포함한다.

전이 반응들이 내담자가 극단적으로 위협적이고, 고통스러운 과거 경험들 및 신체와 정신의 현재 상태들에 대해 대처하고, 암묵적으로 소통할 수 있는 최상의 방식이 될 수 있는 것과 마찬가지로, 역전이 반응들은 치료사가 내담자의 딜레마와 역 소통을 이해하는 최상의 방식일 수 있다. "역" 전이라는 이름이 함축하고 있듯이, 이것은 내담자들의 반응들에 대한 치료사 자신의 전이 반응들을 뜻한다. 인식되지 않고, 분석되지 않는 경우, 역전이는 치료사 자신의 정서 편향들, 대립, 혹은 애착 및 외상 과거를 바탕으로 비 치료적이고, 심지어 해로운 의인성 행동들을 초래할 수 있다(Greenson, 1967). 상처가 되거나, 심지어 해를 입히는 치료사에 의한 역전이 기반 행동들의 문제는 내담자들의 전이가 분노, 혐오감, 미움의 감정들과 같이 강렬한 외상 후 고통을 포함하는 경우보다 훨씬 더 심각하다. 그러나 치료사들이 자신의 역전이 문제들을 인식하고, 활성화를 수반하는 강한 정서적 반응들을 조절하기 위한 조치들을 취할 때, 이러한 것들은 정보의 소중한 원천이 될 수 있으며, 이들이 자신의 내담자와 공감하고, 이들을 이해하도록 이끌 수 있다.

외상 전이

스피겔(1986)에 따르면, 외상 전이는 "환자가 명시적인 도움과 관심에도 불구하고, 무의식적으로 치료사가 자신의 부모들이나 다른 가해자들이 했던 것과 동일한 방식으로 자기도취적 만족을 위해 은밀하게 환자를 착취할 것이라고 예상할 때" 발생한다(p. 72). 셰페즈(1997)에 따르면, 외상 전이는 "외상 후 장애를 가진 사람들의 치료 상황에서 제시된다."(p. 259) 이러한 전이를 통해, 외상 내담자는 어떤 식으로든 치료사에 의해 재 피해를 입고, 이용되는 것에 대한 자신의 두려움과 예상들을 전달한다. 이것은 자체적으로 치료사들이 받아들이고, 용인하기 어려운 전이이다. 외상 전이의 또 다른 측면은 치료 과정 자체와 관련된다. 도움과 완화를 의도했지만, 대신 무심하고, 심지어 가학적인 치료사에 의해 의도적으로 가해지는 학대 및 고통으로 경험될 수 있다. 이 또한 도와주려는 목표를 가진 치료사에게서 강한 반응을 유발할 수 있다. 치료는 이러한 문제들의 중요성에 대한 타당한 고려로 수행되어야 한다. 이러한 문제들은 축소되거나, 무시되어서는 안 되며, 오히려 이처럼 타인들에 대한 부정적 예상들을 초래하는 내담자의 과거 경험들에 관한 더 많은 정보를 도출하는데 사용되어야 한다. 주요 문제는 치료사가 치료 맥락과 자신의 역할이 어떻게 위험하고, 적대적으로 느껴질 수 있는지 이해하고, 동시에 확인과 논의를 위한 소재가 대두되기에 충분히 안전한 환경을 만들어내고자 노력하는 것이다.

따라서 이러한 내담자들은 특징상 누군가 자신을 이용할지 모른다는 측면에 대해 경계하기 때문에, 타인들(치료사를 포함하여)과의 관계에서 과민성이 예상된다. 셰페즈(Chefetz, 1997)는 이것이 어떻게 치료사가 학대하고, 방임하는 타인들보다 "더 나은" 자신을 입증해야 하는 역전이의 함정에 빠지도록 초래할 수 있는지, 그리고 이 과정에서 어떻게 부정적 정서들을 회피하게 되는지에 주목했다. 치료사는 기저에 있는 정서 및 동기들, 즉, "그림자"를 인정하고(Koop, 1980), 또한 이러한 정서들을 갖게 되고, 착취하며, 학대하게 될 수 있는 모든 인간들의 관련된 잠재성을 인정하는 것이 유익하다. 치료사가 이러한 감정들을 받아들이고, 인정하는 경우, 내담자들이 더 현실적으로 이러한 것들을 경험하고, 이에 따라 더 신뢰성을 경험할 수 있는 것은 아이러니하지만, 이해 가능한 것이다. 치료사들은 또한 자신들이 확인하고, 심지어 포용한 감정들에 따라 행동하는 경향을 별로 보이지 않는다.

외상 전이 반응들은 간접적이거나, 역설적 방식들로 나타날 수 있다. 오직 긍정적인 전이를 갖는 것으로 나타나며, 치료사를 "최고"로 이상화하는 복합 외상 내담자는 표면적으로 순응할 수 있으며, 치료사를 기쁘게 하고, 치료사와 멀어지지 않고자 할 수 있다. 그러나 이것은 실망감, 두려움, 상처, 혹은 분노의 정상적 감정들을 느끼게 되고, (간접적, 혹은 직접적으로) 이러한 감정들이 표현되는 경우, 분노의 보복을 피하기 위해 구미를 맞추고, 양해를 구하고, 보호했던 가해자와 마찬가지로 치료사에게 반응하는 위장된 외상 전이일 수 있다. 부인, 억압, 혹은 반응 형성과 같은 방어들은 과거에 숨겼던 부정적 감정들의 인식을 회피하기 위해 이용될 수 있다. 치료사는 부정적이거나, 기타 골치 아픈 감정들을 전이와 역전이에서 나타나는 것으로 적합하게 인정할 수 있으며, 내담자에게 모든 감정들을 받아들일 수 있고, 예상할 수 있는 것은 소중한 모델과 반응 맥락을 제공한다는 점을 전달할 수 있다. 앞선 장에서 주목된 바와 같이, 개인이 서로에게 분노할 수 있으며, 관계를 유지할 수 있다는 것을 습득하는 것은 보통 생존자 내담자들에게 있어 놀라운 일이며, 이는 성장을 만들어 낸다. 이것은 존중, 격려, 논의, 해결, 개선이 아니라 폄하, 무효화, 정서적, 관계적 차단들이 규범인 불안정한/혼란스러운, 그리고 달리 학대적인 배경에서 얻은 관계적 교훈들에 확실히 맞서는 것이다.

유사한 맥락에서, 치료사는 외상 후 및 관련된 유기와 거부의 재현들에 휘말리게 되는 것을 예상해야 한다. 예를 들어, 이 책의 여러 지점들에서 주목된 것처럼, 가해자가 내담자를 이용하기 위해 관계를 사용한 경우(셰페즈에 의해 설명된 "공격적 애착(attak-ment)"의 과정), 내담자는 치료사의 공감에 대해 위안을 주는 것보다 위험한 것으로 경험할 수 있다. 매우 역설적으로, 관계가 학대의 연상들로 가득한 순간에 애착과 취약성이 증가하게 되며, 이는 내담자가 자기 보호를 위해 관계에서 이탈하도록 초래한다. 그리고 이러한 과정은 너무 자동적이어서, 의식하지 못하게 된다. 치료에 이러한 지점들에서, 치료사에 의해 이루어질 수 있는 가장 정확하게 공감적인 소통은 내담자의 과거 경험들이 친절함이나 자비심을 위험하거나, 기만적인 것으로 만들었다는 솔직한 인정이다. 이는 치료의 한 가지 목표는 이러한 반응들과 그 기원을 이해하는 것이고, 또 다른 목표는 내담자가 누구를 신뢰할지에 대해 충분히 정보에 입각한 선택들을 할 수 있도록 지식과 기술들을 발전시키게 지원하는 것이라는 명확한 결론으로 이어질 수 있다. 내담자의 반응들은 치료에 대한 위협, 치료사에 대한 개인적 모욕, 혹은 이들 사이에 갈등의 원천으로 인식되지 않으며, 대신 안전하고, 믿을 수 있으며, 진실한 사람들을 그렇지 않은 사람들과 구별하는 법을 배우는 첫 번째 단계로 인식된다.

정서적 차단과 약속들을 놓치고, 비용을 지불하지 않는 것과 같은 다른 방해들을 통한 초연함과 후퇴는 순응하지 않는 것과 적대감(이러한 것들도 잠재적 반응들이지만)으로 보기보다 지각되는 위험에 직면한 내담자의 자기 보호의 신호로 볼 수 있다. 치료사는 이러한 방해들과 연관된 부정적 전이 반응들을 어느 정도의 평정심을 가지고 경험할 수 있으며, 논의와 경계들의 재수립을 위해 내담자의 주의를 환기시키기 전에 이들에 대한 어떤 가정도 하지 않을 수 있는 충분한 성숙함과 정서적 자원들을 가지고 있어야 한다. 이러한 접근은 보통 치료사가 개인적으로 반응하지 않거나, 반응으로 보복하지 않도록 돕는다.

그러나 또 다른 어려운 관계 전이에서, 고통스러운 정서 소재의 표면화와 논의는 내담자가 치료사의 관심이 거짓이며, 사실은 내담자에게 정서적 고통을 초래함으로써 만족감을 느끼고 있다는 의심을 초래할 수 있다. 이러한 유형의 전이를 확인하는 것은 기원에 대한 민감성을 가지고 이루어져야 하며, 역시 치료사는 개인적으로 받아들이거나, 반격하려 해서는 안 된다. 오히려 치료사는 다시 자아를 처리하는 것이 요청되며, 자신의 행동과 반응들을 통해 고통을 초래하는 것에 대한 만족감이 아니라 고통에 대한 공감적 동조를 내담자에게 보여주어야 한다(보통 반복적으로). 따라서 치료사는 외상 및 기타 정서적으로 고통스러운 소재에 접근해야 할 경우 아슬아슬한 곡예를 하게 되며, 동시에 이러한 과정이 내담자에게 끼치는 정서적 타격을 존중해야 한다. 이는 내담자의 정서적 역량들의 범위와 치료의 속도에 대한 민감성을 요구한다.

성애 전이

전이 사랑은 처음에 긍정적인 것으로 간주되었으며, 성애 전이에 대한 전구체 개념으로 볼 수 있다. 여기에서 사용되는 성애는 성적인 바람보다는(확실히 성적일 수 있지만) 특별해지고 싶다는 바람과 필요를 함축한다. 당연하게도, 복합 외상을 가진 내담자들은 대부분 갖지 못했던 것, 즉, 특별하게 여겨지고, 친절하게 대우 받는 것을 갈망한다. 셰페즈(Chefetz, 1997)에 따르면: "성애 전이는 환자의 특별한 요구에 반응하는 치료 관계의 변화에 대한 강렬하고, 끊임없는 요구로서 경험될 수 있다."(p. 256) 이것은 내담자에 의해 치료사가 "부추기고, 유인하고, 유혹하고, 끌어당기고, 설득하고, 매력 있고, 타락하거나, 매혹적"이라고 느낄 때 발현되며(p. 256), 이는 내담자의 갈망과 요구들을 충족시키기 위해 치료 프레임의 변화를 초래한다. 이는 간혹 경계들을 넘는 일이 발생한 후, 혹은 자문이나 감독을 통해 확인하게 된 이후에, 이 내담자가 타인들과 다르게 다루어지고 있다는 것을 치료사가 "알아차리고", 깨닫게 되는 경우에만 확인될 수 있다. 점진적 확인과 내담자 요구의 언어화는 이러한 요구와 그 타당성, 이에 따른 감정들(종종 특별함과 존중으로 다루어지지 않는 것에 대한 슬픔과 상실)을 소유할 수 있게 된 내담자에게는 매우 유용할 수 있지만, 치료사는 수립된 치료 프레임으로 후퇴하게 된다. 과거의 상실들을 보상하는 것은 치료사의 일이 아니지만, 내담자가 이를 소유하고, 슬퍼하도록 돕는 것은 치료사의 일이다(Calof, 197; Courtois, 1988, 2010).

전이가 내담자에 의해 더 직접적인 성적 의도와 행동의 형태로 색정화되는 경우, 이러한 성애화는 성적 학대의 재현이 될 수 있으며, 혹은 사랑 받고, 소중하게 여겨지고, 특별한 사람으로 공경 받고, 치료사에게 자아라는 고유한 선물을 주거나, 혹은 특별한 관계가 되고 싶은 갈망의 연장이 될 수 있다. 역으로, 성애화 된 전이는 성적 활동과 관계가 뚜렷한 역할을 했던 내담자와 보호자들, 혹은 권위를 가진 인물들과의 과거 관계의 발현으로서 권력과 지배보다 사랑 및 정서와 덜 관련될 수 있다. 따라서 치료사에 의해 지배되고, 이중 성적 관계를 갖게 되는 것은 관심의 대가로, 혹은 특정 관계의 예상되는 측면으로서 기대될 수 있다. 성애화 된 전이는 내담자가 치료사로 하여금 자신을 무조건적으로 이용 가능한, 혹은 더럽혀진, 혹은 무시되는 존재로 보도록 유도하는 방법일 수 있다. 성애화에 대한 시도들은 우리가 다음에서 논의하는 것처럼, 치료사의 신뢰와 완결성을 시험하는 가장 좋은 방법이 될 수 있다. 내담자와 상호적으로 성적 관계를 발전시키거나, 이러한 관계 발전을 시작하는 치료사들에 대한 보편적 처방은 배신과 침해로부터 내담자를 보호하는 중요한 경계이다.

배신, 환멸과 불신

가장 중요한 애착 관계들에서 대인관계 배신과 부당한 이용은 복합 외상 생존자들의 신뢰하는 능력에 부정적 영향을 끼치고, 큰 환멸을 초래한다. 이러한 이유들로 인해, 이상화, 의존/몰두, 혹은 무조건적 신뢰를 주장하는 순응적 내담자가 존재한다 하더라도, 혹은 치료가 한동안 지속되어 왔고, 그 사이에 높은 정도의 신뢰가 발전된 이후라 할지라도 치료사는 신뢰를 당연하게 여길 수 없다. 신뢰에 대해 적절히 민감하기 위해, 치료사는 특히 자신의 의도와 완결성에 대해 의문을 제기하는 치료의 측면에 주의를 기울여야 하며, 현재 순간에 정서적으로 투명해지고, 빈틈없이 정직하도록 모든 노력을 다해야 한다.

치료 과정에 걸쳐, 내담자는 실제로 아무도 신경 쓰지 않는, 혹은 실제로 믿을 수 있는 신념을 강화하기 위한 시도로 치료사를 의식적, 혹은 무의식적으로 테스트할 수 있다. 지배적으로 부정적인 자아 인식과 두려움은 궁극적으로 버림받는 것, 거부, 보복을 초래하는 잠재적 비판과 비난에 대한 취약성을 증가시키기 때문에, 전형적인 복합 외상 내담자는 치료사의 보살핌을 두려워하면서도, 동시에 이를 갈망한다. 이러한 관계 궤도는 철저히 손상되었다고 판단하는 자신을 드러내야 하기 때문에, 그리고 과거와 관련된 비밀들이 공개되는 것으로 인해 두려움을 느끼는 내담자에게는 필연적인 것으로 여겨질 수 있다. 반복적으로 이중 구속의 소통을 당해왔던 내담자들은 치료사들을 자기 자신의 괴로웠던 어린 시절을 복제하는 이중 구속으로 밀어 넣는다. 어린 시절부터 배반과 버려지는 것에 대해 신체적으로 스스로를 방어해 와야 했기 때문에, 이러한 내담자들은 실제로 타인들의 정신적 취약성, 갈등, 혹은 고통의 지점에 대해 정확하게 인식한다. 따라서 자기 자신의 "공격적 애착(attack-ment)"(Chefetz)을 반복하면서, 유혹되거나, 부당하게 취급 받는 기회들(예, 내담자가 도발적으로 성적인 말들을 하거나, 직접 성적인 권유를 할 때), 혹은 개인적, 전문적 완결성, 역량, 가치에 대한 공격(예, 치료사의 재정적, 윤리적 방식들과 관련된 내담자의 심문)에 직면했을 때에도, 완결성을 유지하는 치료사의 능력을 시험할 때, 내담자가 치료사의 가장 취약한 개인적 문제들에 "초점을 맞추는 것"은 드문 일이 아니다. 치료사들은 독설적이고, 명백히 비합리적인 인신공격의 비난들을 포함할 때조차, 이러한 테스트를 개인적으로 받아들이지 않도록 최선을 다해야 한다. 이러한 유형의 "테스트"들로 야기되는 정서적 혼란은 치료사의 자세와 초점을 위협할 수 있지만, 전이는 내담자의 자신과 타인들에 대한 도식을 더 잘 이해하기 위해 이용될 수 있다.

치료사 진전되고, 내담자가 현저한 관계 문제들을 더 깊이 있게 탐구함에 따라, 혹은 치료 내에서, 그리고 외부에서 위기들이 발생함에 따라, 전이 테스트와 이에 따른 신뢰의 위기들이 심화되거나, 다시 표면화될 것을 예상해야 한다. *정의에 따르자면, 위기들은 보호자, 혹은 애착 인물에게 근접하고 싶은 요구가 가장 큰 시기들이다.* 불안은 과거의 경험들을 복제하며, 버려지는 것, 그리고 실망시키게 되는 것과 관련하여 발생한다. 위기는 치료사에게 반응적이고, 도움을 줄 수 있으며, 일관된 모습을 유지함으로써 신뢰성을 입증할 단일 기회를 제공할 수 있다. 이는 내담자에게 자신이 과거에 경험했으며, 이에 따라 예상했던 것과는 정반대의 관계 경험을 제시한다. 또한 이것은 지속적인 관계 가정들 및 도식들에 이의를 제기하고, 파괴할 수 있으며, 이러한 가정 및 도식들을 새로운 것들로 대체할 수 있는 높은 가능성을 갖는다.

복합 외상 내담자에게 있어 훨씬 더 큰 신뢰 문제는 자기 자신, 자기 자신의 인식과 현실을 신뢰하는 것이며, 신뢰하는 방식으로, 그리고 자신들이 신뢰성을 가지고 있다는 것을 믿는 방식으로 행동하는 것이다. 이들은 종종 자신이 스스로에 대해 유지했던 동일한 경멸을 타인들도 자신에 대해 유지할 것이며, 이에 따라, 자신을 형편없이 대하고, 비하할 것이라는 예상을 가지고 살아간다. 긍정적 관심을 받을 가치가 없다고 느끼며, 이들은 곧 치료사가 자신의 본질적 사악함을 발견하게 될 것이라고 두려워한다. 또한 이들은 과거에 경험했던 비보호, 책망, 혹은 폄하의 재현을 예상한다. 이들은 자신이 누구라는 것을 알게 됨에 따라, 치료사가 자신을 피하고, 책망하게 될 것이라고 두려워한다.

대인관계 외상의 전형적 특징인 자아의 불일치와 현실의 재구성이 치료에서 반영되며, 내담자는 지속적으로 자신의 기억 및 정서들에 대해 추측하면서, 줄곧 개인의 온전한 정신에 대해 질문한다. 치료사의 과제는 과거의 착취, 버려짐, 강압, 상실들에 비추어, 이러한 심오한 자기의심과 자기비난을 재 맥락화하도록 지원하는 것이다. 이러한 접근은 현재 고통의 정도가 외상 후 반응 및 적응으로서 이해 가능하다는 것을 인식하도록 도움으로써 내담자를 돕는 것이다. 이 과정에서 과거에 분열되었던 것의 표현과 재통합을 통해, 그리고 직접적인 정서적 지원을 통해 내담자 자아의 확인과 발전을 장려하게 된다.

대인관계 및 친밀함의 문제들

만족스럽고, 돌보는 관계를 발전시키는 것의 어려움은 일생의 문제가 될 수 있다. 일부 내담자들(특히 초연한/무시하는 방식을 가진 내담자들)은 저하된 애착을 통해 스스로를 차단함으로써 더 많은 상처 및 배반의 가능성으로부터 방어한다. 이들의 태도는 "나는 어떤 사람도 허용하지 않는 입장을 가질 것이기 때문에, 누구도/어떤 것도 나에게 상처를 주지 않을 것이다. 나는 스스로를 돌볼 수 있다. 나는 괜찮다. 나는 누구도 필요하지 않다."라고 표현될 수 있다. 이처럼 자족하는 개인들은 일반적으로 고립되고, 은둔하며, 상호작용에서 타인들에게 무관심하거나, 공격적이고, 거칠 수 있다. 불가능하지는 않지만, 이들이 다른 사람에게서 다가오는 긍정적 존중을 받아들이는 것은 어려울 수 있으며, 이는 치료사에게도 마찬가지이다. 이러한 내담자들은 피드백이나 관계를 파괴하고, 반전시키거나, 혹은 도망가기 위해 자신의 힘으로 무엇이든 할 수 있다. 치료사는 누군가, 특히 권한을 가진 인물과의 관계를 두려워하는, 관계에서 상처를 입고, 배신을 당한 개인들과 관계를 맺는 것에 대해 인식을 유지해야 하며, 이탈되고/도망가는 반응의 두려움을 강화시키지 않고, 관계를 서서히 장려해야 한다.

"나쁜 일"이 일어나기를 기다리는 것의 불안함을 다루기 위해, 일부 내담자들은 자기 패배적 행동에 관여하고, 공격적으로 행동하거나, 달리 예상되는 반응을 유발하기 위해 상황을 조정할 수 있다.: "어떤 식으로든 일어난다면, 나는 내가 통제할 수 있고, 끝내버릴 수 있는 방식으로 일어나게 하겠어요."; "어떤 식으로든 내가 버려질 것이라면, 내가 먼저 떠날 거예요. 이런 식으로, 나는 통제를 갖게 될 것이고, 그 만큼 상처받지 않게 될 거예요." 자기 파괴는 잘해내는 것과 연관된 불안으로부터 방어하기 위한 수단으로, 혹은 통제를 유지하고, 이에 따라 안전을 유지하려는 모순된 수단들에 따라, 가족 구성원들 및 친구들과의 관계, 학교 및 직장 환경 등 삶의 많은 영역들에서 발생할 수 있다. 이들이 명백히 성공할 때조차, 이러한 내담자들은 자기 자신의 성취와 능력들을 부인하는 경향이 있으며, 이를 반전시킬 방법들을 찾는다(종종 무의식적으로). 깊이 뿌리박힌 부정적 자기 신념 및 이기적으로 보이는 것에 대한 두려움으로 인해, 내담자는 추가적으로 특정 요구 및 바람을 인정하지 않거나, 단념할 수 있으며, 불안, 죄책감, 실망으로 칭찬 및 다른 긍정적 피드백에 반응할 수 있다. 내담자는 타인들의 관심을 끌지 않기 위해서(이기적이 되지 않으려는 또 다른 방식), 모든 성취들에 대한 인정을 축소하거나, 외재화할 수 있다.

또 다른 후유증은 이러한 많은 내담자들이 고통스러운 감정들과 기억들(EP)을 회피하기 위한 수단으로 세상에 거짓된 자아(ANP)를 제시하는 법을 배운다는 것이다. 내담자는 실제로 자신이 스스로를 내재화하거나, 혹은 실제로 변화를 만들지 않고, 오직 표면적으로 문제들을 다룰 때에만 치료에 관여하는 것으로 나타날 수 있다. 특히, 해리된 내담자들은 치료시간마다 무엇을 말했는지 기억할 수 없으며, 스스로를 보호하는 수단으로 무의식적으로 정보를 유지하고, 개인적 통제를 수립하고, 유지할 수 있는 가능성을 거부하는 것에 대해 설명한다. 이러한 경우들에서, 내담자가 해리와 회피에 의해 "차단하게" 된 자신의 작동 기억과 장기적인 기억 검색 역량들을 활성화시키도록 지원하기 위해, 치료사가 치료 초기에 "보조 자아"와 "기억 흔적"의 역할을 하는 것이 중요하다. 이는 내담자들이 자신들의 기억을 "회복하거나", 혹은 "잃어버리거나", "억제된" 기억들을 다시 찾도록, 외상 및 기타 어린 시절 형성적 사건들을 기억하라고 장려하는 것을 뜻하지 않는다. 문제가 되는 것은 기억의 내용들이 아니라, 자아에 대해 "알게" 되고, 더 통합적이 되기 위해, 자아와 관련된 자전적 정보를 검색하는 능력이 문제이다. 오래된 기억들을 검색하는 것은 내담자가 증가된 자아 인식을 지원하는 현재의 기억 처리들에 관여할 수 있게 됨에 따라 차츰 가능해진다.

정반대의 방식은 자신의 능력과 자아감을 과장된 역량, 자격, 그리고 우울증, 무력감, "사악함"의 감정들에 맞서는 당당함으로 부풀리는 일부 내담자들에게 뚜렷하게 나타난다. 일부는 자신의 기술과 재능들이 인식되지 않거나, 육성되지 않았다는 것에 분노와 비통함을 표현할 수 있으며, 심지어 성공 및 개인적 목표들을 달성하는 능력의 결여를 합리화하기 위해 이러한 사실을 이용할 수 있다. 자기도취적으로 과장된 자아감은 추가적으로 자기 충족 예언의 형태로, 시험대에 올라가게 되고, 타인들과의 관계를 발전시키는 것과 연관된 두려움으로부터 방어한다. 당당함과 자격은 다르다는 생각을 강화하기 위해, 치료사를 포함한 타인들과 소원해지거나, 타인들을 위협하는 우월한 방식으로 자신을 돋보이게 만드는 것에 사용될 수 있으며, 이는 보통 의도치 않게 외로움과 고립을 심화시키는 효과를 끼친다.

이러한 상호작용 패턴들은 내담자가 정서, 돌봄, 관심을 필요로 하게 만들고, 외부에서만 이용 가능한 것으로 보이는 정서적 자원들을 갈구하게 만든다. 치료사는 좋은 관계를 가질 자격이 없다고 느끼거나, 이러한 관계를 신뢰하지 않고, 무의식적으로 발전하는 관계를 파괴하지만, 정확히 가장 두려워하는 그 돌봄을 필요로 하는(그리고 역설적으로 실제 받을 것이라고 기대하는) 내담자로 인해 어려움을 겪게 된다. 이 외에, 내담자의 결속 강도와 간혹 불안정성은 강한 역반응들을 유발할 수 있다. 내담자는 치료사가 이해하고, 공감적으로 성찰하기 위해 노력하는 바로 그 고통스러운 딜레마에 직면하게 된다. 외상의 정신적 상처로부터 회복되기 위해, 내담자는 치유적 인간관계의 발전을 용인하고, 가능하게 해야 한다. 추가적으로 역학을 복잡하게 만드는 것은 많은 내담자들이 타인들이 반응과 감정들에 매우 높이 동조된다는 것이다. 일부 내담자들은 끊임없이 문제들을 탐색하고, 타인들의 요구를 수용하거나, 혹은 인식되는 위험 및 대인관계 갈등으로부터 회피하기 위해 행동을 변화시키는 자신을 레이더이자, 카멜레온이라고 부른다. 또한 타인들의 변화(실제로 내담자와 아무런 관련이 없을 수 있는)는 개인화되거나, 잘못 기인될 수 있다. 자신의 대응 및 반응들에 대한 치료사의 정직한 피드백을 통해, 내담자는 편향된 인식과 평가들을 인식하고, 이러한 것들을 변화시킬 기회를 갖게 된다.

죄책감, 공모, 책임

많은 내담자들은 자신이 죄책감을 갖게 만드는 것, 즉, 자신을 유일하게 책임이 있는 사람으로 만드는 정도를 깨닫지 못하며, 자신의 정체성과 존재로 죄책감을 물리친다. 이들은 지속적으로 사과할 수 있으며, 치료사를 비롯한 타인들과 다른 입장을 취할 수 있다. 많은 내담자들은 아니라고 말할 수 없었던 것에 대해, 혹은 달리 자신의 학대 및 타인들의 학대를 막지 못했던 것에 대해 스스로를 비난한다. 이들의 죄책감은 또한 책망 받고, 희생양이 되는 것으로 초래되며, 또한 자신들이 들은 것에 대한 내재화를 초래하게 된다. 죄책감은 슬픔, 수치심, 분노, 비통함과 같은 다른 연관된 정서들을 가리는 은폐 정서가 될 수 있다. 마지막으로, 이들은 자신이 한 일에 대해, 그리고 자신이 하지 않은 일에 대해 죄책감을 가질 수 있으며, 특히 약물 남용, 자해, 타인들에 대한 피해, 자살에 대한 신호와 시도들과 같은 문제들로 자신이 대처한 방식에 대해 죄책감을 가질 수 있다.

생존자 내담자는 가해자(들) 및 관련된 타인들을 향한 사랑, 알아주지 않는 충성심, 증오를 느낄 수 있으며, 가해의 책임을 죄가 있는 당사자에게로 돌리는 경우 관계의 좋은 부분들을 잃게 될까봐 두려워할 수 있다. 내담자의 가해자에 대한 보호는 또한 과도하게 발달된 책임감 및 잘못된 충성심과 결합된 역할 반전 및 "부모화"로 인한 것일 수 있다. 내담자는 "가족 및 공동체와 그 비밀들에 대한 보호자" 역할을 포기하는 경우, 불안과 충성하지 않은 것에 대한 죄책감을 경험할 수 있다. 이러한 문제들을 논의하면서, 치료사는 학대 행동을 용납할 수 없다 하더라도 가해자 및 타인들을 제물로 삼지 말아야 하며, 외상 유대관계의 힘과 양면적 애착 및 충성심의 영향력을 유념해야 한다(상대방이 받을 가치가 없고, 상대방이 알아주지 않을 때조차).

이차 비밀

특정 전이는 성적 피해와 가장 관련될 수 있다. 성적 즐거움, 개인적 힘, 혹은 학대의 부분인 다른 반응들을 경험했거나, 접촉을 추구하고, 가해자들의 학대에 "기꺼이" 참여함으로써, 혹은 타인들에게 저지름으로써 복수나 타인들에 대한 상처를 추구한 아동이나 청소년에게서는 죄책감과 책임의 감정들에 대한 추가적 혼란이 발생한다. 이러한 문제들은 강력한 영향력을 가질 수 있는 이차 비밀, 혹은 "외상 비밀 내에 있는 비밀"이다(Courtois, 1988, 2010). 이러한 것들과 연관된 수치심의 강함 감정들에 의해, 이들은 치료 후반이 되어서야 이러한 비밀을 공개할 수 있다. 이러한 것들의 확인은 치료 진전을 교착상태에 빠트릴 수 있는 "비밀의 장막"을 들어올리고, 학대와 비밀 유지의 결합으로 인해 갇혀왔던 스스로에 대한 신념들을 재고하도록 내담자에게 역량을 부여하는데 있어 필수적이다. 이러한 문제들이 마침내 나타날 때, 내담자들은 이것은 자신이 긴밀하게 숨겨온 감정들과 문제들이라는 것을 자발적으로 공개할 수 있다. 따라서 이들의 노출과 해결은 매우 민감하다.

성적 즐거움과 다른 성적 반응들의 문제

일부 학대 가해자들은 피해자의 성적 반응, 오르가즘, 사정에서 큰 즐거움을 취한다. 이러한 것들은 피해자가 학대를 즐겼다는 합리화를 뒷받침하는데 사용될 수 있으며, 자기 의혹, 자기 비난, 혹은 혼란을 유도함으로써 강압의 수단으로 사용될 수 있다. 이에 따라, 성적으로 학대를 받은 내담자들은 치료 관계에 자신들이 보호자들의 요구를 충족시키거나, 묵인하는 방식으로 성을 이용해야 한다는 믿음을 끌어들일 수 있다. 이 대신에, 이들은 성적 행동이 관계에서권력을 달성하는데 사용될 수 있거나, 사용되어야 한다고 믿을 수 있다. 이들은 자신의 정서적 취약성을 줄이기 위해 의도된 의식적, 혹은 무의식적 학대 재현으로 치료에서 성적인 방식으로 상호작용할 수 있다.

이러한 가능성에 대해 인식하지 못하거나, 그 의미에 대해 둔감한 치료사는 성애화를 유혹으로 잘못 해석하는 실수를 저지를 수 있으며, 단순히 내담자가 "더 적합하게" 입거나, 행동해야 한다고 주장하는 것으로 문제를 다루고자 시도할 수 있다. 그러나 내담자가 성적인 방식으로 행동하도록 초래한 정신적, 관계적 딜레마(들)이 치료의 초점이 되어야 한다. 치료사에게 있어 내담자의 적합한 행동을 주장하는 것이 필수적인 것과 마찬가지로, 치료사는 적합한 치료 경계들과 역할들을 유지하는데 있어서도 세심해야 한다. 주디스 허먼(Judith Herman, 1992b)은 치료사들에게 *"내담자가 또 다른 가학적 가해자가 되지 않도록 그의 권유를 존중하며 거부해야 한다고"* 조언했다. 적합한 경계 관리의 책임은 전적으로 치료사에게 있으며, 치료사는 어떤 식으로든 내담자를 부당하게 이용하지 않고, 내담자의 행복을 보호하고, 내담자가 외상 재현들을 인식함으로써 역량과 확신을 발전시키도록 도와야 할 윤리적, 전문적 의무를 가지고 있다. 보호하고, 착취적이지 않으며, 인식을 강화하는 치료 환경은 내담자가 성적인 상호작용, 성적 호의, 혹은 강압을 기반으로 하지 않고, 어떻게 관계에 있을 수 있는지를 경험하는데 있어 필수적이다. 이러한 토대는 내담자가 성적 매력의 감정들과 갈망이 탐구되고, 안전하게 경험될 수 있는 친밀한 개인적 관계들을 인식하고, 선택할 수 있는 기반을 제공한다.

과도하게 활성화된 회복력과 부모화된 보살핌

일부 내담자들은 다양한 역할과 책임들로 곡예를 하면서, 지속적으로 겸손하고, 공손한 모습이 되도록 노력하는 동시에, 사실상 강한 힘을 가지고 있으며(즉, 슈퍼맨이나 슈퍼 우먼), 모든 사람의 비위를 맞추고자 노력하는 것으로 나타난다. 타인들의 요구에 대한 과잉 동조를 통해, 이들은 타인들, 그리고 덜 기능적이거나, 더 취약한 사람들을 보살피고, 보호한다. 외향적인 불굴의 정신은 단순히 허울이 아닌 진실하고(그리고 존경스러운) 긍정적인 자질이 되는 경향이 있지만, 이러한 개인들은 간혹 많은 종류의 역경을 극복할 수 있는 놀라운 능력을 가지고 있음에도 불구하고, 보통 죄책감, 수치심, 무능함의 깊은 감정들을 숨기려는(그리고 인정하는 것을 두려워하는) 경향을 보인다. 이들은 보통 통제를 유지하는 자신의 실제 능력을 크게 과소평가하며, 자신의 능력과 개인적 가치에 대해 짊어져야 하는 부담으로서, 혹은 항상 존재하지만, 필연적으로 거슬러 내려가게 되는 어린 시절 경험한 혼란에 대한 엉터리 같고, 단순한 방어로서 보게 된다. 이들의 보호는 다른 덜 긍정적인 감정들(분노와 적대감 같은)을 숨기고, 우울증의 감정들이 나타나지 않도록 막으려는 것일 수 있으며, 혹은 약자에 대한 긴밀한 동일시와 자신이 받은 것보다 더 나은 것을 타인들에게 제공하려는 바람으로 인한 것일 수 있다. 이들이 받지 못한 것은 이들을 타인들의 요구에 매우 동조하도록 만들 수 있다.

타인들에 대한 이타적인(혹은 자신을 희생하는) 보살핌은 누군가 가까이 다가오지 못하도록 막음으로써 친밀함을 관리하고, 제한하기 위한 과도하게 학습된 방식과 유사한 기능을 할 수 있다. 이러한 내담자들이 누군가 자신을 보살펴주기를 원하는 의존적이고, 미성숙한 개인들(스펙트럼의 한쪽 끝에서), 혹은 차갑고, 무관심하며, 무시하거나, 학대하고, 많은 것을 가져가지만 거의 돌려주지 않는 사람들(다른 쪽 끝에서)과 관계를 맺게 되는 것을 매우 일반적이다. 어떤 방식이든, 상호성이 결여되어 있으며, 내담자들의 요구들은 인정되지 않거나, 또는 충족되지도 않는다(스스로에 의해, 그리고 타인들에 의해). 이러한 내담자들은 오직 완전히 압도되고, 절망적일 때, 보통 다수의 위기들에 직면했을 때에만 도움을 청할 수 있다. 이들은 자신들이 실패했다고 여기기 때문에 치료를 추구하는 경우 당황스러움과 수치심을 느끼는 경향이 있다. 실제로, 도움을 청하는 것은 이들을 익숙하지 않으며, 심지어 두려운 입장으로 몰아넣는다. 이들은 이러한 상황에 대해 "모든 것이 허물어지는", 혹은 "나의 실제 무능력이나 무가치함이 마침내 공개되는" 의미로 해석한다.

자아와 타인들에 대한 이러한 전혀 다른 견해들(즉, 천하무적이고, 흠 잡을 데 없는 자아 대 무기력하고, 부끄러운 자아) 사이에서 중간 지점을 제시하는 것은 치료사의 몫으로 남는다. 치료사는 내담자의 항상 높은 기능성, 유쾌함, 묵인, 배려의 모습으로 인해 안심하지 않도록 주의해야 한다. 이러한 속성들은 실제이며, 단순히 위장이나 조작으로 무시되어서는 안 되지만, 그럼에도 불구하고 이러한 것들은 내담자에게 있어 두렵고, 혼란스럽고, 끔찍할 수 있는 정서, 신념, 경향들을 덮는다. 내담자는 타인들이 개인적 약점들을 간과하도록 만들고, 대신 "문제가 없는 것"으로 경험되도록 조종하는데 있어 매우 매력적이고, 설득력 있을 수 있다. 내담자가 의심, 두려움, 상처, 분노, 수치심을 덮기 위해 실제 이러한 개인적 강점들을 이용하는 것에 대한 대가는 중요한 치료 초점이다. 그러나 이러한 점에서 치료는 오즈의 마법사에서 실상이 공개되는 것과 유사하기 때문에, 내담자들이 자신의 문제가 되는 감정, 생각, 충동들을 이들의 자기 가치 및 과도하게 긍정적인 페르소나의 완전한 실패로서 보다는, 실제 존재하지만 관리 가능한 것으로 서서히 인식하고, 받아들이도록 돕는 것이 중요하다. 이것은 내담자의 외상 후 적응이 인식되는 ANP(Van der Hart 외, 2006)의 또 다른 개조이지만, 또한 내담자가 계속해서 강박적으로 회피에 의해 주도되는 것이 아니라, 행위들과 상호작용들을 통제할 수 있도록 하는 방식에서 해체된다.

이러한 전이 패턴의 또 다른 사례는 내담자(보통 불안정하거나, 몰입하는 사람)가 치료사를 모든 것을 잘하고, 모든 것을 알고 있는 권한을 가진 인물로 이상화할 때 발생한다. 치료사는 "조심스럽게", 지나친 공경으로 다루어지고, 받들어진다. 내담자는 치료사처럼 높은 사람에게서 관심, 배려, 혹은 도움을 받는 것은 어울리지 않는다고 느끼며, 내담자가 실제로 느끼거나, 필요로 하는 것은 무시된 채, 치료사의 요구들이 우선순위를 가져야 한다고 믿는다. 내담자가 치료사를 역할 모델로 보는 것은 유용할 수 있지만, 스펙트럼의 부정적 끝에서, 그리고 부정적 전이 반응들에서의 건강한 감정들은 문제가 되지만, 치료에서 다루어져야 하는 것의 중요성은 이러한 감정들을 갖거나, 표현하는 것이 관계를 위협한다고 믿는 내담자에 의해 인식되지 않고, 표현되지 않을 수 있다. 대조적인 방식으로, 이러한 신념들은 줄곧 치료사를 강력하고, 잠재적으로 거부하는 것으로 다루면서, 치료사에 대한 내담자의 암묵적 관점에 의해 너무 변덕스러우며, 이기적이고, 혹은 내담자가 자신의 감정들을 표현하는 것에 대한 관용을 거부하는 것으로 유지될 수 있다. 이러한 양상의 변형에서, 내담자들은 특정 요구들을 가진 것에 대해 부인하거나, 치료사를 이러한 요구들을 충족시키는데 있어 부적합한 것으로 인식하며, 치료사와 치료에 대해 노골적으로 무시할 수 있다. 이러한 상호의존성을 통해, 내담자는 자신의 행복을 맡긴 누군가에 의해 거부되거나, 배반당하는 것에 대한 두려움을 인식하게 되는 것을 회피하거나, 방어하는 수단으로 치료사를 평가절하 한다.

이러한 이상화 및 평가절하 전이들을 다루기 위해, 치료사는 자신의 관계 실수들 및 잘못된 조치들(즉, 숙련된 치료사인지, 혹은 경험이 있는 치료사인지 여부와 상관없이, 모든 치료사에 의해 저질러지는 "공감 실패"; Kohut & Wolf, 1978)과 연관된 타당한 불만을 기반으로 한 감정들과 자각들을 내담자가 인식하고, 표현하도록 도와야 한다. 동일하게 중요한 것은, 내담자가 다양한 실제 및 지각되는 인격 특성들, 전문적 지위, 치료사에게 기인하는 다른 삶의 이점들을 기반으로 한 감정들을 안전하게 인정하고, 표현하도록 도와야 하는 것이다. 과도한 이상화가 피해 혹은 보복 없이 해체될 수 있을 때, 이는 정서적 표현이 허용될 뿐 아니라, 실제로 건강한 관계의 안정성과 반응성을 강화한다는 것을 보여준다. 이것은 불안정하고, 한쪽의 학대 관계들로 특징지어지는 엄격함 및 처벌 지향들과 직접적으로 대조된다.

화, 분노, 격분

복합 외상을 가진 많은 내담자들은 분노의 감정들을 단절하고, 이러한 것들을 위장된 형태(예, 수동적-공격적 행동, 조작, 신체적 불만, 자기비난, 자해 및 자살 행동)로 대체하고, 표현하는데 있어 능숙하다. 이러한 감정들의 억제 및 그릇된 방향은 주로 폭발적이고, 통제되지 않는 분출에 대한 두려움 및 더 조절된 표현 수단들에 대한 미숙함으로 인한 것이다. 분노한 내담자는 치료사를 무섭게 만들 수 있으며, 치료사는 자기 보호로 거리를 둘 수 있다. 위험이 현저하지 않은 경우, 치료 전략은 우선 분노를 받아들이고, 정당화한 후(종종 이러한 형태의 반응은 내담자에게 "전념하는 것"이다, 내담자는 인정하는 것에 대해, 그리고 낙인찍히거나, 비난을 받지 않는다는 것에 안도감을 경험한다), 경계를 수립하고, 통제를 다시 얻고, 조절된 표현 및 배출 수단들을 찾도록 지원하는 것이다. 자기 조절 기술들의 적용은 자아나 타인들(치료사를 포함하여)에 대해 무차별적으로 배출되는 일 없이, 정서들의 관용과 관리를 지원한다(이 책의 온라인 보충자료에서 자조 자료 및 교재들에서 분노 관리에 대한 연구 참고).

상실과 비통함

앞서 논의된 것처럼, 내담자는 과거와 현재의 상실들에 대한 슬픔, 치료사와의 관계를 포함하여 중요한 관계를 상실하는 것에 대한 두려움을 심화시킬 수 있다. 불행히도, 일부 내담자들의 두려움은 현실이 될 수 있다. 내담자들이 더 건강해지고, 더 강해지고, 더 단호해짐에 따라, 이들은 변화들에 의해 위협을 받으며, 내담자가 "바뀌기를" 원하는 학대 및 방임하는 타인들로부터 초연해지고, 더 자율적이 될 수 있다. 슬프게도, 개인적 성장은 흔들리거나, 끝나게 되는 장기적 관계의 희생을 대가로 이루어질 수 있다. 치료사 및 지원하는 타인들에 대한 의존은 이러한 관계 상실 및 이행 동안 특히 필요할 수 있다.

치료 내에서, 가능할 때마다 특정 이유(예, 전문가 회의, 휴가, 공휴일, 질병, 출산, 응급상황, 및 위기들)로 인한 헤어짐이나 임박한 치료의 끝이 사전에 선언되고, 준비되어야 한다. 많은 내담자들은 이유가 무엇이든, 부정적 감정들이나 결핍들을 과도하게 이해하고, 단절하는 경향에 맞서기 위해, 치료사를 이용하지 못하는 것에 대한 감정들을 확인하고, 표현하도록 반복적으로 격려 받아야 한다. 이러한 감정들이 표면화 될 때, 이들은 아이와 같은, 부적절한 것으로 내담자에 의해 무시될 수 있다(예, "나는 이처럼 느낄 때 마치 우는 아기 같아요, 정말 견딜 수 없어요! 나는 당신이 없는 것에 대해 당황하는 나 자신이 단지 우습게 느껴져요."). 내담자는 확실히 어떤 감정이 나타나든, 특히, 쉽게 부인되거나, 대체되는 분노와 두려움인 경우, 이에 대한 지원과 확인을 필요로 한다. 내담자가 헤어짐에 대해 잘못된 가정들과 오귀인을 갖게 되는 경우, 적절하다고 보이면, 치료사는 부재의 이유들에 대해 사실을 말할 수 있으며("우리 모두는 휴식과 휴가가 필요해요; 나는 이러한 휴식들이 내가 이 일을 하는데 필요한 에너지와 초점을 유지하도록 도울 것이라고 생각해요"), 헤어짐에 대한 자신의 감정들을 공유할 수 있다("나는 우리가 함께 했던 시간과 당신이 그리울 거예요"; "나는 떠나 있는 동안 당신을 잊지 못할 거예요, 그리고 당신도 나를 잊지 못할 거예요; 우리는 서로의 마음속에 계속 있을 거예요"; "당신이 스스로에게 휴식 시간을 줄 수 있도록 나를 모델로 이용할 수 있었으면 좋겠어요."). 내담자들은 빈번하게 치료사의 부재가 보살핌의 중단, 무시, 혹은 잊히거나, 버려지는 것을 뜻하는 것이 아니며(이와 같이 느껴질 수는 있지만), 또한 개인적 혐오나 적대감으로 인한 것이 아니라는 것을 알게 되는 것으로 혜택을 얻는다.

내담자의 두려움은 헤어져 있는 동안 치료사의 안전에 대한 극도의 우려로 반영된다. 이들은 벌로 나쁜 일이 자신에게 닥칠 것이라는 미신을 가질 수 있다. 사고나 불운은 내담자의 사악한 힘을 결정적으로 "입증하는 것"이며, 다른 중요한 관계에서 경험한 상실들을 반복하게 된다. 잘못된 믿음들에 대한 탐구와 노출이 필요하다. 치료사는 다시 돌아가려는 의도에 대해 안심을 제공할 수 있으며, 추가적으로 자신의 통제를 벗어나는 일이 발생하면, 이는 내담자의 잘못이 아니며, 개인에 대한 처벌도 아니라는 것을 추가적으로 언급할 수 있다. 치료사는 비현실적인, 보장될 수 없는, 그리고 개인적으로 통제할 수 없는 약속을 해서는 안 된다(예, "결코 당신을 떠나지 않겠다고 약속해요; 무슨 일이 있어도, 당신은 나를 항상 이용할 수 있을 거예요"; "걱정 마세요, 어떤 나쁜 일도 내게 일어나지 않을 거예요,").

개인화된 치료의 철학과 일치하여, 헤어짐에 대하 개인화된 계획이 필요할 수 있다. 그러나 치료사는 내담자들이 무기력하며, 다른 도움 출처들을 만들거나, 의존할 수 없다는 점을 전달하는 지나치게 배려하고, 구원하는 행동들을 확실히 피해야 한다. 내담자들(특히 애착 방식이 불안정하게 몰두되거나, 혼란스러운 내담자들)은 대부분의 경우, 치료사의 이용 가능성 및 개인적 시간과 관련하여 확실히 구분된 경계들에 따라, 더 독립적이 되고, 치료사 이외에 다른 사람들에게 의존하도록 장려되어야 한다. 다른 한편으로, 헤어짐과 관련된 스트레스는 축소되거나, 무시되어서는 안 되며, 의존성은 취약함이나, 병적인 상태의 징후로 고려되어서는 안 된다. 실제로 안정된 애착을 기반으로 건강한 의존성과 상호의존성을 구축하는 것은 치료의 목표이다(Steele 외, 2010). 조치들은 내담자의 요구에 대한 반응으로, 도움이 되는 전략들 및 선택들에 대한 논의 이후에 선택되어야 한다. 종종, 헤어짐은 너무 힘들어서, 입원이나 부분적인 병원 및 기타 회복 프로그램에 대한 참여가 필요할 수 있다. 치료는 반드시 선택사항은 아니지만, 이러한 선택들은 지지 체계가 없고, 치료사의 부재를 견디지 못하며, 보상작용 상실 없이는 지원을 느끼지 못하고, 수립된 안전 계획의 관점에 따라 기능하거나, 준수할 수 없는 내담자에 대해 고려되어야 한다.

요약

이것은 단지 복합 대인관계 피해와 연관된 잠재적 전이 반응들의 축약된 목록이다. 중요한 소통으로 예상되고, 수용되어야 하며, 개인적으로 다루어져야 하는 내담자의 고유 경험과 특징에 따라 나타날 수 있는 수많은 변형들이 존재한다. 치료 과정에서, 치료 중재들에 따라 내담자들이 단순히 외상 후 전이 딜레마들을 반복하는 것이 아니라 이러한 딜레마들을 인식할 수 있게 될 때, 이들은 학대, 배신, 버려짐, 혹은 착취에도 불구하고 삶에서 영위하도록 만든 적응들과 피해의 대가들을 더 인식하게 된다. 이 지점에서, 내담자들은 보통 충족되지 않는 요구들의 깊이와 넓이에 의해 압도되거나, 두려움을 느끼며, 생존에 대한 삶에 초점을 맞추어 했던 것에 따라 발생한 피해와 놓치게 된 기회들에 대해 분노하거나, 낙담하게 된다. 이러한 실존적 문제들은 복합 외상 생존자들이 완전하고, 정확하게 자신들이 직면한 외상의 문제들과 삶의 경로들 및 삶의 방식들에 따라 만들어야 했던 변경들을 이해할 수 있게 될 때 발생한다. 이러한 경우들은 치료사의 공감이 특히 중요한 치료의 매우 애달픈 시기들이 될 수 있다.

외상 관련 전이 문제들에 대한 인식과 수용은 서서히, 적당한 양으로 다루어져야 한다. 내담자들이 외상에 의해 잃어버리거나, 손해를 입은 것뿐 아니라, 온전하게 남아 있거나, 스스로 발전시킬 수 있는 것, 자신의 관계들, 자신의 삶을 인식하도록 치료사가 돕는 것이 필수적이다. 타당한 경우, 과거와 현재 관계들에서의 불균형이 분석되고, 변화되어야 한다. 일부 관계들은 주로 외상 재현들이나 외상으로 형성된 자신 및 타인들에 대한 신념들을 기반으로 한 관계들이며, 내담자의(혹은 다른 중요한 타인들의) 진정한 자아 및 최선의 이익을 반영하지 못하기 때문에, 더 이상 받아들여지거나, 만족할 수 없게 될 것이다. 따라서 인식에서의 중요한 치료 이득들은 간혹 내담자들을 개인적 관계의 교차로에 둘 수 있으며, 내담자들은 이제야 진정으로 인식할 수 있게 되고, 지원으로부터 혜택을 얻을 수 있게 된 시점에 외로움과 지원받지 못하는 것을 느끼게 될 수 있다. 내담자들은 더 공평하고, 상호적으로 만족스러운 관계들이 발전될 때까지 이 시기 동안 치료에 매우 의존적인 경향을 보인다(이는 2단계에서 치료 이득들을 현재 생활에 적용하는 3단계로 이행되는 동안 가장 자주 일어난다). 지원적이고, 믿을 수 있으며, 의미 있는 관계가 가능한 가족 구성원들과 친구들이 동원되어야 한다. 치료 집단 및 자조 집단은 이러한 어려운 시점에 유용할 수 있으며, 또 다른 성장과 지원의 원천을 제공한다.

역전이 반응들은 복합 외상 과거를 가진 내담자들을 다루는 치료사에게 있어 다음 도전 과제가 된다. 전이 딜레마들과 마찬가지로, 역전이는 제공할 수 있는 정보를 기반으로 평가되고, 분석되어야 하며, 치료를 저해하거나, 이탈하지 않도록 가장 잘 관리될 수 있는 수단들이 결정되어야 한다.

역전이 주제, 문제, 반응들

앞서 관찰된 바와 같이, 전문가들은 대인관계 피해와 외상을 향한 지배적인 사회적 태도들로부터 면역을 가지고 있지 않으며, 또한 반드시 다양한 대인관계 외상의 극단적 형태들(예, 근친상간; Courtois, 2010; 홀로코스트 및 기타 대량학살; Danieli, 1984; 정치적 억압 및 고문; Fischman, 1991; 아동 성추행 및 매춘; Lanning & Burgess, 1984; Farley, 2003; 성 및 다른 형태의 인신매매와 성직자 학대 및 군대 내 학대를 비롯한 기타 형태의 조직 내 남용)에 대한 지식을 가지고 있거나, 이에 대한 훈련을 받은 것은 아니다. 따라서 이러한 것들의 강한 정서적 반응을 확인하고 관리하도록 치료사들을 준비시키는 전문적 훈련이 필요하다. 인간들이(일부는 건강 전문가들이다) 어떻게 체계적으로 타인들을 학대하고, 남용할 수 있는지, 부모들이 어떻게 자식들을 양육하는 대신 착취하고, 방치할 수 있는지 알게 되고, 이에 대해 상세하게 듣는 것은 크게 불안하고, 두려운 것일 수 있다. 긍정적이든, 혹은 부정적이든, 개인적 반응들은 내담자에게, 그리고 치료 과정에 투사될 수 있다. 이 섹션에서는, 역전이에서 비롯되는 치료 및 비 치료 행동들과 함께, 역전이 반응들이 상세하게 설명된다. 이러한 반응들은 임상 문헌, 특히 역전이와 외상, PTSD에 대해 지난 20년에 걸쳐 발표된 문헌에서 발견된 주요 주제들에서 도출된다(Baker, 1997; Bromberg, 1995; Chefetz, 1997; Howell, 2011; Kluft & Fine, 1993; Perlman, 1999; Schwartz, 2000); 그리고 근친상간의 경우 (Courtois, 1988, 2010; Kluft, 1990a, 1990b, 2011; Pearlman, 1999; Pearlman & Saakvitne, 1995).

가트너(Gartner, 1999)는 *역전이*에 대해 "의식적, 무의식적, 실연되거나, 되지 않는, 현실이거나 환상을 기반으로 한, 치료사에게서 비롯되고, *치료사*에게 자리 잡게 되는 환자에 대한 모든 감정들과 반응들"로 설명했다(p. 234; 이탤릭체가 추가됨). 펄먼과 사크비트네(Pearlman, Saakvitne, 1995)는 또 다른 차원, 즉, *내담자의 감정 및 반응들에 대한 치료사의 감정들*을 추가했다. 가버드(Gabbard)의 정의는 또 다른 차원을 추가한다.: "치료사의 과거 갈등들과 환자의 투사되는 측면들이 치료 과정 내에서 특정 상호작용 패턴들을 만들어내는 공동 생성(Gabbard, 1993, p. 13, 이탤릭체가 추가됨)" 브롬버그(Bromberg, 1995)에 따르면(Gartner가 인용함, 1999), 역전이는 치료사에게 "강력한 현재 데이터 원-즉, 환자의 세상으로의 강력한 초대"를 제공한다. 전이와 역전이는 치료 관계의 맥락에서 서로에 대한 반응으로, 서로와 병렬로 발생한다. 이는 확인과 재구성을 가능하게 하는 과정에서, 치료사의 문제들과 과거의 관계 패턴들에 따라 내담자가 실연하는 현재 관계의 직접성과 안정성에서 이루어진다.

베탄(Betan), 하임(Heim), 콘크린(Conklin), 웨스턴(Westen) (2005)은 인격 유형과 관련된 역전이 현상에 대한 경험적 연구에 대해 보고했다. 이들의 분석은 임상의의 이론적 지향과 상관없이, DSM Axis II 병리학에 따라 예측 가능한 방식들에서 연관된 8개의 임상적, 개념적으로 일관된 요인들을 만들어냈다. 이러한 것들은 다음 범주들로 반영된다.: (1) 압도됨/혼란스러움, (2) 무기력함/부적합, (3) 긍정적, (4) 특별한/과도하게 개입된, (5) 성애화, (6) 이탈된, (7) 부모/보호자, (8) 비판적/혹사. 저자들은 치료사들이 내담자의 양상 및 인격 방식(이에 대해 우리는 다시 내담자의 애착 방식을 추가할 것이다)과 관련된 이러한 분류들을 인식하게 되는 경우, 환자에 대한 자신들의 반응들을 치료적으로 이용하고, 진단을 내리게 될 수 있다고 언급했다. 이것은 훈련생과 신입 치료사들에게 특히 필요하다(Newmann & Gamble, 1995).

근친상간의 반응으로 일어나는 광범위한 역전이 반응들에 관한 문헌에 대한 초기 기여에서, 렌쇼(Renshaw, 1982)는 이러한 반응들을 암묵적인 회피, 유인, 공격, 그리고 이러한 것들을 확인하고, 다루기에 유용한 라벨들로 분류했다. 회피는 실제로 존재하는 상황을 부인하고, 이러한 상황에서 탈출하거나, 보지 않는 것을 뜻한다. 외상 회피는 일반적으로 불안, 불쾌감, 혐오감, 두려움, 공포와 같은 정서들을 기반으로 한다. 유인은 관음증, 매혹, 구원 및 과도한 개입, 혹은 각성/모의를 향한 움직임을 함축한다. 공격은 보통 내담자를 포함하여, 관계된 사람들에게 투사되는 외상과 그 증상들에 대한 분노, 혐오감, 책망, 비난으로 동기화된다. 공감적 긴장으로 다루어야 하는 두 개의 문제가 되는 치료사의 입장들이 윌슨과 린디(1994)에 의해 확인되었으며, 이 장에서 앞서 설명되었다. 이는 렌쇼의 범주들과 유사하다.: 하나의 입장에서, 치료사는 회피하고, 이탈하며, 과도하게 견고한 경계들을 수립하며, 이에 따라 내담자를 포기하고, 필요한 반응 및 지원을 제공하지 않는다. 다른 하나의 입장에서, 치료사는 내담자의 요구들, 혹은 내담자 스토리의 상세 내용에 의해 끌리고, 자극을 받는다. 이에 따라 과도한 개입과 흐릿해지는 경계들을 초래하며, 간혹 성적 접촉을 포함한다. 양쪽 입장들은 공격성과 힘의 역학들을 포함할 수 있으며, 경계 침범과 재 피해를 초래할 수 있다. 다음에서 설명되는 모든 역전이 반응들은 이러한 범주들 중 하나 이상에 속한다.

부인과 회피를 초래하는 두려움과 공포

치료사들은 누적된 대인관계 피해와 차후 일어난 재 피해 및 재현들에 대한 과거를 들을 때 공포를 느낄 수 있다. 공포는 두려움을 초래할 수 있으며, 차후에는 상황이 그렇게 최악일 수는 없다는(이렇게 하는 것이 치료사의 정서적 반응과 모순됨에도 불구하고) 치료사의 부인, 절대 꺼내지 않기, 논의에 대한 거부, 주제 바꾸기, 내담자에게 과거로 묻어두고 자신의 삶을 살라고 장려하는 것과 같은 방어적 행동들을 초래할 수 있다. 이러한 반응들은 상황을 악화시키는 것이나 내담자가 미쳐가고 있는 것에 대한 치료사와 내담자의 이해 가능한 두려움으로 동기화될 수 있지만, 이러한 것들은 일반적으로 내담자의 고립과 절망의 증가를 초래한다. 이러한 상황들은 전문적 감독과 자문, 어떤 경우에는 개인 심리 치료를 필요로 한다. 치료사가 자신의 부정적 반응들을 제거하지 못하거나, 통제하지 못하는 경우, 자문이나 훈련을 받으려 하지 않는 경우, 혹은 치료에 참여할 수 없는 다른 개인적 이유들을 가지 경우, 의뢰가 지시된다.

수치심, 동정심, 혐오감

공포와 부인은 내담자와 내담자의 행동들, 특징들, 혹은 증상들로 투사되는 수치심, 동정심, 혐오감의 관련 정서들을 초래할 수 있으며, 이에 따라 부정적 자기인식과 감정들에 기여하고, 강화한다. 이러한 관점에서, 치료사는 (의도적으로, 혹은 무심코) 내담자가 회복 불가능할 정도로 손상되었으며, 타락했거나, 혹은 혐오스럽다는 것을 전달할 수 있다. 이러한 관점은 내담자가 이미 보유하고 있던 관점을 변화시키기보다 입증한다. 치료사의 수치심은 긍정적 자기감 및 능력에 대한 감정들과 대조된다. 수치심은 평가절하 되는 것에 대한 내적 표상을 포함하기 때문에, 치료사들은 수치심에 대한 취약성을 기반으로 한 수치스러운 내담자들과 일치하는, 혹은 보완하는 역전이 동일시를 발전시킬 수 있다(Hahn, 2000). 이들 자신의 수치심은 활성화도리 수 있으며, 내담자의 투사되는 수치심을 내재화할 수 있다. 내담자들은 회피, 후퇴, 자기도취적 자격, 그리고 심지어 치료사에 대한 공격을 통해(결국 치료사는 추가적으로 무능력하고, 부적합하고, 무가치하다는 느낌을 받을 수 있다) 자신의 감정들로부터 방어할 수 있다. 치료사의 측에서 수치심과 평가절하에 대한 개인적 감정들과 관련된 마음챙김이 필요하다. 이것이 적합하지 않은 경우, 자문, 감독, 치료가 권장될 수 있다.

결코 외상을 입은 적이 없으며(혹은 내담자만큼 심각하게 입은 적이 없는), 행복하고, 학대를 받지 않은 어린 시절을 보냈고, "충분히 훌륭했던" 부모님을 두었던 치료사들은 내담자의 경험들과 그 여파들에 관한 이야기를 들을 때 죄책감의 감정들을 갖는 경향을 보일 수 있다. 추가적인 고통으로부터 내담자를 보호하고, 죄책감을 덜기 위한 시도로, 치료사는 외상에 대한 논의를 말리거나, 과도하게 배려하게 될 수 있다. 이러한 후자의 상황에서, 내담자는 연약하고, 특별하게 다루어지며, 지속적으로 특별한 준비들을 필요로 함에 따라, 터커스(Turkus, 개인 서신, 2008)에 의해 "대리 탐닉(vicarious indulgence)"이라고 명명되었다. 두 가지의 주요 문제들은 과도한 반응과 구제로 유발되는 전형적인 죄책감, 혹은 매혹이다. 내담자는 이것을 기대하고 왔으며, 더 많은 것을 원하게 될 수 있다. 치료사는 상승하는 기대, 요구, 필요들에 분개하기 시작한다. 주기적 방식으로 인식되지 않고, 다루어지지 않은 분개와 분노의 감정들은 치료사의 죄책감을 더 고조시키며, 추가적인 과잉 탐닉 및 적대감의 행위들을 초래하게 된다.

혐오감은 역겨움과 반감을 전달하는 강한 정서이다. 혐오감의 표현은 매우 피해를 입히지만, 치료사가 자신을 두려움, 무기력함, 무능력, 수치심과 같은 다른 강력한 감정들로부터 보호해야 하는 경우 최상의 방법이 될 수 있다. 치료사의 측에서 활성화된 반감은 또한 자기 자신의 인정되지 않은 가학증을 관리하기 위한 방법이 될 수 있다. 치료사와 내담자는 서로에 대해 가학적-피학적 역할들, 혹은 세페즈(1997)에 따르면 상호 고문을 실연하는 과정에서 가해자와 학대 피해자로 입장을 전환하게 될 수 있다. 역할들이 확인되고, 변경되는 대신 실연됨에 따라, 내담자와 치료사는 모두 손상을 입게 된다. 명백히, 이것은 치료를 궤도로 돌리기 위해 중재를 필요로 하는 매우 강렬한 상황이다. 해결책 없이 지속적이고, 끊임없는 가학적-피학적 실연들을 지속하는 것보다는 치료를 끝내는 것이 더 나을 것이다.

죄책감과 연관된 무력감

치료사의 죄책감은 또한 내담자의 경험을 해결하지 못하는 무력감의 느낌과 모두 사라지게 하거나, 다치게 하는 것을 멈추게 할 수 있는 "마법의 힘"을 가지지 못한 것에서 비롯된다. 치료사는 표면적으로 내담자가 추가적인 정서적 고통을 피하도록 하기 위해, 외상에 대한 상세한 논의를 회피함으로써 이러한 무력감을 방어할 수 있다. 치료사는 과거나 과거의 영향을 해결할 수 없지만, 영향을 확인하고, 받아들이고, 처리하는데 있어 내담자를 지원하고, 동반할 수 있으며, 이 과정에서 매우 다른 대인관계 경험을 갖게 될 수 있다. 이렇게 하기 위해, 치료사는 얼마나 두렵든, 혹은 끔찍하든, 내담자의 관점에서 탐구하고, 이해할 만큼 충분히 상세하게 외상에 대해 알아야 한다. 그러나 EMDR과 같은 일부 기법들은 내담자가 언어보다는 심상으로 이를 수행하도록 돕는다. 이차 비밀에 대한 앞선 섹션에서 설명했듯이, 간혹 가장 큰 영향력을 갖는 것은 가장 긴밀하게 보호되어 온 비밀들이나 외상의 가장 수치스러운 측면들이다. 따라서 이러한 것들이 밝혀지고, 논의 및 처리를 위해 공개되어야 한다. "감염을 제거하는 것"에 대한 비유는 치료사가 내담자에게 추가적으로 상처를 입히는 것에 대한 두려움으로 인해 세부 내용으로부터 물러나는 경향을 상쇄하는 과정에 대한 근거를 제공한다.

이것은 4장에서 6장에서 제시된 중재들이 신중하게 순차적으로 배열되어야 하며, 내담자들이 세부 내용을 제공하고, 외상에 접근하고, 처리하도록 요청 받을 때 속도를 맞추어야 한다는 것을 말한다. 단계 지향 모델에 따라, 외상에 대한 사실 정보는 우선 정보의 기준선을 제공하기 위해 평가 동안 요청된다. 사실과 연관된 정서들은 내담자가 비교적 안전함과 정서 조절 능력을 달성한 이후 상세하게 탐구된다. 치료사의 신중한 질문과 지속적인 지원은 스토리가 이야기 되고, 분석될 수 있도록 중요한 역할을 한다.

분노

외상의 세부 내용은 학대와 피해, 그리고 다양한 참여자들 및 상황들(가해자(들), 수동적 방관자들, 공모자들, "체계", 문화적, 민족적 신념 및 전통, 여성들에 대한 성차별과 지위, 학대하는 성직자를 신고하기보다 지원하는 종교, 의료 및 보험 체계들과 절차들, 도움을 주거나, 지원하지 않는 동료 등)에 대한 분개와 분노를 자극할 수 있다. 매우 비논리적으로, 이러한 감정들은 상황에서 자신의 무력함으로 인해, 더 구체적으로는 자신이 치료사에게 이를 공개해서, 치료사가 정서적 괴로움을 느끼게 만드는 것으로 인해, 어떻게든 학대 및 다른 피해를 불러왔다고 보는 내담자에게서 나타날 수 있다. 누군가 일어난 일에 대해 분노한다는 것을 생존자가 알게 되는 것도 치료 효과가 있을 수 있지만, 치료사는 분노를 내담자에게 분출하지 않도록 주의해야 한다(피해자 비난). 이는 외상 내담자들에게 매우 익숙한 사회적 반응이다(이차 피해: 제도적 외상). 치료사가 개인적 분노를 가져야 하는 것은 상처 그 자체이다. 그리고 누군가 자신의 경험에 대해 분노의 감정들을 가지고 있다는 것을 들으면서 내담자가 어떻게 반응하는지 주의를 기울여야 한다. 내담자가 이를 들을 수 있고, 받아들일 수 있게 되기 전에, 조기에 표현하지 않도록 주의가 필요하다. 감정들이 분노로 고조되거나, 조절되지 않는 경우, 이러한 반응들은 치료 외부에서 전문적 동료들의 자문이나 감독, 혹은 개인 심리치료로 다루는 것이 가장 좋다.

전이를 통해서든, 혹은 도리스의 사례에서 본 것처럼 치료사의 보살핌에 대한 직접적 이의제기를 통해서든, 분노 및 다른 부정적 정서들을 치료사에게 투사하는 것은 보완적 분노와 보복을 포함하는 강한 역전이들을 유발할 수 있다. 치료사는 잠재적 가해자로서 확인되는 것과 학대하는 타인들과 비교되는 것에 대해 분노를 경험할 수 있다. 치료사는 또한 반복적이고, 일관적이지만, 신뢰를 증명하기에 헛된 노력들(그리고 잠재적으로 한층 더 노력한 이후) 이후 분노를 느낄 수 있다. 어떤 경우에, 생존자 분노의 강도는 너무 압도적이어서, 치료의 교착상태를 초래할 수 있다(Pearlman & Saakvitne, 1994). 치료사가 내담자의 투사되는 분노와 부정적 전이 반응들을 인재하지 못하거나, 자신의 역전이 분노를 이해하고, 대처하지 못하는 것은 궁극적으로 내담자와의 소원함과 내담자의 거부, 그리고 치료의 조기 중단을 초래할 수 있기 때문에, 지속적인 모니터링과 자문의 필요성이 강조된다.

비통함과 애도

복합 외상과 연관된 상실들은 측정되지 않지만, 많은 치료사들은 개인적으로 이러한 것들에 반응하며, 내담자에게 일어난 것과 수반된 모든 상실들에 대해 슬퍼한다(Boniello, 1990). 이것은 일반적인 경우이지만, 자신의 외상 과거, 특히 복잡한 사별이나 모호한 상실의 과거를 가진 치료사들, 혹은 최근 상실에 직면한 치료사들은 특히 영향을 받게 될 수 있다. 다른 정서들과 마찬가지로, 내담자들은 치료사가 자신에게 일어난 일에 대한 자신의 비통함과 슬픔을 공유할 때 혜택을 얻을 수 있다. 이러한 반응들은 애도할 수 있는 다른 장소들이 별로 없기 때문에, 내담자의 비통함에 대한 지원을 제공한다. 그러나 비통함과 애도 반응들은 추가적으로 내담자에게 부담을 주는 것에 대한 주의로 세심하게 모니터 되어야 한다. 치료 밖에서 논의를 필요로 할 수 있는 다른 개인적 반응들과 마찬가지로, 자문, 감독, 혹은 치료가 요구될 수 있다. 집단 치료 및 기타 지원 집단들은 외상 관련 상실들에 의해 슬퍼하는 내담자들이 유사한 경험 및 반응들을 가진 타인들과 함께 애도할 수 있는 추가 맥락이다. 6장에서 설명된 바와 같이, 모호한 상실들과 복잡한 사별은 종종 인정과 지원을 받는 공유 맥락이 결여된다.

연약한 피해자; 자족하는 생존자

전적으로 내담자를 피해자로 보는 관점은 보통 과도한 보호 및 구원(보상하려는 시도에서)을 초래하면서, 동시에 내담자에게 그가 무기력하고, 무능력하다는 관점을 전달한다. 내담자의 약함에 대한 과도한 강조는 단락 기술 구축, 정서 처리, 외상 숙달의 측면에서 그의 장점, 회복력, 능력들을 무시하는 것이다.

정반대의 관점에서, 복합 외상을 가진 내담자는 "수퍼 생존자", 즉, 뛰어난 회복력, 지능, 대처 능력들, 자족을 통해 특별함을 성취한 영웅으로 여겨질 수 있다. 이러한 입장은 내담자의 개인적 회복력에 대한 비현실적 찬양과 견뎌낸 것과 연관된 고통의 관련된 경시로 인해 문제가 된다. 이는 이러한 능력들이 발전된 이유들에 대한 적합한 인식을 제공하지 않으며, 또한 매우 "용감하고", "능력 있는" 것에 대해 대가를 지불하지도 않는다. 이러한 관점을 가진 치료사는 정서적 탐구와 믿을 수 있는 타인들과의 상호의존성을 말리면서, 방어와 자족을 강화하는 경향이 있다.

모두에게 일어나는 외상

이와 관련된 반응은 외상이 보편적이며, 대부분의 성인들과 아동들이 외상 노출이나 경험들을 갖는다고 강조함으로써, 내담자의 고유 경험을 축소하거나, 사소하게 만든다. 이것이 해당되는 경우도 있을 수 있겠지만, 이러한 관점은 모든 피해가 동일하거나 유사하다고 가정하며, 유형, 정도, 강도, 지속기간, 주관적 경험 및 반응 등에서의 본질적 차이들을 무시한다. 이러한 선험적 관점을 가진 치료사는 생존자의 경험에 대해 안다고 추정하며, 이를 기반으로 내담자의 과거 및 개인적 의미의 세부 내용에 대한 논의를 조기에 배제한다.

언어 사용

치료사와 내담자는 침묵의, 간접적인, 부정확한 언어를 사용함으로써 외상 경험의 현실을 방어할 수 있다. "접촉" "성적 경험" "유혹" "성적인 일"과 같이, 이러한 중성화된 용어들은 내담자가 보고하는 강압, 학대, 공격, 강간, 폭력, 지배를 최소화할 수 있다. 일부 내담자들은 특정 방향이나 정확성을 가진 용어들로 무슨 일이 일어났는지 설명하지 못하며, 가장 정확하거나, 기술적인 단어의 사용을 거부한다(예, 강간, 근친상간). 처음에 치료사가 내담자의 침묵의 언어를 사용하는 것이 바람직하지만, 시간이 흐름에 따라 더 직접적이고, 정확한 용어를 사용하는 것이 권장된다.

대조적인 상황이 직접적인 단어와 문구("강간" "섹스"와 같은 단어들, 그리고 신체 부위들에 대한 정확한 언어)를 사용할 수 있는 내담자들, 그리고 일어난 일에 대해 생생하게 묘사할 수 있는(간혹 이것은 치료사에게 충격을 안기고, 치료사의 "유지하는 능력"과 상세 내용을 견디는 능력을 시험해보기 위해 시도된다) 내담자들에게서 일어난다. 치료사는 직접적 단어와 생생한 묘사가 너무 불편하다는 것을 발견할 수 있으며, 이를 방어하기 위해 언어적 둔화(language blunting)가 사용된다. 치료사는 내담자의 용어들을 더 잘 사용하며, 이렇게 함으로써 현실, 세부내용, 추악함에서 피하지 않겠다는 의지를 보여준다. 치료시간 외에 감독관들 및 동료들과 이러한 불편한 감정들을 공유하거나, 해소하는 것이 더 좋다. 간혹, 치료사는 특히 정기적으로 정보를 축소하거나, 은폐하는 내담자에 대해, 정확한 언어 및 기술들을 도입해야 할 것이다.

특권적 관음증

특권적 관음증은 특히 극단적이고, 성적이고, 금기 행위들을 포함하는 피해의 세부내용에 대한 과도한 관심과 호기심을 뜻한다. 더 일반적 형태에서, 치료사는 일탈적이고, 비정상적이거나, 금지된 사건들 및 행동들에 연루된 것으로 인해 내담자를 호기심의 대상으로 다룬다. 이는 내담자로 하여금 사건을 더 일탈로 느끼게 만든다(조종 근친상간 학대의 경우에서 [Courtois, 2010]). 더 특정 형태에서, 치료사는 다른 문제들에 대한 유사한 관심 없이, 성적 측면들과 내용들에 과도하게(간혹 전적으로) 초점을 맞춘다. 이러한 반응을 경험한 내담자들은 가장 친밀하고, 가장 치욕스러우며, 모멸적인 성적 측면들의 세부 사항을 얘기하는 것에 대해, 그리고 지속적으로 이러한 것들을 향하는 것에 대해 압박감을 느끼게 된다고 설명한다. 치료사는 황홀함이나 감질 나는 것을 발견하게 되지만, 이는 내담자로 하여금 대상화되고, 부당하게 이용당한다고 느끼게 만들며, 따라서 재 피해를 당하게 된다. 이러한 반응들은 치료사의 비밀스러운 만족 및 관련된 수치심(혹은 수치심 없음)으로 인해 감독이나 자문에서는 숨겨지거나, 제시되지 않을 수 있다. 과도하게 자극되거나, 호기심을 느낀다고 인정하는 치료사는(특히 외부 지원이 없거나, 혼자서 수행하는 경우, 혹은 개인적 위기에 시달리는 경우) 동료의 자문과 감독이 필요하다(그리고 개인 심리치료도 가능하다). 이러한 반응들을 숨기는 것은 이러한 반응의 강화로 이어질 수 있으며, 최악의 경우에는, 성 범죄 및 기타 강압적이고, 침해적인 행위들을 초래하게 된다.

관계의 성애화

2장에서 논의된 바와 같이, 성인 생존자들의 성적 후유증은 성적 관심의 완전한 둔화에서 무차별적이고, 강박적인 성적 행동에 이른다. 스펙트럼의 한쪽 끝에서, 일부 생존자들은 성적으로 순진하고, 미숙하거나, 폐쇄적이다. 다른 쪽 끝에서, 일부는 매우 성적이며, 유혹적이고, 성적으로 중독되거나, 혹은 강박적 성애화로 조건화 되거나, 강해지고, 통제하기 위해, 그리고 관계를 발전시키고, 유지하거나, 관계를 비하하기 위한 수단으로 성을 사용할 수 있으며, 혹은 자기 위로 및 지속적인 고통을 둔화시키기 위해 이용한다. 불행히도, 양쪽 극단들은 치료사의 마음을 사로잡을 수 있다. 순진하고, 미숙하거나, "성욕 부진인" 내담자는 성적 접촉을 성교육이자, 긍정적 학습 경험(문헌에서 "사랑의 치유"로 알려진)으로 합리화할 수 있는 치료사에게 보호와 교육 성향을 유발할 수 있다. 성적으로 조숙하고, 강박적이며, 문란한 성애화된 내담자는 "섹슈얼리티를 초래하며", 성과 정서, 힘과 통제, 혹은 공격성을 혼동하고, 치료사를 포함한 타인들과의 접촉을 색정화한다. 그리고 이것은 "고치거나", "만족시키라는" 유혹적인 제안이 될 수 있다. 중간 지점은 치료사와 내담자 사이에 견인이 발전하는 경우, 열병과 로맨틱하고, 성적인 감정들, 갈망들을 초래하게 되는 것처럼 마찬가지로 문제의 상황을 만든다. 이러한 것들은 다이애드의 문제들을 초래하지만, 더 쉽게 공개되며, 극단적인 경우들보다 더 쉽게 관리된다.

치료에서 성적 위반(특히 근친상간을 포함하여)의 경험들을 공개하는 것은 치료사로 하여금 흥분되고, 금기 활동에 관계된 것에 의해 내담자를 성적으로 흥분시키고, 각성시키는 것으로 보게 만들 수 있으며, 추가적으로 내담자를 학대의 원인으로 볼 수 있다("그/그녀는 아이로서 너무 즐거워했고, 섹시했고, 도발적이었어. 누가 거부할 수 있었겠어?). 이러한 입장은 더 오래된 전문 문헌에서 발견된다(Courtois, 2010). 치료사는 또한 내담자를 존중을 받을 만하지 않은, 대신 학대가 마땅한 "제멋대로이거나, 손상된 것으로" 볼 수 있다. 이러한 관점은 성적 재 피해 및 성적 행동화, 난잡함, 매춘, 혹은 내담자가 치료사 및 타인들에게 보고하거나, 시련하는 기타 부적응에 의해 강화될 수 있다. 매우 성적인 경험들, 재현들, 재 피해에 대해 알게 되고, 이러한 것들이 치료 관계에서 돌연히 일어나는 것은 모두 치료사의 내담자에 대한 인식과 예상들의 형성에서 역할을 하게 될 수 있으며, 사려 깊게 다루어지고, 관리되지 않는 경우, 그리고 경계들이 수립되고, 관리되고, 주장되지 않는 경우, 큰 피해를 초래할 수 있다.

이러한 생각들은 치료사의 개인적 문제들과 연관된 취약성, 병적 특징과 함께, 불행히도 내담자의 표면적 순응, 학습된 무기력, 과도한 의존, 해리 방식, 강박적 성애화, 결핍, 이상화(그리고 심지어 공격성이나 힘)와 결합될 수 있으며, "최악의 상황"을 만들어낼 수 있다. 전이와 역전이에 대한 이해와 관리 없이, 관계는 쉽게 성적인 것이 될 수 있으며, 치료사는 이러한 발행에 대해 합리화를 만들게 된다(예, "성적인 만남이 치료를 촉진시켰다"; "성적 교제는 학대보다는 치료사의 측에서 사랑과 다정함을 보여주기 때문에, 교정적 정서 경험이다"; "치료사와의 성적 교제는 실제 성 치료를 구성한다."; "내담자는 충분한 관심을 필요로 한다."; "내담자는 유혹적 방식으로 행동하고, 옷을 입는 것에 열중하기 때문에 성적 만남을 원하는 것이다."). 이 모든 합리화는 치료사에 관한(그리고 학대하는 다른 전문가들에 관한) 문헌과 소송 및 위원회 청구들과 관련된 글에서 볼 수 있다.

유감스럽게도, 심리 치료에서 성적 관계는 심각한 윤리적, 전문적 위반에 해당한다는 사실에도 불구하고, 매우 정기적으로 일어난다. 연구는 여성 근친상간 생존자들이 다른 여성 내담자들에 비해 수치상 치료에서 남성 치료사에 의해 성적으로 학대 받는 비율이 높다는 것을 수립했다(Armsworth, 1989; De Young, 1981; Kluft, 1990a, 1990b). 동성 내담자와 치료사들 사이에 성관계는 덜 일반적으로 인식되지만, 이러한 접촉은 아직 발견되지 않은 다수의 사례들에서 발생했을 가능성이 있다. 관련된 힘의 차이와 이러한 관계에 내재된 신뢰의 위반에 의해(다른 현저한 역학들 사이에서), *치료사에 의한 성적 학대는 신뢰와 안전을 반하고, 치료의 목표일 외상의 숙달에 반하는 원래 외상 범죄의 요점을 설명한다.* 내담자는 또 다른 중요한 관계의 배신 외상으로 고통 받으며, 자신의 "사악한 색정화"와 함께, 신뢰할 수 없음과 권한을 가진 인물들의 부패성에 대한 추가 증거를 받게 된다. 셰페즈(1997)는 성애 전이와 역전이의 잘 인식되지 않는 차원을 관찰했다.: 힘과 통제를 수반하는 겨우, 매우 가학적 피학적일 수 있다는 것이다. 이러한 시나리오에서, 치료사와 내담자는 상호적으로 힘의 역학을 실연하며, 각각은 교대로 가해자 혹은 피해자의 역할을 맡게 된다. 이것은 전이와 역전이에서의 역할 실연에 관한 다음 섹션에서 더 상세하게 논의된다.

안정된 섹슈얼리티를 가지고 있으며, 견인과 힘의 문제들을 다루고, 살펴보는 치료사들은 피해를 입은 내담자와 동일시 될 수 있으며, 적합한 행동을 모형화할 수 있다. 이와 함께, 생존자 내담자는 적합한 성적 경계들이 유지되고, 성이 정서 및 공격성과 구분되는 보살핌의 관계를 경험할 기회를 갖게 된다. 현재 치료사들에 의한 내담자들의 성적 학대 역학, 모든 정신건강 및 의학 전문직들에서 주요 윤리적 위반, 많은 관할권들에서의 범죄에 대한 많은 정보를 이용할 수 있다. 브리지스(Bridges, 1994), 가버드(Gabbard, 1989), 포프(Pope, 1990, 1994), 그리고 포프와 보호트소스(Bouhoutsos, 1986)는 대부분의 정신의학 훈련이 성적 견인을 포함하여 치료사-내담자 견인의 주제를 다루지 않는다는 것을 발견했다. 따라서 훈련생과 치료사들은 종종 직접 내담자에 대한 자신의 견인, 치료사에 대한 내담자의 사랑과 매력의 표현들, 혹은 내담자나 치료사의 노골적인 제의나 유혹에 어떻게 대응해야 하는지 판단한다. 포프(Pope, 1994)는 이러한 실수를 다루고, 필요한 훈련과 논의를 제공하기 위해, *치료사와의 성적 관계(Sexual Involvement with Therapists)*라는 책을 썼으며, 그와 그의 동료들은 *심리 치료에서 성적 감정들(Sexual Feelings in Psycotherapy)*라는 책을 썼다(Pope, Sonne, & Holroyd, 1993). 미국 심리학 협회에서 심리 치료에서 성적 감정들에 관한 교육 비디오테이프를 이용할 수 있으며, 이것은 보고, 반응할 수 있는 자극 임상 삽화들을 제공한다. 또한 자극 질문들을 제공함으로써 논의의 기회들을 제시한다.

보호의 동일시, 실연, 일반적 전이-역전이 역할과 입장들

투사적 동일시

투사적 동일시는 내담자가 소통하는 또 다른 방식이다. 이러한 암묵적, 무의식적 과정을 통해, 내담자는 자신의 단절했던 측면들과 개인적 경험을 치료사에게 투사한다. 치료사는 "정서적 부하-전달자(emotional load-bearer)"가 되며, 내담자 자신의 감정 상태들과 반응들, 신체적 반응들을 통해 내담자에 대해 많은 것을 알게 될 수 있다. 앞서 논의되었듯이, 치료사들은 내담자의 경험 내에 들어가게 도리 수 있으며, 실제로 내담자가 인식하지 못하거나, 정기적으로 단절시키고, 대체하거나, 부인하는 감정들을 느낄 수 있다. 치료사에게 있어 불안한 것일 수 있지만, 이는 내담자가 치료사에게 투사된 것을 "알게" 될 수 있는 또 다른 관계 과정이다.

실연

치료사는 투사적 동일시, 실연, 전이-역전이 내에 포함된 해리된, 외상 후 내담자들의 무의식적 소통을 어떻게 이해하고, 어떻게 잘 이용할 수 있는가? 베이커(Baker, 1997)는 양 파트너들이 스텝과 움직임을 배우고, 시간이 흐름에 따라, 동조되고, 자동적이 되는 댄스 과정을 비유했다.:

> 이것이 얼마나 치료 과정과 유사한가. 이는 우리가 치료사로서 말과 인지를 넘어서는 상호작용들의 측면들을 얻기 위해 노력하는 것, 치료사와 환자가 "댄스"를 통해 새로운 수준의 이해를 달성할 수 있는 것과 같다. 이것은 말이 없는 앎의 영역으로, 투사적 동일시와 실연의 경험 및 차후의 이해를 통해 역전이가 발생한다. 실연들은 파괴적일 수 있지만(빈번하게 시작하는 치료사는 실연을 조심하라는 충고를 듣는다), 나는 많은 실연들이 단지 구성적이지 않으며, 환자의 세상에서 환자와 함께 있게 될 수 있다는 점에서 중요하다(p. 214).

베이커는 또한 치료사가 실연을 필연적인 것이자, 발달 과정에서 일찍이 피해를 입은 것에 따라 원시적 운동감각 방식을 통해, 진심으로, 그러나 암묵적으로 소통하는 내담자에 대한 설명으로 이해한다고 제시했다. 외상은 내담자의 "올바른 마음"에, 소리 없는 공포의 조건들에서, 경험과 감정들을 설명하거나, 공식화하기 위한 말없이, 신체적 각인들을 남긴다.

실연들은 이러한 내적 경험들을 행동으로 표현한다. 왈린(Wallin, 2007)은 실연에 대해 다음을 포함하는 것으로 설명했다.:

> 행동-언어와 비언어 행동을 포함한다. 그러나 실연들이 언어로 발생될 때조차(종종 치료에서 그러하듯), 이것의 본질적 의미는 말이 아니라, 단어들이 실제로 행하는 것에 의해 생성되는 비언어 서브텍스트에 놓인다.
>
> 전이-역전이의 실연에서 언어적, 비언어적으로 실연되는 것은 바로 특별한 종류의 관계이다. 이는 부모-자녀 관계이거나, 혹은 로맨틱한 관계, 동지들이나 적들의 관계, 안전하다고 느껴지는, 혹은 아주 위험하다고 느껴지는 관계일 수 있다. 두 명의 고유한 개인들의 상호작용에서 수행하는 것에 따라, 변형들은 아마도 제한이 없을 것이다...
>
> 실연은 상호작용에서 발생하는 시나리오들이다. 말하자면, 환자의... 그리고 치료사의... 무의식적 요구들과 취약성들에 대한 시나리오이다...
>
> 실연에서, 치료사가 보여주는 세상의 측면들, 즉, 원래 애착 경험들의 유산은 무의식적으로 활성화되고, 실행된다. 정확히 동일한 것이 환자의 경우에도 해당된다...
>
> 실연이 지속적으로 인식 밖에서 전개되는 정도에 따라, 이것들은 보통 경험될 수 있는 것과 이해될 수 있는 것에 한계들을 부과한다.; 이러한 식으로 실연들은 덜 포용적이고, 덜 협력적인 치료 대화를 만든다. 그러나 실연들이 인식될 수 있는 정도에 따라, 실연들은 매우 중요한, 아직까지 인식되지 않은 환자와 치료사의 측면들과 이들이 공유하는 관계에 대한 접근을 제공할 가능성을 갖는다(pp. 270-271).

실연들은 특히 그 의미가 알려지지 않고, 인식되지 않고, 탐구되지 않은 경우, 반복적일 수 있다. 이러한 실연들은 외상 경험들, 혹은 더 특별하게는 치료 다이애드의 완전히 발달한 재현들을 포함한다. 관계의 다른 측면들과 마찬가지로, 이들은 과거에서 보여주는 것에 대한 회복으로서, 확인되고, 논의되고, 사용될 수 있다. 이들의 역할로 인해, 치료사들은 논의와 해석을 위해 특정 실연을 파악하고, 이를 내담자의 주의에 가져오고자 시도함에 따라, 참여자의 입장에서 참여자-관찰자의 입장으로 이동한다. 이러한 식으로 관계에서의 새로운 정보와 새로운 존재 방식들이 내담자에게 열린다.

8개의 공통적인 전이-역전이 입장들

데이비스와 프롤리(Davis and Frawley, 1994)는 다음과 같이 확인했다.:

> 8개의 관계적 입장들은 4개의 관계 매트릭스들에서 표현되며, 치료사와 생존자에 의해

> 심리 분석(그리고 다른 형태의 치료에서)에서 반복적으로 발생하는 전이와 역전이에서 교대로 실연된다. 이러한 입장들은 다음을 포함한다.: *(1) 무관심한 비 학대 부모와 방임된 자녀, (2) 가학적 가해자와 무기력하고, 무력하게 분노한 희생자, (3) 이상화된, 전능한 구원자와 구원을 요구하는 자격을 갖춘 아이, (4) 유혹하는 사람과 유혹되는 사람*(p. 166; 이탤릭체는 저자들이 사용함)

이러한 8가지 입장들이 전이 및 역전이의 모든 가능한 양상들을 설명하는 것은 아니며, 다른 복합 외상 하위인구집단들에 따라 변화할 가능성이 있다(예, 난민과 정치적 억압의 생존자들). 그러나 이러한 입장들은 복합 외상 생존자를 치료하는 치료사가 익숙해져야 하는 충분한 규칙성을 가지고 발생한다. 이들은 9장에서 설명되는 애착 입장들 및 발현들과 양립되며, 또한 이 장의 전반부에서 설명된 전이 주제들과도 양립된다. 함께 사용될 경우, 이러한 입장들은 내담자와 이들이 치료 과정에 걸쳐 참여하는 관계의 "춤"에 대한 치료사의 이해를 심화시킨다. 우리는 여기에서 가장 뚜렷한 발현들을 다루었다. 추가 논의의 경우, 독자는 데이비스와 프롤리(Davis and Frawley, 1994)를 참고하면 된다.

보지 않는, 무관심한 부모와 보이지 않는, 방임된 자녀

이 저자들에 따르면, 이러한 전이-역전이 패러다임은 종종 먼저 복합 발달 외상의 치료에서 나타난다. 대부분의 아동 학대와 대인관계 외상은 인식되지 않으며, "보이지 않고", 혹은 반응되지 않는다. 학대를 당한 아동과 이후 성인의 내적 세계의 한 측면은 방임하고, 도움을 주지 않으며, 무반응적인 부모와 보이지 않고, 방임되고, 학대당하는 자녀 사이의 관계이다. 전이-역전이 내에서, 내담자는 치료사가 투사적 동일시에 따라 보완적 역할을 실연함에 따라, 순차적으로 관계 시나리오들의 한쪽, 혹은 양쪽 측면들을 실연한다. 한쪽의 극에서, 이 내담자는 부모와 동일시되며, 후퇴하며, 차례로 원치 않는, 단절되는, 방임되는 느낌을 갖는 치료사와 거리를 둔다. 다른 극에서, 내담자는 부모에게 그랬던 것처럼 치료사에게 반응하는 보이지 않고, 방임되는 자녀이며, 치료사는 부모의 입장을 복제하며 내담자에게 어떤 자비심도 갖지 않는다. 이는 표면적으로 순응하는 내담자에게서 유발될 수 있으며, 내담자는 치료사를 만족시키거나, 보살피려 함에 따라, 추가적으로 버려지지 않기 위해 보이지 않도록 노력하며, 동시에 내담자의 요구는 방임된다.

가학적 가해자와 무기력하고, 무력하게 분노하는 피해자

학대와 보살핌을 번갈아 가며 하는(공격적 애착/혼란스러운 애착) 부모에 대한 애착과 연관된 양면성은 이 관계의 패러다임에서 나타난다. 한쪽 입장에서, 내담자는 부모/가해자와 동일시되며, 경계들을 밀어버림으로써 치료사를 통제하고자 시도하며, 치료사의 신체적, 내적/정신적 공간을 침입하거나, 침투한다. 치료사는 치료시간들에 대한 예상에서 불안, 불편함, 두려움을 경험할 가능성이 있으며, 내담자를 만족시키거나, 달래고자 노력하며 과도하게 관심을 갖거나, 비현실적이고, 특권적 요구들일지라도, 내담자의 요구에 반응적이 될 가능성이 있다. 이러한 식으로, 치료사는 내담자가 학대를 피하기 위해 아이처럼 행동하는 것만큼, 내담자의 요구들을 만족시키거나, 상쇄하고자 시도한다. 자기 파괴성은 가학적으로 위협하고, 치료사에게 피해를 입히면서, 가해자와 동일시하는 또 다른 방식이 될 수 있다(일부 치료사는 내담자의 요구에 대한 두려움과 조절장애 및 보상작용 상실의 가능성, 혹은 자해, 자살충동, 행동화 등에 대한 두려움으로 인질이 된다고 설명한다). 스펙트럼의 다른 쪽 끝에서, 치료사는 내담자에게 공격적인 모습이 될 수 있다. 이는 무력한 피해자의 입장에서, 가학적인 가해자의 입장으로의 전환을 포함하며, 이제 무력한 아이보다 강력한 가해자와 동일시를 포함하는 가학적 피학성을 유발한다. 앞서 설명된 것처럼, 어떤 경우에 이는 가해자와 동일시되며, 원래 피해를 재현하는 내담자와 치료사 사이에 성적, 강압적 접촉을 초래하며, 완전한 재현이 되기도 한다.

이상화된, 전능한 구원자와 자격을 갖춘 아이

치료사는 이상화하고, 필요로 하는 내담자에게 전능한 구원자의 역할을 하기 위해 강력한 영향력을 느낄 수 있다. 이러한 반응은 도와주는 전문가가 되는 것과 동반되는 정직하게 가정된 역할이 될 수 있다. 그러나 또한 이것은 자신을 필요로 하고, 인정하는 것에 대한 치료사의 과도한 만족에서 조래될 수 있다. 또한 치료사가 과도하게 인지적 방식으로 치료사를 다루며, 과도하게 지적이거나, 전문적이 되도록 초래할 수 있다. 인식되지 않거나, 다루어지지 않는 경우, 이는 앞서 설명된 자격을 강화하는 대리 탐닉을 초래할 수 있다. 또 다른 변형에서, 이는 또한 내담자가 아이로서 가해자를 달래기 위해 했던 것을 모방할 수 있으며, 혹은 내담자가 치료사를 보살피고, 치료사에게 반응하는(혹은 충족시키는) 것으로 자신이 구원자가 되고, 치료사가 구원 받는 사람이 되는 시나리오를 재현할 수 있다.

유혹자와 유혹 받는 사람

내담자들(특히 관계가 발전한 이후(문헌에서 "길들이기"로 언급되는) 학대를 받은 내담자들)은 상호작용에서 치료사에게 친절하게 행동할 수 있으며, 매우 즐겁게 만들고, 특별한 관심을 제공하거나, 유혹적으로 행동할 수 있다. 내담자는 말 그대로 자신이 관계에 어떻게 끌려 들어갔는지를 재현하는 것이며, 관계를 "수행하는" 방식에 관해 알고 있는 것을 보여주는 것이다. 치료사들은 스스로 동일하게 반응하며, 이 내담자의 치료시간들을 기대하고, 상호 유혹의 과정에서 내담자와 유사하게 되어가는 자신을 발견하게 될 수 있다. 적합한 경계들이 유지되는 경우, 이러한 감정들이 인정되고, 인간 상호작용의 정상적인 것으로 받아들여질 수 있다. 그러나 내담자는 자신들이 부당하게 이용당하는 상황들과 진실하고, 상냥한 상황들을 구별하는 치유적 기회를 갖게 된다. 치료사와 내담자는 자신들이 서로에 대해 갖는 긍정적 존중과 견인의 감정들을 즐길 수 있게 될 수 있다. 이는 건강한 부모-자녀의 오이디푸스 구성들에서 발생하는 것과 유사하다. 이것의 해결은 건강한 분리와 개인화를 가능하게 한다. 유대 관계와 안전한 관계에서 이것의 표현과 인정은 내담자를 치유시키고, 다이애드의 양 구성원들을 크게 만족시킬 수 있으며, 이는 복합 외상 치료의 고된 작업의 혜택과 보상이 될 수 있다.

결론

여기에서 제시되는 것처럼 매우 조직화되고, 선형적인 관계 주제들과 패러다임은 드물다. 실생활의 관계들과 상담실 내부의 관계들은 훨씬 더 다양하며, 복잡하다. 그럼에도 불구하고, 여기에서 검토된 전이, 역전이, 실연, 투사적 동일시가 치료에서 조명되는 경우, 이러한 것들에 대한 지식을 가지고 있는 치료사는 이러한 것들을 예상하고, 관리하기 위해 더 준비하게 될 것이다. 추(Chu)는 외상 치료의 함정들에 관한 자신의 1988년 글에서 이에 대해 매우 정확하게 썼다.: "이러한 것들에 대한 지식이 발생을 막지는 않지만, 치료사가 사전에 알 수 있도록 하며, 이러한 문제들에 대해 큰 불안을 갖기 않게 되고, 훨씬 더 빠르게 벗어날 수 있도록 한다."(Chum 1988, p. 26) 따라서 이는 외상 및 애착 기반 반응들과 역 반응들, 전이와 역전이, 투사적 동일시와 실연의 경우에도 마찬가지이다. 이들에 대한 사전 지식을 가진 치료사는 이를 예상하고, 이해하는 수단을 갖게 되며, 수렁에 빠지지 않게 될 가능성이 높고, 따라서 내담자의 증가된 자기인식과 증상 해결을 위해 조기에 이러한 것들을 확인하고, 해석할 수 있게 된다.

후기

우리는 우리가 다루었던 기술적 정보에 개인적 차원을 가져다 준 삶과 치료 사례들의 두 주인공들에게 돌아가지 않고 이 책을 끝내고 싶지 않았다. **도리스**와 **헥터**는 가상의 인물들이기는 하지만, 우리가 치료했던 많은 실제 내담자들과 매우 유사한(실제로 간접적으로 파생된) 과거와 치료들을 가진 개인들이다. 의심할 바 없이, 여러분이 개업 중인 치료사라면, 이들은 여러분이 상호작용했던 내담자들을 떠올릴 것이다. 혹은 여러분이 어느 쪽이었든 상관없이, 즉, 복합 외상을 경험한 내담자로서, 혹은 복합 외상 과거를 가진 내담자들에게 치료를 제공한 치료사로서, 알고 있었던 사람들이 떠올랐을 것이다. 따라서 여러분은 우리가 왜 존경심과 애정을 가지고 이들을 떠올리는지 이해할 수 있을 것이다. 바로 그들의 용기, 회복력, 그리고 치료에서 보여준 노력 때문이다.

우리가 이 책의 결론을 내릴 때쯤, 도리스와 헥터는 1단계에서의 철저한 준비와 연대 구축을 거쳐, 2단계에서 자신들의 기억과 외상 관련 고통 및 조절장애를 받아들이고자 애를 쓴 후, 3단계 과제들에 적극적으로 임하고 있을 것이다. 둘 중 누구도 평탄하거나, 문제가 없는 삶, 또는 치료를 갖지 못했으며, 아마도 둘 다 종종 오래된 문제들을 상기하는 것으로 다시 돌아가거나, 특정 기술들을 조율하고 있을 것이다. 이들의 치료는 아직 완료되지 않았지만, 이들의 증상들은 더 관리 가능해졌으며, 더 중요한 것은, 이들의 삶이 훨씬 더 정상적인 궤도를 밟고 있고, 각각 더 나은 미래를 위한 희망을 되찾았다는 것이다. 이들은 많은 중요한 측면들에서 큰 차이를 보였지만, 과거 외상에 의해 영향을 받던 삶에서 실제 전인적으로 회복되기 위해 어떻게 대처해야 할지 몰랐으며, 이해하지 못했던 증상들의 회전문 속에 갇혀 있었던 것에서 벗어났다는 새로운 의식을 공통적으로 가지고 있다.

도리스는 자신의 개인적 관점, 자기개념, 정서 조절, 그리고 타인들과 충분히 잘 상호작용할 수 있는 능력에서 상당한 변화들을 이루어냈다. 중요한 것은, 그녀가 자신의 기분을 안정시키는데 필요했던 술을 완전히 끊었다는 것이다. 그녀의 알코올 남용은 우울증을 부채질하고, 타인들과의 상호작용들에서 자제력을 감소시켰으며, 이는 다루어야 할 다른 문제들까지 초래했다. 그녀의 결혼생활은 지속적인 주의를 필요로 했지만, 떠나겠다고 협박했던 남편으로 인해 치료를 시작했을 때에는 위기의 지점에 있지 않았다. 그녀와 그녀의 남편은 관계를 시작했을 때보다 더 가까워지고 있으며, 일단 도리스가 집단 치료를 끝마치게 되면, 달성된 이득을 구축하기 위해 몇 개월 내에 커플 치료를 시작하게 될 것이다. 그녀는 일주일에 한 번씩 개인 치료를 유지하고 있으며, 아직까지 그녀의 치료사에게 매우 의존적으로(그리고 종종 불신하는) 남아 있다. 그러나 그녀는 이제 자신이 "조금씩 고조될 때", 자제할 수 있게 되었으며, 공격을 하기보다 먼저 질문이나 논의하는 법을 배웠다. 또한 그녀는 관계의 개선에 대해 배웠으며, 치료에서, 남편 및 타인들과의 상호작용에서 개념을 적극적으로 활용하고 있다. 도리스는 자신의 치료사에게 매우 힘든 시기들을 거치는 동안 자신의 곁에 머물러주었던 것에 대해 재차 감사를 전했고, 치료사가 자신을 좋아하며, 또한 타인들에 의해서도 사랑 받고 있다는 생각을 내재화할 수 있었다. 그녀의 사회적 네트워크는 성장했으며. 이에 따라, 더 많은 정서적 지원과 사회적 성공에 대한 느낌들을 받게 되었다. 이에 따라 그녀는 예전처럼 외롭고, 고립되고, 자신 없는 느낌을 별로 받지 않는다.

헥터는 지속적으로 기분의 불안정성을 가지고 있었고, 종종 자살 충동에 빠졌다. 그러나 그는 기분이 위태롭게 저하될 때마다 자신의 안전 계획을 따르는데 높은 책임감을 가지고 있었다. 그는 친구들에 대해 책임지는 것에 대해 서비스에서 배웠던 것을 이용하고 있으며, 이를 자기 자신과 치료사에게도 적용하고 있다. 그는 여전히 며칠간은 죽는 게 나을 것이라고 느끼기는 하지만, 이제 자살을 하는 것으로 치료사를 떠나는 것은 공평하지 않을 것이기 때문에, 자살하지 않을 것이라고 말한다. 이러한 자살 충동의 한 가지 이유는 부모와의 관계가 여전히 결여되어 있다는 것으로, 그는 그들을 잘 만나지 않는다. 양쪽 부모는(특히 그의 어머니는) 그가 신학대학에 들어가지 않았던 것에 여전히 낙담해 있으며, 그의 전쟁 상처에 대해 별로 동정적이지 않다. 이들은 과거에 있었던 신부의 학대에 대해 알았을 때에도 별로 반응하지 않았다. 이들은 헥터가 신부와 있었던 일을 과장한다고 믿고 싶어 했으며, 신부는 여전히 빈번하게 집에 찾아오며, 존경받는 손님이다. 이에 따라, 헥터는 자신을 알고, 이해하는 부모의 능력을 그리 신뢰하지 않는다. 그는 이들과 거리를 유지하고 있으며, 이들에게서 어떤 것도 기대하지 않는다. 그는 다음과 같이 말했다.: “내가 아무것도 기대하지 않는다면, 실망할 일도 없을 거야.” 그는 자신에게 지원적이라고 느끼는 형제들과의 교류에서는 더 성공적이었으며, 이들과 점차 긴밀한 연락을 발전시키고 있다. 그는 최근에 새로 태어난 조카의 대부가 되어 줄 것으로 부탁 받았으며, 이는 뿌듯함과 영광스러운 느낌을 받게 만들었다. 헥터는 직업 훈련 프로그램을 후원하는 재향군인 관리국(Veterans Administration)에 있으며, 프로그램을 끝마치면 일자리를 찾을 수 있으리라는 희망을 가지고 있다. 그는 지속적으로 술에 취하지 않은 맨 정신을 유지하고 있으며, AA와 NA에 적극적으로 참여하고 있다. 그는 가끔 데이트를 하고 있으며, 결혼도 할 수 있을 것이라고 희망하고 있다. 미래에 언젠가는 자신의 가족을 갖게 될 것이다.

이 내담자들을 치료했던 치료사들은 충분히 누릴 만한 자긍심과 성취감을 이들과 공유할 수 있다. 이들은 “완벽한”, 혹은 “교과서 적” 치료를 제공하지 않았지만(이것은 가장 숙련된, 혹은 경험 많은 치료사에게 있어서도 현실적인 예상이 아니다), 이 책의 핵심인 순차적인(3단계), 관계 기반 치료의 지도 원칙들에 대한 지속적인 인식을 유지함으로써 이 두 내담자들에게 “행동으로 보여줄 수” 있었다. 각 내담자의 치료 과정 중 위기의 순간들도 있었지만, 치료사들은 신중하게 순서를 정하고, 내담자에게 맞추고, 이들이 스스로의 안에서, 그리고 타인들과의 관계에서(안정된 애착 작동 모델) 안정성을 발견하는 역량을 구축하고(자기 조절). 인식하도록 돕기 위해 개인화된 치료 활동들들 함으로써 치료 과정을 유지했다. 치료사들은 도리스와 헥터를 치료함에 따라, 자신의 역량과 기술들에 대해 더 많은 것을 알게 되었다고 느낀다. 이것은 이들에게 있어(치료사로서 우리 대부분에게 있어 그러한 것처럼) 복합 외상의 상처로부터 회복되도록 내담자들을 도운 것에 대한 가장 큰 보상이다.

참고문헌

Abramowitz, J. S., Deacon, B. J., & Whiteside, S. P. (2011). *Exposure therapy for anxiety disorders*. Cambridge, MA: Hogrefe & Huber.

Adams, R., Boscarino, J., & Figley, C. R. (2006). Compassion fatigue and psychological distress among social workers: A validation study. *American Journal of Orthopsychiatry*, *76*(1), 103–108.

Adults Surviving Child Abuse. (2012). *Practice guidelines for treatment of complex trauma and trauma-informed care and service delivery*. Kirribilli, Australia: Author.

Alexander, P., Neimeyer, R., Follete, V., Moore, M., & Harter, S. (1989). A comparison of group treatments of women sexually abused as children. *Journal of Consulting and Clinical Psychology*, *57*, 479–483.

Alexander, P. C., & Anderson, C. L. (1994). An attachment approach to psychotherapy with the incest survivor. *Psychotherapy: Theory, Research, Practice, Training*, *31*, 665–675.

Allen, J. (2005). *Coping with trauma: Hope through understanding* (2nd ed.). Washington, DC: American Psychiatric Press.

Allen, J. (2012). *Treating trauma with plain old therapy: Restoring mentalization in attachment relationships*. Washington, DC: American Psychiatric Publishing.

Allen, J., Fonagy, P., & Bateman, A. (2008). *Mentalizing in clinical practice*. Washington, DC: American Psychiatric Association.

American Psychiatric Association. (1980). *Diagnostic and statistical manual of mental disorders* (3rd ed.). Washington, DC: Author.

American Psychiatric Association. (1994). *Diagnostic and statistical manual of mental disorders* (4th ed.). Washington, DC: Author.

American Psychiatric Association. (2000). *Diagnostic and statistical manual of mental disorders* (4th ed., text rev.). Washington, DC: Author.

American Psychological Association. (1995). *Template for developing guidelines: Interventions for mental disorders and psychosocial aspects of physical disorders*. Washington, DC: Author.

Anda, B. , Butchart, A., Felitti, V. J., & Brown, D. W. (2010). Building a framework for global surveillance of the public health implications of adverse childhood experience. *American Journal of Preventive Medicine*, *39*, 93–98.

Armsworth, M. W. (1989). Therapy of incest survivors: Abuse or support? *Child Abuse and Neglect*, *13*(4), 549–562.

Arnold, C., & Fisch, R. (2011). *The impact of complex trauma on development.* New York: Aronson.

Arntz, A., Tiesema, M., & Kindt, M. (2007). Treatment of PTSD: A comparison of imaginal exposure with and without imagery rescripting. *Journal of Behavior Therapy and Experimental Psychiatry*, *38*(4), 345–370.

Baars, D. W., Van der Hart, O., Nijenhuis, E. R. S., Chu, J. A., Glas, G., & Draijer, N. (2011). Predicting stabilizing treatment outcomes for complex posttraumatic stress disorder and dissociative identity disorder: An expertise-based prognostic model. *Journal of Trauma and Dissociation*, *12*, 67–87.

Baker, J. A. H. (2003). Long-term responses to childhood sexual abuse: Life histories of Hispanic women in midlife. *Dissertation Abstracts International*, *64*(7-A), 2646.

Baker, S. (1997). Dancing the dance with dissociatives: Some thoughts on countertransference, projective identification and enactments in the treatment of dissociative disorders. *Dissociation*, *10*(4), 214–222.

Barach, P. M. (1991). Multiple personality disorder as an attachment disorder. *Dissociation: Progress in the Dissociative Disorders*, *4*(3), 117–123.

Barkham, M., Hardy, G. E., & Startup, M. (1996). The IIP-32: A short version of the Inventory of Interpersonal Problems. *British Journal of Clinical Psychology*, *35*(Pt. 1), 21–35.

Barrett, M. J. (2003, July/August). Constructing the third reality. *Psychotherapy Networking.*

Bartholomew, K. (1997). Adult attachment processes: Individual and couple perspectives. *British Journal of Medical Psychology*, *70*(Pt. 3), 249–263; discussion 281–290.

Bartholomew, K., & Horowitz, L. M. (1991). Attachment styles among young adults: A test of a four-category model. *Journal of Personality and Social Psychology*, *61*(2), 228–244.

Basham, K. K., & Miehls, D. (2004). *Transforming the legacy: Couple therapy with survivors of childhood abuse.* New York: Columbia University Press.

Bateman, A., & Fonagy, P. (2004a). Mentalization based treatment of borderline personality disorder. *Journal of Personality Disorders*, *18*, 36–51.

Bateman, A., & Fonagy, P. (2004b). *Psychotherapy for borderline personality disorder: Mentalization-based treatment.* New York: Oxford University Press.

Bateman, A., & Fonagy, P. (2006). *Mentalization based treatment: A practical guide.* Oxford, UK: Oxford University Press.

Beck, A. T., & Kovacs, M. (1979). Assessment of suicide intention: The Scale for Suicide Ideation. *Journal of Consulting and Clinical Psychology*, *47*(2), 343–352.

Beck, A. T., Brown, G. K., & Steer, R. A. (1997). Psychometric characteristics of the Scale for Suicide Ideation with psychiatric outpatients. *Behaviour Research and Therapy*, *33*(11), 1039–1046.

Beck, J., Coffey, S., Foy, D., Keane, T., & Blanchard, E. (2009). Group cognitive behavior therapy for chronic posttraumatic stress disorder: An initial randomized pilot study. *Behavior Therapy*, *40*(1), 82–92.

Beltran, R. O., Silove, D., & Llewellyn, G. M. (2009). Comparison of ICD-10 diagnostic guidelines and research criteria for enduring personality change after catastrophic experience. *Psychopathology*, *42*(2), 113–118.

Bennett, H., & Wells, A. (2010). Metacognition, memory disorganization and rumination in posttraumatic stress symptoms. *Journal of Anxiety Disorders, 24*(3), 318–325.

Berger, D. (1984). On the way to empathic understanding. *American Journal of Psychotherapy, 38*(1), 111–120.

Bernier, A., & Dozier, M. (2002). The client–counselor match and the corrective emotional experience: Evidence from interpersonal and attachment research. *Psychotherapy: Theory, Research, Practice, Training, 39*(1), 32–43.

Bernstein, D. P., Fink, L., Handelsman, L., Foote, J., Lovejoy, M., Wenzel, K., et al. (1994). Initial reliability and validity of a new retrospective measure of child abuse and neglect. *American Journal of Psychiatry, 151*(8), 1132–1136.

Berntsen, D., & Rubin, D. C. (2006). The Centrality of Event Scale: A measure of integrating a trauma into one's identity and its relation to post-traumatic stress disorder symptoms. *Behaviour Research and Therapy, 44*(2), 219–231.

Bertran, R. O., & Silove, D. (1999). Expert opinions about the ICD-10 category of enduring personality change after catastrophic experience. *Comprehensive Psychiatry, 40*(5), 396–403.

Betan, E., Heim, A. K., Conklin, C. Z., & Westen, D. (2005). Countertransference phenomena and personality pathology in clinical practice: An empirical investigation. *American Journal of Psychiatry, 162*, 890–898.

Bichescu, D., Neuner, F., Schauer, M., & Elbert, T. (2007). Narrative exposure therapy for political imprisonment–related chronic posttraumatic stress disorder and depression. *Behavior Research and Therapy, 45*(9), 2212–2220.

Black, C. (1981). *"It will never happen to me": Adult children of alcoholics*. Denver, CO: MAC.

Blake, D. D., Weathers, F. W., Nagy, L. M., Kaloupek, D. G., Gusman, F. D., & Charney, D. S., et al. (1995). The development of a clinician-administered PTSD scale. *Journal of Traumatic Stress, 8*, 75–90.

Blank, A. S. (1994). Clinical detection, diagnosis, and differential diagnosis of post-traumatic stress disorder. *Psychiatric Clinics of North America, 17*, 351–383.

Bloom, S. L. (2010). Organizational stress as a barrier to trauma-informed service delivery. In M. Becker & B. Levin (Eds.), *A public health perspective of women's mental health* (pp. 295–311). New York: Springer.

Bloom, S. L. (2011, August). *Destroying sanctuary: The crisis in human service delivery systems*. Invited address at the annual meeting of the American Psychological Association, Washington, DC.

Bloom, S. L., & Farragher, B. (2010). *Destroying sanctuary: The crisis in human service delivery systems*. New York: Oxford University Press.

Bloom, S. L. R. (1997). *Creating sanctuary: Toward the evolution of sane societies*. New York: Routledge.

Bollas, C. (1987). *The shadow of the object: Psychoanalysis of the unthought known*. New York: Columbia University Press.

Boniello, M. (1990). Grieving sexual abuse: The therapist's process. *Clinical Social Work Journal, 18*(4), 367–379.

Boss, P. (2006). *Loss, trauma, and resilience: Therapeutic work with ambiguous loss*. New York: Norton.

Boston Change Project Study Group. (2010). *Change in psychotherapy: A unifying paradigm*. New York: W. W. Norton.

Bowlby, J. (1969). *Attachment and loss: Vol. 1. Attachment*. New York: Basic Books.

Bowlby, J. (1977a). The making and breaking of affectional bonds. I. Aetiology

and psychopathology in the light of attachment theory. *British Journal of Psychiatry, 130*, 201–210.
Bowlby, J. (1977b). The making and breaking of affectional bonds. II. Some principles of psychotherapy. *British Journal of Psychiatry, 130*, 421–431.
Bowlby, J. (1988). *A secure base: Clinical applications of attachment theory*. London: Routledge.
Bradley, R., & Follingstad, D. (2003). Group therapy for incarcerated women who experienced interpersonal violence: A pilot study. *Journal of Traumatic Stress, 16*, 337–340.
Brady, K. T. (1997). Posttraumatic stress disorder and comorbidity: Recognizing the many faces of PTSD. *Journal of Clinical Psychiatry, 58*(Suppl. 9), 12–15.
Brand, S., Engel, S., Canfield, R., & Yehuda, R. (2006). The effect of maternal PTSD following *in utero* trauma exposure on behavior and temperament in the 9-month-old infant. *Annals of the New York Academy of Sciences, 1071*, 454–458.
Braun, B. G. (1986). *Treatment of multiple personality disorder*. Washington, DC: American Psychiatric Press.
Braun, B. G. (1988a). BASK model of dissociation. *Dissociation, 1*(1), 4–23.
Braun, B. G. (1988b). The BASK model of dissociation: Clinical applications. *Dissociation, 1*(2), 16–23.
Bridges, N. (1994). Meaning and management of attraction: Neglected aspects of psychotherapy training and practice. *Journal of Psychotherapy, 31*, 424–433.
Briere, J. (1989). *Therapy for adults molested as children: Beyond survival*. New York: Springer.
Briere, J. (1995). *Trauma Symptom Inventory (TSI)*. Odessa, FL: Psychological Assessment Resources.
Briere, J. (1996). *Therapy for adults molested as children: Beyond survival* (2nd ed.). New York: Springer.
Briere, J. (2000a). *Cognitive Distortions Scale (CDS)*. Odessa, FL: Psychological Assessment Resources.
Briere, J. (2000b). *Inventory of Altered Self-Capacities (IASC)*. Odessa, FL: Psychological Assessment Resources.
Briere, J. (2001). *Detailed Assessment of Posttraumatic Stress (DAPS)*. Odessa, FL: Psychological Assessment Resources.
Briere, J. (2002). *Multiscale Dissociation Inventory*. Odessa. FL: Psychological Assessment Resources.
Briere, J. (2004). *Psychological assessment of adult posttraumatic states: Phenomenology, diagnosis, and measurement* (2nd ed.). Washington, DC: American Psychological Association.
Briere, J. (2011). *Trauma Symptom Inventory–2 (TSI-2) Manual*. Odessa, FL: Psychological Assessment Resources.
Briere, J., & Elliott, D. M. (2003). Prevalence and psychological sequelae of self-reported childhood physical and sexual abuse in a general population sample of men and women. *Child Abuse and Neglect, 27*(10), 1205–1222.
Briere, J. N., & Lanktree, C. B. (2012). *Treating complex trauma in adolescents and young adults*. Thousand Oaks, CA: Sage.
Briere, J., & Scott, C. (2006). *Principles of trauma therapy: A guide to symptoms, evaluation, and treatment*. Thousand Oaks, CA: Sage.
Briere, J., & Spinazzola, J. (2005). Phenomenology and psychological assessment of complex posttraumatic states. *Journal of Traumatic Stress, 18*, 401–412.
Briere, J., & Spinazzola, J. (2009). Assessment of the sequelae of complex trauma:

Evidence-based measures. In C. A. Courtois & J. D. Ford (Eds.), *Treating complex traumatic stress disorders: An evidence-based guide* (pp. 104–123). New York: Guilford Press.

Briere, J., & Scott, C. (2012). *Principles of trauma therapy: A guide to symptoms, evaluation, and treatment* (2nd ed.). Thousand Oaks, CA: Sage.

Briere, J., Weathers, F. W., & Runtz, M. (2005). Is dissociation a multidimensional construct? Data from the Multiscale Dissociation Inventory. *Journal of Traumatic Stress, 18*(3), 221–231.

Briggs-Gowan, M. J., Ford, J. D., Fraleigh, L., McCarthy, K., & Carter, A. S. (2011). Prevalence of exposure to potentially traumatic events in a healthy birth cohort of very young children in the northeastern United States. *Journal of Traumatic Stress, 23*(6), 725–733.

Brisch, K. H. (2002). *Treating attachment disorders: From theory to therapy.* New York: Guilford Press.

Brockhouse, R., Msetfi, R. M., Cohen, K., & Joseph, S. (2011). Vicarious exposure to trauma and growth in therapists: The moderating effects of sense of coherence, organizational support, and empathy. *Journal of Traumatic Stress, 24*(6), 735–742.

Bromberg, P. M. (1993). Shadow and substance: A relational perspective on clinical process. *Psychoanalytic Psychology, 10*, 147–168.

Bromberg, P. M. (1995). A rose by any other name; Commentary on Lerner's "Treatment issues in a case of possible multiple personality disorder." *Psychoanalytic Psychology, 12*, 143–149.

Bromberg, P. M. (1998). *Standing in the spaces: Essays on clinical process, trauma, and dissociation.* Mahwah, NJ: Analytic Press.

Bromberg, P. M. (2003). Something wicked this way comes: Trauma, dissociation, and conflict: The space where psychoanalysis, cognitive science, and neuroscience overlap. *Psychoanalytic Psychology, 20*, 558–574.

Brown, D. (2009). Assessment of attachment and abuse history, and adult attachment style. In C. A. Courtois & J. D. Ford (Eds.), *Treating complex traumatic stress disorders: An evidence-based guide* (pp. 124–144). New York: Guilford Press.

Brown, L. S. (2008). *Cultural competence in trauma therapy: Beyond the flashback.* Washington, DC: American Psychological Association.

Brown, L. S. (2009). Cultural competence. In C. A. Courtois & J. D. Ford (Eds.), *Treating complex traumatic stress disorders: An evidence-based guide* (pp. 166–182). New York: Guilford Press.

Brown, L. S. (2012). *Your turn for care: Surviving the aging and death of adults who harmed you.* Available at *www.drlaurabrown.com.*

Bryant, R. A. (2010). The complexity of complex PTSD. *American Journal of Psychiatry, 167*, 879–881.

Bryant, R. A. (2012). Simplifying complex PTSD: Comment on Resick et al. (2012). *Journal of Traumatic Stress, 25*, 252–253.

Buss, A. H., & Durkee, A. (1957). An inventory for assessing different kinds of hostility. *Journal of Abnormal Social Psychology, 21*, 343–349.

Butler, R. W., Mueser, K. T., Sprock, J., & Braff, D. L. (1996). Positive symptoms of psychosis in posttraumatic stress disorder. *Biological Psychiatry, 39*(10), 839–844.

Cahill, S. P., Rothbaum, B. O., Resick, P., & Follette, V. (2009). Cognitive behavior therapy for adults. In E. B. Foa, T. M. Keane, M. J. Friedman, & J. A. Cohen (Eds.), *Effective treatments for PTSD* (2nd ed., pp. 139–222). New York: Guilford Press.

Calof, D. (1987). *Treating adult survivors of incest and child abuse.* Workshop presented at The Family Networker Symposium, Washington, DC.

Campanini, R. F., Schoedl, A. F., Pupo, M. C., Costa, A. C., Krupnick, J. L., & Mello, M. F. (2010). Efficacy of interpersonal therapy-group format adapted to post-traumatic stress disorder: An open-label add-on trial. *Depression and Anxiety, 27,* 72–77.

Cann, A., Calhoun, L. G., Tedeschi, R. G., Triplett, K. N., Vishnevsky, T., & Lindstrom, C. M. (2011). Assessing posttraumatic cognitive processes: The Event Related Rumination Inventory. *Anxiety Stress and Coping, 24*(2), 137–156.

Canning, M. (2008). *Lust, anger, love: Understanding sexual addiction and the road to healthy intimacy.* Naperville, IL: Sourcebooks.

Carey, T. A. (2011). Exposure and reorganization: The what and how of effective psychotherapy. *Clinical Psychology Review, 31*(2), 236–248.

Carlson, E. B. (1997). *Trauma assessments: A clinician's guide.* New York: Guilford Press.

Carlson, E. B., & Putnam, F. W. (1993). An update on the Dissociative Experiences Scale. *Dissociation: Progress in the Dissociative Disorders, 6*(1), 16–27.

Carmen, E. H., Rieker, P. R., & Mills, T. (1984). Victims of violence and psychiatric illness. *American Journal of Psychiatry, 143,* 378–383.

Carnes, P. J. (1991). *Don't call it love: Recovery from sex addiction.* New York: Bantam.

Carnes, P. J., & Delmonico, D. L. (1996). Childhood abuse and multiple addictions: Research findings in a sample of self-identified sexual addicts. *Sexual Addictions and Compulsivity, 3,* 258–268.

Catanzaro, S. J., & Mearns, J. (1990). Measuring generalized expectancies for negative mood regulation: Initial scale development and implications. *Journal of Personality Assessment, 54*(3–4), 546–563.

Catanzaro, S. J., Wasch, H. H., Kirsch, I., & Mearns, J. (2000). Coping-related expectancies and dispositions as prospective predictors of coping responses and symptoms. *Journal of Personality, 68*(4), 757–788.

Catherall, D. R. (1992). *Back from the brink: A family guide to overcoming traumatic stress.* New York: Bantam.

Catherall, D. R. (1998). Treating traumatized families. In C. R. Figley (Ed.), *Burnout in families: The systemic costs of caring* (pp. 187–215). Boca Raton, FL: CRC Press.

Catherall, D. R. (2004). *Handbook of stress, trauma, and the family.* New York: Brunner-Routledge.

Catherall, D. R. (2005). *Family stressors: Interventions for stress and trauma.* New York: Brunner-Routledge.

Caudill, B. O., Jr. (1977). Documentation: The therapist's shield. In L. E. Hedges, R. Hilton, V. S. Hilton, & B. O. Caudill, Jr., *Therapists at risk: Perils of the intimacy of the therapeutic relationship* (pp. 263–268). Northvale, NJ: Aronson.

Chefetz, R. A. (n.d.). *The erotic countertransference in the treatment of posttraumatic stress disorders.* Unpublished manuscript.

Chefetz, R. A. (1997). Special case transferences and countertransferences in the treatment of dissociative disorders. *Dissociation: Progress in the Dissociative Disorders, 10*(4), 255–265.

Chefetz, R. A., & Bromberg, P. M. (2004). Talking with "me" and "not-me": A dialogue. *Contemporary Psychoanalysis, 40*(3), 409–464.

Chemtob, C., Roitblat, H., Hamada, C. J., Carlson, J. G., & Twentyman, C. (1988). A cognitive action theory of PTSD. *Journal of Anxiety Disorders, 2,* 253–275.

Chemtob, C. M., Bauer, G. B., Hamada, R. S., Pelowski, S. R., & Muraoka, M. Y. (1989). Patient suicide: Occupational hazard for psychologists and psychiatrists. *Professional Psychology: Research and Practice, 20*(5), 294–300.

Chu, J. A. (1988). Ten traps for therapists in the treatment of trauma survivors. *Dissociation, 1*(4), 24–32.

Chu, J. A. (1992). The therapeutic roller coaster: Dilemmas in the treatment of childhood abuse survivors. *Journal of Psychotherapy Practice and Research, 1*(4), 351–370.

Chu, J. A. (1998). *Rebuilding shattered lives: The responsible treatment of complex post-traumatic and dissociative disorders.* New York: Wiley.

Chu, J. A. (2011). *Rebuilding shattered lives: The responsible treatment of complex post-traumatic and dissociative disorders* (2nd ed.). Hoboken, NJ: Wiley.

Chu, J. A., Frey, L. M., Ganzel, B. L., & Matthews, J. A. (1999). Memories of childhood abuse: Dissociation, amnesia, and corroboration. *American Journal of Psychiatry, 156*, 749–755.

Cicchetti, D., Rogosch, F. A., Howe, M. L., & Toth, S. L. (2010). The effects of maltreatment and neuroendocrine regulation on memory performance. *Child Development, 81*(5), 1504–1519.

Classen, C., Koopman, C., Nevill-Manning, K., & Spiegel, D. (2001). A preliminary report comparing trauma-focused and present-focused group therapy against a wait-listed condition among childhood sexual abuse survivors with PTSD. *Journal of Aggression, Maltreatment and Trauma, 4*, 265–288.

Cloitre, M., Cohen, L. R., & Koenen, K. C. (2006). *Treating survivors of childhood abuse: Psychotherapy for the interrupted life.* New York: Guilford Press.

Cloitre, M., Courtois, C. A., Charuvastra, A., Carapezza, R., Stolbach, B. C., & Green, B. L. (2011). Treatment of complex PTSD: Results of the ISTSS expert clinician survey on best practices. *Journal of Traumatic Stress, 24*(6), 615–627.

Cloitre, M., & Koenen, K. (2001). The impact of borderline personality disorder on process group outcome among women with posttraumatic stress disorder related to childhood abuse. *International Journal of Group Psychotherapy, 51*, 379–398.

Cloitre, M., Koenen, K., Cohen, L. R., & Han, H. (2002). Skills training in affective and interpersonal effectiveness in the treatment of women with PTSD. *Journal of Consulting and Clinical Psychology, 70*, 1067–1074.

Cloitre, M., Stolbach, B. C., Herman, J. L., Van der Kolk, B., Pynoos, R., Wang, J., et al. (2009). Developmental approach to complex PTSD: Childhood and adult cumulative trauma as predictors of symptom complexity. *Journal of Traumatic Stress, 22*, 399–408.

Cloitre, M., Stovall-McClough, K., Nooner, K., Zorbas, P., Cherry, S., Jackson, C. L., et al. (2010). Treatment for PTSD related to childhood abuse: A randomized controlled trial. *American Journal of Psychiatry, 167*(8), 915–924.

Cloitre, M. K., Stovall-McClough, C., Miranda, R., & Chemtob, C. M. (2004). Therapeutic alliance, negative mood regulation, and treatment outcome in child abuse–related posttraumatic stress disorder. *Journal of Consulting and Clinical Psychology, 72*(3), 411–416.

Cloitre, M., Miranda, R. Stovall-McClough, K. C., & Han, H. (2005). Beyond PTSD: Emotion regulation and interpersonal problems as predictors of functional impairment in survivors of childhood abuse. *Behavior Therapy, 36*, 119–124.

Clum, G. (2008). Self-help. In G. Reyes, J. D. Elhai, & J. D. Ford (Eds.), *Encyclopedia of psychological trauma* (pp. 591–595). Hoboken, NJ: Wiley.

Cohen, E. (2008). Parenting in the throes of traumatic events. In D. Brom, R.

Pat-Horenczyk, & J. D. Ford (Eds.), *Treating traumatized children* (pp. 72–84). London: Routledge.
Cohen, J. A., Mannarino, A. P., & Iyengar, S. (2011). Community treatment of posttraumatic stress disorder for children exposed to intimate partner violence: A randomized controlled trial. *Archives of Pediatric and Adolescent Medicine, 165*(1), 16–21.
Cole, P., & Putnam, F. W. (1992). Effect of incest on self and social functioning: A developmental psychopathology perspective. *Journal of Consulting and Clinical Psychology, 60*, 174–184.
Collins, N. L., Ford, M. B., Guichard, A. C., & Allard, L. M. (2006). Working models of attachment and attribution processes in intimate relationships. *Personality and Social Psychology Bulletin, 32*(2), 201–219.
Cook, J., Schnurr, P. P., & Foa, E. B. (2004). Bridging the gap between posttraumatic stress disorder research and clinical practice: The example of exposure therapy. *Psychotherapy: Theory, Research, Practice, Training, 41*(4), 374–387.
Copeland, W. E., Keeler, G., Angold, A., & Costello, E. (2010). Posttraumatic stress without trauma in children. *American Journal of Psychiatry, 167*(9), 1059–1065.
Courtois, C. (2003, March). *Advances in trauma treatment*. Paper presented at the 26th annual Psychotherapy Networker Symposium, Washington, DC.
Courtois, C. A. (1988). *Healing the incest wound: Adult survivors in therapy*. New York: Norton.
Courtois, C. A. (1999). *Recollections of sexual abuse: Treatment principles and guidelines*. New York: Norton.
Courtois, C. A. (2004). Complex trauma, complex reactions: Assessment and treatment. *Psychotherapy: Theory, Research, Practice, and Training, 41*, 412–425.
Courtois, C. A. (2005). When one partner has been sexually abused as a child. In D. Catherall (Ed.), *Family stressors: Interventions for stress and trauma* (pp. 95–114). New York: Brunner/Routledge.
Courtois, C. A. (2010). *Healing the incest wound: Adult survivors in therapy* (2nd ed.). New York: Norton.
Courtois, C. A., & Ford, J. D. (Eds.). (2009). *Treating complex traumatic stress disorders: An evidence-based guide*. New York: Guilford Press.
Courtois, C. A., Ford, J. D., & Cloitre, M. (2009). Best practices in psychotherapy for adults. In C. A. Courtois & J. D. Ford (Eds.), *Treating complex traumatic stress disorders: An evidence-based guide* (pp. 82–103). New York: Guilford Press.
Courtois, C. A., & Gold, S. N. (2009). The need for inclusion of psychological trauma in the professional curriculum: A call to action. *Psychological Trauma: Theory, Research, Practice, and Policy, 1*(1), 3–23.
Cozolino, L. (2002). *The neuroscience of psychotherapy: Building and rebuilding the human brain*. New York: Norton.
Cozolino, L. (2004). *The making of a therapist: A practical guide for the inner journey*. New York: Norton.
Crittenden, P. M., & Landini, A. (2011). *Assessing adult attachment: A dynamic–maturational approach to discourse analysis*. New York: Norton.
Dalenberg, C. (2000). *Countertransference and the treatment of trauma*. Washington, DC: American Psychological Association.
Dalgleish, T. (2004). Cognitive theories of posttraumatic stress disorder: The evolution of multi-representational theorizing. *Psychological Bulletin, 130*, 228–260.
Danieli, Y. (1984). Psychotherapists' participation in the conspiracy of silence about the Holocaust. *Psychoanalytic Psychology, 1*, 23–42.

Davies, J. M., & Frawley, M. G. (1991). Dissociative processes and transference–countertransference paradigms in the psychoanalytically oriented treatment of adult survivors of childhood sexual abuse. *Psychoanalytic Dialogues*, *2*(1), 5–36.

Davies, J. M., & Frawley, M. G. (1994). *Treating the adult survivor of childhood sexual abuse: A psychoanalytic perspective.* New York: Basic Books.

Davis, L. (1991). *Allies in healing: When the person you love was sexually abused as a child.* New York: Harper Perennial.

Davis, L. (2002). *I thought we'd never speak again: The road from estrangement to reconciliation.* New York: Harper Collins.

Daviss, W. B., Mooney, D., Racusin, R., Ford, J. D., Fleischer, A., & McHugo, G. J. (2000). Predicting posttraumatic stress after hospitalization for pediatric injury. *Journal of the American Academy of Child and Adolescent Psychiatry*, *39*(5), 576–583.

Dell, P. F. (2006). Multidimensional Inventory of Dissociation (MID): A comprehensive measure of pathological dissociation. *Journal of Trauma and Dissociation*, *7*(2), 77–106.

Dell, P. F., & O'Neil, J. A. (Eds.). (2009). *Dissociation and the dissociative disorders: DSM-V and beyond.* New York: Routledge/Taylor & Francis Group.

Dennis, M. L., Chan, Y. F., & Funk, R. R. (2006). Development and validation of the GAIN Short Screener (GSS) for internalizing, externalizing and substance use disorders and crime/violence problems among adolescents and adults. *American Journal of Addictions*, *15*(Suppl. 1), 80–91.

Dennis, M. L., Funk, R., Godley, S. H., Godley, M. D., & Waldron, H. (2004). Cross-validation of the alcohol and cannabis use measures in the Global Appraisal of Individual Needs (GAIN) and Timeline Followback (TLFB; Form 90) among adolescents in substance abuse treatment. *Addiction*, *99*(Suppl. 2), 120–128.

DePrince, A. P., & Newman, E. (2011). The art and science of trauma-focused training and education. *Psychological Trauma: Theory, Research, and Policy*, *3*(3), 213–214.

Derogatis, L. R. (1977). *SCL-90: Administration, scoring and procedure manual-I for the R (revised) version.* Baltimore: Johns Hopkins University School of Medicine.

Derogatis, L. R., & Melisaratos, N. (1983). The Brief Symptom Inventory: An introductory report. *Psychological Medicine*, *13*(3), 595–605.

Derogatis, L. R., & Unger, R. (2010). Symptom Checklist–90—Revised. *Corsini Encyclopedia of Psychology*, 1–2.

Devilly, G., Wright, R., & Varker, T. (2009). Vicarious trauma, secondary traumatic stress or simply burnout? The effect of trauma therapy on mental health professionals. *Australian and New Zealand Journal of Psychiatry*, *43*(4), 373–385.

DeYoung, M. (1981). Case reports: The sexual exploitation of incest victims by helping professionals. *Victimology: An International Journal*, *67*(1–4), 91–101.

Doka, K. (1989). *Disenfranchised grief: Recognizing hidden sorrow.* Lexington, MA: Lexington Books.

Dolan, R., Arnkoff, D., & Glass, C. (1993). Client attachment style and the psychotherapist's interpersonal stance. *Psychotherapy*, *30*, 408–412.

Dozier, M. (1990). Attachment organization and treatment use for adults with serious psychopathological disorders. *Development and Psychopathology*, *2*, 47–60.

Dozier, M., Cue, K., & Barnett, L. (1994). Clinicians as caregivers: The role of attachment organization in treatment. *Journal of Consulting and Clinical Psychology*, *62*, 793–800.

Dozier, M., & Tyrrell, C. (1997). The role of attachment in therapeutic relationships. In J. A. Simpson & W. S. Rholes (Eds.), *Attachment theory and close relationships* (pp. 221–248). New York: Guilford Press.

Dozier, M., & Tyrell, C. (1999). *Foster parents' understanding of children's problematic attachment strategies: The need for therapeutic responsiveness.* Unpublished manuscript, University of Delaware.

Duckworth, M. P., & Follette, V. M. (2011). *Retraumatization: Assessment, treatment, and prevention.* New York: Routledge.

Ellason, J. W., & Ross, C. A. (1995). Positive and negative symptoms in dissociative identity disorder and schizophrenia: A comparative analysis. *Journal of Nervous and Mental Disease*, *183*(4), 236–241.

Elliott, D. M., Mok, D. S., & Briere, J. (2004). Adult sexual assault: Prevalence, symptomatology, and sex differences in the general population. *Journal of Traumatic Stress*, *17*(3), 203–211.

Elwood, L. S., Mott, J., Lohr, J. M., & Galovski, T. E. (2011). Secondary trauma symptoms in clinicians: A critical review of the construct, specificity, and implications for trauma-focused treatment. *Clinical Psychology Review*, *31*(1), 25–36.

Everson, R., & Figley, C. (2011). *Families under fire.* New York: Routledge.

Fairbank, J. A., Putnam, F. W., & Harris, W. W. (2007). The prevalence and impact of child traumatic stress. In M. J. Friedman, T. M. Keane, & P. A. Resick (Eds.), *Handbook of PTSD* (pp. 229–251). New York: Guilford Press.

Fallot, R. D., & Harris, M. (2002). The trauma recovery and empowerment model (TREM). *Community Mental Health Journal*, *38*, 475–485.

Fallot, R. D., & Harris, M. (2008). Trauma-informed approaches to systems of care. *Trauma Psychology Newsletter*, *3*(1), 6–7.

Farber, B. A., Lippert, R. A., & Nevas, D. B. (1995). The therapist as attachment figure. *Psychotherapy*, *32*, 204–212.

Farley, M. (2003). *Prostitution, trafficking, and traumatic stress.* New York: Haworth Press.

Felitti, V. J., Anda, R. F., Nordenberg, D., Williamson, D. F., Spitz, A. M., Edwards, V., et al. (1998). Relationship of childhood abuse and household dysfunction to many of the leading causes of death in adults: The Adverse Childhood Experiences (ACE) Study. *American Journal of Preventive Medicine*, *14*(4), 245–258.

Figley, C. E. (Ed.). (1985). *Trauma and its wake: The study and treatment of post-traumatic stress disorder.* New York: Brunner/Mazel.

Figley, C. R. (1989). *Helping traumatized families.* San Francisco: Jossey-Bass.

Figley, C. R. (1995). Compassion fatigue: Towards a new understanding of the costs of caring. In B. Stamm (Ed.), *Secondary traumatic stress: Self-care issues for clinicians researchers, and educators* (pp. 3–28). Lutherville, MD: Sidran.

Figley, C. R. (2002a). *Brief treatments for the traumatized: Special project of the Green Cross Foundation.* Connecticut: Westport.

Figley, C. R. (2002b). *Treating compassion fatigue.* New York: Brunner/Routledge.

Fine, C. G., & Madden, N. E. (2000). Group psychotherapy in the treatment of dissociative identity disorder and allied dissociative disorders. In R. H. Klein & V. L. Schermer (Eds.). *Group psychotherapy for psychological trauma* (pp. 298–325). New York: Guilford Press.

Finkelhor, D. (2007). Developmental victimology: The comprehensive study of childhood victimization. In R. C. Davis, A. J. Lurigio, & S. Herman (Eds.), *Victims of crime* (3rd ed., pp. 9–34). Thousand Oaks, CA: Sage.

Finkelhor, D. (2008). *Childhood victimization: Violence, crime, and abuse in the lives of young people*. New York: Oxford University Press.

Finklehor, D., Ormrod, R. K., Turner, H. A., & Hamby, S. L. (2005). The victimization of children and youth: A comprehensive, national survey. *Child Maltreatment, 10*(1), 5–25.

Finkelhor, D., Turner, H. A., Ormrod, R. K., & Hamby, S. L. (2010). Trends in childhood violence and abuse exposure: Evidence from two national surveys. *Archives of Pediatrics and Adolescent Medicine, 164*(3), 238–242.

First, M. B., Gibbon, M., Spitzer, R. L., Williams, J. B. W., & Benjamin, L. S. (1997). *Structured Clinical Interview for DSM-IV Axis II Personality Disorders (SCID-II)*. Washington, DC: American Psychiatric Press.

Fischman, Y. (1991). Interacting with trauma: Clinicians' responses to treating psychological aftereffects of political repression. *American Journal of Orthopsychiatry, 61*(2), 179–185.

Fisher, J., & Ogden, P. (2009). Sensorimotor psychotherapy. In C. Courtois & J. D. Ford (Eds.), *Treating complex posttraumatic stress disorders: An evidence-based guide* (pp. 312–350). New York: Guilford Press.

Foa, E. B. (1995). *Posttraumatic Stress Diagnostic Scale*. Minneapolis, MN: National Computer Systems.

Foa, E. B., Ehlers, A., Clark, D. M., Tolin, D. F., & Orsillo, S. M. (1999). The Posttraumatic Cognitions Inventory (PTCI): Development and validation. *Psychological Assessment, 11*(3), 303–314.

Foa, E. B., Hembree, E. A., & Rothbaum, B. O. (2007). *Prolonged exposure therapy for PTSD: Emotional processing of traumatic experiences: Therapist guide*. New York: Oxford University Press.

Foa, E. B., Johnson, K. M., Feeny, N. C., & Treadwell, K. R. (2001). The child PTSD Symptom Scale: A preliminary examination of its psychometric properties. *Journal of Clinical Child and Adolescent Psychology, 30*(3), 376–384.

Foa, E. B., Keane, T. M., Friedman, M. J., & Cohen, J. A. (Eds.). (2009). *Effective treatments for PTSD: Practice guidelines from the International Society for Traumatic Stress Studies* (2nd ed.). New York: Guilford Press.

Foa, E. B., & Kozak, M. J. (1986). Emotional processing of fear: Exposure to corrective information. *Psychological Bulletin, 99*(1), 20–35.

Foa, E. B., & Tolin, D. F. (2000). Comparison of the PTSD Symptom Scale—Interview Version and the Clinician-Administered PTSD scale. *Journal of Traumatic Stress, 13*(2), 181–191.

Follette, V. M., Alexander, P., & Follette, W. (1991). Individual predictors of outcome in group treatment for incest survivors. *Journal of Consulting and Clinical Psychology, 59*, 150–155.

Follette, V. M., Iverson, K. M., & Ford, J. D. (2009). Contextual behavior trauma therapy. In C. A. Courtois & J. D. Ford (Eds.), *Treating complex traumatic stress disorders: An evidence-based guide* (pp. 264–285). New York: Guilford Press.

Follette, V. M., La Bash, H. A., & Sewell, M. T. (2010). Adult disclosure of a history of childhood sexual abuse: Implications for behavioral psychotherapy. *Journal of Trauma and Dissociation, 11*, 228–243.

Follette, V. M., Polusny, M. A., Bechtle, A. E., & Naugle, A. E. (1996). Cumulative trauma: The impact of child sexual abuse, adult sexual assault, and spouse abuse. *Journal of Traumatic Stress, 9*, 25–35.

Follette, V. M., & Vijay, A. (2009). Mindfulness for trauma and posttraumatic stress disorder. *Clinical Handbook of Mindfulness, 43*, 299–317.

Fonagy, P., Gergely, G., Jurist, E. L., & Target, M. (2002). *Affect regulation, mentalization, and the development of the self.* New York: Other Press.

Forbes, D., Creamer, M., Bisson, J. I., Cohen, J. A., Crow, B. E., Foa, E. B., et al. (2010). A guide to guidelines for the treatment of PTSD and related conditions. *Journal of Traumatic Stress, 23*(5), 537–552.

Ford, J. D. (2005). Treatment implications of altered neurobiology, affect regulation and information processing following child maltreatment. *Psychiatric Annals, 35*(5), 410–419.

Ford, J. D. (2009a). Dissociation in complex posttraumatic stress disorder or disorders of extreme stress not otherwise specified (DESNOS). In P. F. Dell & J. A. O'Neill (Eds.), *Dissociation and the dissociative disorders: DSM-V and beyond* (pp. 471–483). New York: Routledge.

Ford, J. D. (2009b). Neurobiological and developmental research: Clinical implications. In C. A. Courtois & J. D. Ford (Eds.), *Treating complex traumatic stress disorders: An evidence-based guide* (pp. 31–58). New York: Guilford Press.

Ford, J. D. (2009c). *Posttraumatic stress disorder: Scientific and professional dimensions.* Boston: Academic Press.

Ford, J. D. (2010). Complex adult sequelae of early life exposure to psychological trauma. In R. A. Lanius, E. Vermetten, & C. Pain (Eds.), *The impact of early life trauma on health and disease: The hidden epidemic* (pp. 69–76). New York: Cambridge University Press.

Ford, J. D. (2012). Enhancing affect regulation in psychotherapy with complex trauma survivors. In D. Murphy, S. Joseph, & B. Harris (Eds.), *Trauma, recovery, and the therapeutic relationship.* London: Oxford University Press.

Ford, J. D., & Courtois, C. A. (2009). Defining and understanding complex trauma and complex traumatic stress disorders. In C. A. Courtois & J. D. Ford (Eds.), *Treating complex traumatic stress disorders: An evidence-based guide* (pp. 13–30). New York: Guilford Press.

Ford, J. D., Courtois, C. A., Steele, K., Van der Hart, O., & Nijenhuis, E. R. (2005). Treatment of complex posttraumatic self-dysregulation. *Journal of Traumatic Stress, 18*(5), 437–447.

Ford, J. D., & DTD Field Trial Work Group. (2011). *Developmental Trauma Disorder Structured Interview (Version 10.4).* Farmington, CT: University of Connecticut Health Center.

Ford, J. D., Fallot, R., & Harris, M. (2009). Group therapy. In C. Courtois & J. D. Ford (Eds.), *Treating complex traumatic stress disorders: An evidence-based guide* (pp. 415–440). New York: Guilford Press.

Ford, J. D., & Kidd, P. (1998). Early childhood trauma and disorders of extreme stress as predictors of treatment outcome with chronic posttraumatic stress disorder. *Journal of Traumatic Stress, 11*(4), 743–761.

Ford, J. D., Racusin, R., Ellis, C. G., Daviss, W. B., Reiser, J., Fleischer, A., et al. (2000). Child maltreatment, other trauma exposure, and posttraumatic symptomatology among children with oppositional defiant and attention deficit hyperactivity disorders. *Child Maltreatment, 5*(3), 205–217.

Ford, J. D., & Russo, E. (2006). Trauma-focused, present-centered, emotional self-regulation approach to integrated treatment for posttraumatic stress and addiction: Trauma adaptive recovery group education and therapy (TARGET). *American Journal of Psychotherapy, 60*(4), 335–355.

Ford, J. D., & Saltzman, W. (2009). Family system therapy. In C. A. Courtois & J. D. Ford (Eds.), *Treating complex traumatic stress disorders: An evidence-based guide* (pp. 391–414). New York: Guilford Press.

Ford, J. D., & Smith, S. (2008). Complex posttraumatic stress disorder in trauma-exposed adults receiving public sector outpatient substance abuse disorder treatment. *Addiction Research and Theory, 16*(2), 193–203.

Ford, J. D., Steinberg, K., Hawke, J., Levine, J., & Zhang, W. (2012). Evaluation of trauma affect regulation: Guide for education and therapy (TARGET) with traumatized girls involved in delinquency. *Journal of Clinical Child and Adolescent Psychology, 41*(1), 27–37.

Ford, J. D., Steinberg, K., & Zhang, W. (2011). A randomized clinical trial comparing affect regulation and social problem solving psychotherapies for high risk mothers with PTSD. *Behavior Therapy, 42*(4), 560–578.

Forgays, D. G., Forgays, D. K., & Spielberger, C. D. (1997). Factor structure of the State–Trait Anger Expression Inventory. *Journal of Personality Assessment, 69*(3), 497–507.

Fosha, D. (2000). *The transforming power of affect: A model for accelerated change.* New York: Basic Books.

Fosha, D., Paivio, S. C., Gleiser, K., & Ford, J. D. (2009). Experiential and emotion-focused therapy. In C. A. Courtois & J. D. Ford (Eds.), *Treating complex traumatic stress disorders: An evidence-based guide* (pp. 286–311). New York: Guilford Press.

Fosha, D., Siegel, D. J., & Solomon, M. F. (Eds.). (2009). *The healing power of emotion: Affective neuroscience, development and clinical practice.* New York: Norton.

Foy, D. W. (2008). On the development of practice guidelines for evidence-based group approaches following disasters. *International Journal of Group Psychotherapy, 58*, 569–576.

Fradkin, H. (2012). *Joining forces: Empowering male survivors to thrive.* New York: Hay House.

Frank, J. (1973). *Persuasion and healing.* Baltimore: Johns Hopkins University Press.

Freyd, J. J. (1994). Betrayal trauma: Traumatic amnesia as an adaptive response to childhood abuse. *Ethics and Behavior, 4*(4), 307–329.

Friedman, M. J., & Davidson, J. R. T. (2007). Pharmacotherapy for PTSD. In M. J. Friedman, T. M. Keane, & P. A. Resick (Eds.), *Handbook of PTSD: Science and practice* (pp. 376–405). New York: Guilford Press.

Friedman, M. J., Davidson, J. R. T., & Stein, D. J. (2008). Pharmacotherapy for adults. In E. B. Foa, T. M. Keane, M. J. Friedman, & J. A. Cohen (Eds.), *Effective treatments for PTSD: Practice guidelines from the International Society for Traumatic Stress Studies* (pp. 245–278). New York: Guilford Press.

Friedman, M. J., & McEwen, B. S. (2004). Posttraumatic stress disorder, allostatic load, and medical illness. In P. P. Schnurr & B. L. Green (Eds.), *Trauma and health: Physical health consequences of exposure to extreme stress* (pp. 157–188). Washington, DC: American Psychological Association.

Gabbard, G. (Ed.). (1989). *Sexual exploitation in professional relationships.* Washington, DC: American Psychiatric Association.

Gabbard, G. O. (1993). An overview of countertransference with borderline patients. *Journal of Psychotherapy Practice and Research, 2*, 7–19.

Garner, D. M., & Garfinkel, P. E. (1979). The Eating Attitudes Test: An index of the symptoms of anorexia nervosa. *Psychological Medicine, 9*, 273–279.

Gartner, R. B. (1999). *Betrayed as boys: Psychodynamic treatment of sexually abused men.* New York: Guilford Press.

Gelinas, D. J. (1983). The persisting negative effects of incest. *American Journal of Psychiatry, 46*, 313–332.

Gelinas, D. J. (2003). Integrating EMDR into phase-oriented treatment for trauma. *Journal of Trauma and Dissociation, 4*(3), 91–135.

Gendlin, E. T. (1982). *Focusing* (2nd ed.). New York: Bantam Books.

George, C., Kaplan, M., & Main, M. (1996). *Attachment interview for adults.* Unpublished manuscript, University of California, Berkeley.

Gold, S. N. (2000). *Not trauma alone: Therapy for child abuse survivors in family and social context.* Philadelphia: Brunner-Routledge.

Gold, S. N. (2009). Contextual therapy. In C. A. Courtois & J. D. Ford (Eds.), *Treating complex traumatic stress disorders: An evidence-based guide* (pp. 227–242). New York: Guilford Press.

Goodman, M. (2012). Complex PTSD is a distinct entity: Comment on Resick et al. (2012). *Journal of Traumatic Stress, 25*(3), 254–255.

Greenson, R. (1967). *The technique and practice of psychoanalysis.* New York: International Universities Press.

Grunert, B. K., Weis, J. M., Smucker, M. R., & Christianson, H. F. (2007). Imagery rescripting and reprocessing therapy after failed prolonged exposure for post-traumatic stress disorder following industrial injury. *Journal of Behavior Therapy and Experimental Psychiatry, 38*(4), 317–328.

Gutheil, T., & Brodsky, A. (2008). *Preventing boundary violations in clinical practice.* New York: Guilford Press.

Hahn, W. K. (2000). Shame: Countertransference identifications in individual psychotherapy. *Psychotherapy: Theory, Research, Practice, Training, 37*(1), 10–21.

Halligan, S. L., Michael, T., Clark, D. M., & Ehlers, A. (2003). Posttraumatic stress disorder following assault: The role of cognitive processing, trauma memory, and appraisals. *Journal of Consulting and Clinical Psychology, 71*(3), 419–431.

Hare-Mustin, R. T., Marecek, J., Kaplan, A. G., & Liss-Levinson, N. (1979). Rights of clients, responsibilities of therapists. *American Psychologist, 34*(1), 3–16.

Harman, R., & Lee, D. (2010). The role of shame and self-critical thinking in the development and maintenance of current threat in post-traumatic stress disorder. *Clinical Psychology and Psychotherapy, 17*(1), 13–24.

Harned, M. S., Jackson, S. C., Comtois, K. A., & Linehan, M. M. (2010). Dialectical behavior therapy as a precursor to PTSD treatment for suicidal and/or self-injuring women with borderline personality disorder. *Journal of Traumatic Stress, 23*(4), 421–429.

Harney, P. A., & Harvey, M. R. (1999). Group psychotherapy: An overview. In B. H. Young & D. D. Blake (Eds.), *Group treatments for post-traumatic stress disorder* (pp. 1–14). New York: Brunner/Mazel.

Harris, M. (1998). *Trauma recovery and empowerment: A clinicians guide to working with women in groups.* New York: Simon & Schuster.

Harris, M., & Fallot, R. D. (2001). *Using trauma theory to design service systems.* San Francisco: Jossey-Bass.

Harvey, M. R. (1996). An ecological view of psychological trauma and trauma recovery. *Journal of Traumatic Stress, 9*, 3–23.

Hathaway, S., & McKinley, J. C. (1989). *Minnesota Multiphasic Personality Inventory (MMPI-2).* Columbus, OH: Merrill/Prentice-Hall.

Hayes, S. C., Luoma, J. B., Bond, F. W., Masuda, A., & Lillis, J. (2006). Acceptance and commitment therapy: Model, processes and outcomes. *Behaviour Research and Therapy, 44*(1), 1–25.

Hayes, S. C., Wilson, K. G., Gifford, E. V., Follette, V. M., & Strosahl, K. (1996). Experiential avoidance and behavioral disorders: A functional dimensional approach to diagnosis and treatment. *Journal of Consulting and Clinical Psychology, 64*(6), 1152–1168.

Hazan, C., & Shaver, P. R. (1987). Romantic love conceptualized as an attachment process. *Journal of Personality and Social Psychology, 52*, 511–524.

Hembree, E. A. (2008). Anxiety management training. In G. Reyes, J. D. Elhai & J. D. Ford (Eds.), *Encyclopedia of psychological trauma* (pp. 41–44). Hoboken, NJ: Wiley.

Hensel-Dittmann, D., Schauer, M., Ruf, M., Catani, C., Odenwald, M., Elbert, T., & Neuner, F. (2011). Treatment of traumatized victims of war and torture: A randomized controlled comparison of narrative exposure therapy and stress inoculation training. *Psychotherapy and Psychosomatics, 80*(6), 345–352.

Herman, J. L. (1992a). Complex PTSD: A syndrome in survivors of prolonged and repeated trauma. *Journal of Traumatic Stress, 3*, 377–391.

Herman, J. L. (1992b). *Trauma and recovery: The aftermath of violence—From domestic to political terror.* New York: Basic Books.

Herman, J. L. (2009). Forword. In C. A. Courtois & J. D. Ford (Eds.), *Treating complex traumatic stress disorders: An evidence-based guide* (pp. xiii–xvii). New York: Guilford Press.

Herman, J. L. (2012). CPTSD is a distinct entity: Comment on Resick et al. (2012). *Journal of Traumatic Stress, 25*(3), 256–257.

Herman, J. L., Cloitre, M., & Ford, J. D. (2009, February). *Proposal for adding complex PTSD as a new diagnosis to DSM-V.* Unpublished manuscript.

Hernandez, P., Gangsei, D., & Engstrom, D. (2007). Vicarious resilience: A new concept in work with those who survive trauma. *Family Process, 46*(2), 229–241.

Herzog, J. R., & Everson, R. B. (2007). The crisis of parental deployment in military service. In N. B. Webb (Ed.), *Play therapy with children in crisis: Individual, group, and family treatment* (3rd ed., pp. 228–248). New York: Guilford Press.

Hesse, E., & Main, M. (1999). Second-generation effects of unresolved trauma in nonmaltreating parents: Dissociated, frightened, and threatening parental behavior. *Psychoanalytic Inquiry, 19*(4), 481–540.

Hesse, E., & Main, M. (2000). Disorganized infant, child, and adult attachment: Collapse in behavioral and attentional strategies. *Journal of the American Psychoanalytic Association, 48*(4), 1097–1127.

Hien, D. A., Cohen, L. R., Litt, L. C., Miele, G. M., & Capstick, C. (2004). Promising empirically supported treatments for women with comorbid PTSD and substance use disorders. *American Journal of Psychiatry, 161*, 1426–1432.

Hien, D. A., Jiang, H., Campbell, A. N., Hu, M. C., Miele, G. M., Cohen, L. R., et al. (2010). Do treatment improvements in PTSD severity affect substance use outcomes? A secondary analysis from a randomized clinical trial in NIDA's Clinical Trials Network. *American Journal of Psychiatry, 167*(1), 95–101.

Higginson, S., Mansell, W., & Wood, A. M. (2011). An integrative mechanistic account of psychological distress, therapeutic change and recovery: The perceptual control theory approach. *Clinical Psychology Review, 31*(2), 249–259.

Horowitz, M., & Smit, M. (2008). Stress response syndromes. In G. Reyes, J. D. Elhai, & J. D. Ford (Eds.), *Encyclopedia of psychological trauma* (pp. 629–633). Hoboken, NJ: Wiley.

Horowitz, M. J. (1976). *Stress response syndromes.* New York: Aronson.

Horowitz, M. J. (1997). *Stress response syndromes: PTSD, grief, and adjustment disorders* (3rd ed.). Lanham, MD: Aronson.

Howell, E. F. (2005). *The dissociative mind.* New York: Analytic Press/Taylor & Francis Group.

Howell, E. F. (2011). *Understanding and treating Dissociative Identity Disorder: A relational approach.* New York: Routledge.

Hughes, D. A. (2007). *Attachment-focused family therapy.* New York: Norton.

Humeniuk, R., Ali, R., Babor, T. F., Farrell, M., Formigoni, M. L., Jittiwutikarn, J., et al. (2008). Validation of the Alcohol, Smoking and Substance Involvement Screening Test (ASSIST). *Addiction, 103*(6), 1039–1047.

International Society for the Study of Trauma and Dissociation. (2011). *Guidelines for treating dissociative identity disorder in adults.* McLean, VA: Author.

Janet, P. (1973). *L'automatisme psychologique.* Paris: Societe Pierre Janet. (Original work published 1889)

Janoff-Bulman, R. (1992). *Shattered assumptions: Towards a new psychology of trauma.* New York: Free Press.

Jehu, D. (1988). *Beyond sexual abuse: Therapy with women who were childhood victims.* New York: Wiley.

Jenkins, S., & Baird, S. (2002). Secondary traumatic stress and vicarious trauma: A validation study. *Journal of Traumatic Stress, 15,* 423–432.

Jennings, A. (2004). *Models for developing trauma-informed behavioral health systems and trauma-specific services.* Washington, DC: National Association of State Mental Health Program Directors and the National Technical Assistance Center for State Mental Health Planning.

Johnson, M. K. (2004). Psychology of false memories. In N. Smelser & P. B. Baltes (Eds.), *International encyclopedia of social and behavioral sciences* (pp. 5254–5259). London: Pergamon.

Johnson, S. M. (1989). Integrating marital and individual therapy for incest survivors: A case study. *Psychotherapy, 21*(6), 96–103.

Johnson, S. M. (2002). *Emotionally focused couple therapy with trauma survivors: Strengthening attachment bonds.* New York: Guilford Press.

Johnson, S. M., & Courtois, C. A. (2009). Couple therapy. In C. A. Courtois & J. D. Ford (Eds.), *Treating complex traumatic stress disorders: An evidence-based guide* (pp. 371–390). New York: Guilford Press.

Johnson, S. M., & Williams-Keeler, L. (1998). Creating healing relationships for couples dealing with trauma. *Journal of Marital and Family Therapy, 24,* 25–40.

Jordan, B. K., Marmar, C. R., Fairbank, J. A., Schlenger, W. E., Kulka, R. A., Hough, R. L., et al. (1992). Problems in families of male Vietnam veterans with posttraumatic stress disorder. *Journal of Consulting and Clinical Psychology, 60,* 916–926.

Joseph, S. (2008). *Trauma, recovery, and growth: Positive psychological perspectives on posttraumatic stress.* New York: Wiley.

Joseph, S. (2011). *What doesn't kill us: The new psychology of posttraumatic growth.* New York: Basic Books.

Joseph, S., & Linley, P. A. (Eds.). (2008). *Trauma, recovery, and growth: Positive psychological perspectives on posttraumatic stress.* Hoboken, NJ: Wiley.

Kaffman, A. (2009). The silent epidemic of neurodevelopmental injuries. *Biological Psychiatry, 66*(7), 624–626.

Kaltman, S., & Bonnano, G. A. (2003). Trauma and bereavement: Examining the impact of sudden and violent deaths. *Journal of Anxiety Disorders, 17*(2), 131–147.

Karam, E. G., Andrews, G., Bromet, E., Petukhova, M., Ruscio, A. M., Salamoun, M., et al. (2010). The role of criterion A2 in the DSM-IV diagnosis of posttraumatic stress disorder. *Biological Psychiatry, 68*(5), 465–473.

Kernberg, O. F. (1984). *Severe personality disorders: Psychotherapeutic strategies.* New Haven, CT: Yale University Press.

Kessler, R. C., Andrews, G., Colpe, L. J., Hiripi, E., Mroczek, D. K., Normand, S. L., et al. (2002). Short screening scales to monitor population prevalences and trends in non-specific psychological distress. *Psychological Medicine*, *32*(6), 959–976.

Kessler, R. C., Green, J. G., Gruber, M. J., Sampson, N. A., Bromet, E., Cuitan, M., et al. (2010). Screening for serious mental illness in the general population with the K6 screening scale: Results from the WHO World Mental Health (WMH) survey initiative. *International Journal of Methods in Psychiatric Research*, *19*(Suppl. 1), 4–22.

Kessler, R. C., Sonnega, A., Bromet, E., Hughes, M., & Nelson, C. B. (1995). Posttraumatic stress disorder in the National Comorbidity Survey. *Archives of General Psychiatry*, *52*(12), 1048–1060.

Kinsler, P. J. (1992). The centrality of relationship: What's not being said. *Dissociation*, *5*(5), 166–170.

Kinsler, P. J., Courtois, C. A., & Frankel, A. S. (2009). Therapeutic alliance and risk management. In C. A. Courtois & J. D. Ford (Eds.), *Treating complex traumatic stress disorders: An evidence-based guide* (pp. 183–201). New York: Guilford Press.

Kira, I. A. (2010). Etiology and treatment of post-cumulative traumatic stress disorders in different cultures. *Traumatology*, *16*(4), 128–141.

Kira, I. A., Alawneh, A. W. N., Aboumediane, S., Mohanesh, J., Ozkan, B., & Alamina, H. (2010). Identity salience and its dynamics in Palestinian adolescents. *Scientific Research*, *2*(8), 781–791.

Kira, I. A., Templin, T., Lewandowski, L., Ramaswamy, V., Ozcan, B., Abou-Mediane, S., et al. (2011). Cumulative tertiary appraisal of traumatic events across cultures: Two studies. *Journal of Loss and Trauma: International Perspectives on Stress and Coping*, *16*, 43–66.

Kiser, L. J., Donohue, A., Hodgkinson, S., Medoff, D., & Black, M. M. (2010). Strengthening family coping resources: The feasibility of a multi-family group intervention for families exposed to trauma. *Journal of Traumatic Stress*, *23*(6), 802–806.

Kislel, C., Pynoos, R., & Spinazzola, J. (2011). *Understanding complex patterns of trauma exposure and clinical needs among children and adolescents: Evidence from the large-scale core dataset of the National Child Traumatic Stress Network*. International Society for Traumatic Stress Studies, Annual Conference, Baltimore, MD.

Klein, R. H., & Schermer, V. L. (2000). *Group psychotherapy for psychological trauma*. New York: Guilford Press.

Kluft, R. P. (1984). Treatment of multiple personality disorder. *Psychiatric Clinics of North America*, *7*, 9–30.

Kluft, R. P. (Ed.). (1985). *Childhood antecedents of multiple personality*. Washington, DC: American Psychiatric Press.

Kluft, R. P. (1990a). Incest and subsequent re-victimization: The case of therapist–patient sexual exploitation with a description of "sitting-duck" syndrome. In R. P. Kluft (Ed.), *Incest-related syndromes of adult psychopathology* (pp. 263–288). Washington, DC: American Psychiatric Press.

Kluft, R. P. (1990b). *Incest-related syndromes of adult psychopathology*. Washington, DC: American Psychiatric Press.

Kluft, R. P. (1994a). Clinical observations on the use of the CSDS dimensions of therapeutic movement instrument (DTMI). *Dissociation*, *7*, 272–283.

Kluft, R. P. (1994b). Treatment trajectories in multiple personality disorder. *Dissociation*, *7*, 63–76.

Kluft, R. P. (1995). Natural history of multiple personality disorder. In R. P. Kluft (Ed.), *Childhood antecedents of multiple personality* (pp. 197–238). Washington, DC: American Psychiatric Press.

Kluft, R. P. (1999). An overview of the psychotherapy of dissociative identity disorder. *American Journal of Psychotherapy*, *53*, 289–319.

Kluft, R. P. (1999). An overview of the psychotherapy of dissociative identity disorder. *American Journal of Psychotherapy*, *53*, 289–319.

Kluft, R. P. (2000). The psychoanalytic psychotherapy of dissociative identity disorder in the context of trauma therapy. *Psychoanalytic Inquiry*, *53*, 289–339.

Kluft, R. P. (2011, January 11). Ramifications of incest. *Psychiatric Times*, *27*(12).

Kluft, R. P., & Fine, C. (Eds.). (1993). *Clinical perspectives on multiple personality disorder.* Washington, DC: American Psychiatric Press.

Knight, J. A., & Taft, C. T. (2004). Assessing neuropsychological concomitants of trauma and PTSD. In J. P. Wilson & T. M. Keane (Eds.), *Assessing psychological trauma and PTSD* (2nd ed., pp. 344–388). New York: Guilford Press.

Kohlenberg, R. J., & Tsai, M. (1991). *Functional analytic psychotherapy.* New York: Plenum.

Kohlenberg, R. J., & Tsai, M. (1998). Healing interpersonal trauma with the intimacy of the therapeutic relationship. In V. M. Follette, J. I., Ruzek, & F. R. Abueg (Eds.), *Cognitive behavioral therapies for trauma* (pp. 305–320). New York: Guilford Press.

Kohn, P. M., Kantor, L., DeCicco, T. L., & Beck, A. T. (2008). The Beck Anxiety Inventory—Trait (BAIT): A measure of dispositional anxiety not contaminated by dispositional depression. *Journal of Personality Assessment*, *90*(5), 499–506.

Kohut, H., & Wolf, E. S. (1978). The disorders of the self and their treatment: An outline. *International Journal of Psycho-Analysis*, *59*, 413–425.

Kopp, S. B. (1980). *Mirror, mask, and shadow: The risk and rewards of self-acceptance.* New York: Macmillan.

Korn, D. L., & Leeds, A. M. (2002). Preliminary evidence of efficacy for EMDR resource development and installation in the stabilization phase of treatment of complex PTSD. *Journal of Clinical Psychology*, *58*(12), 1465–1487.

Krakow, B., Hollifield, M., Johnston, L., Koss, M., Schrader, R., Warner, T. D., et al. (2001). Imagery rehearsal therapy for chronic nightmares in sexual assault survivors with PTSD: A randomized controlled trial. *Journal of the American Medical Association*, *286*(5), 537–545.

Kristof, N. D., & WuDunn, S. (2010). *Half the sky: Turning oppression into opportunity for women worldwide.* New York: Knopf.

Kubany, E. S., Abueg, F. R., Kilauano, W. L., Manke, F. P., & Kaplan, A. S. (1997). Development and validation of the Sources of Trauma-Related Guilt Survey—War-Zone Version. *Journal of Traumatic Stress*, *10*(2), 235–258.

Laddis, A. (2010). Outcome of crisis intervention for borderline personality disorder and posttraumatic stress disorder: A model for modification of the mechanism of disorder in complex posttraumatic syndromes. *Annals of General Psychiatry*, *9*, 19.

Laddis, A. (2011). Medication for complex traumatic disorders. *Journal of Aggression, Maltreatment, and Trauma*, *20*(6), 645–668.

Lanius, R. A., Brand, B. A., Vermetten, E., Frewen, P. A., & Spiegel, D. (2012). The dissociative subtype of posttraumatic stress disorder: Rational, clinical and neurobiological evidence, and implications. *Depression and Anxiety*, *29*(8), 701–708.

Lanius, R. A., & Frewen, P. (2013). *Healing the traumatized self: Consciousness, neuroscience, and treatment.* New York: W. W. Norton.

Lanius, R. A., Vermetten, E., Loewenstein, R. J., Brand, B., Schmahl, C., Bremner, J., et al. (2010). Emotion modulation in PTSD: Clinical and neurobiological evidence for a dissociative subtype. *American Journal of Psychiatry, 167*(6), 640–647.

Lanius, R. A., Vermetten, E., & Pain, C. (2010). *The impact of early life trauma on health and disease: The hidden epidemic.* New York: Cambridge University Press.

Lanning, K., & Burgess, A. W. (1984). *Child pornography and sex rings.* New York: Wiley.

Lazowski, L. E., Miller, F. G., Boye, M. W., & Miller, G. A. (1998). Efficacy of the Substance Abuse Subtle Screening Inventory–3 (SASSI-3) in identifying substance dependence disorders in clinical settings. *Journal of Personality Assessment, 71*, 114–128.

Leehan, J., & Webb, L. (1996). *Group treatment for adult survivors of abuse: A manual for practitioners.* Thousand Oaks, CA: Sage.

Levine, P. A. (1997). *Waking the tiger, healing trauma: The innate capacity to transform overwhelming experiences.* Berkeley, CA: North Atlantic Books.

Levine, P. A. (2008). *Healing trauma: A pioneering program for restoring the wisdom of your body.* Boulder, CO: Sounds True.

Levitt, J. M. (2011). The wisdom project.

Levitt, H. M. (2011, June). *Principles of change used by expert therapists across psychotherapy orientations.* Keynote presentation at the 3rd International Psychotherapeutic Symposium, Masaryk University, Brno, Czech Republic.

Leyfer, O. T., Ruberg, J. L., & Woodruff-Borden, J. (2006). Examination of the utility of the Beck Anxiety Inventory and its factors as a screener for anxiety disorders. *Journal of Anxiety Disorders, 20*(4), 444–458.

Lindauer, R. J. L. (2012). Child maltreatment-Clinical PTSD diagnosis not enough?!: Comment on Resick et al. (2012). *Journal of Traumatic Stress, 25*(3), 258–259.

Linehan, M. M. (1993). *Cognitive-behavioral treatment of borderline personality disorder.* New York: Guilford Press.

Linehan, M. M., Heard, H. L., & Armstrong, H. E. (1993). Naturalistic follow-up of a behavioral treatment for chronically parasuicidal borderline patients. *Archives of General Psychiatry, 50*(12), 971–974.

Lineweaver, T. T., & Hertzog, C. (1998). Adults' efficacy and control beliefs regarding memory and aging: Separating general from personal beliefs. *Aging, Neuropsychology, and Cognition, 5*(4), 264–496.

Liotti, G. (1992). Disorganized/disoriented attachment in the etilogy of the dissociative disorders. *Dissociation: Progress in the Dissociative Disorders, 5*(4), 196–204.

Liotti, G. (1999). Understanding the dissociative processes: The contribution of attachment theory. *Psychoanalytic Inquiry, 19*(5), 757–783.

Loewenstein, R. J. (1991). An Office Mental Status Examination for Complex Chronic Dissociative Symptoms and Multiple Personality Disorder. *Psychiatric Clinics of North America, 14*(3), 567–604.

Loewenstein, R. J. (1993). Posttraumatic and dissociative aspects of transference and countertransference in the treatment of multiple personality disorder. In R. P. Kluft & S. C. Fine (Eds.), *Clinical perspectives on multiple personality disorder* (pp. 51–86). Washington, DC, American Psychiatric Association Press.

Loewenstein, R. J., & Welzant, V. (2010). Pragmatic approaches to stage-oriented treatment for early life trauma-related complex post-traumatic stress and dissociative disorders. In R. A. Lanius, E. Vermetten, & C. Pain (Eds.), *The impact of early life trauma on health and disease: The hidden epidemic* (pp. 257–267). London: Cambridge University Press.

Long, M. E., Hammons, M. E., Davis, J. L., Frueh, B. C., Khan, M. M., Elhai, J. D., et al. (2011). Imagery rescripting and exposure group treatment of post traumatic nightmares in veterans with PTSD. *Journal of Anxiety Disorders, 25*(4), 531–535.

Lubin, H., & Johnson, D. (2008). *Trauma-centered group psychotherapy for women*. New York: Routledge.

Lubin, H., Loris, M., Burt, J., & Johnson, D. R. (1998). Efficacy of psychoeducational group therapy in reducing symptoms of posttraumatic stress disorder among multiply traumatized women. *American Journal of Psychiatry, 155*, 1172–1177.

Luyten, P., & Blatt, S. J. (2011). Integrating theory-driven and empirically derived models of personality development and psychopathology: A proposal for DSM V. *Clinical Psychology Review, 31*(1), 52–68.

Lyons-Ruth, K. (2008). Contributions of the mother–infant relationship to dissociative, borderline, and conduct symptoms in young adulthood. *Infant Mental Health Journal, 29*(3), 203–218.

Lyons-Ruth, K., Dutra, L., Schuder, M. R., & Bianchi, I. (2006). From infant attachment disorganization to adult dissociation: Relational adaptations or traumatic experiences? *Psychiatric Clinics of North America, 29*(1), 63–86.

Lyons-Ruth, K., Melnick, S., Patrick, M., & Hobson, R. P. (2007). A controlled study of hostile–helpless states of mind among borderline and dysthymic women. *Attachment and Human Development, 9*(1), 1–16.

Main, M., & Goldwyn, R. (1994). *Adult attachment classification system*. Unpublished manuscript, University of California, Berkeley.

Main, M., Goldwyn, R., & Hesse, E. (2002). *Adult attachment scoring and classification systems, Version 7.1*. Unpublished manuscript, University of California, Berkeley.

Main, M., & Goldwyn, T. (1994). *The Adult Attachment interview*. Berkeley, CA: University of California.

Main, M., & Hesse, E. (1990). Parent's unresolved traumatic experiences are related to infant disorganized attachment status: Is frightened and/or frightening parental behavior the linking mechanism? In M. Greenberg, D. Cicchetti, & M. Cummings (Eds.), *Attachment in the preschool years* (pp. 161–182). Chicago: University of Chicago Press.

Maltz, W. (2012). *The sexual healing journey: A guide for survivors of child sexual abuse* (3rd ed.). New York: HarperCollins.

Maltz, W., & Maltz, L. (2008). *The porn trap: The essential guide to overcoming problems caused by pornography*. New York: HarperCollins.

Marmar, C. R., Foy, D., Kagan, B., & Pynoos, R. S. (1994). An integrated approach for treating posttraumatic stress. In R. Pynoos (Ed.), *Posttraumatic stress disorder: A clinical review* (pp. 99–132). Baltimore: Sidran.

Marotta, S. A. (2003). Unflinching empathy: Counselors and tortured refugees. *Journal of Counseling and Development, 81*, 111–114.

Marx, B. P., Forsyth, J. P., Gallup, G. G., Fuse, T., & Lexington, J. M. (2008). Tonic immobility as an evolved predator defense: Implications for sexual assault survivors. *Clinical Psychology: Science and Practice, 15*(1), 74–90.

Matsakis, A. (1998). *Trust after trauma: A guide to relationship for survivors and those who love them*. Oakland, CA: New Harbinger.

McCann, I. L., & Pearlman, L. A. (1990). Vicarious traumatization: A framework for understanding the psychological effects of working with victims. *Journal of Traumatic Stress, 3*(1), 131–149.

McCann, I. L., & Pearlman, L. A. (1992). Constructivist self-development theory: A theoretical framework for assessing and treating traumatized college students. *Journal of the American College Health Association, 40*(4), 189–196.

McCullough, L., Kuhn, N., Andrews, S., Kaplan, A., Wolf, J., & Hurley, C. A. (2003). *Treating affect phobia: A manual for short-term dynamic psychotherapy*. New York: Guilford Press.

McCullough-Vaillant, L. (1994). *Changing character: Short-term anxiety-regulating psychotherapy for restructuring defenses*. New York: Basic Books.

McDonagh-Coyle, A., Friedman, M., McHugo, G., Ford, J. D., Mueser, K., Descamps, M., et al. (2005). Psychometric outcomes of a randomized clinical trial of psychotherapies for PTSD-SA. *Journal of Consulting and Clinical Psychology, 73*, 515–524.

McDonald, S. D., & Calhoun, P. S. (2010). The diagnostic accuracy of the PTSD checklist: A critical review. *Clinical Psychology Review, 30*(8), 976–987.

McMackin, R. A., Newman, E., Fogler, J. M., & Keane, T. M. (Eds.). (2012). *Trauma therapy in context: The science and craft of evidence-based practice*. Washington, DC: American Psychological Association Press.

McNally, R. J. (2003). *Remembering trauma*. Cambridge, MA: Belknap Press.

Meeks, T. W., & Jeste, D. V. (2009). Neurobiology of wisdom: A literature overview. *Archives of General Psychiatry, 66*(4), 355–365.

Meichenbaum, D., & Novaco, R. (1985). Stress inoculation: A preventative approach. *Issues in Mental Health Nursing, 7*(1–4), 419–435.

Meichenbaum, D. (1985). *Stress inoculation training*. New York: Penguin.

Meichenbaum, D. (1994). *A clinical handbook/practical therapist manual for assessing and treating adults with posttraumatic stress disorder (PTSD)*. Waterloo, Ontario, Canada: Institute Press.

Meiser-Stedman, R. A., Yule, W., Dalgleish, T., Smith, P., & Glucksman, E. (2006). The role of the family in child and adolescent posttraumatic stress following attendance at an emergency department. *Journal of Pediatric Psychology, 31*, 397–402.

Mendelsohn, M., Lewis, J. L., Schatzow, E., Coco, M., Kallivayalil, D., & Levitan, J. (2011). *The trauma recovery group: A guide for practitioners*. New York: Guilford Press.

Mendelsohn, M., Zachary, R. S., & Harney, P. A. (2007). Group therapy as an ecological bridge to new community for trauma survivors. *Journal of Aggression, Maltreatment and Trauma, 14*, 227–243.

Mendes, D., Mello, M. F., Ventura, P., Passarela, C. M., & Mari Jde, J. (2008). A systematic review on the effectiveness of cognitive behavioral therapy for posttraumatic stress disorder. *International Journal of Psychiatry in Medicine, 38*(3), 241–259.

Merrit, R. D., & You, S. (2008). Is there really a dissociative taxon on the dissociative experiences scale? *Journal of Personality Assessment, 90*(2), 201–203.

Miller, G. D., & Baldwin, D. C. (1987). Implications of the wounded-healer paradigm for the use of the self in therapy. In M. Baldwin & V. Satir (Eds.), *The use of self in therapy* (pp. 130–151). New York: Haworth Press.

Miller, J. B., & Stiver, I. P. (1997). *The healing connection: How women form relationships in therapy and in life*. Boston: Beacon Press.

Miller, W. R., & Rollnick, S. (2009). Ten things that motivational interviewing is not. *Behavioral and Cognitive Psychotherapy, 37*(2), 129–140.

Miller, W. R., & Rollnick, S. (2012). *Motivational interviewing: Helping people change*. New York: Guilford Press.
Millon, T. (1987). *Millon Clinical Multiaxial Inventory–II: Manual for the MCMI-II*. Minneapolis, MN: National Computer Systems.
Modestin, J., & Erni, T. (2004). Testing the dissociative taxon. *Psychiatric Research, 126*(1), 77–82.
Monson, C. M., & Fredman, S. J. (2012). *Cognitive-behavioral conjoint therapy for PTSD: Harnessing the healing power of relationships*. New York: Guilford Press.
Moore, B. A., & Krakow, B. (2007). Imagery rehearsal therapy for acute posttraumatic nightmares among combat soldiers in Iraq. *American Journal of Psychiatry, 164*, 683–684.
Morey, L. C. (1991). *Personality Assessment Inventory professional manual*. Odessa, FL: Psychological Assessment Resources.
Morey, L. C. (2007). *Personality Assessment Inventory professional manual* (2nd ed.). Lutz, FL: Psychological Assessment Resources.
Morrissey, J., Jackson, E., Ellis, A., Amaro, H., Brown, V., & Najavits, L. (2005). Twelve-month outcomes of trauma-informed interventions for women with co-occurring disorders. *Psychiatric Services, 56*, 1213–1222.
Muller, R. T. (2009). Trauma and dismissing (avoidant) attachment: Intervention strategies in individual psychotherapy. *Psychotherapy Theory, Research, Practice, Training, 46*, 68–81.
Muller, R. T. (2010). *Trauma and the avoidant client: Attachment-based strategies for healing*. New York: Norton.
Nader, K., Pynoos, R., Fairbanks, L., & Frederick, C. (1990). Children's PTSD reactions one year after a sniper attack at their school. *American Journal of Psychiatry, 147*, 1526–1530.
Najavits, L. (2002a). *Seeking Safety: A treatment manual for PTSD and substance abuse*. New York: Guilford Press.
Najavits, L. (2002b). *A women's addiction workbook: Your guide to in-depth healing*. Oakland, CA: New Harbinger.
Najavits, L. M., Gallop, R. J., & Weiss, R. D. (2006). Seeking safety therapy for adolescent girls with PTSD and substance use disorder: A randomized controlled trial. *Journal of Behavioral Health Services Research, 22*, 453–463.
Neimeyer, R. A. (Ed.). (2001). *Meaning reconstruction and the experience of loss*. Washington, DC: American Psychological Association Press.
Neumann, D. A., & Gamble, S. J. (1995). Issues in the professional development of psychotherapists: Countertransference and VT in the new trauma therapist. *Psychotherapy: Theory, Research, Practice, Training, 32*, 341–347.
Neuner, F., Schauer, M., Klaschik, C., Karunakara, U., & Elbert, T. (2004). A comparison of narrative exposure therapy, supportive counseling, and psychoeducation for treating posttraumatic stress disorder in an African refugee settlement. *Journal of Consulting and Clinical Psychology, 72*(4), 579–587.
Nijenhuis, E. R. S. (2004). *Somatoform dissociation: Phenomena, measurement, and theoretical issues*. New York: Norton.
Nijenhuis, E. R. S., Spinhoven, P., Van Dyck, R., Van der Hart, O., & Vanderlinden, J. (1996). The development and the psychometric characteristics of the Somatoform Dissociation Questionnaire (SDQ-20). *Journal of Nervous and Mental Disease, 184*, 688–694.
Nijenhuis, E. R. S., & Van der Hart, O. (2011). Defining dissociation in trauma. *Journal of Trauma and Dissociation, 12*, 469–473.
Nijenhuis, E. R. S., van Dyck, R., Spinhoven, P., Van der Hart, O., Chatrou, M.,

Vanderlinden, J., et al. (1999). Somatoform dissociation discriminates among diagnostic categories over and above general psychopathology. *Australian and New Zealand Journal of Psychiatry*, *33*, 511–520.

Nijenhuis, E. R. S., van Dyck, R., Ter Kuile, M., Mourits, M., Spinhoven, P., & Van der Hart, O. (1999). *Evidence for associations between somatoform dissociation, psychological dissociation, and reported trauma in chronic pelvic pain patients*. In E. R. S. Nijenhuis (Ed.), *Somatoform dissociation: Phenomena, measurement, and theoretical issues* (pp. 146–160). Ossen, Netherlands: Van Gorcum.

Nijenhuis, E. R. S., Van Engen, A., Kusters, I., & Van der Hart, O. (2001). Peritraumatic somatoform and psychological dissociation in relation to recall of childhood sexual abuse. *Journal of Trauma and Dissociation*, *2*(3), 49–68.

Noll, J. G. (2005). Does childhood sexual abuse set in motion a cycle of violence against women? *Journal of Interpersonal Violence*, *20*(1), 155–162.

Norcross, J. C., & Guy, J. D. (2007). *Leaving it at the office: A guide to therapist self-care*. New York: Guilford Press.

Norcross, J. C., & Lambert, M. J. (2011). Psychotherapy relationships that work: II. *Psychotherapy Theory, Research, Practice, Training*, *48*(1), 4–8.

Obegi, J. H. (2008). The development of the client–therapist bond through the lens of attachment theory. *Psychotherapy: Theory, Research, Practice, Training*, *45*(4), 431–446.

Ochberg, F. M. (1988). Post-traumatic therapy and victims of violence. In F. M. Ochberg (Ed.), *Post-traumatic therapy and victims of violence* (pp. 3–19). Philadelphia: Brunner/Mazel.

O'Donnell, M. L., Creamer, M., McFarlane, A. C., Silove, D., & Bryant, R. A. (2010). Should A2 be a diagnostic requirement for posttraumatic stress disorder in DSM-V? *Psychiatry Research*, *176*(2–3), 257–260.

Ogden, P., Minton, K., & Pain, C. (2006). *Trauma and the body: A sensorimotor approach to psychotherapy*. New York: Norton.

Ogden, P., & Fisher, J. (2013). *The body as resource: A therapist's manual for sensorimotor psychotherapy*. New York: W. W. Norton.

Olio, K., & Cornell, W. (1993). The therapeutic relationship as the foundation for treatment with adult survivors of sexual abuse. *Psychotherapy: Theory, Research, Practice, Training*, *30*, 512–523.

Omaha, J. (2004). *Psychotherapeutic interventions for emotion regulation*. New York: Norton.

Opler, L. A., Grennan, M. S., & Ford, J. D. (2009). Pharmacotherapy. In C. A. Courtois & J. D. Ford (Eds.), *Treating complex traumatic stress disorders: An evidence-based guide* (pp. 329–349). New York: Guilford Press.

Orr, S. P., Metzger, L. J., Miller, M. W., & Kaloupek, D. G. (2004). Psychophysiological assessment of PTSD. In J. P. Wilson & T. M Keane (Eds.), *Assessing psychological trauma and PTSD* (2nd ed., pp. 289–343). New York: Guilford Press.

Osman, A., Gutierrez, P. M., Smith, K., Fang, Q., Lozano, G., & Devine, A. (2010). The Anxiety Sensitivity Index-3: Analyses of dimensions, reliability estimates, and correlates in nonclinical samples. *Journal of Personality Assessment*, *92*(1), 45–52.

Osterman, J. E., & Chemtob, C. M. (1999). Emergency intervention for acute traumatic stress. *Psychiatric Services*, *50*(6), 739–740.

Paivio, S. C., Jarry, J. L., Chagigiorgis, H., Hall, I., & Ralston, M. (2010). Efficacy of two versions of emotion-focused therapy for resolving child abuse trauma. *Psychotherapy Research*, *20*(3), 353–366.

Paivio, S. C., & Nieuwenhuis, J. (2001). Efficacy of emotion focused therapy for adult survivors of child abuse: A preliminary study. *Journal of Traumatic Stress*, *14*(1), 115–133.

Paivio, S. C., & Pascual-Leone, A. (2010). *Emotion-focused therapy for complex trauma: An integrative approach*. Washington, DC: American Psychological Association.

Panksepp, J. (1998). *Affective neuroscience: The foundations of human and animal emotions*. New York: Oxford University Press.

Panksepp, J., & Bivens, L. (2012). *The archeology of mind: Neuroevolutionary origins of human emotions*. New York: W. W. Norton.

Parker, A., Fourt, A., Langmuir, J. I., Dalton, E. J., & Classen, C. C. (2007). The experience of trauma recovery: A qualitative study of participants in the Women Recovering from Abuse Program (WRAP). *Journal of Child Sexual Abuse*, *16*(2), 55–77.

Parker, G. (1989). The Parental Bonding Instrument: Psychometric properties reviewed. *Psychiatry and Development*, *7*(4), 317–335.

Pat-Horenczyk, R., Rabinowitz, M., Rice, A., & Tucker-Levin, A. (2008). The search for risk and protective factors in childhood PTSD. In D. Brom, R. Pat-Horenczyk, & J. D. Ford (Eds.), *Treating traumatized children* (pp. 51–71). London: Routledge.

Pearlman, L. (1999). Self-care for trauma therapists: Ameliorating vicarious traumatization. In B. H. Stamm (Eds.), *Secondary traumatic stress: Self-care issues for clinicians, researchers, and educators* (2nd ed.). Lutherville, MD: Sidran.

Pearlman, L. A. (2001). Treatment of persons with complex PTSD and other trauma-related disruptions of the self. In M. J. Friedman, T. M. Keane, & P. A. Resick (Eds.), *Treating psychological trauma and PTSD* (pp. 205–236). New York: Guilford Press.

Pearlman, L. A. (2003). *Trauma and Attachment Belief Scale (TABS) manual*. Los Angeles: Western Psychological Services.

Pearlman, L. A., & Caringi, J. (2009). Living and working self-reflectively to address vicarious trauma. In C. A. Courtois & J. D. Ford (Eds.), *Treating complex traumatic stress disorders: An evidence-based guide* (pp. 202–224). New York: Guilford Press.

Pearlman, L. A., & Courtois, C. A. (2005). Clinical applications of the attachment framework: Relational treatment of complex trauma. *Journal of Traumatic Stress*, *18*(5), 449–459.

Pearlman, L. A., & MacIan, P. S. (1995). Vicarious traumatization: An empirical study of the effects of trauma work on trauma therapists. *Professional Psychology: Research and Practice*, *26*, 558–566.

Pearlman, L. A., & Saakvitne, K. W. (1995). *Trauma and the therapist: Countertransference and vicarious traumatization in psychotherapy with incest survivors*. New York: Norton.

Pelcovitz, D., Van der Kolk, B. A., Roth, S., Mandel, F. S., Kaplan, S., & Resick, P. A. (1997). Development of a criteria set and a structured interview for disorders of extreme stress (SIDES). *Journal of Traumatic Stress*, *10*, 3–17.

Pennebaker, J. W. (1990). *Opening up: The healing power of expressing emotion*. New York: Guilford Press.

Pennebaker, J. W. (2004). *Writing to heal: A guided journal for recovering from trauma and emotional upheaval*. Oakland, CA: New Harbinger.

Perlman, S. D. (1999). *The therapist's emotional survival: Dealing with the pain of exploring trauma*. Northvale, NJ: Aronson.

Perls, F. S. (1973). *The Gestalt approach and eyewitness to therapy*. New York: Bantam Books.

Perry, B. D. (1993a). Neurodevelopment and the neurophysiology of trauma: I. Conceptual considerations for clinical work with maltreated children. *APSAC Advisor*, *6*(1), 14–18.

Perry, B. D. (1993b). Neurodevelopment and the neurophysiology of trauma: II. Clinical work along the alarm–fear–terror continuum. *APSAC Advisor*, *6*(2), 14–20.

Perry, B. D. (1994). Neurobiological sequelae of childhood trauma: PTSD in children. In M. M. Murburg (Ed.), *Catecholamine function in PTSD: Emerging concepts* (pp. 233–255). Washington, DC: American Psychiatric Association.

Perry, B. D. (1995). Childhood trauma, the neurobiology of adaptation, and "use-dependent" development of the brain: How "states" become "traits." *Infant Mental Health Journal*, *16*(4), 271–291.

Perry, B. D. (2007). *The boy who was raised as a dog*. New York: Basic Books.

Perry, R. J., Rosen, H. R., Kramer, J. H., Beer, J. S., Levenson, R. L., & Miller, B. L. (2001). Hemispheric dominance for emotions, empathy, and social behavior: Evidence from right and left-handers with frontotemporal dementia. *Neurocase*, *7*, 145–160.

Perry, A. E., & Gilbody, S. (2009). Detecting and predicting self-harm behaviour in prisoners: A prospective psychometric analysis of three instruments. *Social Psychiatry and Psychiatric Epidemiology*, *44*(10), 853–861.

Piazza-Bonin, E., & Levitt, H. M. (2011, September). *Developing wisdom in psychotherapy trainees*. Paper presented at the North American Society for Psychotherapy Research Conference, Banff, Canada.

Pine, D. S., Costello, J., & Masten, A. (2005). Trauma, proximity, and developmental psychopathology: The effects of war and terrorism on children. *Neuropsychopharmacology*, *30*(10), 1781–1792.

Piper, W., Ogrodniczuk, J., Joyce, A., Weideman, R., & Rosie, J. (2007). Group composition and therapy for complicated grief. *Journal of Consulting and Clinical Psychology*, *75*, 116–125.

Pope, K., & Vasquez, M. J. (2005). *How to survive and thrive as a therapist: Information, ideas, and resources for psychologists*. Washington, DC: American Psychological Association.

Pope, K. S. (1990). Therapist–patient sexual involvement: A review of the research. *Clinical Psychology Review*, *10*, 477–490.

Pope, K. S. (1994). *Sexual involvement with therapists: Patient assessment, subsequent therapy, forensics*. Washington, DC: American Psychological Association.

Pope, K. S., & Bouhoutsos, J. (1986). *Sexual intimacies between therapists and patients*. New York: Praeger.

Pope, K. S., & Keith-Spiegel, P. (2008). A practical approach to boundaries in psychotherapy: Making decisions, bypassing blunders, and mending fences. *Journal of Clinical Psychology*, *64*(5), 638–652.

Pope, K. S., Sonne, J. L., & Holroyd, J. (1993). *Sexual feelings in psychotherapy: Explorations for therapists and therapists-in-training*. Washington, DC: American Psychological Association.

Porges, S. W. (2011). *The polyvagal theory: Neurophysiological foundations of emotions, attachment, communication, and self-regulation*. New York: Norton.

Porges, S. W. (2013). *Clinical insights from the polyvagal theory: The transformative power of feeling safe*. New York: W. W. Norton.

Powers, M. B., Halpern, J. M., Ferenschak, M. P., Gillihan, S. J., & Foa, E. B. (2010). A meta-analytic review of prolonged exposure for posttraumatic stress disorder. *Clinical Psychology Review*, *30*(6), 635–641.

Prochaska, J. O., & DiClemente, C. C. (1992). Stages of change in the modification of problem behaviors. *Progress in Behavior Modification, 28*, 183–218.

Putnam, F. W. (1989). *Diagnosis and treatment of multiple personality disorder.* New York: Guilford Press.

Putnam, F. W. (1997). *Dissociation in children and adolescents: A developmental perspective.* New York: Guilford Press.

Putnam, F. W. (2009). Taking the measure of dissociation. *Journal of Trauma and Dissociation, 10*(3), 233–236.

Rando, T. (1993). *Treatment of complicated mourning.* Chicago: Research Press.

Ravitz, P., Maunder, R., Hunter, J., Sthankiya, B., & Lancee, W. (2010). Adult attachment measures: A 25-year review. *Journal of Psychosomatic Research, 69*(4), 419–432.

Read, J. (1997). Child abuse and psychosis: A literature review and implications for professional practice. *Professional Psychology: Research and Practice, 28*(5), 448–456.

Ready, D. J., Thomas, K. R., Worley, V., Backscheider, A. G., Harvey, L. A., Baltzell, D., et al. (2008). A field test of group-based exposure therapy with 102 veterans with war-related PTSD. *Journal of Traumatic Stress, 21*, 150–157.

Renshaw, D. (1982). *Incest: Understanding and treatment.* Boston: Little, Brown.

Resick, P. A., Bovin, M., Calloway, A. L., Dick, A. M., King, M. W., Mitchell, K. S., et al. (2012). A critical evaluation of the complex PTSD literature: Implications for DSM-5. *Journal of Traumatic Stress, 25*(3), 241–251.

Resick, P. A., Galovski, T. E., O'Brien Uhlmansiek, M., Scher, C. D., Clum, G. A., & Young-Xu, Y. (2008). A randomized clinical trial to dismantle components of cognitive processing therapy for posttraumatic stress disorder in female victims of interpersonal violence. *Journal of Consulting and Clinical Psychology, 76*(2), 243–258.

Resick, P. A., Nishith, P., & Griffin, M. G. (2003). How well does cognitive-behavioral therapy treat symptoms of complex PTSD? An examination of child sexual abuse survivors within a clinical trial. *CNS Spectrums, 8*, 340–342, 351–355.

Resick, P. A., Nishith, P., Weaver, T. L., Astin, M. C., & Feuer, C. A. (2002). A comparison of cognitive processing therapy, prolonged exposure, and a waiting condition for the treatment of posttraumatic stress disorder in female rape victims. *Journal of Consulting and Clinical Psychology, 70*, 867–879.

Resick, P. A., & Schnicke, M. K. (1993). *Cognitive processing therapy for rape victims: A treatment manual.* Thousand Oaks, CA: Sage.

Resick, P. A., Wolf, E. J., Stirman, S., Wells, S. Y., Suvak, M. K., Mitchell, K. S., et al. (2012). Advocacy through science: Reply to comments on Resick et al. (2012). *Journal of Traumatic Stress, 25*(3), 260–263.

Reynolds, W. M. (1991). Psychometric characteristics of the Adult Suicidal Ideation Questionnaire in College Students. *Journal of Personality Assessment, 56*, 289–307.

Riggs, D. (2000). Marital and family therapy. In E. B. Foa, T. M. Keane, & M. J. Friedman (Eds.), *Effective treatments for PTSD* (pp. 280–301). New York: Guilford Press.

Riley, W. T., & Trieber, F. A. (1989). The validation of multidimensional self-report anger and hostility. *Journal of Clinical Psychology, 45*, 397–404.

Rorschach, H. (1981). *Psychodiagnostics: A diagnostic test based upon perception.* New York: Grune & Stratton. (Original work published 1921)

Ross, C. A. (1996). *Dissociative identity disorder: Diagnosis, clinical features, and treatment of multiple personality* (2nd ed.). Hoboken, NJ: Wiley.

Ross, C. A. (1989). *Multiple personality disorder: Diagnosis, clinical features, and treatment*. Oxford, UK: Wiley.

Ross, C. A., Heber, S., Norton, G., Anderson, D., Anderson, G., & Barchet, P. (1989). The Dissociative Disorders Interview Schedule: A structured interview. *Dissociation: Progress in the Dissociative Disorders*, *2*(3), 169–189.

Ross, C. A., Joshi, S., & Currie, R. (1990). Dissociative experiences in the general population. *American Journal of Psychiatry*, *147*, 1547–1552.

Rothschild, B. (2000). *The body remembers: The psychophysiology of trauma and trauma treatment*. New York: Norton.

Rothschild, B. (2003). *The body remembers: Casebook unifying methods and models in the treatment of trauma and PTSD*. New York: Norton.

Rothschild, B. (with Rand, M.). (2006). *Help for the helper: The psychophysiology of compassion fatigue and vicarious trauma*. New York: Norton.

Ruden, R. A. (2011). *When the past is always present: Emotional traumatization, causes, and cures*. New York: Routledge.

Ruf, M., Schauer, M., Neuner, F., Catani, C., Schauer, E., & Elbert, T. (2010). Narrative exposure therapy for 7- to 16-year-olds: A randomized controlled trial with traumatized refugee children. *Journal of Traumatic Stress*, *23*(4), 437–445.

Ruf, M., Schauer, M., Neuner, F., Schauer, E., Catani, C., et al. (2007, June). *KIDNET: A highly effective treatment approach for traumatized refugee children*. Paper presented at the European Conference on Traumatic Stress, Opatja, Croatia.

Ruscio, A. M., Weathers, F. W., King, L. A., & King, D. W. (2002). Male war-zone veterans' perceived relationships with their children. *Journal of Traumatic Stress*, *15*, 351–357.

Saakvitne, K. W., Gamble, S. G., Pearlman, L. A., & Lev, B. T. (2000). *Risking connection: A training curriculum for working with survivors of childhood abuse*. Lutherville, MD: Sidran.

Saakvitne, K. W., & Pearlman, L. A. (1996). *Transforming the pain: A workbook on vicarious traumatization*. New York: Norton.

Sable, P. (2000). *Attachment and adult psychotherapy*. Northvale, NJ: Aronson.

Sanness, K. J. (2011). *Complex posttraumatic stress disorder: Conceptualizations and effective interventions*. Dissertation, George Washington University.

Santa Mina, E. E., Gallop, R., Links, P., Heslegrave, R., Pringle, D., Wekerle, C., et al. (2006). The Self-Injury Questionnaire: The evaluation of the psychometric properties in a clinical population. *The Journal of Psychiatric and Mental Health Nursing*, *13*, 221–227.

Saunders, T., Driskell, J. E., Johnston, J. H., & Salas, E. (1996). The effect of stress inoculation training on anxiety and performance. *Journal of Occupational Health Psychology*, *1*(2), 170–186.

Schaal, S., Elbert, T., & Neuner, F. (2009). Narrative exposure therapy versus interpersonal psychotherapy: A pilot randomized controlled trial with Rwandan genocide orphans. *Psychotherapy and Psychosomatics*, *78*(5), 298–306.

Scheeringa, M. S., & Zeanah, C. H. (2001). A relational perspective on PTSD in early childhood. *Journal of Traumatic Stress*, *14*(4), 799–815.

Schmidt, S.J. (2009). *The developmental needs meeting strategy: An ego state therapy for healing adults with childhood trauma and attachment wounds*. San Antonio, TX: DMNS Institute.

Schnurr, P. P., Friedman, M. J., Foy, D. W., Shea, M. T., Hsieh, F. Y., Lavori, P. W., et al. (2003). Randomized trial of trauma-focused group therapy for PTSD:

Results from a Department of Veterans Affairs cooperative study. *Archives of General Psychiatry, 60*, 481–489.

Schnurr, P. P., & Green, B. L. (2004). *Trauma and health: Physical health consequences of exposure to extreme stress.* Washington, DC: American Psychological Association.

Schore, A. N. (1994). *Affect regulation and the origin of the self.* Mahwah, NJ: Erlbaum.

Schore, A. N. (2001). The effects of early relational trauma on right brain development, affect regulation, and infant mental health. *Infant Mental Health Journal, 22*(1–2), 201–269.

Schore, A. N. (2002). Dysregulation of the right brain: A fundamental mechanism of traumatic attachment and the psychogenesis of posttraumatic stress disorder. *Australian and New Zealand Journal of Psychiatry, 36*, 9–30.

Schore, A. N. (2003a). *Affect dysregulation and disorders of the self.* New York: Norton.

Schore, A. N. (2003b). *Affect regulation and the repair of the self.* New York: Norton.

Schore, A. N. (2003c). Early relational trauma, disorganized attachment, and the development of a predisposition to violence. In M. F. Solomon & D. J. Siegel (Eds.), *Healing trauma: Attachment, mind, body, and brain* (pp. 107–167). New York: Norton.

Schore, A. N. (2009). Relational trauma and the developing right brain. *Annals of the New York Academy of Sciences, 1159*, 189–203.

Schore, A. N. (2013). *The science of the art of psychotherapy.* New York: W. W. Norton.

Schwartz, H. L. (2000). *Dialogues with forgotten voices: Relational perspective on child abuse trauma and treatment of dissociative disorders.* New York: Basic Books.

Schwartz, R. C., Schwartz, M. F., & Galperin, L. (2009). Internal family system therapy. In C. A. Courtois & J. D. Ford (Eds.), *Treating complex traumatic stress disorders: An evidence-based guide* (pp. 353–370). New York: Guilford Press.

Scott, W. (1999). Group therapy for survivors of severe childhood abuse: Repairing the social contract. *Journal of Child Sexual Abuse, 7*, 35–54.

Seidler, G. H., & Wagner, F. E. (2006). Comparing the efficacy of EMDR and trauma-focused cognitive-behavioral therapy in the treatment of PTSD: A meta-analytic study. *Psychological Medicine, 36*(11), 1515–1522.

Selvini, M. P., Boscolo, L., Cecchin, G., & Prata, G. (1980). Hypothesizing–circularity–neutrality: Three guidelines for the conductor of the session. *Family Process, 19*(1), 3–12.

Selzer, M. L. (1971). The Michigan Alcoholism Screening Test: The quest for a new diagnostic instrument. *American Journal of Psychiatry, 127*, 1653–1658.

Shapiro, F. (2001). *Eye movement desensitization and reprocessing: Basic principles, protocols, and procedures* (2nd ed.). New York: Guilford Press.

Shapiro, F. (2002). EMDR 12 years after its introduction: Past and future research. *Journal of Clinical Psychology, 58*, 1–22.

Shapiro, R. (2010). *The trauma treatment handbook: Protocols across the spectrum.* New York: W. W. Norton.

Shapiro, F. (2012). *Getting past your past: Take control of your life with self-help techniques from EMDR therapy.* New York: Rodale.

Shapiro, F., & Solomon, R. M. (2010). Eye movement desensitization and reprocessing. *Corsini Encyclopedia of Psychology, (4th ed.)*, 2, 1–3.

Shapiro, R. (Ed.). (2005). *EMDR solutions: Pathways to healing.* New York: Norton.
Shea, M. T., McDevitt-Murphy, M., Ready, D. R., & Schnurr, P. P. (2009). Group therapy. In E. B. Foa, T. M. Keane, M. Friedman, & J. A. Cohen (Eds.), *Effective treatments for PTSD* (2nd ed., pp. 306–326). New York: Guilford Press.
Siegel, D. J. (2001). Toward an interpersonal neurobiology of the developing mind: Attachment relationships, "mindsight," and neural integration. *Infant Mental Health Journal, 22*(1–2), 67–94.
Siegel, D. J. (2007). *The mindful brain.* New York: Norton.
Siegel, D. J. (2010). *Mindsight: The new science of personal transformation.* New York: Bantam Books.
Siegel, D. J. (2010). *The mindful therapist: A clinician's guide to mindsight and neural integration.* New York: W. W. Norton.
Siegel, D. J. (2012b). *Pocket guide to interpersonal neurobiology: An integrative handbook of the mind.* New York: W. W. Norton.
Siegel, D. J. (2012a). *The developing mind: How relationships and the brain interact to shape who we are* (2nd ed.). New York: Guilford Press.
Siegel, D. J., & Hartzell, M. (2003). *Parenting from the inside out: How a deeper self-understanding can help you raise children who thrive.* New York: Tarcher/Penguin.
Smucker, M. R., Dancu, C., Foa, E. B., & Niederee, J. L. (2002). Imagery rescripting: A new treatment for survivors of childhood sexual abuse suffering from posttraumatic stress. In R. L. Leahy & E. T. Dowd (Eds.), *Clinical advances in cognitive psychotherapy: Theory and application* (pp. 294–310). New York: Springer.
Sneath, L., & Rheem, K. D. (2011). The use of emotionally focused couples therapy with military couples coping with PTSD. In R. B. Everson & C. R. Figley (Eds.), *Families under fire: Systemic therapy with military families* (pp. 127–151). New York: Routledge.
Snyder, C. R., Hoza, B., Pelham, W. E., Rapoff, M., Ware, L., Danovsky, M., et al. (1997). The development and validation of the Children's Hope Scale. *Journal of Pediatric Psychology, 22*(3), 399–421.
Snyder, C. R., Sympson, S. C., Ybasco, F. C., Borders, T. F., Babyak, M. A., & Higgins, R. L. (1996). Development and validation of the State Hope Scale. *Journal of Personality and Social Psychology, 70*(2), 321–335.
Snyder, D. K., & Monson, C. M. (2012). *Couple based interventions for military and veteran families: A practitioner's guide.* New York: Guilford Press.
Solomon, E. P., & Heide, K. M. (1999, June). *Levels of psychological trauma: Implications for diagnosis and treatment.* Paper presented at the 24th International Congress on Law and Mental Health, Toronto, Canada.
Solomon, M. F. (2003). Connection, disruption, repair: Treating the effects of attachment trauma on intimate relationships. In M. F. Solomon & D. Siegel (Eds.), *Healing trauma: Attachment, trauma, the brain, and the mind* (pp. 322–346). New York: Norton.
Solomon, M. F., & Siegel, D. J. (2003). *Healing trauma: Attachment, mind, body, and brain.* New York: Norton.
Solomon, M., & Tatkin, S. (2010). *Love and war in intimate relationships: Connection, disconnection, and mutual regulation in couple therapy.* New York: Norton.
Spermon, D., Darlington, Y., & Gibney, P. (2010). Psychodynamic psychotherapy for complex trauma: Targets, focus, applications, and outcomes. *Psychology Research and Behavior Management, 3*, 119–127.

Spiegel, D. (1986). Dissociation, double binds, and posttraumatic stress in multiple personality disorder. In B. G. Braun (Ed.), *Treatment of multiple personality disorder* (pp. 61–79). Washington, DC: American Psychiatric Press.

Spielberger, C. D., Reheiser, E. C., & Sydeman, S. J. (1995). Measuring the experience, expression, and control of anger. *Issues in Comprehensive Pediatric Nursing, 18*(3), 207–232.

Spielberger, C. D., & Vagg, P. R. (1984). Psychometric properties of the STAI: A reply to Ramanaiah, Franzen, and Schill. *Journal of Personality Assessment, 48*(1), 95–97.

Spitzer, R. L., Kroenke, K., Williams, J. B., & the Patient Health Questionnaire Primary Care Study Group. (1999). Validation and utility of a self-report version of PRIME-MD: The PHQ primary care study. *Journal of the American Medical Association, 282*(18), 1737–1744.

Stangier, U., Von Consbruch, K., Schramm, E., & Heidenreich, T. (2010). Common factors of cognitive therapy and interpersonal psychotherapy in the treatment of social phobia. *Anxiety, Stress, and Coping, 23*(3), 289–301.

Steele, H., & Steele, M. (Eds.). (2008). *Clinical applications of the Adult Attachment Interview.* New York: Guilford Press.

Steele, K., & Van der Hart, O. (2009). Treating dissociation. In C. A. Courtois & J. D. Ford (Eds.), *Treating complex traumatic stress disorders: An evidence-based guide* (pp. 145–165). New York: Guilford Press.

Steele, K., Van der Hart, O., & Nijenhuis, E. R. S. (2001). Dependency in the treatment of complex posttraumatic stress disorder and dissociative disorders. *Journal of Trauma and Dissociation, 2*(4), 79–116.

Steele, K., Van der Hart, O., & Nijenhuis, E. R. S. (2005). Phase-oriented treatment of structural dissociation in complex traumatization: Overcoming trauma-related phobias. *Journal of Trauma and Dissociation, 6*(3), 11–53.

Steer, R. A., Ball, R., Ranieri, W. F., & Beck, A. T. (1997). Further evidence for the construct validity of the Beck Depression Inventory–II with psychiatric outpatients. *Psychological Reports, 80*(2), 443–446.

Steer, R. A., Ball, R., Ranieri, W. F., & Beck, A. T. (1999). Dimensions of the Beck Depression Inventory–II in clinically depressed outpatients. *Journal of Clinical Psychology, 55*(1), 117–128.

Steinberg, M. (1994). *Structured Clinical Interview for DSM-IV Dissociative Disorders—Revised (SCID-D-R).* Washington, DC: American Psychiatric Press.

Stewart, S. H. (1996). Alcohol abuse in individuals exposed to trauma: A critical review. *Psychological Bulletin, 120*(1), 83–112.

Stovall-McClough, K. C., Cloitre, M., & McClough, J. F. (2008). Adult attachment and posttraumatic stress disorder in women with histories of childhood abuse. In H. Steele & M. Steele (Eds.), *Clinical applications of the Adult Attachment Interview* (pp. 320–340). New York: Guilford Press.

Straus, M. A., & Douglas, E. M. (2004). A short form of the Revised Conflict Tactics Scales and typologies for severity and mutuality. *Violence and Victimology, 19*(5), 507–520.

Straus, M. A., Hamby, S. L., Finkelhor, D., Moore, D. W., & Runyan, D. (1998). Identification of child maltreatment with the Parent–Child Conflict Tactics Scales: Development and psychometric data for a national sample of American parents. *Child Abuse and Neglect, 22*(4), 249–270.

Tangney, J. P., Wagner, P., Fletcher, C., & Gramzow, R. (1992). Shamed into anger? The relation of shame and guilt to anger and self-reported aggression. *Journal of Personality and Social Psychology, 62*(4), 669–675.

Taylor, J. E., & Harvey, S. T. (2010). A meta-analysis of the effects of psychotherapy with adults sexually abused in childhood. *Clinical Psychology Review, 30*, 749–767.

Taylor, S., Zvolensky, M. J., Cox, B. J., Deacon, B., Heimberg, R. G., Ledley, D. R., et al. (2007). Validation of the Anxiety Sensitivity Index–3. *Psychological Assessment, 19*(2), 176–188.

Tedeschi, R. G., & Calhoun, L. G. (1995). *Trauma and transformation: Growing in the aftermath of suffering.* Thousand Oaks, CA: Sage.

Tedeschi, R. G., & Calhoun, L. G. (2004). Posttraumatic growth: Conceptual foundations and empirical evidence. *Psychological Inquiry, 15*(1), 1–18.

Teicher, M. H., Samson, J. A., Polcari, A., & McGreenery, C. E. (2006). Sticks, stones, and hurtful words: Relative effects of various forms of childhood maltreatment. *American Journal of Psychiatry, 163*(6), 993–1000.

Terr, L. (1991). Childhood traumas: An outline and overview. *American Journal of Psychiatry, 148*, 10–20.

Thornberry, T. P., Henry, K. L., Ireland, T. O., & Smith, C. A. (2010). The causal impact of childhood-limited maltreatment and adolescent maltreatment on early adult adjustment. *Journal of Adolescent Health, 46*(4), 359–365.

Travis, L., Binder, J., Bliwise, N., & Horne-Moyer, L. (2001). Changes in clients' attachment styles over the course of time-limited psychotherapy. *Psychotherapy, 38*(2), 149–159.

Trickett, P. K., Kurtz, D. A., & Noll, J. G. (2005). The consequences of child sexual abuse for female Development. In D. Bell, S. L. Foster, & E. J. Mash (Eds.), *Handbook of behavioral and emotional problems in girls* (pp. 357–379). New York: Kluwer Academic/Plenum Publishers.

Tull, M. T., Barrett, H. M., McMillan, E. S., & Roemer, L. (2007). A preliminary investigation of the relationship between emotion regulation difficulties and posttraumatic stress symptoms. *Behavior Therapy, 38*(3), 303–313.

Tull, M. T., Jakupcak, M., McFadden, M. E., & Roemer, L. (2007). The role of negative affect intensity and the fear of emotions in posttraumatic stress symptom severity among victims of childhood interpersonal violence. *Journal of Nervous and Mental Disease, 195*(7), 580–587.

Van der Hart, O., Bolt, H., & Van der Kolk, B. A. (2005). Memory fragmentation in dissociative identity disorder. *Journal of Trauma and Dissociation, 6*(1), 55–70.

Van der Hart, O., Brown, P., & Van der Kolk, B. A. (1989). Pierre Janet's treatment of post-traumatic stress. *Journal of Traumatic Stress, 2*(4), 379–395.

Van der Hart, O., Nijenhuis, E. R. S., & Steele, K. (2006). *The haunted self: Structural dissociation and the treatment of chronic traumatization.* New York: Norton.

Van der Hart, O., Steele, K., Nijenhuis, E. R. S., & De Soir, E. (2009). Souvenirs traumatiques: Leur traitement selon le modele de la dissociation structurelle de la personalite. *Revu Francophone du Stress et du Trauma, 9*(2), 81–92.

Van der Hart, O., van Ochten, J. M., van Son, M. J. M., Steele, K., & Lensvelt-Mulders, G. (2008). Relations among peritraumatic dissociation and posttraumatic stress: A critical review. *Journal of Trauma and Dissociation, 9*(4), 481–505.

Van der Kolk, B. A. (1996). Trauma and memory. In B. A. Van der Kolk, A. C. McFarlane, & L. Weisaeth (Eds.), *Traumatic stress: The effects of overwhelming experience on mind, body, and society* (pp. 279–302). New York: Guilford Press.

Van der Kolk, B. A. (2005). Developmental trauma disorder: Toward a rational diagnosis for children with complex trauma histories. *Psychiatric Annals, 35*(5), 401–408.

Van der Kolk, B. A., Roth, S., Pelcovitz, D., Sunday, S., & Spinazzola, J. (2005). Disorders of extreme stress: The empirical foundation of a complex adaptation to trauma. *Journal of Traumatic Stress*, *18*(5), 389–399.

Veysey, B., & Clark, C. (2004). *Responding to physical and sexual abuse in women with alcohol and other drug and mental disorders*. Binghamton, NY: Haworth Press.

Vrouva, I. Fonagy, P., Fearon, P. R., & Roussow, T. (2010). The risk-taking and self-harm inventory for adolescents: Development and psychometric evaluation. *Psychological Assessment*, *22*(4), 852–865.

Vujanovic, A. A., Youngwirth, N. E., Johnson, K. A., & Zvolensky, M. J. (2009). Mindfulness-based acceptance and posttraumatic stress symptoms among trauma-exposed adults without axis I psychopathology. *Journal of Anxiety Disorders*, *23*(2), 297–303.

Wachtel, P. L. (2008). *Relational theory and the practice of psychotherapy*. New York: Guilford Press.

Waelde, L. C., Silvern, L., Carlson, E., Fairbank, J. A., & Kletter, H. (2009). Dissociation in PTSD. In P. F. Dell & J. A. O'Neill (Eds.), *Dissociation and the dissociative disorders: DSM-V and beyond* (pp. 447–456). New York: Routledge/Taylor & Francis Group.

Wagner, A. W., Rizvi, S. L., & Harned, M. S. (2007). Applications of dialectical behavior therapy to the treatment of complex trauma-related problems: When one case formulation does not fit all. *Journal of Traumatic Stress*, *20*(4), 391–400.

Wallin, D. J. (2007). *Attachment in psychotherapy*. New York: Guilford Press.

Wampold, B. E., Imel, Z. E., Laska, K. M., Benish, S., Miller, S. D., Fluckiger, C., et al. (2010). Determining what works in the treatment of PTSD. *Clinical Psychology Review*, *30*, 923–933.

Warner, S. (2009). *Understanding the effects of child sexual abuse: Feminist revolutions in theory, research and practice*. New York: Routledge/Taylor & Francis Group.

Way, I., VanDeusen, K., & Cottrell, T. (2007). Vicarious trauma: Predictors of clinicians' disrupted cognitions about self-esteem and self-intimacy. *Journal of Child Sexual Abuse*, *16*(4), 81–98.

Way, I., VanDeusen, K. M., Martin, G., Applegate, B., & Jandle, D. (2004). Vicarious trauma: A comparison of clinicians who treat survivors of sexual abuse and sexual offenders. *Journal of Interpersonal Violence*, *19*(1), 49–71.

Weathers, F. W., Keane, T. M., & Davidson, J. R. T. (2001). Clinician-Administered PTSD Scale: A review of the first ten years of research. *Depression and Anxiety*, *13*(3), 132–156.

Weiss, D. S. (2004). The Impact of Event Scale—Revised. In J. P. Wilson & T. M. Keane (Eds.), *Assessing psychological trauma and PTSD: A practitioner's handbook* (2nd ed., pp. 168–189). New York: Guilford Press.

Weiss, K. (2002). Authority as coercion: When authority figures abuse their positions to perpetrate child sexual abuse. *Journal of Child Sexual Abuse*, *11*(1), 27–52.

Weissman, M. M., Olfson, M., Gameroff, M. J., Feder, A., & Fuentes, M. (2001). A comparison of three scales for assessing social functioning in primary care. *American Journal of Psychiatry*, *158*(3), 460–466.

Werdel, M. B., & Wicks, R. J. (2012). *Primes on posttraumatic growth: An introduction and guide*. New York: Wiley.

Westen, D., Thomas, C., Nakash, O., & Bradley, R. (2006). Clinical assessment of attachment patterns and personality disorder in adolescents and adults. *Journal of Consulting and Clinical Psychology, 74*, 1065–1085.

White, M. (2011). *Narrative practice: Continuing the conversation.* New York: W. W. Norton.

White, J. W., Koss, M. P., & Kazdin, A. E. (2011). *Violence against women and children: Vol. 1. Mapping the terrain.* Washington, DC: American Psychological Association.

Wicks, R. J. (2008). *The resilient clinician.* New York: Oxford University Press.

Widom, C. S., Czaja, S. J., & Dutton, M. A. (2008). Childhood victimization and lifetime revictimization. *Child Abuse and Neglect, 32*(8), 785–796.

Wilkinson, M. (2009). *Changing minds in therapy: Emotion, attachment, trauma, and neurobiology.* New York: Norton.

Willer, J. (2009). *The beginning psychotherapist's companion.* Lanham, MD: Rowman & Littlefield.

Wilson, J. P., Drozdek, B., & Turkovic, S. (2006). Posttraumatic shame and guilt. *Trauma, Violence, and Abuse, 7*(2), 122–141.

Wilson, J. P., & Keane, T. M. (Eds.). (2004). *Assessing psychological trauma and PTSD* (2nd ed.). New York: Guilford Press.

Wilson, J. P., & Lindy, J. (Eds.). (1994). *Countertransference in the treatment of PTSD.* New York: Guilford Press.

Wilson, J. P., & Thomas, R. B. (2004). *Empathy in the treatment of trauma and PTSD.* New York: Brunner/Routledge.

Winnicott, D. (1971). *Playing and reality.* London: Tavistock.

Winnicott, D. W. (1963). The development of the capacity for concern. *Bulletin of the Menninger Clinic, 27*, 167–176.

Wolfsdorf, B. A., & Zlotnick, C. (2001). Affect management in group therapy for women with posttraumatic stress disorder and histories of childhood sexual abuse. *Journal of Clinical Psychology, 57*(2), 169–181.

World Health Organization. (2005). *International classification of diseases and related health problems* (10th rev.). Geneva, Switzerland: Author.

Young, B. H., & Blake, D. D. (1999). *Group treatments for posttraumatic stress disorder.* Philadelphia: Brunner/Mazel.

Young, J. E. (1999). *Cognitive therapy for personality disorders: A schema-focused approach* (rev. ed.). Sarasota, FL: Professional Resources Press.

Young, J. E., & Brown, G. (2001). *Young schema questionnaire (Short Form, Version 3).* New York: Schema Therapy Institute.

Young, J. E., Klosko, J. S., & Weishaar, M. E. (2003). *Schema therapy: A practitioner's guide.* New York: Guilford Press.

Zayfert, C., & DeViva, J. C. (2011). *When someone you love suffers from posttraumatic stress: What to expect and what you can do.* New York: Guilford Press.

Zlotnick, C., Capezza, N., & Parker, D. (2011). An interpersonally based intervention for low-income pregnant women with intimate partner violence: A pilot study. *Archives of Women's Mental Health, 14*(1), 55–65.

Zlotnick, C., Johnson, J., & Najavits, L.M. (2009). Randomized controlled pilot study of cognitive-behavioral therapy in a sample of incarcerated women with substance use disorder and PTSD. *Behavior Therapy, 40*, 325–336.

찾아보기

• 한글 •

(ㄱ)

(ㄴ)

(ㄷ)

(ㄹ)

(ㅁ)

(ㅂ)

(ㅅ)

(ㅇ)

(ㅈ)

(ㅊ)

(ㅋ)

(ㅌ)

(ㅍ)

(ㅎ)

• 영문 •

(A)

(B)

(C)

(D)

(E)

(F)

(G)

(H)

(I)

(K)

(N)

(P)

(S)

(T)

〈역자 약력〉

김 도 연(金度延)

- 전북대학교 심리학 석사 (임상심리학 전공)
- 전북대학교 심리학 박사 (임상심리학 전공)

- (現) 마인드플니스 심리상담연구소 대표
- (現) 사단법인 한국청소년자살예방협회장
- (現) 한국데이트폭력연구소 소장
- (現) 경희사이버대학교 상담심리학과 교수
- (現) 경희대학교 후마니타스칼리지 겸임교수

그 외

- (現) 한국임상심리학회 논문심사위원
- (現) 한국인지행동치료학회 논문심사위원
- (現) 서울지방교정청 교정심리위원
- (現) 서울지방경찰청 범죄피해평가전문가 감수위원
- (現) 한국성격 및 사회심리학회 범죄심리전문가 지도교수
- (現) 보건복지부 정신건강 분야 R&D 평가위원

자 격

- 임상심리전문가 | 건강심리전문가 | 명상치유전문가 | 범죄심리전문가
- 부총리 · 교육부 장관상 표창(2014)

복합 외상의 치료

순차적, 관계 기반 접근

TREATMENT of **COMPLEX TRAUMA**

A Sequenced, Relationship-Based Approach

초판인쇄일 2018년 8월 3일
초판발행일 2018년 8월 9일

지 은 이 Christine A. Courtois and Julian D. Ford
옮 긴 이 김도연
펴 낸 이 소정영

펴 낸 곳 도서출판 하나의학사
출판신고 제 25100-2013-000061호(1988. 4. 1)
주 소 서울시 서대문구 거북골로 7-7 (홍은동) 하나빌딩 1층

전화번호 (02)730-2555, 2556
팩 스 (02)730-2557
홈페이지 www.hanampc.co.kr
이 메 일 hanampc1@naver.com

가격 26,000원

◆ 역자와의 합의로 인지 생략
◆ 잘못된 책은 구입처에서 교환하여 드립니다.
ISBN 979-11-85696-59-1 93180